Gallavardin

Psychismus und Homöopathie

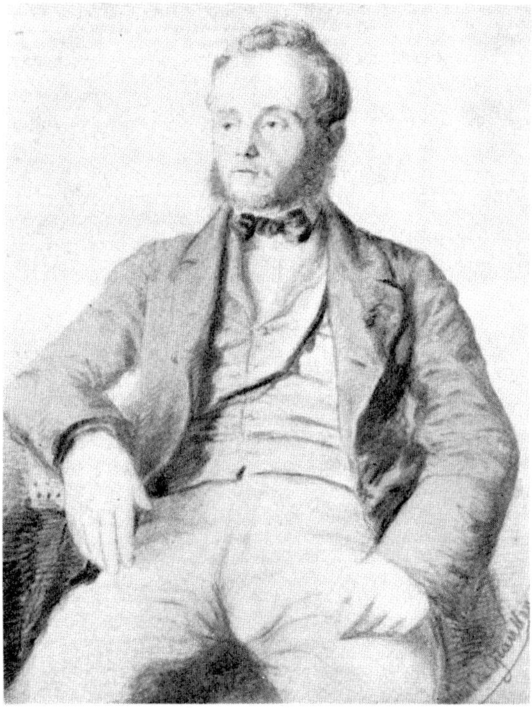

Portrait des Arztes *Jean-Pierre Gallavardin*

Psychismus und Homöopathie

Plastische Medizin

Von Dr. med. Jean-Pierre Gallavardin †

Aus dem Französischen übersetzt
und bearbeitet von Dr. Siegfried Gehrke †

Mit 8 Abbildungen

HAUG

Karl F. Haug Verlag · Heidelberg

CIP-Kurztitelaufnahme der Deutschen Bibliothek

Gallavardin, Jean-Pierre:
Psychismus und Homöopathie : plast. Medizin / von Jean-Pierre Gallavardin. Aus d. Franz. übers. u. bearb. von Siegfried Gehrke. – Heidelberg : Haug, 1987.
Einheitssacht.: Psychisme et homéopathie ‹dt.›
ISBN 3-7760-0805-9

NE: Gehrke, Siegfried [Bearb.]

Herstellerische Betreuung: Ute Flaegel

Verlags-Nr. 8785 · Titel-Nr. 1805 · ISBN 3-7760-0805-9
Gesamtherstellung: Konkordia Druck GmbH, 7580 Bühl/Baden

Inhalt

Vorwort zur deutschen Übersetzung

Der Präsident der Homöopathischen Gesellschaft der Rhone Dr. *Henry Duprat* schreibt am Schluß seiner Einleitung zu der 1960 erschienenen französischen Ausgabe von PSYCHISME ET HOMOEOPATHIE, daß die Übersetzung in fremde Sprachen sehr wünschenswert wäre.

Für das deutsche Sprachgebiet ist dieser Wunsch nunmehr erfüllt.

In einem Beiblatt zu der französischen Ausgabe aus dem Jahre 1960 weist der Herausgeber Dr. *Emmanuel Gallavardin,* ein Sohn von Dr. *Jean-Pierre Gallavardin,* auf die Bedeutung des Werkes seines Vaters hin. Obwohl es sich hier um eine ältere Arbeit der homöopathischen Medizin handelt, sollte folgendes nicht übersehen werden: Die Fakten und Ergebnisse machen aus dem Werk von Dr. *Jean-Pierre Gallavardin* etwas Einzigartiges und noch nie Dagewesenes.

Nach der Fertigstellung der deutschen Übersetzung kann ich diese Beurteilung von Dr. *Emmanuel Gallavardin* nur unterstreichen und möchte hinzufügen, daß ich das Wesentliche des Inhalts für zeitlos halte.

Das Kernstück von PSYCHISMUS UND HOMÖOPATHIE ist das REPERTORIUM DER PSYCHISCHEN MEDIZIN. Es wird für den praktischen Arzt von großer Bedeutung sein, da eine MATERIA MEDICA **in dieser Form** noch nicht vorliegt.

Bei der deutschen Übersetzung habe ich mich bemüht, *Gallavardins* Darstellungsart der homöopathischen Medizin treu wiederzugeben. Um das Werk im ganzen leichter lesbar zu machen, habe ich es dennoch für erforderlich gehalten, lange Verschachtelungen mit Nebensätzen in kürzere Sätze aufzulösen. Größere Absätze habe ich in kleinere unterteilt, ohne den Zusammenhang und den Sinn der Darstellung zu verändern.

Die Anregung zu dieser Übersetzung gab mir Dr. med. *Manfred Gothe* aus Köln. Sein Engagement für die Homöopathie und Naturheilkunde war für mich der Motor, *Gallavardins* Werk einem größeren Kreis von Ärzten, Psychologen und Therapeuten zugänglich zu machen.

Dr. *Siegfried Gehrke*
Hermannsburg, März 1984

Medikamente und ihre Abkürzungen*

	Kent	
Aconitum Napellus (Eisenhut, Sturmhut)	Acon.	 332
Agaricus muscarius (Fliegenpilz)	Agar.	 334
Alumina (Tonerde)	Alum.	 334
Ambra (Amber)	Ambr.	 335
Ammonium carbonicum (Ammoniumcarbonat)	Am-c.	 336
Ammonium muriaticum (Ammoniumchlorid)	Am-m.	 336
Anacardium (Ostindische Elefantenlaus)	Anac.	 337
Antimonium crudum (Schwarzer Spießglanz)	Ant-c.	 338
Apis (Honigbiene)	Apis	 338
Arnica montana (Bergwohlverleih)	Arn.	 338
Arsenicum album (Weißes Arsenik)	Ars.	 340
Aurum (Gold)	Aur.	 342
Baryta carbonica (Bariumcarbonat)	Bar-c.	 343
Belladonna (Tollkirsche)	Bell.	 343
Bryonia (Zaunrübe)	Bry.	 345
Calcarea carbonica (Calcium carbonicum)	Calc.	 347
Camphora (Kampfer)	Camph.	 351
Capsicum annuum (Spanischer Pfeffer)	Caps.	 352
Carbo vegetabilis (Holzkohle)	Carb-v.	 353
Causticum (Ätzstoff Hahnemanns)	Caust.	 353
Chamomilla (Kamille)	Cham.	 355
China (Chinarinde)	Chin.	 358
Cicuta virosa (Wasserschierling)	Cic.	 359
Cocculus (Kockelskörner)	Cocc.	 359
Coffea (Kaffee)	Coff.	 360
Conium maculatum (Schierling)	Con.	 360
Crocus sativus (Safran)	Croc.	 362
Crotalus horridus (Nordamerik. Klapperschlange)	Crot-h.	 362
Cuprum metallicum (Metallisches Kupfer)	Cupr-m.	 362
Graphites (Reißblei)	Graph.	 363
Helleborus niger (Schwarze Nieswurz)	Hell.	 364
Hepar sulfuris (Kalkschwefelleber)	Hep.	 364
Hydrocyani acidum = Acidum hydrocyanicum (Blausäure)	Hydr-ac.	 366
Hyoscyamus niger (Bilsenkraut)	Hyos.	 366
Ignatia (Ignatiusbohne)	Ign.	 368
Ipecacuanha (Brechwurzel)	Ip.	 370
Jodum (Jod)	Jod.	 370
Kalium carbonicum (Kaliumcarbonat)	Kali-c.	 371
Lachesis (Klapperschlangengift)	Lach.	 371
Lycopodium (Bärlappsporen)	Lyc.	 374
Mercurius solubilis (Quecksilber)	Merc.	 377
Mercurius vivus (Quecksilber)	Merc.	 380
Mezereum (Seidelbast)	Mez.	 380
Natrium carbonicum (Natriumcarbonat)	Nat-c.	 380

* (Zusatz für die deutsche Übersetzung: Abkürzungen der Medikamente nach *Kent*)

Vorschlag von Dr. Emmanuel Gallavardin, um sich einen schnellen Überblick von dem Werk seines Vaters zu verschaffen und um es richtig einordnen zu können:

1. Die Einleitung auf S. 25 lesen.
2. Dann: a) den Anhang S. 421: Warum Homöopathie?
   b) den Anhang S. 423: Hätte man PSYCHISMUS UND HOMÖOPATHIE überhaupt drucken lassen sollen?
3. Kapitel IV die Seiten 79 und 80.
4. Die Seiten 59–60.
5. Die Seiten 66–67.
6. Die Seite 50.
7. Die Beobachtung 30 auf der Seite 98
8. Die Beobachtung 1 auf der Seite 193

Nach dem Lesen der genannten Abschnitte sollte sich das vertiefte Studium des ganzen Werkes anschließen.

Der eine Teil des Werkes ist den zahlreichen Beobachtungen gewidmet, die die Behandlung der psychischen und moralischen Anomalien betreffen.

Den zweiten Teil bilden
das REPERTORIUM DER PSYCHISCHEN MEDIZIN,
das REPERTORIUM DER PLASTISCHEN MEDIZIN und
die PSYCHISCHEN PATHOGENESEN.

Diese zweite Gruppe ist für den wahren homöopathischen Arzt vorbehalten. Er allein ist imstande, die schwierige Wahl der Arzneisubstanz zu treffen.

Eine gewisse Zeit ist notwendig, um die Grundgedanken des Werkes schrittweise nachvollziehen zu können.

Man möge all diese Indikationen entschuldigen, aber bei der Vielzahl der Manuskripte meines Vaters war für mich die Handhabung des Stoffes nicht einfach, um daraus eine Quintessenz zu ziehen.

PSYCHISMUS UND HOMÖOPATHIE von Dr. *Jean-Pierre Gallavardin* wird für viele neue Horizonte eröffnen. Dazu ist es aber unerläßlich, das Wesentliche des Inhalts deutlich zu erkennen.

Die Fakten und die erzielten Ergebnisse machen aus dem Werk von Dr. *Jean-Pierre Gallavardin* etwas Einzigartiges, denn dieser Stoff ist in der aufgezeigten Form bisher noch nicht in Angriff genommen worden.

Es ist ein medizinisches Werk. Dem eingeweihten Arzt soll es ein Führer und eine Hilfe sein bei der Suche nach den geeigneten Arzneisubstanzen, um die verschiedenen Neigungen des menschlichen Geistes abzuändern, zu lenken oder zu normalisieren.

Vielseitig ist der Stoff. Eine wahre Fundgrube für den homöopathischen Arzt, um Erkenntnisse für seine praktische Tätigkeit zu sammeln.

Dr. *E. G.*

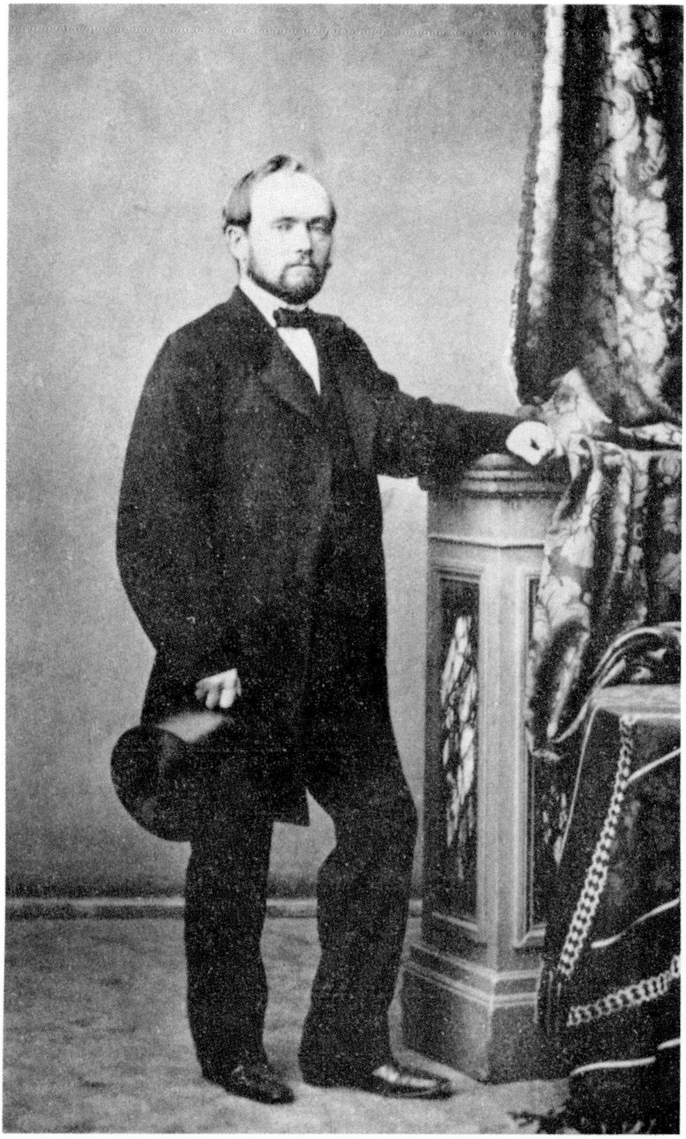

Der Arzt *Jean-Pierre Gallavardin* um 1865. Der Gehrock und der Zylinderhut gehörten zur Kleidung aller Ärzte im 19. Jahrhundert.

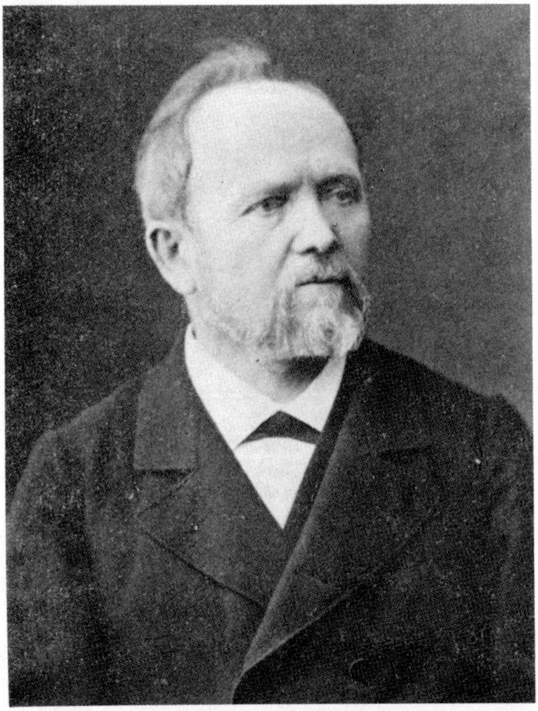

Das Alter, die Lebenserfahrung und der Anblick des Elends, das er jeden Tag in der langen Reihe der Kranken sah, die gekommen waren, um eine Erleichterung zu erfahren, haben seine Gesichtszüge geformt und gütig gemacht.

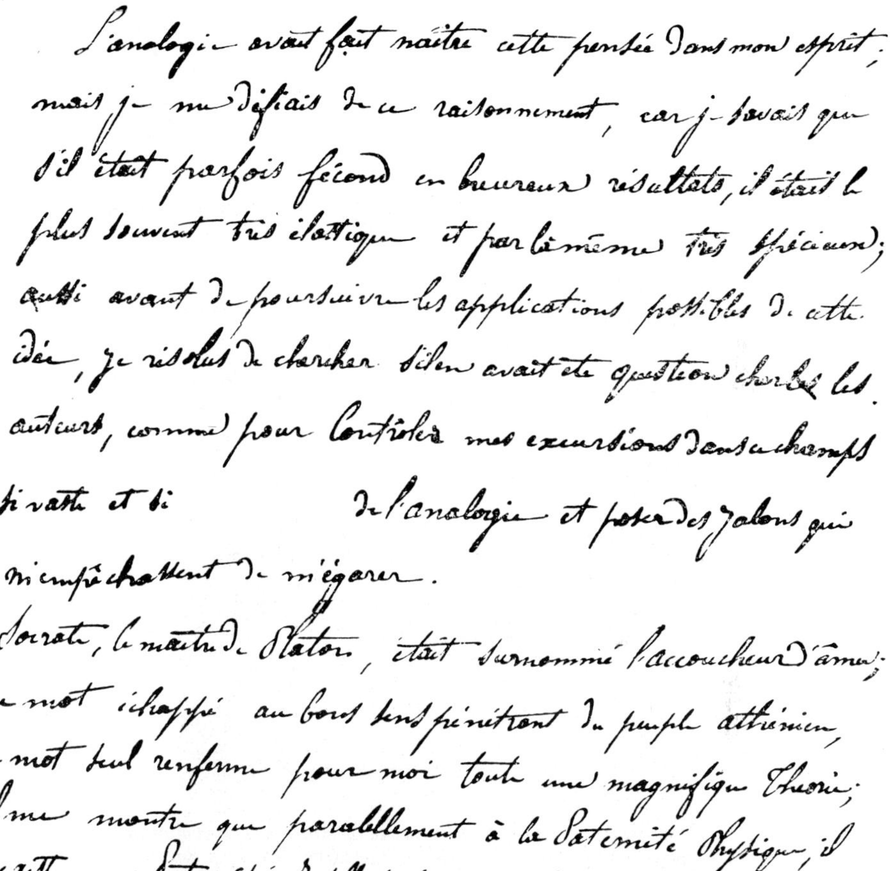

L'analogie avait fait naître cette pensée dans mon esprit; mais je me défiais de ce raisonnement, car je savais que s'il était parfois fécond en heureux résultats, il était le plus souvent très élastique et par là même très spécieux; aussi avant de poursuivre les applications possibles de cette idée, je résolus de chercher s'il en avait été question chez les auteurs, comme pour contrôler mes excursions dans le champ si vaste et si de l'analogie et poser des jalons qui m'empêchassent de m'égarer.

Socrate, le maître de Platon, était surnommé l'accoucheur d'âmes; ce mot échappé au bon sens pénétrant du peuple athénien, ce mot seul renferme pour moi toute une magnifique théorie; il me montre que parallèlement à la paternité physique, il existe une paternité intellectuelle, morale et artistique; il me fait comprendre cette g[ran]de vocation, je dis mieux, ce sacerdoce de l'enseignement, qui fréquemment ne réclame pas moins

Seine Handschrift wie auch sein Portrait spiegeln die Kämpfernatur wider und die Bereitschaft, seine medizinischen Überzeugungen in der Homöopathie kämpferisch zu verteidigen.

C'est pour
atteindre ces buts multiples
que ce mémoire a été
communiqué au congrès
Homœopathique International
de Chicago en 1893 par
son auteur
Dr Gallavardin
de Lyon, France

C'est pour atteindre ces buts multiples que ce mémoire a été communiqué au Congrès Homoeopathique International de Chicago en 1843 par son auteur
Dr. Gallavardin
de Lyon, France

Um diese vielfältigen Ziele zu erreichen, ist diese Denkschrift dem Internationalen Homöopathischen Kongreß von Chicago im Jahre 1843 von seinem Verfasser zur Kenntnis gebracht worden
Dr. Gallavardin
aus Lyon, Frankreich

Dieser Text und diese Unterschrift zeigen besser als eine Photographie die Aussagekraft der Persönlichkeit des Doktor Jean-Pierre Gallavardin.

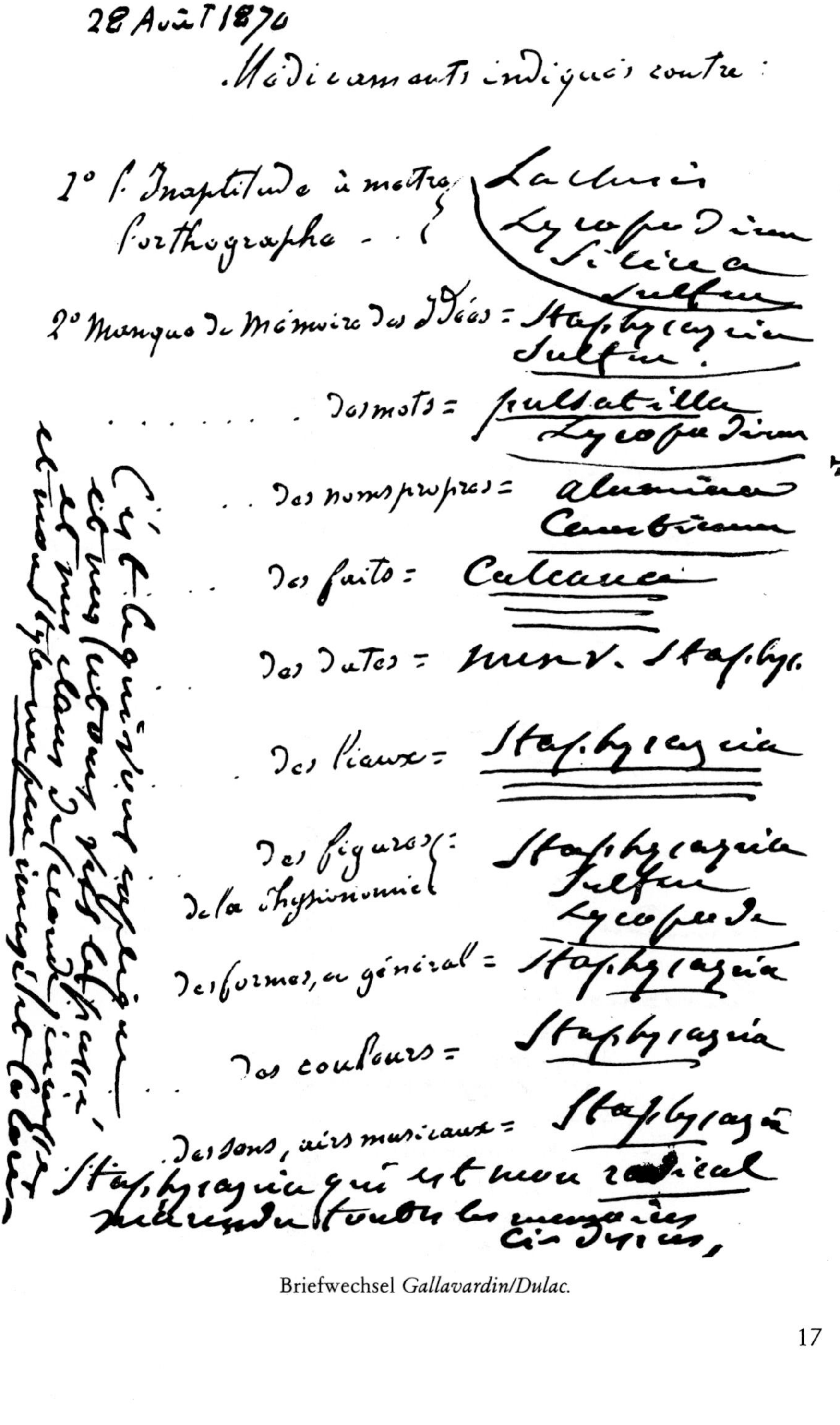

Briefwechsel *Gallavardin/Dulac.*

pourront assister aux
consultations de la Polyclinique
Homéopathique de Lyon qui ont
lieu chaque mardi matin
à cette Polyclinique seulement,
non les gens vicieux, mais
leur mère, femme, sœur, fille,
qui les traitent toujours à
leur insu en leur administrant
le remède dans leurs aliments
ou boissons.

Dr Gallavardin

Betrifft die Poliklinik in Lyon

Doktor *Jean-Pierre Gallavardin*
(1825–1897)

Ärztliche Nachkommenschaft:

Doktor *Jules Gallavardin*
(1872–1917)
Homöopath

Doktor *Emanuel Gallavardin*
Stomatologe

Doktor *Louis Gallavardin*
(1875–1957)
Kardiologe

Korrespondierendes Mitglied des Instituts
Präsident der Französischen Gesellschaft für Kardiologie
Vize-Präsident des ersten Weltkongresses für Kardiologie
von 1948 bis 1950

Doktor *Robert Gallavardin*
(1913–1952)
Psychiater

Doktor *Léon Gallavardin*
Kardiologe

Vorwort

Von *Henry Duprat*

Die homöopathische Schule besitzt gegenwärtig eine beachtliche moderne Literatur, die allen Anhängern dieser Methode eine sichere und detaillierte Information erlaubt, hinsichtlich der Auslegung der Lehre, der therapeutischen Technik und des pathogenetischen Studiums der zahlreichen Heilmittel.

Die homöopathische Medizin würde indessen einen bedauernswerten Fehler begehen, besonders unter den jungen Leuten, wenn sie sich nicht mehr für die mehr oder weniger älteren Arbeiten unserer Vorgänger interessieren würde, angefangen von den grundsteinlegenden Werken von *Hahnemann.*

Wir kennen schon unter diesen älteren Arbeiten die Veröffentlichungen von Doktor *Jean-Pierre Gallavardin,* Arbeiten, die auf einer sehr breiten Erfahrung beruhen. Ich erinnere zunächst an die zwei Bände der „Homöopathischen Klinischen Plaudereien" und an die Broschüre über die „Phosphor-Paralysen", Werke, wo wir zahlreiche und sehr nützliche praktische Hinweise finden.

Worüber ich hier aber ganz besonders glücklich bin, ist der Umstand, daß ich für unsere Literatur einen typisch persönlichen und originalen Beitrag von Doktor *J.-P. Gallavardin* ankündigen kann. Seine Schriften, die die homöopathische Behandlung betreffen, sind insbesondere psychische Offenbarungen, Offenbarungen über den Alkoholismus, über die Kriminalität, über die geschlechtliche Leidenschaft und über Selbstmord-Triebe. Der Praktiker fand schon in diesen Studien unendlich nützliche und praktische Indikationen. Das Wasser lief ihm im Munde zusammen, und er hatte den glühenden Wunsch, zusätzliche Informationen für den pathologischen Bereich zu bekommen. Freuen wir uns also, daß heute unsere Erwartung erfüllt ist.

Mein lieber Freund und Mitarbeiter *Jules Gallavardin,* dessen Verlust ich so beklage, und der ein unermüdlicher Apostel unserer Lehre war, hatte mir oft von den zahlreichen klinischen Notizen und dem Repertorium seines Vaters erzählt, die dieser nach einer langen ärztlichen Praxis für die Pathologie und die Therapeutik in bezug auf seelische Störungen und Anomalien gesammelt hatte. Dieser Schatz war im Besitz von Doktor *Emmanuel Gallavardin,* der den ganzen Wert dieser von seinem Vater gesammelten Dokumente kannte. Er hat sein früheres

Versprechen jetzt eingelöst und uns das vorliegende Werk, „PSYCHISMUS UND HOMÖOPATHIE“ zur Verfügung gestellt.

Die Veröffentlichung dieses Werkes ist glücklicherweise aufgrund der großen Zahl von Subskribenten möglich geworden.

Diese Arbeit realisiert ein detailliertes homöopathisches Repertorium der Medikamente, die für die Behandlung von Leidenschaften, von Lastern und von Charakter- und Intelligenzfehlern anwendbar sind; mit einem Wort, die Arbeit enthält alle anormalen Offenbarungen des menschlichen Geisteszustandes. Aber darüber hinaus ist dieses Repertorium durch eine große Zahl von besonders interessanten Beobachtungen bereichert.

Eine solche Veröffentlichung kommt gerade zur rechten Zeit, da man weiß, daß sich die offizielle Schule in den letzten Jahren sehr zu Unrecht damit brüstete, die psychosomatische Medizin entdeckt zu haben, eine Entdeckung, die nach unserem Vorbild 150 Jahre nach unserer Schule gemacht wurde. In der Tat, seit *Hahnemann* wissen die homöopathischen Ärzte, wie wertvoll, wenn nicht sogar wesentlich, die geistigen Symptome für die Verordnung des richtigen SIMILLIMUMS sind, um gute Heilverfahren durchzuführen.

Hahnemann hat nicht aufgehört, nachdrücklich auf diese notwendige Suche nach geistigen Symptomen für die Auffindung des Heilmittels hinzuweisen, aber sein Werk enthält keine diesbezüglichen Beobachtungen für die Behandlung der geistigen und seelischen Anomalien. Für diesen Bereich hat Doktor *J. P. Gallavardin* glücklicherweise das Werk des Meisters ergänzt. Ich zweifle nicht daran, daß die Leser bei der Lektüre der hier veröffentlichten Dokumente große Befriedigung über das vorliegende Werk empfinden werden, genau wie ich selbst auch.

Der Doktor *Emmanuel Gallavardin* hatte andererseits die ausgezeichnete Idee, an diese Abhandlungen die Indikationen und Ergebnisse anzufügen, die das Heilverfahren von plastischen und trophischen Störungen betreffen, seien sie nun lokalisiert oder allgemein. Die hier erreichten Erfolge haben darüber hinaus den Vorzug, die Wirkung der infinitesimalen Dosen zu zeigen und das auf eine absolut unwiderlegbare Art. Denn diese Wirkung offenbart sich durch sehr konkrete und materielle Transformationen. Eine materielle Sprache, die Kräfte zu erkennen gibt, die vollkommen unkörperlich sind! Und dies erlaubt uns noch einmal, folgendes zu bestätigen: wer den Gebrauch der hohen Infinitesimalität begrenzen wollte, würde unsere Therapeutik zum großen Teil ihrer Heilkraft berauben.

In diesem Sinne fühle ich mich bevollmächtigt, im Namen aller wahren homöopathischen Ärzte Herrn Doktor *Emmanuel Gallavardin* meinen wärmsten Dank dafür auszusprechen und zu übermitteln, daß er uns ein so kostbares Werk übergeben hat. Wir haben es lange erwartet. Die Übersetzung in fremde Sprachen wäre sehr wünschenswert.

Doktor *Henry Duprat*
Präsident der Homöopathischen Gesellschaft
der Rhone

Einleitung

Von *E. Gallavardin*

> Es gibt nur ein Bemühen für die Menschen, irgend etwas, sei es auch noch so gering, der Zerstörung und der Vergessenheit zu entreißen.
>
> *Georges Duhamel*

„Die Materie entfaltet ihre ganze Energie mit ihren aktiven Wirkungen erst im Atom -, unwägbaren, sozusagen im geistigen Zustand. (Zeugen: Dämpfe, Gas, Wärme, Elektrizität usw . . .). Deshalb ist nichts logischer und vernunftgemäßer als die Atomwertigkeit, die Unsichtbarkeit, die Unwägbarkeit und die Infinitesimalität der Dosen. Sollte man daraus nicht zwangsläufig schließen, daß die Heilkraft in direkter Beziehung zur Urkraft steht? Und wenn Schwerkraft und Umfang der Materie der Heilkraft im Wege stehen, muß man sich dieser beiden Eigenschaften nicht entledigen, um die geheimnisvolle (Heil-)Kraft besser zur Wirkung kommen zu lassen?“ *

Die homöopathische Zubereitung jeder Heilsubstanz scheint in der Tat alle atomischen Kräfte freizumachen und wirklich das Mark herauszuziehen. Dieses ganze Werk legt davon ein Zeugnis ab, und diese Zeugenaussage ist wahr.

Die Homöopathie ist ein Heilverfahren, in welchem die Krankheiten mit den Mitteln behandelt werden, die bei Gesunden ähnliche Erscheinungen hervorrufen. Gesunde erhalten kleine Dosen, Kranke bekommen starke Dosen.

Jede Heilsubstanz ruft immer psychische und somatische Symptome hervor.

Dr. *J.-P. Gallavardin* hat einen großen Teil seines Lebens der Erforschung der psychischen Auswirkungen dieser Heilmittel gewidmet.

In dieser Veröffentlichung wird man folgendes finden:

I. In einem ersten, teilweise historischen Kapitel wird dargestellt, daß Heilmittel schon immer angewendet wurden und daß man das Ziel anstrebte, eine psychische Wirkung zu verändern oder hervorzurufen. Die Ägypter verwendeten ein „Antidot gegen Zorn und Kummer“; *Helena* warf eine Droge in den Wein, den *Telemach* trank, die alles Leid vergessen ließ; „die Mandragora des *Hippokrates* vertrieb die Traurigkeit, die zum Selbstmord

---

* Auszug aus einem Werk: Die Medizin beurteilt von Ärzten. Von *Aug. Guyard.* 1842, S. 134.

führte"; für *Galenus* war das Medikament eine geistige und seelische Triebkraft und der „Liebestrank ein Mittel, um die Liebe zu inspirieren oder absterben zu lassen"; so ist es bis in unsere Tage mit Wein, Kaffee, Tee usw.

Diesen immer noch ursprünglichen Wirkungen der Medikamente stellt *Hahnemann* ihre sekundären Wirkungen und ihre Wirkungsdauer entgegen: Traurigkeit: *Ignatia,* Melancholie: *Aurum* usw . . . Dr. *J.-P. Gallavardin* zeigt dann die Wirksamkeit von Nux Vomica und von Hepar sulfuris gegen den Zorn in Übereinstimmung mit mehreren anderen Medikamenten, je nach den individuellen Indikationen der 200. und 10 000. Dynamisation.

II. Es folgt dann ein kurzes Kapitel über *Hahnemann* und über die beiden Gründe, weshalb er keinen Gebrauch gemacht hat von den zahlreichen psychischen Eigenschaften der Medikamente, die er entdeckt hat.
1. Mangel an passenden Dosen,
2. Unkenntnis des Wertes und der Rechtfertigung der psychischen Symptome.
Auseinandersetzung mit diesen beiden Gründen.

III. Dieses Kapitel ist den psychischen Beobachtungen von Dr. *Charles Dulac* gewidmet.

IV. Wie die homöopathische Behandlung den Charakter des Menschen verbessern und seine Intelligenz entwickeln kann, 1882.

V. Übersichtliche Zusammenfassung der Beobachtungen, die im Abschnitt Alkoholismus und Kriminalität, 1889, enthalten sind.

VI. Psychische Medizin, veröffentlicht in „Medical Advance", 1893.

VII. Übersichtliche Zusammenfassung aller Beobachtungen aus dem Abschnitt Behandlung der geschlechtlichen Leidenschaft.

VIII. Einige psychische Beobachtungen und Schwierigkeiten in der Behandlung. Sie sind Manuskript geblieben.

IX. Die Veröffentlichung des nicht herausgegebenen Manuskripts REPERTORIUM DER PSYCHISCHEN MEDIZIN, MATERIA MEDICA über alle psychischen Offenbarungen und Neigungen des menschlichen Wesens.

X. Plastische Medizin, Beobachtungen und REPERTORIUM mit Indikationen von Medikamenten, um gewisse Körperteile zu entwickeln, schlanker werden zu lassen, zu verändern oder zu formen.

XI. 64 Pathogenesen, psychische, dazu homöopathische Medikamente, gefunden in den Manuskripten.

Dies ist ein Werk, das nach dem Tode des Verfassers herausgegeben wird. Der Text ist, unberührt von irgendeinem fremden Einfluß, einzig und allein der großen Zahl von Manuskripten und persönlichen Aufzeichnungen entnommen. In seinem Hauptteil REPERTORIUM DER PSYCHISCHEN MEDIZIN ist es noch nicht veröffentlicht.

Die arzneilichen Stoffe, die in den nachfolgenden Seiten indiziert sind, sind zum größten Teil Substanzen, die nach der Methode von *Korsakow* zubereitet und dynamisiert worden sind.

Meine Absicht war zuerst, einzig und allein das Repertorium der Medikamente zu veröffentlichen, die geeignet sind, unser psychisches Verhalten zu ändern.

Dies ist in der Tat der Dreh- und Angelpunkt dieses Werkes, die *Achse* aller anderen Kapitel mit den Beobachtungen und praktischen Erläuterungen, der Beweis der auf Erfahrung gegründeten Wahrheit.

Dr. *J.-P. Gallavardin* hatte das Repertorium immer zurückbehalten, trotz der vielfachen Bitten und Nachfragen, die aus Frankreich und aus dem Ausland an ihn eingereicht wurden. Er hat nur das zur Verfügung gestellt, was nach den Ergebnissen der Verbesserung der öffentlichen und privaten Moral dienlich war. (Vergleiche auch die Vorrede zum Kapitel VII, die Behandlung der geschlechtlichen Leidenschaft.)

Meinem Bruder Dr. *Jules Gallavardin* war es in seinem kurzen Leben als Apostel der Homöopathie leider zeitlich nicht möglich, die allgemeine Verbreitung sicherzustellen.

Nach einem Leben, das ich einer ganz anderen Tätigkeit gewidmet hatte, eröffne ich heute auf vielfach erneuerten und immer dringenderen Wunsch das MEDIZINISCHE TESTAMENT des Dr. *Jean-Pierre Gallavardin.*

Das Ziel dieser Veröffentlichung ist, all das in einem einzigen Werk zusammenzustellen, was in der Arbeit von Dr. *J.-P. Gallavardin* eine Beziehung zur psychischen Behandlung aller menschlichen Neigungen und Stimmungen hatte, mit einem Wort: eine *Gesamtsumme* aller Forschungsergebnisse und Realisierbarkeiten zu geben.

Hier finden wir eine günstige Gelegenheit, unsere alltägliche Arbeit zu erleichtern.

Dr. *Emmanuel Gallavardin*

Kurze Lebensbeschreibung

Dr. *Jean-Pierre Gallavardin* wurde am 5. Februar 1825 in Saint-Priest bei Lyon, Frankreich, als Sohn eines Grundbesitzers geboren. Sein Vater, einer der zwei großen Pferdehändler aus der Lyoner Gegend, dehnte seinen Wirkungskreis nach halb Nordfrankreich, nach Deutschland und in die Schweiz aus.

In seiner Jugend war er vom 17. bis zum 23. Lebensjahr oft kränklich. Dank der Behandlung von Dr. *des Guidi**, dem ersten homöopathischen Arzt in Frankreich, wurde seine Gesundheit wieder hergestellt. Seine Bekehrung zur Homöopathie ist auf diese Erfahrung seiner Jugendjahre zurückzuführen.

Im Alter von 21 Jahren erlitt er eine schwere Augenmuskelschwäche. Nur eine halbe Seite zu lesen bereitete ihm schon die größten Beschwerden. Zwei Jahre lang dauerte dieser Zustand. Ein deutscher Augenarzt aus Breslau, *Schlesinger*, behandelte ihn mit allmählich immer schwächeren Convexgläsern bis hin zu ganz ebenen Gläsern. Nach dieser Behandlung war die Sehstörung vollkommen beseitigt. Im Jahre 1848 legte er als 23jähriger seine Brille ab und behielt bis zu seinem Tode eine recht gute Sehkraft. Er starb 1898 im Alter von 73 Jahren an den Folgen eines Unfalls. Er war von einem Wagen überfahren worden.

Sein Medizinstudium begann er erst 1848 mit 23 Jahren und beendete es 1854. Er studierte an den Universitäten Lyon, Montpellier und Paris.

Im ersten Jahr der Heilmethode schickte er schon von Montpellier aus in einem Brief homöopathische Arzneimittel an seine Mutter und an Bekannte.

1852 machte er noch als Student eine Reise nach Deutschland. Eine zweite führte ihn 1855 nach Deutschland und Österreich. 1857 reiste er nach Österreich und Italien. Diese Reisen machte er zu Fuß, zu Pferde oder mit dem Wagen.

Seine Beobachtungen und allgemeinen Betrachtungen sind niedergeschrieben in „Klinischer Unterricht in Deutschland" und „Medizinische Studienreise nach Deutschland".

Vom homöopathischen Standpunkt aus handeln die Aufzeichnungen, die nur Manuskripte geblieben sind, von seinen Gesprächen mit

* In einer der 20-Blatt-Aufzeichnungen der Beratungen von *Des Guidi* findet man, was den jungen *Gallavardin* betrifft, am 6. Juni 1846 die Anmerkung. „Hatte keinen Glauben an Arzneimittel, jetzt glaubt er an sie."

Bönninghausen und etwa 50 anderen homöopathischen Ärzten. Es würde zu weit führen, alles zu nennen. Es geht in diesen Aufzeichnungen um Einzelheiten in der Praxis im Krankenhaus und um die Patienten, um die Anhänger der hohen und der niedrigen Dilutionen, ferner um Unitaristen.

Von *J.-P. Gallavardin,* dem wißbegierigen und forschenden Studenten, sind noch seine Manuskripte über *Hippokrates* (75 Seiten) und über die Lehre des *Galenus* (42 Seiten) aus dem Jahre 1854 zu erwähnen. In den fünf Notizbüchern mit literarischen und philosophischen Anmerkungen „Am Ende meiner medizinischen Studien" setzt er sich mit den Gedanken seiner Zeit auseinander.

In seinen Schriften ist er sehr kühn und aktiv, Forscher, Eklektiker, und dennoch sagte man, daß er Systematiker sei. Er wollte alles auf seinen Wahrheitsgehalt hin überprüfen. Er war aber auch bereit, eine Doktrin aufzugeben, wenn er dafür eine bessere fand, synthetisch und analytisch.

Er betrachtet den Menschen als eine naturgegebene Einheit von Körper und Seele. Körper und Seele greifen ineinander über, und der Geist offenbart sich in allen Körperteilen und den körperlichen Haltungen. Er beschäftigt sich intensiv mit der Phrenologie, Chirologie, Physiognomik, Morphologie und dem Psychismus und ferner mit der Mythologie, jener wunderbaren Einteilung der Menschen in Typen durch die Griechen.

Er hinterließ eine größere Anzahl von Aufzeichnungen über Augenerkrankungen und ihre homöopathische Behandlung.

Er interessierte sich gleichfalls für die günstigste Stellung des Bettes der Kranken, die je nach ihrem Leiden und ihrem Körperbau verschieden sein mußte. Sein Interesse galt auch der Metalltherapie und der Akupunktur.

Aber ganz besonders intensiv waren seine Tätigkeiten für die Homöopathie, deren eifriger Verfechter er in seiner Praxis und in seinen schriftstellerischen Arbeiten wurde. Für die Homöopathie kämpfte er in den Tageszeitungen und in den homöopathischen Zeitschriften. In den Briefen an seine Kollegen findet sich wiederholt die Mahnung, sich nicht zu weit von den Lehren *Hahnemanns* zu entfernen.

Er war der Initiator für den Bau des homöopathischen Krankenhauses in Leipzig. Er selbst gründete im Jahre 1870 die homöopathische Klinik in Lyon. Einer seiner Söhne, Doktor *Jules Gallavardin,* fertigte von dieser Klinik eine sehr detaillierte geschichtliche Darstellung an: „Beitrag zur Geschichte des homöopathischen Krankenhauses St. Luc."

Ein ganz neuer Weg öffnete sich für ihn um 1870. Zu dieser Zeit beginnt der Briefwechsel mit Dr. *Charles Dulac*, angeregt durch einen Artikel, den dieser über die Behandlung verschiedener psychischer Veranlagungen veröffentlicht hatte. 17 Jahre tauschten beide Ärzte ihre Forschungsergebnisse und Beobachtungen miteinander aus (230 Briefe von *Ch. Dulac*). Sie haben sich niemals gesehen, aber sie waren erfüllt von Gedanken, die hinsichtlich der homöopathischen Medizin vollkommen übereinstimmten. Sie waren glücklich in ihren tiefen Überzeugungen und Beobachtungen. Die erzielten Ergebnisse tauschten sie gegenseitig aus. Es war ein Briefwechsel von inniger und brüderlicher Freundschaft. Er war ganz geprägt von dieser homöopathischen Wissenschaft und umgeben von einem Heiligenschein durch diesen Glauben an eine Atmosphäre tiefer Demut.

Auf der einen Seite, *J. P. Gallavardin*: Er steht mitten in einem bewegten Arbeitsfeld, er hat Patienten zu versorgen, er muß sich um seine Familie kümmern, er findet nicht genug Zeit, um seinen Forschungen nachzugehen; auf der anderen Seite, *Ch. Dulac*: Er hat 25 Jahre in Paris praktiziert, wird gegen 1865 von einer Gesichtsflechte befallen, muß seine Praxis aufgeben und zieht sich 1872, im Gesicht entstellt, auf seinen Grundbesitz in die Auvergne zurück.

In der Zurückgezogenheit konnte er sich leichter dem peinlich genauen Studium der Pathogenesen widmen, wie sie von *Hahnemann* aufgestellt waren. Mit dem aktiven Antrieb seines Kollegen konnte so eine außerordentlich fruchtbare Zusammenarbeit gedeihen. *J. P. Gallavardin* erfuhr durch *Dulac* eine tatkräftige Unterstützung in Übereinstimmung mit der MATERIA MEDICA von *Hahnemann*, dem homöopathischen Handbuch von *Jahr* und seiner Abhandlung der nervösen Leiden und der Geisteskrankheiten. Dies gestattete ihm später die Zusammenstellung seines „PSYCHISCHEN REPERTORIUMS“, das bis heute noch nicht erschienen ist.

So wurde es *J.-P. Gallavardin* möglich, ausschließlich psychische Symptome zu behandeln, da sie als Zeichen eines latent krankhaften Zustandes oder eines individuellen Temperaments isoliert bestehen.

Im Jahre 1882 erschien Band II seiner „KLINISCHEN PLAUDEREIEN“. Sie enthalten im Kapitel XII: „Wie die homöopathische Behandlung den Charakter des Menschen verbessern und seine Intelligenz entwickeln kann“. *Taine* trug durch das Interesse, das er dafür zeigte, zum schnellen Verkauf der Sonderauflage bei.

Dann kam das Werk des Dispensatoriums. PSYCHISCHE POLIKLINIK im Jahre 1886, fortgesetzt bis zu seinem Tode im Jahre 1898, die Veröffentlichung „Alkoholismus und Kriminalität“ im Jahre 1889 und „Der übermäßige Geschlechtstrieb“ im Jahre 1896.

1893 veröffentlichte er in „MEDICAL ADVANCE“ „Psychische Medizin“ mit 13 Beobachtungen und „Plastische Medizin“ mit gleichfalls 13 Beobachtungen.

Von 1882 an, im Alter von 57 Jahren, verzichtete er auf den Genuß von Fleisch, nachdem er vorher zwei Experimente von drei bis sieben Monaten unternommen hatte; er wurde Vegetarier, wie auch seine Familie (7 Kinder und später 10). 20 Jahre zuvor hatte er schon auf Wein und Tabak verzichtet.

Seine Gedanken sind dargestellt in „Nahrung, die mehr Wärme, mehr körperliche, geistige und moralische Kraft mit sich bringt“ und vielfach in Artikeln und kleinen Schriften über das Brot, die Milch, die Einteilung der Nahrungsmittel nach der Rangordnung (1898), die Ernährung der Pferde.

J.-P. Gallavardin hinterließ unveröffentlicht:

Abhandlung über die Hygiene des Menschen

1. Werk von 1200 Seiten und 16 Kapiteln (20 Jahre hat er daran gearbeitet)

Kapitel I	Anwendung des Gesetzes von der Umwandlung der Kräfte im Organismus	Kapitel VII	Hitze
		Kapitel VIII	Kälte
		Kapitel IX	Licht
Kapitel II	Luft	Kapitel X	Dunkelheit
Kapitel III	Schlaf	Kapitel XI	Elektrizität
Kapitel IV	Ruhe	Kapitel XII	Luftdruck
Kapitel V	Körperliche Arbeit	Kapitel XIII	Klima
Kapitel VI	Geistige Arbeiten: Religion, Unterricht, Erziehung.	Kapitel XIV	Arzneimittel
		Kapitel XV	Nahrungsmittel
		Kapitel XVI	Abwechslung

Aristoteles lehrte, daß der Mensch eine naturgegebene Einheit von Körper und Seele ist. Das oben genannte Werk ist die Erörterung dieser naturgegebenen Einheit.

2. LUNGENSCHWINDSUCHT, 500 Seiten. In 65 Abschnitten sind die krankhaften Empfänglichkeiten jedes Organs genau beobachtet; daraus entwickeln sich, so sagt er, Krankheiten als treibende Kraft, bevor sie sich in erkennbare Auswirkungen umsetzen: diese Umwandlungen, die nach und nach und abwechselnd erfolgen, stellen die krankhaften Veränderungen dar.

3. Endlich und besonders ein REPERTORIUM, eine echte MATE-

RIA MEDICA aller psychischen Offenbarungen und Neigungen des menschlichen Wesens, das ist der Inhalt des Kapitels IX.

Unter mehr als 600 Stichworten ist die Behandlung aller Insuffizienzen und Schwächen angegeben.

Hier sind einige:

- geizig gegenüber seiner Familie, Antipathie gegen Menschen und Sachen, freigebig gegenüber Fremden, glauben, verdammt zu sein, die fixe Idee, ständig Maurer zu beschäftigen, die Lust, Vorwürfe zu machen und zu tadeln oder zu lästern, unlogisch, nicht intuitiv, nicht erfinderisch, Theoretiker, unpraktisch, Furcht aller Art.
- Nicht manifeste Befähigung für das Improvisieren, den Journalismus, für Spiele, die Industrie, den Handel, die Finanzen, die Verwaltung, für den Gartenbau, die Photographie, die Uhrmacherei, den Ackerbau, das Recht, für den Rechtsanwalts- und Richterberuf, für den geistlichen Stand, das religiöse Leben, Matrose zu sein, für den Militärdienst, die Astronomie, die Mathematik, Algebra, die Geometrie, die Physik, das Maschinenwesen, die Chemie, die Medizin, die Arzneimittelkunde, die Botanik, die Musik, die Zeichenkunst, die Malerei, die Bildhauerkunst, die Architektur, die Literatur, die Verskunstlehre, die Prosa, die Grammatik, die Geographie, die Geschichte usw.
- Die *Behandlung* des Schmeichlers, des Mitteilsamen, des Aufschneiders, des Anmaßenden, des Financiers, des Betrügers, des Hinterlistigen, des Diebes, des flegelhaften Menschen, des Menschen ohne Geschmack, des grillenhaften Menschen, des gestikulierenden Menschen, des Anarchisten, des Rachsüchtigen, des Naiven . . .
- der Gefallsucht, des Mangels an Koketterie usw . . .
- desjenigen, der verfolgt ist . . .
- der Neigung zum Selbstmord durch Erdolchen, mit einem Rasiermesser, mit Feuerwaffen, indem man sich von einem Wagen überfahren läßt, durch Ertränken, durch Gift, indem man sich herunterstürzt, durch das Ausströmen von Kohlengas . . .
- des Selbstmords mit Todesfurcht, man bittet darum, getötet zu werden.

Man möge Nachsicht haben mit dieser Aufzählung, aber sie allein zeigt sehr gut die Reichhaltigkeit und die Ausführlichkeit dieses PSYCHISCHEN REPERTORIUMS.

Daran angefügt ist gleichfalls ein REPERTORIUM der plastischen Medizin über die Modifikationen gewisser Körperteile durch homöopathische Arzneimittel.

Einer seiner Söhne, Doktor *Jules Gallavardin,* setzte sein Werk als Apostel der Homöopathie fort, unermüdlich in seiner Werbetätigkeit. Im Jahre 1906 begründete er in Zusammenarbeit mit Dr. *Duprat* den „VERBREITER DER HOMÖOPATHIE", wirklich unnachahmlich in seiner wissenschaftlichen Form und seiner Rolle zur Allgemeinverständlichmachung. Durch seine verletzenden Äußerungen trug *Jules G.* zuweilen heldenhafte Kämpfe aus, die aber stets durch ein äußerstes Wohlwollen gemildert waren. Wie sein Vater hielt er sich mehrfach in Deutschland und in der Schweiz auf. Diese Aufenthalte wurden ihm durch die Kenntnis der deutschen Sprache besonders erleichtert.

Während des Krieges 1914–18 wurde *Jules Gallavardin* zum Militär eingezogen und fiel leider im Jahre 1917.

Kapitel I

Psychische Behandlung

Kurzer historischer Überblick über den Gebrauch der Substanzen mit psychischen Wirkungen

In einer Abhandlung über die Gesundheitslehre, einem Manuskript, das nicht herausgegeben wurde, spreche ich von sechs Triebkräften der moralischen und geistigen Bildung . . . immaterielle Triebkräfte: Religion, Ausbildung, Erziehung und materielle Triebkräfte: Klima, Ernährung, Medikamente . . . Hier bringe ich nun die eigenartige Wirksamkeit einer der genannten Triebkräfte zur Kenntnis, die des Medikaments.

In der 54 Seiten umfassenden Schrift mit dem Titel: „Wie die homöopathische Behandlung den Charakter des Menschen verbessern und seine Intelligenz entwickeln kann", berichte ich über mehr als 50 Heilverfahren von unterschiedlichen psychischen Zuständen (seelischer und geistiger Art), Heilverfahren, die mit verschiedenen Medikamenten durchgeführt wurden. Diese Darstellung ist im zweiten Band meiner „Homöopathischen Klinischen Plaudereien"* enthalten.

Ich setze jetzt die Allgemeinverständlichmachung des Medikaments als Triebkraft für die seelische und geistige Kultur fort und werde an tatsächlich durchgeführten Fällen die erstaunliche Wirksamkeit aufzeigen. Mit dieser Popularisierung folge ich nur der Tradition und setze sie fort, die 4000 Jahre alt ist oder wahrscheinlich noch älter. In der Tat, zu allen Zeiten und bei allen Völkern, den alten und den modernen, hat man heilkräftige Substanzen verwendet, und man verwendet sie noch heute, um eine psychische Behandlung durchzuführen. Aber das geschah auf wenig wissenschaftliche und meist unbewußte Art.

Der Historiker *Diodorus Siculus* spricht von einem psychischen Medikament, das die Ägypter vor etwa 4000 Jahren verwendeten. Er nennt es „das Gegenmittel gegen Zorn und Kummer". Man nimmt an, daß es Stramonium mit Opium gemischt war, um die giftigen Wirkungen zu

---

* In 8°, 252 Seiten, 1882, Buchhandlung *J.-B. Baillière* rue Hautefeuille, Paris, Kapitel IV des vorliegenden Werkes.

vermindern. Man wußte damals noch nicht, wie man diese Wirkungen vermeiden kann, wenn man diese Heilmittel in infinitesimalen Dosen verordnet. Die Homöopathie lehrt uns, daß *Stramonium* allein genügt hätte, um Zorn und Kummer zu besänftigen.

Homer erzählt uns in der Odyssee (IV, 220 x): „Sofort goß Helena in den Wein, den Telemach trank, jene Droge, die den Kummer vertreibt, den Zorn verscheucht und alles Leid vergessen läßt".

Galenus nimmt an, daß diese Droge die gleiche war, die von der Ägypterin *Polydoemna* verwendet wurde.

Galenus zitiert auch noch den Schierling, der den Wahnsinn auslöst.

Plato bezeugt, daß einige Medikamente Fieber, Wahnsinn, fixe Ideen, Schwachsinn und den Verlust des Gedächtnisses verursachen. Diese Mittel würden, wenn sie in infinitesimalen Dosen verabreicht würden, die entgegengesetzte Wirkung hervorrufen.

Galenus hätte außerdem folgende Fälle zitieren können: die Mandragora wurde von *Hippokrates* gegen Traurigkeit verschrieben, die zum Selbstmord führt (Übersetzung *Gradeil,* S. 272). Die Töchter des *Praestus,* des Königs von *Argos,* wurden vom Wahnsinn duch *Melampe* geheilt; er ließ sie die Milch trinken von Ziegen, die Helleborus (Christwurz) gefressen hatten. Auf diese Weise wurde das Medikament in infinitesimalen Dosen verabreicht. Dieses gleiche Medikament wurde im Altertum gegen Schrullen und Schwermut verwendet.

Hippokrates verschrieb die Mandragora als Mittel gegen die Traurigkeit, die zum Selbstmord führt.

Aulus Gellius und *Valerius Maximus* berichten, daß die Redner in alten Zeiten, dem Beispiel von *Carneade* folgend, eine Dosis Helleborus vor dem Gelehrtenstreit nahmen, um das Gehirn zu stärken und so zu wahrhafter Erleuchtung zu kommen. Heute würde man in ähnlichen Fällen eine Tasse Kaffee trinken.

Professor *Florence* sagt im historischen Teil seiner wissenschaftlichen Vorlesungen über den Gebrauch des Mineralwassers, daß die Menschen im Alterum nicht die heilsamen Eigenschaften des Wassers gegen Krankheiten gebrauchten, sondern nur seine plastischen Eigenschaften für den menschlichen Körper und die psychischen Eigenschaften für den Charakter und die Intelligenz. So gab es bei den Griechen in der Nähe des Tempels des *Trophonius* zwei Quellen. Die eine wurde *Mnemos* genannt und hatte die Eigenschaft, das Gedächtnis zu stärken. Die andere hieß *Lethe* und verursachte den Gedächtnisverlust. *Terentius Varro* hat einen Bach namens *Nous* erwähnt, dessen Wasser geistige Kräfte schuf. Auf der Insel *Kea* spricht er von einer Quelle, deren

Wasser dumm mache. In Thrazien riefen die Wasser von *Lynceste* eine sanfte Berauschtheit hervor. Dagegen verdarb das Wasser von Clitorius, nach *Eudoxos,* den Appetit am Wein. *Theopompus* führt übrigens viele andere Quellen an, die berauschten. *Cyrique,* die Quelle des Kupido, heilte von der Liebe. In *Colophon* verschaffte eine Quelle geistige Kräfte und Scharfblick.

Die Quellen von *Hippokrene* auf dem Helikon und auch viele andere inspirierten die Dichter.

Galenus betrachtete das Medikament als eine Triebkraft für seelische unb geistige Kultur. Diese Lehre ist der Nachwelt durch die medizinische Tradition sehr schlecht übermittelt worden. Durch die Volkstradition ist sie dagegen in viel praktischerer Form erhalten geblieben. Beispielsweise wurden die Philtronen (Liebestrank) – der Name kommt vom griechischen *Philein* (lieben) – gewöhnlich verabreicht, um Liebe zu inspirieren oder manchmal auch, um sie zum Erlöschen zu bringen. Es waren also Aphrodisiaka und Anaphrodisiaka. Obgleich man die Alten wegen ihrer Philtronen verspottet, werden sie von den modernen Menschen ebenso verwendet. Ein Beispiel mit so beklagenswerter Folge bieten vor alter Zeit die beiden Töchter von Loth, die ihrem Vater den zu Kopf steigenden Wein gaben.

Seit Menschengedenken setzt man jungen Mädchen, die sich verheiraten, eine Krone aus Orangen-Blüten auf den Kopf, weil deren Duft aphrodisisch ist; man tut dies nicht bei Witwen, die sich wiederverheiraten, weil sie es nicht brauchen. In denjenigen Gegenden, in denen der Orangenbaum nicht mitten auf freiem Felde blüht, werden die jungverheirateten Mädchen mit Orangen-Blüten aus Wachs gekrönt. Dies tun die Familienmütter, die damit unbewußt die Tradition buchstaben- und wortgetreu übermitteln und nicht nach dem eigentlichen Sinn fragen. So ist es bei vielen anderen Traditionen auch.

In Deutschland pflanzt man einem Mädchen zum Geburtstag oder zur ersten Kommunion eine Myrte. Später werden Stiele, Blätter und Blüten dazu verwendet, um ihr am Hochzeitstag eine Myrten-Krone aufzusetzen. Die Mütter haben keine Ahnung davon, daß sie so eine psychische Behandlung vornehmen, indem sie eine aphrodisische Pflanze verwenden. Bei den Festmahlen der Griechen reichte man einen Myrten-Zweig von Hand zu Hand, und jeder Gast sang dazu ein erotisches Lied.

Majoran, Origanum Majorana, ist auch eine aphrodisische Pflanze. Die griechischen Kurtisanen bedeckten mit ihr ihre Schlafstätten. Die heutigen Menschen verwenden Majoran mehr für ernährungsgebundene Zwecke.

Der Domherr von *Cesoles,* der Gründer des Waisenhauses von Nizza, erkannte die aphrodisischen Eigenschaften dieser Pflanze, die die Bewohner von Nizza mit dem ausdrucksvollen Namen *Carna-Bouga* bezeichnen. Da er wußte, daß ein Medikament in geringer Dosis die gegenteilige Wirkung von dem hervorruft, was eine starke Dosis bewirkt, verwendete er die kleinen Dosen dieses Medikaments als Anaphrodisiakum gegen die geschlechtliche Überreizung.

Weihrauch wurde schon im hohen Altertum bei Zeremonien verwendet, viel früher als später im Katholizismus. Die katholischen Priester brauchten Weihrauch also nach buchstäblicher Volkstradition, nicht nach dem eigentlichen Sinn, denn ich habe niemals einen Priester getroffen, der darüber Bescheid wußte, daß Weihrauch den Zorn, die Wut und die geschlechtliche Leidenschaft beruhigt und das religiöse Gefühl entwickelt.

Dämpfe von Benzoegummi, der auf heißen Kohlen brennt, sollen bei den Aissaouas vor ihren Übungen eine ähnliche Sublimierung hervorrufen wie bei Wahnsinnigen, die für Schmerzen keine Empfindung mehr haben oder aber das Empfindungsvermögen für Schmerzen wird zum Erlöschen gebracht wie es auch Kokain, Äther usw. bewirken.

Die beiden folgenden Tatsachen zeigen noch einmal, daß der Gebrauch der psychischen Medikamente durch die Volkstradition viel besser erhalten geblieben ist als durch die medizinische Tradition. Man hat festgestellt, daß die Pflanzen, die alte Schlösser aus Kriegszeiten des Mittelalters umranken, wundenheilend, anregend und herzstärkend sind. Die Pflanzen, die Schlösser aus der Renaissance-Zeit umranken, sind dagegen blutreinigend und aphrodisisch. Die ersteren sollten den Mut der Männer anregen, die zweiten sollten die Sinneslust reizen, so wie es die Philtronen der Alten bewirkten (L'Art Médical, Bd XIV. S. 236).

Aus einem Bericht des *R. P. Richard* (Annalen der Verbreitung des Glaubens, 1881, S. 9).

„Später kamen wir an zwanzig weiteren Gräbern vorbei. Dies, sagte *Ottman,* ist nicht mehr das Werk der Chambas (kriegerische Völker), sondern das von Falezlez (nicht identifiziert). Vor zehn Jahren lagerte einer unserer Meslas-Stämme hier. Sie sammelten *Drinn*-Körner (ein stärkehaltiges Nahrungsmittel) und hatten dabei auch Falezlez mitaufgehoben. Daraus machte man den Arida-Brei. Plötzlich, mitten in der Nacht, standen alle auf, ergriffen Säbel, Lanzen und Dolche, und jeder packte das, was ihm gerade in die Hände fiel. Ein wahres Blutbad begann. Am Morgen lagen zwanzig schrecklich verstümmelte Leichen zwischen den Zelten dahingestreckt."

Wein war bereits im Altertum ein psychisches Medikament, und so ist es auch heute noch.

Der Wein erfreut das Herz des Menschen, sagt die Bibel. Wein, in Maßen genossen, bringt Freude für Körper und Seele.

„Der Wein zerstreut offenbar jede Art von Kummer und Niedergeschlagenheit. Zu diesem Zweck trinken wir Wein." schreibt *Galenus.*

In dem zweiten Buch der „GESETZE" empfiehlt *Plato* den Wein als eine Hilfe gegen das verdrießliche Alter. Der Wein vertreibt den Schmerz und den mürrischen Charakter, Wein mildert die Härte der Seele und macht sie leichter fähig zu gestalten, ähnlich wie das Feuer das Eisen weich macht.

„Gibt es einen Weintrinker, der nicht beredt ist, und gibt es einen Unglücklichen, den der Wein nicht von seinem Kummer befreit hat?" sagt *Horaz,* Buch 1 – Epistel 5.

Fast gleichzeitig mit der Aufnahme einer maßvollen Menge Weins in den Magen, zeigt der Mensch ein in Stimmung versetztes Gesicht, glänzende Augen und eine Empfänglichkeit für Fröhlichkeit, Wohlwollen und Zärtlichkeit. Jeder entdeckt mit Offenherzigkeit, Aufrichtigkeit und ohne Verstellung seine guten Sitten und seinen Charakter, daher das Sprichwort „in vino veritas". Deshalb wird der Wein auch als Sozial-Getränk betrachtet, da er bei einem Bankett oder irgendeinem Fest die Herzen zusammenführen oder das gegenseitige Verstehen fördern kann.

Alle geschickten Menschen, vom schlauen Bauern bis zum Diplomaten, verstehen es, die psychischen Eigenschaften des Weins zur angemessenen Zeit zu verwerten, denn Wein kann Charakterfehler, die Nachteile mit sich bringen könnten, vorübergehend nicht in Erscheinung treten lassen.

Die Bauern verwerten die psychischen Eigenschaften des Weins auf dem Jahrmarktsplatz oder im Wirtshaus.

Die Diplomaten, um entsprechende Ergebnisse mit ihren Gesprächspartnern zu erreichen. Sie nehmen dazu nicht den Landwein, sondern feinere und ausgesuchtere psychische Medikamente, köstliche Speisen, Burgunderwein, Champagner, Kaffee usw . . .

Aber beide, Diplomaten und Bauern, führen zu ihren Gunsten bei ihren Gästen eine gewisse psychische Behandlung durch.

Der Wein erzeugt, je nach der genossenen Menge, verschiedene Wirkungen, sogar entgegengesetzte. In kleinen Mengen getrunken, macht er heiter, belebt alle Kräfte der Seele und entspannt Körper und Seele von der Ermüdung.

Aber im Übermaß genossen, verführt er zu falschem Eifer, macht schwatzhaft, streitsüchtig, aggressiv und zornig. Er bringt Sittenverwilderung mit sich und führt zum Selbstmord.

Die Trunksucht verwandelt einen aktiven, arbeitsamen und sorgfältigen Menschen in einen apathischen, faulen, unanständigen, ja sogar liederlichen Menschen. Er neigt zu Ausschweifungen, zur Eifersucht, zum Haß, zum Selbstmord und zum Mord mit Halluzinationen.

Die Verschiedenheit der alkoholischen Getränke führt zu unterschiedlichen psychischen Wirkungen.

Bier erzeugt in der Tat Schwerfälligkeit, sowohl in geistiger als auch in körperlicher Hinsicht, erhabene und zarte Gefühle schwinden, Neigungen zu Niedrigkeiten nehmen zu*.

Apfel- und Birnenmost erzeugen ungefähr die gleichen Wirkungen wie Bier.

Wermut in geringer Menge macht in hohem Maße bösartig und streitsüchtig.

Branntwein macht die Trinker zornig und aggressiv.

Anislikör, in kleiner Menge, beseitigt Unklarheiten und Wirrwarr im Kopf.

Kirsch wirkt wie Anislikör.

Die Trunkenheit offenbart sich in sehr verschiedenartigen psychischen Symptomen, je nachdem, welche alkoholischen Getränke genossen wurden. So erzeugen Alkoholika aus Kartoffeln und Getreide eine schlafsüchtige Berauschtheit, während Alkohol aus Wein zu einem fröhlichen und lautlärmenden Rausch führt, der sogar bis zum Zorn gehen kann.

„Gebt den Königen keinen Wein, denn wo die Trunkenheit herrscht, gibt es kein Geheimnis. Könige sollen nicht trinken und dabei die

---

* Die Geschäftsleute bevorzugen Wein als das beste psychische Medikament. Das zeigt folgender Fall:
Einer meiner Freunde war nach Straßburg gefahren, um sich einen Kunstgegenstand zu besorgen. Zu diesem Zweck wandte er sich an einen der zahlreichen Vermittler, wie dies in den Handelsbeziehungen üblich ist. Dieser sagte zu ihm: „Ich kenne den Mann, der diesen Kunstgegenstand besitzt, und ich weiß, in welches Café er gewöhnlich geht". Sie gingen in das Café, der Vermittler sah diesen Mann Bier trinken und sagte zu seinem Freund: „Laß uns wieder rausgehen, wir werden mit diesem Mann unser Ziel nicht erreichen, er trinkt Bier". Um so zu reagieren, mußte dieser Vermittler sicher so manches Mal die sehr verschiedenen psychischen Wirkungen von Wein und Bier festgestellt haben.
In der Tat, während Wein die oben genannten Wirkungen erzeugt, bewirkt Bier eine Verminderung der natürlichen Empfänglichkeit des Menschen für Geselligkeit.

Gerechtigkeit vergessen. Durch Trinken verletzen sie auch die Angelegenheiten der Kinder der einfachen Menschen".

„Gebt denen, die betrübt sind, einen Likör, der sie fähig macht, sich zu berauschen; gebt denjenigen Wein, die Herzenskummer haben. Mögen sie trinken und für alle Zeiten die Erinnerung an ihre Schmerzen verlieren".

Salomon (Sprichwörter)

Die Behandlung der psychischen Symptome oder, um es kurz zu sagen, die psychische Behandlung mit Medikamenten liegt derart in der Natur des Menschen, daß er sie unbewußt zu allen Zeiten und in allen Ländern verwirklicht hat. So macht man in Süd-Amerika von Koka und Mate-Tee Gebrauch, in Kolumbien von Ätzsublimat, in Hindustan von Betelpfeffer, in Asien von Opium, besonders in Persien, wo man sich damit leidenschaftlichen Sinnenrausch verschafft, in der Steiermark von Arsen, bei den Lappländern von nach Moschus schmeckendem Champignon-Tee und schließlich in allen Teilen der Welt von alkoholischen Getränken, Tee, Kaffee und Tabak.

Um einige praktische Beispiele dieser psychischen Behandlung darzustellen, so wie es bei allen Völkern geschieht, genügt es, um die Beweisführung abzukürzen, die Professoren *Moleschott* und *Fonssagrives* zu zitieren. Der erste wird uns die psychischen Wirkungen von Tee darstellen, der zweite die psychischen Wirkungen von Kaffee.

Professor *Moleschott* schreibt: „Der Tee erhöht die Fähigkeit, sich mit empfangenen Eindrücken zu beschäftigen. Er macht zum gedankenvollen Betrachten einer Sache geneigt und trotz einer größeren Lebhaftigkeit in der Gedankenregung bleibt die Aufmerksamkeit leichter bei einem bestimmten Ziel stehen. Man verspürt ein Gefühl des Wohlbefindens und der Fröhlichkeit: die schöpferische Aktivität des Gehirns nimmt einen Aufschwung und bleibt in den Begrenzungen, auf die die Aufmerksamkeit gerichtet war, statt sich in andere Gedankenrichtungen zu verlieren. Gelehrte, die beim Tee vereint sind, werden dazu gebracht, eine geregelte Unterhaltung zu führen und die Fragen zu vertiefen. Die stille Fröhlichkeit, die der Tee hervorruft, führt im allgemeinen zu befriedigenden Ergebnissen" (Über Ernährung und Lebensführung, 1858, S. 169).

Professor *Fonssagrives* schreibt: „Daß dem Kaffee der Name „Geistes-Getränk" gegeben wurde, hängt damit zusammen, daß seine Wirkung besonders auf den Kopf und zur Ermunterung kennzeichnend ist. Es gibt niemand, der nicht mit sinnlichem Wohlgefallen die Wirkungen festgestellt hat, die dieses Getränk hervorruft. Das Gehirn wird leicht angeregt, es entflieht in gewissem Maße dem Gefühl der bedrückenden

Wirklichkeit des Lebens und dem Joch der Müdigkeit. Der Verstand wird scharfsinniger und arbeitet genauer. Die Einbildungskraft wird lebhafter, die Arbeit wird leichter; die Kombinationsgabe wird lebhafter, weniger gediegen vielleicht, aber schneller und klarer. Das Gedächtnis bekommt eine ungewöhnliche Aktivität, die Gedanken fließen mit unbekannter Schnelligkeit. Der Geist befreit sich von beschwerlichen Sorgen, wird freier und heiterer, gleichzeitig breitet sich ein Gefühl des Wohlbefindens im ganzen „Haushalt" aus ...

Es gibt ohne Zweifel eine Kaffee-Trunksucht, sie ist vornehmer und weniger gefährlich als die des Alkohols, aber sie fordert in gewissem Grade dennoch zu Warnungen auf dem Gebiet der Gesundheitslehre heraus. Die Geistesarbeiter sind an dieses liebenswerte Laster mehr gewöhnt als die anderen. Wenn sie jedoch zuviel Kaffe trinken, fallen sie in einen Zustand nervöser Reizbarkeit und magern ab."

Ich kenne Leute, deren geistige Verfassung so lange träge und benommen bleibt, so lange ihnen das Prickeln des Kaffees fehlt. Ich kenne auch einige, die auf dieses Getränk nicht verzichten können, ohne die Beklemmung der Migräne zu erleiden.

In dieser Hinsicht ist es schädlich, wie jede Abhängigkeit. Eine andere Frage, die mit dieser zusammenhängt und die auch für die Gesundheitslehre der Schriftsteller interessant ist, wäre, exakt zu bestimmen, welches Ausmaß und welche Hilfs-Eigentümlichkeiten der Kaffee tatsächlich dem Denkvermögen verleiht. Daß er das Gehirn anregt, ist unbestritten. Aber alle geistigen Gaben sind nicht im gleichen Grade stimuliert. Daher kommen gewisse Zusammenhanglosigkeiten in der Kombinationsgabe, denn der Kaffee drängt zum Ausströmen. Die geistigen Kombinationen sind nach meiner persönlichen Erfahrung mehr von Schnelligkeit als von Gründlichkeit gekennzeichnet, und je zahlreicher sie werden, um so weniger sind sie tiefgehend. Man ist weniger frei in seinem Denkvermögen, man beherrscht das Denken mit größerer Mühe; das Urteil und der Wille sind geschwächt; und was mich betrifft, so habe ich seit langem auf diese lästige Stimulation verzichtet, wenn ich öffentliche Vorträge halten will ... Mögen die Dichter diesen Likör, „der ihnen so teuer ist", *(de L'Isle)* weiter trinken, aber mögen die Philosophen und Gelehrten darauf verzichten, sie können dadurch nur gewinnen." (Enzyklopädisches Wörterbuch der Medizinischen Wissenschaften, Bd. II, S. 491–5.)

Aber was am häufigsten den täglichen Gebrauch der psychischen Volks-Medikamente begründet, ist die Tatsache, daß es in der Natur des Menschen liegt, abwechselnd Perioden hoher geistiger und körperlicher Aktivität und dann wieder Perioden der Verminderung dieser Aktivitäten durchzumachen. Auf der ständigen Suche nach einem mehr oder weniger idealen Glück, sieht sich der Mensch veranlaßt, die Periode der körperlichen und seelischen Erhöhung zu verlängern und, um das sehr unbeständige Gleichgewicht des moralischen und geistigen Zustands wiederherzustellen, nimmt er künstliche Mittel, die psychischen Volks-Medikamente (Alkohol, Kaffee, Tee, Kola, Mate, Tabak, Opium, Haschisch usw . . .).

„Diejenigen, die Haschisch genommen haben, verkünden feierlich, daß die menschlichen Sprachen ungeeignet sind, die absoluten Kenntnisse wiederzugeben, die sie erfahren haben.“ (Dr. *Mure*)

Aber zu diesem Zweck macht der Mensch die primitiven Wirkungen der psychischen Medikamente nutzbar. Es sind angenehme primitive Wirkungen, aber doch von sehr kurzer Dauer. Dann folgen unheilvolle und bleibende Nachwirkungen. So versetzt er sich beispielsweise mit Hilfe von Kaffee in einen Zustand sehr angenehmer seelischer und geistiger Anregung; aber diese ursprüngliche Wirkung ist vorübergehend, es folgt eine viel ausdauerndere Nachwirkung, gekennzeichnet durch moralische und geistige Niedergeschlagenheit.

Hahnemann und *Claude Bernard* haben bewiesen, daß die Medikamente aufeinanderfolgende Wirkungen haben, eine Erstwirkung und eine Nachwirkung, die zweite ist der ersten entgegengesetzt. Professor *Fonssagrives* hat soeben die aufeinanderfolgenden Wirkungen von Kaffee dargestellt. Zuerst die moralische und geistige Anregung und dann wenig später oder am nächsten Tag die moralische und geistige Niedergeschlagenheit. Diese letzte Wirkung wird besonders von den Schriftstellern empfunden, die ohne Hilfe von Kaffee gar nicht mehr arbeiten können.

Madame de *Sévigné* sagte: „Der Kaffee macht mich dumm.“ Damit spielte sie nicht auf die Erstwirkung dieses Getränkes an, sondern auf seine Nachwirkung, die durch geistige Trägheit gekennzeichnet ist.

Professor *Moleschott* hat in seiner Darstellung über den Tee nur die Erstwirkungen gesehen: die Neigung zur Fröhlichkeit und zu einer größeren geistigen Aktivität. Aber er hat nicht erkannt, daß auf die oft wiederholte moralische und geistige Anregung die Nachwirkung oder die Rückwirkung folgt: die Neigung zur Gleichgültigkeit bis hin zum Egoismus, die Neigung zur Langeweile oder zum Lebensüberdruß. Man kann dies bei den beiden Völkern feststellen, die am meisten Tee trinken, bei den Engländern und bei den Chinesen.

Wir homöopathischen Ärzte machen nicht von der Erstwirkung der psychischen Medikamente Gebrauch, die immer nur sehr vorübergehend ist, sondern von ihrer Nachwirkung, die manchmal eine unbegrenzte Dauer hat. Während beispielsweise Kaffee in seiner Erstwirkung die geistige Arbeit nur für einige Stunden begünstigt, kann Nux vomica oder ein anderes indiziertes Medikament, das in einer einzigen Dosis und in hoher Dilution gegeben wird, durch seine Nachwirkung die gleiche geistige Arbeit Wochen, Monate, ja sogar Jahre lang fördern.

Die Medikamente müssen jedoch am gesunden Menschen geprüft werden. So ist *Hahnemann* dazu gelangt, ihre Wirkungen auf den Charakter und die Intelligenz, das heißt ihre psychischen Wirkungen zu erkennen. Auf diese Weise hat er die zahlreichen psychischen Indikationen der Medikamente erkennen und kurz beschreiben können. Zum Beispiel die Indikation von Ignatia gegen Traurigkeit, die von angesammeltem Kummer herrührt, oder von Staphisagria gegen Traurigkeit, die von gerechter Entrüstung kommt, oder von Ignatia gegen kummervolle, unglückliche Liebe, oder von Hyoscyamus gegen unglückliche Liebe verbunden mit Eifersucht usw....

„Es wird genügen", sagt er, „daß man einen Schwermütigen, dessen Abscheu vor dem Leben fast an den Punkt des Selbstmordes gekommen ist, nur eine Zerreibung von Aurum Metal nehmen läßt, und eine Stunde später wird dieser unglückliche Mensch von seinem bösen Dämon befreit sein und das Leben wieder reizvoll finden" (1821).

Es ist bedauerlich, daß *Hahnemann* auf diesem so fruchtbaren Weg stehengeblieben ist, indem er den Rat gegeben hat, diejenigen Leute ihrem unglücklichen Schicksal zu überlassen, die von ständigem Kummer gepeinigt werden und die nicht genügend Gelassenheit, Glauben und Selbstbeherrschung besitzen, um Ärger geduldig zu ertragen. Denn, so fügt er hinzu, die Medikamente sind bei diesen Leuten unwirksam. Das ist ein trauriger Irrtum. Ich habe bei einem jungen Mädchen mit Calcarea carbonica 30 die Willenskraft entwickeln können, mit Staphisagria 30 ein Mädchen heilen können, das schwindsüchtig geworden war, nachdem sich eine sehr ersehnte Heirat zerschlagen hatte; mit Nux 200 den Kummer eines Vaters vertreiben können; sein Sohn war beim Militär, und er wußte nicht, ob er lebt oder tot ist. Einem alten Mann habe ich zunächst Lachesis 30, danach Colocynthis 30 gegeben; er war nicht nur gottlos, sondern machte auch noch anti-religiöse Propaganda; ich habe ihn dazu bringen können, freiwillig ein Vaterunser und ein Ave-Maria aufzusagen, 2 Gebete, die er wahrscheinlich seit mehr als 30 Jahren nicht mehr gesprochen hatte.

Das Medikament ruft die geistige oder moralische Neigung nicht ins Leben oder erschafft sie, aber es entwickelt sie, wenn sie bei dem behandelten Patienten in latentem Zustand besteht. Der Arzt erfüllt diesbezüglich eine ähnliche Rolle wie der Gärtner, der den Boden düngt und begießt und die Körner keimen läßt, die gesät sind.

Was *Hahnemann* und viele andere homöopathische Ärzte daran gehindert hat, gründliche und dauerhafte psychische Heilungen zu erreichen, ist der Umstand, daß sie in diesen besonderen Fällen zu häufige und zu niedrige Dilutionen gegeben haben. Um diese Heilungen zu erreichen, muß man bei Kindern, alten Menschen und Geschäftsleuten eine einzige Dosis eines Medikaments mindestens in der 30. Dilution, bei robusten Erwachsenen von der 200. bis zur 20 000. Dilution geben. Dann muß man diese Dosis mehr oder weniger lange wirken lassen. Das folgende Beispiel wird den Leser von der Überlegenheit dieser letzten Art der Behandlung überzeugen.

Dr. *Compton Burnett*, Chefredakteur der Zeitung „Die homöopathische Welt" und Professor der Heilmittellehre an der Homöopathischen Schule in London, machte mir die Ehre, mir einen Herrn zu überweisen, der von krankhafter Schwermut befallen war. Vier bis fünf Jahre lang hatten ihn mehr als hundert homöopathische Ärzte in England behandelt*.

Dieser Herr hatte die Taschen voll mit Medikamenten von niedrigen Potenzierungen.

Unter anderen Symptomen waren die beiden folgenden besonders deutlich:

1. Krankhafte Schwermut mit dem Trieb, sich zu ertränken. Deshalb fuhr er auch nur in Begleitung eines Verwandten mit dem Schiff; gegebenenfalls würde ihn dieser daran hindern können, sich ins Wasser zu stürzen.

2. Widerwillen oder vielmehr Angst gegenüber Frauen; in einem Gesellschaftszimmer blieb er niemals allein mit einer Frau. Auf der Straße ging er den Frauen in weitem Bogen aus dem Wege. Ich gab ihm, als Einzelgabe 6 bis 7 Körnchen Staphisagria in der 200. Dilution. Das verminderte seine Schwermut und vertrieb seine Neigung, sich zu ertränken. Einige Wochen später schickte ich ihm ein zweites Medikament. Das beseitigte seine Abneigung und seine Angst vor Frauen und zwar derart, daß er sich einige Zeit nach der Einnahme dieses Medika-

---

* Beobachtung, über die kurz im Kapitel VI von „Medical Advance" berichtet wird.

ments sogar verlobte. Danach mußte er nach Kanada fahren. Ich schickte ihm 6 bis 7 Körnchen von dem ersten Medikament, das er auch auf einmal einnehmen sollte, aber nicht mehr in der 200., sondern in der 10 000. Dilution. Mein Ziel war, einem Rückfall seiner Neigung, sich zu ertränken, vorzubeugen und seine krankhafte Schwermut noch wirksamer zu bekämpfen. Diese hatte sich durch die einzige Dosis derart gebessert, daß er mir schon 7 Monate danach von seinem Gesundheitszustand Nachricht gab. Er schrieb mir aus Kanada, daß er sich 6 Monate sehr wohl gefühlt habe. Deshalb habe er um kein weiteres Medikament nachgesucht. Im 7. Monat hatte er einen leichten Rückfall und bat dafür um ergänzende Medikamente. Man sieht an diesem Beispiel, daß die Wirkung des ersten Medikaments in der 10 000. Dilution gegenüber der 200. Dilution erheblich tiefer und dauerhafter war. Wenn man die sehr großen Wirkungsunterschiede eines Medikaments in den verschiedenen Dilutionen und die Wirkungen der Wiederholungen dieser Dilutionen kennt, dann versteht man, warum diese beiden Medikamente in der 3. und 6. Dilution, so wie es die englischen homöopathischen Ärzte zur mehrmaligen täglichen Einnahme verschrieben hatten, nicht die gewünschten Ergebnisse erzielen konnten. Dagegen waren die verabreichten Medikamente in der 200. und 10 000. Dilution mit langen Zwischenräumen außerordentlich wirksam.

Um diesem Artikel einen unmittelbar praktischen Wert zu geben, werde ich dem Leser ein Mittel indizieren, das die Charakter- und Intelligenzfehler beseitigen kann. Dann wird er sich und seine Freunde von der außerordentlichen Wirksamkeit überzeugen können.

Inzwischen kündige ich in Kapitel IX die Medikamente an, die in folgenden Fällen wirksam sind: gegen Gottlosigkeit, Stolz, Geiz, Unzucht, Spielleidenschaft, Eifersucht, Neid, Verschwendungssucht, Trunksucht, verschiedene geistige Untüchtigkeiten (Studium der Medizin, des Rechts, der Mathematik, der Geschichte usw.), Murrköpfe, Trotzköpfe, Herrschsüchtige, Unentschlossene, Menschen, die nicht heiraten oder ein Testament machen wollen. Ich werde jetzt 2 Medikamente nennen, die gewöhnlich gegen Aufbrausen und Zorn wirksam sind, und zwar dann, wenn die betreffenden Menschen unwiderstehliche Neigungen zum Schlagen und sogar zum Töten haben.

Diese beiden Medikamente sind Nux vomica und Hepar sulfuris. Zuerst muß man als Einzelgabe einige Körnchen (2 bis 8) Nux geben und dieses Medikament 2, 3, 4, 5 oder 6 Wochen wirken lassen, je nach Stärke und Dauer der Wirkung. Wenn dies nicht genügt, wird man auf die gleiche Art Hepar geben.

In welchen Dilutionen soll man die Medikamente anwenden? Im allgemeinen wird dies der Arzt allein sagen können. Die 200. Dilution hat eine tiefere und dauerhaftere Wirkung als die 30. Die 10000. Dilution hat noch eine viel intensivere Wirkung als die 200. Ich gebe gewöhnlich Nux 200 und bei kräftigeren Patienten gleich ohne weiteres Nux 10000. Bis heute habe ich immer mit Hepar 200 Erfolg gehabt, ausgenommen in einem einzigen Fall bei einem aufbrausenden Ehemann, der zum Schlagen neigte; ich habe ihn mit Hepar 10000 geheilt.

Nux und Hepar sind sicher nicht die einzigen Medikamente, die gegen Aufbrausen und Zorn wirksam sind. Aber sie genügen, um diese Charakterfehler zu beseitigen, wenn auch nicht bei allen, so doch wenigstens bei den meisten Patienten. Man wird beispielsweise erkennen können, was ich bei meiner Patientenschaft beobachtet habe: Einen außerordentlich aufbrausenden Ehemann habe ich mit einer Einzelgabe Nux 10000 geheilt; bei einem anderen Ehemann, einem Bewohner von Südfrankreich, der noch aufbrausender war, konnte ich seinen Zustand durch Nux 200 erheblich verbessern, durch Hepar 200 wurde er vollständig geheilt. Ein sehr guter und seiner Familie ergebener Vater war dennoch sehr aufbrausend und schlug seinen Sohn; Nux 10000 hatte keinen Erfolg, mit Hepar 200 wurde er vollständig geheilt.

In vielen Familien könnte man mit diesen beiden oder anderen Medikamenten den Frieden wiederherstellen, je nachdem die Medikamente für die einzelnen Patienten geeignet sind.

Diese beiden Medikamente wären besonders in jenen Ländern nützlich, in denendie Bewohner häufig zum Dolch oder zum Messer greifen.

Wenn Nux und Hepar nicht ausreichen, um die Neigung zum Zorn zu beseitigen, könnte man zu diesem Zweck und nach individuellen Indikationen oder sogar hintereinander Nitri Acidum, Sulfur, Bryonia, Calcarea Carbonica und Natrum muriaticum anwenden.

Man wird vorzugsweise Nux, Belladonna, Bryonia, Hyoscyamus, Stramonium, Calcarea, Pulsatilla bei Leuten anwenden, die vor Zorn rot werden, das heißt, deren Gesicht sich durch Zorn purpurrot färbt, und Staphisagria, Platina, Natrum muriaticum, Arsenicum, Carbo vegetabilis und Petroleum bei Leuten, die vor Zorn blaß werden, das heißt, deren Gesicht durch Zorn blaß oder fahl wird.

Gegen krankhafte Zustände, die auf einen Wutanfall folgen, gibt man besonders Aconit, dann, je nach den individuellen Indikationen: Nux, Bryonia, Calcarea carbonica usw.

Es ist immer empfehlenswert, diese Medikamente den behandelten Personen ohne ihr Wissen zu geben. Die Änderungen in ihrem Charakter haben sich spontan zugetragen, ohne daß die Patienten den Ablauf durch eine Gegenarbeit hemmen konnten, oder indem sie auf ganz ungeschickte Weise den Dingen nachhelfen wollten, oder daß sie sich über alle Maßen Sorgen machten. Wenn sie geheilt sind, darf man ihnen nicht einmal sagen, daß sie ohne ihr Wissen eine psychische Behandlung durchgemacht haben, damit sie nicht rückfällig werden. Sie könnten auch so mißtrauisch werden, daß man sie, falls sie rückfällig werden sollten oder beim Auftreten anderer Fehler, nicht mehr ohne ihr Wissen behandeln könnte.

Um sie ohne ihr Wissen zu behandeln, läßt man alle Körnchen ihrer Medikamente in einem Viertel oder Drittel Glas mit frischem Wasser auflösen, man rührt die Mischung 5 bis 6 Minuten lang mit einem kleinen Löffel gut durch, dann gießt man das ganze Aufgelöste in eine Suppe, in eine Tasse Kaffee, Schokolade, Kakao, Milch, Tee, in irgendeinen Aufguß oder in ein reines oder gezuckertes Wasser; der behandelte Patient darf aber eine halbe Stunde nach Verabreichung des Medikaments weder etwas essen noch etwas trinken. Bei einem Patienten, der mißtrauisch und jähzornig war, mußte man die Körnchen in 2 bis 3 Eßlöffel Branntwein auflösen lassen, die Lösung wurde in ein großes Glas mit Wasser gegossen, und diese Mischung hat man dann wiederum in ein kleines Likörglas getan. Davon hat man ihm einige Gläschen zu trinken gegeben. In einigen Fällen habe ich Erfolg gehabt, obwohl die Lösung mit Kaffee gemischt wurde. Wenn die behandelten Patienten auf diese Weise nur einen Teil der Suppe, Milch usw. mit dem Arzneimittel zu sich genommen haben, darf man ihnen das Übriggebliebene nicht am gleichen Tage oder am nächsten Tag geben, denn die Arznei muß als Einzelgabe verabreicht werden, sonst würden sich ihre Fehler noch verschlimmern.

Nach vielen Jahren der praktischen Tätigkeit habe ich erfahren, daß es genügt, einige Körnchen in irgendein Getränk oder Nahrungsmittel zu geben (Bonbons, Kaugummi). Siehe Psychische Medizin „Medical Advance“, Kap. VI.

Wie bei den meisten wissenschaftlichen Entdeckungen, so wird es auch bei der psychischen oder homöopathischen Behandlung der Charakter- und Intelligenzfehler klugschwätzende Gegner und experimentierende Anhänger geben. Die letzteren werden mit ihrem Wissen und ihren gewonnenen Erfahrungen niemals ganz stehenbleiben und mit dem Erreichten zufrieden sein. Sie werden eifrig bemüht sein, neue Wahrheiten zu erforschen und hart daran arbeiten, sie zu entdecken, und zwar durch Beobachtungen und durch Experimentieren. Mit dieser

Einstellung folgen sie dem gescheiten Rat von *Paulus*, dem verkannten Patron der experimentellen Methode: omnia etiam probate, et quod bonum tenete. Unterwerft alles einer Prüfung, und was gut ist, das behaltet.

Andererseits sind die klugschwätzenden Gegner immer mit ihrem Wissen zufrieden. Sie gehen nicht allen Möglichkeiten nach, um zu beobachten und zu experimentieren, aus Furcht, sie könnten auf Tatsachen stoßen, die all ihr Räsonieren umstoßen könnten.

Vielleicht wird man mir sagen: Dem Menschen ist der Verstand gegeben, also muß man ihn auch gebrauchen. Ganz gewiß, werde ich antworten. Der Mensch muß sich in erster Linie seines Verstandes bedienen, um literarische und philosophische usw. Kenntnisse zu entwickeln. Aber um wissenschaftliche, industrielle Kenntnisse usw. zu entwickeln, muß der Mensch in erster Linie auf die Beobachtung und das Experimentieren zurückgreifen. Erst nachdem er eine große Zahl von Tatsachen gesammelt hat, wird sich der Verstand einschalten, um diese Tatsachen nach dem Rang ihrer Bedeutung zu ordnen und um dafür eine Deutung zu geben, falls dies möglich ist.

Einer meiner Patienten hatte meine Abhandlung über die psychische Behandlung dem Präsidenten eines Gerichts zu lesen gegeben. Bevor er das Urteil über die gesetzliche Trennung der Ehegatten sprach, ließ er sie in sein Arbeitszimmer kommen mit dem Ziel, diese Scheidung zu vermeiden, und um zu versuchen, die Eintracht zwischen ihnen wiederherzustellen. Dieser hohe Verwaltungsbeamte mit seinen juristischen Kenntnissen versicherte, daß die homöopathische Behandlung den Charakter von Eheleuten nicht verbessern könne. Mit Homöopathie könne die Harmonie in der Ehe auf keinen Fall wiederhergestellt werden.

Einige Wochen später strafte folgende Begebenheit die Vermutungen dieses erhabenen Verstandes-Räsoneurs Lügen. Herr X. wollte die üblichen Schritte einleiten, um die gesetzliche Ehescheidung zwischen ihm und seiner Frau verkünden zu lassen. Seit zehn Jahren war sie von einer erbärmlichen Leidenschaft geplagt. Ich hatte das Glück, diese Frau in weniger als einem Monat zu heilen, und was nicht oft vorkommt: mit einem einzigen Medikament. Es ist davon auszugehen, daß viele Ehescheidungen durch ähnliche Behandlungen verhindert werden könnten. Aber dafür wären Verwaltungsbeamte nötig, die nicht reine Verstandes-Urteiler sind, sondern Richter, die auf Erfahrung und Beobachtung gegründete Urteile anstreben.

Ich füge hinzu, daß ich die besten Erfolge mit denjenigen Leuten habe, die an Kummer, Mutlosigkeit und Verzweiflung gelitten haben. Das sind die Gründe, die nach der jährlichen Statistik zu den meisten Selbstmorden in Frankreich geführt haben.

Die psychische Behandlung würde diese Zahl vielleicht auf die Hälfte verringern.

Die psychische Wirkung der Arzneisubstanzen

Diese Gedanken sind zwar schon im Altertum bekannt gewesen, aber heute sind sie fast vollständig unbekannt. Sie erscheinen seltsam, unwahrscheinlich, zu neu und schwer glaubhaft.

Man möge sein besonderes Auge auf die ersten Seiten des Kapitels IV werfen: „WIE DIE HOMÖOPATHISCHE BEHANDLUNG DEN CHARAKTER DES MENSCHEN VERBESSERN KANN"... S. 79

Welche Argumente soll man dafür heranziehen?

Zwar hat die Schulmedizin kürzlich die Entdeckung der sogenannten „Psychosomatik"analysiert, aber ein allopathischer Arzt wird immer irgendwelche Schwierigkeiten mit psychischen Kräften oder Wirkungen haben. Ihm erscheinen diese Kräfte seltsam und befremdend, besonders dann, wenn er kaum etwas davon gehört hat.

Der homöopathische Arzt hat die gleichen medizinischen Studien betrieben wie jener. Aber er hat die Fenster aufgemacht und sich an schwierige Fragen herangewagt. Ich glaube in der Tat, daß nur ein Homöopath – sei er nun Arzt oder auch nicht – ein Urteil über die psychischen Wirkungen der Arzneisubstanzen abgeben kann. Praktische Erfahrungen, ausdauernder Fleiß beim Studium der Pathogenesen der Arzneisubstanzen und große Aufmerksamkeit in bezug auf die psychischen Symptome haben ihn befähigt, die gestellte Frage mit Nachweisen zu belegen.

Er allein ist imstande, die richtige und oft schwierige Wahl unter den indizierten Medikamenten zu treffen. Bei dem zu behandelnden Patienten müssen alle somatischen, psychischen, moralischen und geistigen Symptome berücksichtigt werden.

Beispiele

1. Vier bis fünf Arzneimittel sind indiziert, um die Ordnungsliebe zu entwickeln. Nux vomica paßt für den Jupiter-Menschen, für das kalkige Temperament. Staphisagria paßt für das phosphorische

Temperament: schlanker, gelenkiger Typ, ungezwungene, leichte Gangart, braunhaariger Mensch.
2. *Aconit* besiegt ängstliche Besorgnisse eines Menschen, dessen Kreislauf angegriffen ist, während Gelsemium in dem genannten Fall bei einem Menschen wirkt, dessen Intestinal-System gestört ist.

Das homöopathische Genie wird wie eine Manifestation des ärztlichen Humanismus sichtbar.

Kapitel II

Hahnemann: Psychische Eigenschaften der Medikamente

Hahnemann hat in bewundernswerter Weise die somatischen Eigenschaften der Medikamente nutzbar machen können, indem er sie nach dem Ähnlichkeitsgesetz verschrieb, aber die psychischen Eigenschaften der Medikamente hat er nur sehr unvollständig ausnützen können.

Das somatische Symptom betrachtete er gewöhnlich als das Hauptsymptom und jedes psychische Symptom als ein untergeordnetes Symptom. Deshalb bemüht er sich in erster Linie um das Heilmittel, das gegen das somatische Symptom indiziert ist. Er denkt an ein Heilmittel gegen das psychische Symptom nur dann, wenn er bei der Verschreibung eines Heilmittels somatische und psychische Symptome gleichzeitig wirksamer anzugehen hofft. So beschreibt er beispielsweise in seiner „Reinen Arzneimittellehre" (Bd. 3, S. 123 und 318)die sehr unterschiedlichen Indikationen von Nux vomica und von Pulsatilla.

Hahnemann betrachtet das psychische Symptom nicht als ein Hauptsymptom und indiziert Heilmittel, um es zu bekämpfen, nur dann, wenn es während der Behandlung einer chronischen Krankheit auftritt. So gibt er beispielsweise in dem ersten Band der Behandlung von chronischen Krankheiten (S. 184) folgenden Rat:

Opium gegen Angst, nur wenn man sofort gerufen wird!

Aconit gegen Angst, wenn man zu einer späteren Zeit gerufen wird und die Angst mit Kummer zusammenhängt.

Ignatia gegen Angst, wenn Traurigkeit darauf folgt.

Wenn man die sehr zahlreichen psychischen Symptome aufmerksam betrachtet, die in den Pathogenesen der experimentierten Medikamente durch *Hahnemann* selbst dargelegt sind, ist man sehr erstaunt darüber, daß er den Rat gibt, bei jenen Patienten auf die Behandlung einer chronischen Krankheit zu verzichten und die Kranken ihrem Schicksal zu überlassen, die nicht genügend Gelassenheit, Glauben und Selbstbeherrschung besitzen, um mit Geduld und Ergebung die Schmerzen und das Mißgeschick zu ertragen, das über sie gekommen ist. Aus eigener Schuld, fügt *Hahnemann* hinzu, denn die beste Behandlung mit den geeignetsten Heilmitteln ist bei Menschen mit körperlichen Leiden vollständig unwirksam, wenn sie ständig von Kummer gepeinigt werden. Der Lebensschwung wird in jedem Augenblick durch in die Tiefe gehende Anwandlungen zerstört, die von dem Schmerz ausgehen. (An der ausgeführten Stelle, S. 159).

Hahnemann hat großes Unrecht, diesen Rat zu erteilen, denn man kann die vorher genannten psychischen Zustände sehr wohl mit den Medikamenten heilen, die er selbst bei sich und seinen Schülern ausprobiert hat. Diese Wahrheit bestätigt ja auch *Jahr*, einer seiner Schüler und der Hauptverbreiter seiner Lehre. *Jahr* zitiert zum Beispiel in seiner „Behandlung der nervösen Beschwerden und der Geisteskrankheiten" (in 12. 1854, *J.-B. Baillière*) 2 Medikamente, die bei einem Mangel an religiösem Empfinden indiziert sind (S. 352). 24 Medikamente, die bei Willensschwäche indiziert sind (S. 357 und 343) und 24 Medikamente, die bei einer Neigung indiziert sind, allzu lebhaften Kummer zu empfinden (S. 332).

Trotzdem haben es die Ärzte bis zum heutigen Tage im allgemeinen nicht verstanden, die sehr zahlreichen psychischen Eigenschaften der Medikamente nutzbar zu machen. In diesem Punkte folgen sie dem Beispiel von *Hahnemann* und seinen ersten Schülern der ersten und zweiten Generation. Ich habe tatsächlich ihre klinische Unerfahrenheit in dieser besonderen Hinsicht feststellen können, als ich mit den homöopathischen Ärzten dieser beiden ersten Generationen während eines 7monatigen Aufenthalts in Deutschland im Jahre 1855 entsprechende Gespräche führte. Ich habe über die psychischen Eigenschaften der Medikamente keine klinischen Auskünfte erhalten, als ich die nachfolgend genannten deutschen Ärzte besuchte, von denen ich nur die berühmtesten nenne:

Attomyr, in Preßburg (Ungarn); *Fleischmann, Wurm, Caspar* in Wien (Österreich); *Altschal, Hirsch, Schaller* in Prag (Böhmen); *Reiz* in Linz (Ober-Österreich)); die Professoren *Joseph Buchner* und *Quaglio* in München (Bayern); *Trinks, Hirschel* in Dresden (Sachsen); *Veitmeyer* in Leipzig (Sachsen).

Ich war auch nicht glücklicher bei dem ersten Schüler von *Hahnemann*, Stapf in Naumburg (Franken), und ebensowenig bei dem berühmten *Bönninghausen* in Münster (Westfalen), obwohl dieser mir im September 1855 gestattete, bei den Konsultationen in seiner Praxis zugegen zu sein. Auch mit den homöopathischen Ärzten der ersten Generation in Frankreich, mit denen ich Gespräche führte, war ich nicht glücklicher: *Des Guidi, Rapou* Vater, *Chazal* in Lyon; *Crépu* in Grenoble; *Léon Simon* Vater, *Perry, Proth* in Paris; *Gachassi* Onkel in Toulouse; *Roux* in Sète; *Bonneval* in Bordeaux.

Indessen bestätigt mir Doktor *Jousset*, daß der Graf von *Bonneval*, den ich 1856 besuchte, seitdem einige psychische Heilverfahren mit homöopathischen Medikamenten mit Erfolg durchgeführt habe.

Diese Ärzte und ihre Nachfolger haben sich im allgemeinen darauf beschränkt, einige psychische Heilverfahren zufällig, ohne bestimmte Ursache und ausnahmsweise durchzuführen, indem sie sich diesbezüglich nach der sehr eingeschränkten Lehre von *Hahnemann* gerichtet haben. In der Tat, von den psychischen Wirkungen hatte er besonders diejenigen Veränderungen beschrieben, die – durch die Medikamente – auf das Sittliche wirken und sehr wenig diejenigen Veränderungen, die durch sie auf die Intelligenz hervorgerufen werden. Dementsprechend berichtet er sehr summarisch in seinem letzten Werk, das die letzten Beobachtungen zusammenfaßt, „die Behandlung der chronischen Krankheiten" in 3 Bänden in 8°, über die Veränderungen, die durch die Medikamente auf die Moral seiner Patienten hervorgerufen werden. Noch kürzer berichtet er über die Veränderungen, die auf die Intelligenz erzeugt werden. Zuvor hatte er in den entsprechenden Pathogenesen die psychischen Wirkungen jedes Medikaments auf den gesunden Menschen dargelegt. In den klinischen Indikationen, zum Beispiel, die der Pathogenese von Alumina, Ammonium carbonicum, Calcarea carbonica und Sulfur vorangehen, beschränkt er sich darauf, zu sagen, daß er erlebt hat, daß diese Medikamente Denkschwierigkeiten beseitigen können. Er sieht keine Veranlassung festzustellen, daß diese Medikamente ganz erheblich dazu beitragen, die Intelligenz zwar nicht zu erschaffen, aber sie dennoch in mannigfaltiger Art zu entwickeln. So entwickelt *Alumina* die synthetischen Geistesfähigkeiten, Calcarea carbonica die analytischen Geistesfähigkeiten. Alumina und Ammonium carbonicum beseitigen den Hang des Geistes, engherzig und beschränkt zu sein und nur noch die kleinlichen Dinge des Lebens zu sehen.

Aus der leider nicht mehr erscheinenden „Revue der homöopathischen Ärzte", die die Erkenntnisse der psychischen Eigenschaften der Medikamente weiter fortgeführt hat, möchte ich auf den einzigartigen Scharfblick des berühmten *Hering* aus Philadelphia aufmerksam machen. Er war sicher einer der fähigsten Beobachter, wenn es darum ging, die Medikamente am gesunden Menschen auszuprobieren und sie dann beim kranken Menschen anzuwenden. In der Beobachtung der psychischen Symptome, die durch die Medikamente erzeugt oder geheilt werden, präzisiert und unterscheidet er die feinen Unterschiede besser, als es *Hahnemann* gewöhnlich tat. Davon kann man sich überzeugen, wenn man zum Beispiel die Pathogenese von Lachesis liest. Er ist nicht allein damit zufrieden, die Wirkung dieses Medikaments gegen Mutlosigkeit, Verzweiflung, Pessimismus, Eifersucht, hochmütigen, bösartigen und verräterischen Charakter, Streitsucht, Schikane, Schwatzhaftigkeit usw.... darzulegen, er lehrt uns darüber hinaus, daß dieses gleiche Medikament folgendes bewirken kann: Entwicklung des kritischen und erfinderischen Geistes, Aufhebung oder Verminderung der Neigung, Irrtümer zu begehen, und zwar hinsichtlich der Zeit, Datum oder Orthographie, ferner Neigungen zum Skeptizismus usw....Von den zahlreichen Fällen der Heilung von Charakterfehlern geistiger und sittlicher Art, über die er berichtet, möchte ich folgenden Fall herausstellen:

„Mehrere junge Leute, die sich aus keinem anderen Grund als aus Unentschlossenheit nicht zur Heirat entschließen konnten, heirateten sehr bald nach der günstigen Wirkung von Lachesis auf ihre Moral."

Wie ich später berichten werde, habe ich mit diesem Heilmittel einen Fall von chronischem Skeptizismus bei einem 70jährigen Mann heilen können.

In der Pathogenese von Fluoris acidum erwähnte *Hering* dieses Medikament, das indiziert ist, um die philosophische Befähigung bei jenen Menschen zu entwickeln, die bereits eine natürliche Anlage für wissenschaftliche Beobachtungen haben. Diese Indikation sollte bei den zahlreichen Gelehrten zweiter und dritter Klasse Anwendung finden, die sehr wohl Tatsachen sammeln können, die sie aber durch einen Mangel an synthetischem Scharfsinn nach ihrem hierarchischen Wert nicht zu klassifizieren verstehen; sie finden auch nicht die Gesetze, die diese Tatsachen leiten.

Wenn man *Hering* durch praktisch durchgeführte psychische Heilverfahren – besonders in den intellektuellen Funktionen – hätte vermitteln können, wie man auf zahlreiche Art und Weise auf die Moral und die Intelligenz einwirken kann, dann ist es wahrscheinlich, daß dieser Arzt und Forscher in diesem besonderen Bereich sehr weit gegangen wäre; leider hat er nur einige Schritte getan. Wenn man das wenige, das er diesbezüglich getan hat, mit dem vergleicht, was anderweitig an Beobachtungen und Erfahrung erzielt wurde, dann wird man sehen, daß ihm noch ein weites Betätigungsfeld offenstand.

Aus zwei Gründen hat *Hahnemann* die sehr zahlreichen psychischen Eigenschaften der von ihm entdeckten Medikamente nicht nutzbar zu machen verstanden. Zuerst, weil er die Medikamente nicht in den geeignetsten Dosen und zur zweckmäßigen Zeit gegeben hat, und zweitens, weil er den Wert und die Bedeutung der psychischen Symptome nicht kannte – Leidenschaften, Laster, Charakter- und Intelligenzfehler existieren ohne irgendein somatisches System.

Ich werde diese beiden Gründe deutlich machen, die *Hahnemann* bei der psychischen Behandlung zum Irrtum geführt haben.

Der *Begründer der Homöopathie* gab die besten Medikamente in keiner höheren als der 30. Dilution. Von diesem Standpunkt aus konnte er selten tiefe und dauerhafte psychische Veränderungen erzielen. Wenn beispielsweise ein Medikament in der 6., 12. oder 30. Dilution zu einer psychischen Besserung geführt hat, muß man diese erhöhen und verlängern und das gleiche Medikament allmählich in höheren Dilutionen geben. Nachdem man gesehen hat, daß die Besserung durch die 12. Dilution nicht weiter fortgeschritten oder sogar zurückgegangen ist, muß man nacheinander und in größeren Abständen die 30., 100., 200., 600., 1 000., 2 000., 4 000., 6 000. und 10 000. Dilution geben. Wenn die höchste Dilution, die zubereitet ist, erreicht ist, genügt es manchmal, die gleiche Dilution nach jedem Rückfall der psychischen Symptome noch einmal zu geben. Man sieht dann, daß die psychischen Symptome jedesmal mehr verschwinden, auch die Abstände werden immer größer.

Es kann vorkommen, daß psychische Gebrechen auch bei erblicher Veranlagung mehr oder weniger vollständig verschwinden. Das ist bei den einzelnen Menschen recht unterschiedlich.

Es wäre sehr interessant, sogar nützlich, zu erforschen, ob die schlechten Eigenschaften, Laster, Charakter- und Intelligenzfehler psychische Unvollkommenheiten oder aber psychische Symptome sind, die latenten Krankheiten vorausgehen. Es geht um Krankheiten, die sich früher oder später entwickeln können, sei es bei dem betroffenen Menschen selbst, sei es bei einigen seiner Nachkommen. Aber diese Erforschung ist nicht unbedingt notwendig. Es genügt dem homöopathischen Praktiker, die Medikamente zu kennen, die, in hohen Dosen verabreicht, beim gesunden Menschen beispielsweise folgende Triebe entwickeln: Trieb zum Mord, zur Verzweiflung, zum Selbstmord, zur Eifersucht, zum Neid, zur Naschhaftigkeit, zur Wollust, zum Diebstahl, zur Verminderung oder Ausschaltung der Intelligenz in gewissen oder in allen schwierigen Punkten usw.... Denn der homöopathische Praktiker weiß, daß die gleichen Medikamente, in kleinen Dosen verabreicht, diese schlechten moralischen und intellektuellen Triebe bei denjenigen beseitigen, bei denen sie sich offen zeigen. Dies ist es in der Tat, was das Experimentieren den Ärzten deutlich machen wird, die die Medikamente nach dem Ähnlichkeitsgesetz verordnen, und zwar in immer höheren Dilutionen. Eine Einzelgabe ist in mehr oder weniger langen Abständen zu geben. In Kapitel IV wird der Leser zahlreiche und verschiedene Beispiele über die Anwendungsart der Medikamente in ähnlichen Fällen finden.

Hahnemann hätte als erster Beobachtungen analoger Heilungen veröffentlichen müssen, wenn er auf diesem neuen Experimentierfeld seine zweifache Entdeckung von dem Ähnlichkeitsgesetz und von den infinitesimalen Dosen angewendet hätte. Dies wäre dringend notwendig gewesen, denn die moralische Veränderung geht der Veränderung der geistigen Funktionen immer voran. Dies wird uns später Professor *Maudelav* lehren. Es ist also unbedingt erforderlich, irgendwelche Charakterfehler zu beseitigen, je nachdem sie in Erscheinung treten, um gleichzeitig den Veränderungen der Intelligenz, die diesen Fehlern folgen, zuvorzukommen.

*Hahnemann, Reine Arzneimittellehre, einige psychische Indikationen**

Nux, 123 + 11,379 - Puls., 311 - Opium, 191 - Aurum, 3, 2300 - Ignatia, 11, 379, 380.

*Chronische Krankheiten**

Arsenic, 1, 410 - Aurum, 1, 459, 460 - Platina, 111, 315 - Alumina, 1, 214 + 217 (47, 49, 49, 50) - Conium, 11, 128 + 131 (37, 40) - Sulfur, 111, 502, 507 (61, 66, 70, 74) - Amm. Carb., 1, 300, 303 (34, 36, 37, 38, 39) - Arsenic, 1, 410, 413 (56, 59, 60)

* Die nachstehenden Indikationen sind unvollständig. Bitte, dies zu berücksichtigen.

Kapitel III

Einige Beobachtungen über psychische Krankheiten von Dr. Dulac

Die Beobachtungen, von denen ich berichten werde, beziehen sich auf rein geistige Krankheiten oder solche, die eine seelische Ursache haben. Bei allen ist die Gesundheit der Seele und des Körpers gleichzeitig getrübt. – Ich werde mich kurz fassen und nur die *charakteristischen Symptome* erwähnen, diejenigen also, die mich auf den Weg zur wesentlichen und wirksamen Arznei gebracht haben.

„Wollen Sie die Wahrheit erfahren, dann suchen Sie sie in sich selbst und in der Beobachtung der Geschehnisse in Ihrem eigenen Leben."

1. Der erste Fall, den ich zu behandeln hatte, war der einer ehemaligen Lehrerin , von der man mir berichtete, daß sie sehr leidend sei, ohne so recht zu wissen, was ihr fehlte.

Ich fand die Kranke im Bett, das Gesicht war abgemagert, der Puls ganz erbärmlich, und sie antwortete auf meine Fragen nur mit Tränen in den Augen; bei diesem ersten Besuch konnte ich nichts aus ihr herausbekommen.

Ich bat daraufhin eine ihrer Freundinnen, die bei ihr war, mir doch irgendwelche Aufschlüsse zu geben. – Ich erfuhr, daß meine arme Patientin vor einem Jahr ihre einzige Tochter verloren hatte und seit dieser Zeit bettlägrig sei. Aller Trost vermehrte nur ihr Weinen und ihren Kummer.

Ich gab ihr 2 Kügelchen Nat. muriat. 1000 und sah sie erst nach 14 Tagen wieder. Die Kranke war aufgestanden, sie war ruhiger und konnte mit mir eine zusammenhängende Unterhaltung führen. Die Arznei wurde alle 20 Tage auf die gleiche Weise drei Monate lang eingenommen.

Inzwischen hat die Kranke ihre berufliche Tätigkeit wieder aufgenommen und ist eine eifrige Verbreiterin der Homöopathie geworden.

2. Der Oberaufseher einer bedeutenden Persönlichkeit war entlassen worden, nachdem sich sein Herr im Ausland niedergelassen hatte. Man hatte sich in keiner Weise über ihn beklagt, dennoch bildete er sich ein, daß man mit seiner Arbeit und seinem Dienst unzufrieden gewesen sei. Von diesem Augenblick an wurde er von einer tiefen Niedergeschlagenheit erfaßt. Allein seine Tochter, die er verehrte, konnte ihn dazu

bringen, ein wenig zu essen. Er ging jeder Unterhaltung aus dem Wege und sprach nur noch von dem Unglück, seine Stellung verloren zu haben. Er schuf sich tausendfachen Ärger und war bedrückt und betrübt über eine Sache, die auf einer reinen Einbildung beruhte.

Tiefe Mutlosigkeit und Verzweiflung. Die Krankheit war erst vor kurzem über ihn gekommen. 2 Körnchen Veratrum 200, in einem Löffel voll Wasser, morgens nüchtern einzunehmen.

Nach 20 Tagen trat eine vollständige Heilung ein, keine Niedergeschlagenheit, keine Verzweiflung mehr.

3. Eine vor kurzem verheiratete junge Frau kommt zu mir, um sich ärztlichen Rat zu holen wegen einiger Magenbeschwerden, die aber von geringer Bedeutung sind. Beim zweiten Besuch hatte sich ihr Zustand in keiner Weise gebessert. Ich fand, daß ihr Benehmen etwas verlegen und sonderbar war, und so versuchte ich durch Überredung ihr Vertrauen zu gewinnen, um der eigentlichen Sorge ihres Zustandes auf die Spur zu kommen. Ich brachte sie soweit, mir ihre Seele zu öffnen, die mir kränker zu sein schien als ihr Körper.

Sie machte mir daraufhin folgende seltsame vertrauliche Mitteilung: „Ich bin eine glückliche Frau, mein Mann ist sehr gütig zu mir, er zeigt mir seine lebhafteste und aufrichtigste Liebe. Nun gut, glauben Sie mir, Herr Doktor – und da fing sie zu schluchzen an –, wenn ich allein mit ihm bin und ein Messer in der Hand habe, verspüre ich ein unwiderstehliches Verlangen, ihn damit zu stechen." Ich tröstete und beruhigte meine arme Betroffene so gut ich konnte, ich versicherte ihr, daß ihr Zustand von einer nervlichen Verfassung herrühre, die ich heilen würde. Ich bat sie, inbrünstig zu beten und meine ärztliche Verordnung sehr genau zu befolgen.

Sie bekam 2 Körnchen Nux vomica 1000. Darauf hörte ich nichts mehr von meiner Kranken.

6 Monate später erkundigte ich mich bei einer ihrer Freundinnen nach ihrem Befinden. Sie berichtete mir, daß sich ihre Freundin nie so wohlgefühlt habe wie gegenwärtig. Die grausame fixe Idee sei verschwunden. Sie schäme sich aber, mich wiederzusehen, nachdem sie mir das Geständnis gemacht habe. Das Schamgefühl allein habe sie gehindert, zu mir zu kommen, um mir Dank zu sagen.

Ich zweifelte ein wenig vor mir selbst an der Wirksamkeit von Nux in diesem Falle. Damals, vor 15 Jahren, hatte ich noch nicht den starken Glauben, den ich heute bezüglich der Wirksamkeit unserer Infinitesimale in der Störung des Empfindungsvermögens unseres geistigen Zustandes habe.

Aber ein zweiter Fall, der sich unter den fast gleichen Umständen zutrug, ließ mir nach Verabreichung desselben Medikaments gar keinen Zweifel mehr.

4. Eine ausgezeichnete Familienmutter kam zu mir, um mir einen Brief von einem Verwandten zu übergeben. Ich befragte sie nach ihrer Gesundheit, die mir ziemlich schlecht zu sein schien. Sie sagte mir, daß sie seit 14 Tagen die unglücklichste aller Frauen sei, sie sei unaufhörlich von einer fixen Idee verfolgt, die sie nur für eine gewisse Zeit durch das Gebet und den Trost ihres Beichtvaters überwinden könne. Er richte sie immer wieder auf, wenn sie ihn sehe. Sobald sie einem ihrer Angehörigen gegenüberstand, sei es ihr Kind oder ihr Mann, und wenn sie ein Messer, eine Schere oder irgendein spitzes Werkzeug in der Hand hatte, wurde sie von einem heftigen Trieb erfaßt, zuzustechen; es gelang ihr, den Trieb vielfach zu überwinden, indem sie die Herrschaft über sich selbst gewann. Aber der unheilvolle Wahnsinn stellte sich immer wieder ein.

Nux vomica 24, ein einziges Körnchen, in 24 Löffel Wasser. Davon nahm die Kranke morgens an 3 aufeinanderfolgenden Tagen einen Löffel, dann alle 48 Stunden einen Löffel, bis der Arzneitrank aufgebraucht war. Das brachte eine solche Besserung mit sich, daß die Kranke lachte, als sie von ihren unheilvollen Gelüsten sprach.

Die Krankheit, die schon sehr lange gedauert hatte, wiederholte sich mehrere Male. Immer wieder Nux mit unterschiedlicher Dosierung und Potenzierung. Schließlich hat der freie Wille die Oberhand gewonnen, und die beklagenswerte Versuchung ist verschwunden.

5. Ein dritter absolut ähnlicher Fall, mit einer einzigen Nuance: der leichteste Widerspruch oder irgendeine Unannehmlichkeit ließ die Neigung zum Totschlag aufkommen;er ist mit vier Dosen Mercurius vivus geheilt worden, jede mit 14 Tagen Abstand verabreicht.

Nux hat Heilung gebracht, als der Trieb keinen berechenbaren Grund erkennen ließ und Merc. vivus, als es Streit gab.

Jetzt zwei schwere Fieberfälle, die auch eine rein seelische Ursache erkennen lassen.

6. Nach einem Schicksalsschlag wurde eine Frau, von Beruf Wäscheaufseherin, von einem ständigen Fieber erfaßt, über dessen Ursache ich mir im einzelnen nicht recht klar war. Weder Aconit noch Nux, noch Bryonia und auch nicht Rhus ergaben die geringste Besserung. Als man mir schließlich das Geständnis machte, daß das kleine Vermögen der Kranken gefährdet war, gab ich ohne Zögern Ignatia 24, 3 Körnchen in 12 Löffel Wasser, zuerst einen Löffel voll alle 8 Stunden, dann einen Löffel morgens und abends.

Nach dem letzten Löffel fing die Kranke an zu genesen und ist inzwischen vollkommen gesund geworden.

7. Frau L., eine 50jährige ehrenhafte Hausmeisterin, kannte ich seit 10 Jahren. Sie ließ mich wegen eines ganz seltsamen Fiebers rufen. Zu gewissen Zeiten befand sie sich in einem Zustand von nachtwandlerischem Hellsehen; sie sah das Innere ihres Gehirns, das sie mir ziemlich gut schilderte. Dieser merkwürdige Zustand trat besonders nachts auf. Am nächsten Tag konnte sie sich noch gut daran erinnern und mir darüber berichten. Ich nannte es ihren Traum.

Aber am Tage, wenn sie ein wenig nachdachte, behauptete sie gleichfalls, ihre Nervenbahn zu sehen. Ich versuchte nicht, wie man sich denken kann, mir diese außergewöhnliche Situation zu erklären. Die Kranke wurde jedoch immer schwächer. Da erfuhr ich endlich den Beweggrund ihres Leidens: es waren unverdiente Vorwürfe, die eine tiefe Verletzung ihres Zartgefühls und ihrer Ehre ausgelöst hatten. Ich gab ihr *Ignatia.* Das machte ihren Zustand wieder normal. Doch das Fieber bestand weiter. Hinzu kam eine tiefe Traurigkeit und die Furcht, vergiftet zu werden. Rhus heilte die zuletzt genannten Symptome. Auch das Fieber hörte auf. Aber eine Schwäche, die bei der geringsten Aufregung zur Ohnmacht führte, blieb zurück. Hinzu kam eine starke Neigung, sich zu erschrecken und den Mut zu verlieren. Veratrum beendete das Heilverfahren. Diese drei Medikamente wurden in Kügelchen gegeben, in Wasser, in der 12. Dilution, löffelweise einzunehmen abends und morgens, 5 Tage lang.

Aus diesem Fall ziehe ich in keiner Weise eine Konsequenz. Diejenigen, die dies lesen, werden wissen, was man daraus folgern kann.

Über die letzte Heilung, von der ich soeben berichtet habe, bringe ich nur diese eine Beobachtung.

8. Die homöopathische Bibliothek des Doktor *Charge* hat einen Fall von Geisteskrankheit bei einem Verwaltungsbeamten veröffentlicht, der als Folge eines Schicksalschlages aufgetreten war. Diese Krankheit ist mit Ignatia, Rhus, Veratrum und Calcarea besiegt worden, alle Medikamente in der 200. Dilution gegeben, alle 14 Tage und in der obengenannten Reihenfolge.

Bei dieser Gelegenheit fragte mich mein 20 Jahre lang treuer Freund, Dr. *Perrussel,* wie ich es fertig gebracht habe, die Behandlung zu verschreiben und die vier Medikamente nach einer einzigen Konsultation zu indizieren, und zwar mit so gutem Erfolg, ohne den Kranken gesehen zu haben.

Ich konnte mich auf die vorher geschilderte Heilbehandlung der

Hausmeisterin beziehen, die durch Ignatia, Rhus und Veratrum geheilt worden war. Die gleichen Medikamente hatten mir, in dieser Reihenfolge gegeben, auch bei anderen Fällen Erfolg gebracht. So glaubte ich, sie auch nach und nach verordnen zu können, ohne die Ergebnisse im einzelnen abwarten zu müssen. Der Erfolg hat mir den Beweis geliefert, daß meine Schlußfolgerungen richtig waren. Denn der Kranke ist wieder vollständig gesund geworden. Calcarea wurde zu Veratrum hinzugefügt, weil es mit dem letzteren eine große Ähnlichkeit hat.

An dem Tag, an dem wir die Verwandtschaft der Arzneimittel untereinander kennen, werden wir Fortschritte machen, ohne unsicher zu Werke zu gehen. Wir werden dann schnellste und glänzendste Heilungen erzielen. In Sachen der Homöopathie müssen wir unser Ideal erreichen, d. h. schnell und sicher gehen.

(Auszug aus: „DER HAHNEMANNISMUS, Zeitschrift der homöopathischen Medizin“, 8. Juni 1869)

Psychische Krankheiten von Dr. Dulac

9. Im Jahre 1850 ließ mich Frau D. rufen. Seit drei Jahren war ich der Hausarzt von ihr und ihren zahlreichen Familienmitgliedern. Sie bat mich, das größte Stillschweigen über das zu bewahren, was sie mir anvertrauen wollte. Ihr ältester 19jähriger Sohn *Heinrich*, ein junger Mann mit guten Sitten und zurückhaltend in seinem Benehmen, den Eltern gegenüber gehorsam und fügsam, war ohne recht erklärbaren Grund seit drei Monaten schroff, hochfahrend, stolz und ohne Achtung gegenüber denjenigen geworden, die er am meisten liebte. Seine Freunde, die vor seiner sonderbaren Veränderung in seinem sittlichen Verhalten sehr zahlreich waren, fanden ihn, ohne dies zu verbergen, gegenüber seiner Familie kalt, förmlich und hochtrabend, um in einem Wort einen volkstümlichen Ausdruck zu gebrauchen: flegelhaft oder noch anders: blasiert.

Seine Mutter litt schrecklich unter diesem seelischen Zustand ihres ältesten Sohnes, den sie leidenschaftlich liebte.

Sie konnte sich diese seltsame Veränderung bei einem Kind nicht erklären, das bis dahin zurückhaltend, fügsam, bescheiden und freundlich war.

Mit großer Sorge im Herzen und Tränen in den Augen bat sie mich, ihr Kind von dieser schrecklichen Geistesverfassung zu retten. Sie hätte es lieber, sagte sie, zu wissen, daß ihr Kind idiotisch oder gelähmt sei, als es in diesem Zustand zu sehen, in dem es vor Hochmut nicht mehr zu erkennen sei.

Ich befragte den unglücklichen jungen Mann mit aller denkbaren Behutsamkeit.

Außer Wehklagen gegen seine Familie und begeisterte Lobreden über sich selbst konnte ich nichts aus ihm herausbekommen. „Die Alten", sagte er, „sind nicht mehr aus unserer Zeit, die Jugend braucht mehr Freiraum."

„Achtung und Gehorsam sind Worte, die erfunden wurden, um die Jugend und die edlen Instinkte zu unterdrücken."

Ich versuchte, vernünftig mit ihm zu sprechen. Leider vergeblich. „Sie sind", sagte er mir, „kein böser Mensch, aber Sie gehören zur alten Generation und können die neue nicht beurteilen."

Ich bat seine so unglückliche Mutter, ihm Platina 600, 3 Kügelchen, ohne Wasser, zu geben.

Ein Monat verging, ohne daß ich erfuhr, was in dieser aufs tiefste betrübten Familie geschehen war. Eines Tages traf ich einen der Brüder meines armen jungen Kranken und fragte ihn, wie es ihm und der Familie gehe. „Das trifft sich ja gut", sagte er mir, „meine Mutter wollte Sie schon besuchen, sie hat Ihnen sehr viel zu erzählen."

Von der zutiefst dankbaren und bewegten Mutter erfuhr ich dann bei meinem ersten Besuch, daß sich ihr Sohn vollkommen geändert habe, die Änderung sei wie Tag und Nacht.

Wie in der Vergangenheit sei er seinen Eltern gegenüber wieder ehrfurchtsvoll und gehorsam, seine Freunde sprachen mit Lob von seinem guten Herzen.

Eine einfache kleine Bemerkung möchte ich an dieses Geschehen anschließen. Was unserer gegenwärtigen Gesellschaft fehlt, ist ganz offensichtlich die Ehrfurcht vor Gott und die Achtung der Vorgesetzten und der Familie; würde Platina in großem Umfang zur Anwendung kommen, könnte das ein eindrucksvoller Erfolg für unsere heutige so stolze und hochmütige Gesellschaft werden. Das ist ein schlichter Gedanke und ein aufrichtiger Wunsch, den ich hiermit äußere. Mögen berufenere Menschen ihn in die Praxis umsetzen und ihn in den letzten Konsequenzen weiter verfolgen.

10. Im Jahre 1848 ging *Henri D.* in L., der Hauptstadt eines Departements im Westen, mit seiner Tante Arm in Arm spazieren. Sie war eine charmante Frau, aber, so sagte man, mit einem etwas leichtfertigen Lebenswandel. Einer seiner Freunde begegnete ihnen, grüßte Madame sehr höflich und sagte dann, etwas abgewandt von *Henri*, nachlässig zu der jungen Frau: „Lästerer könnten sagen, daß mein Freund Ihnen als Anstandswächter dient." Nach diesen Worten entfernte er sich. *Henri D.* sucht mich auf und erzählt mir übermäßig aufgeregt, daß man ihn beleidigt habe und daß er Rechenschaft verlangen werde.

Vergeblich versuchte ich, ihn zu bewegen, darüber nachzudenken, und ihm Ruhe und Mäßigung zu empfehlen. Sein Freund habe das doch gar nicht so bösartig gemeint und wollte ihn überhaupt nicht verletzen. Aber das ärgerliche Wort „Anstandswächter" ging ihm einfach wie eine fixe Idee nicht aus dem Kopf. „Er hat mich beleidigt," sagte er mit einer großen Heftigkeit, „und ich werde mich rächen, koste es, was es wolle."

Ich war verzweifelt und konnte ihn nicht überzeugen. Ich bat ihn schließlich, keinen Entschluß zu fassen, bis ich ihn am nächsten Tag wiedergesehen hätte.

Als ich ihn am nächsten Tage besuchte, hatten sich seine Vorstellungen in keiner Weise geändert. Seine Rachegelüste waren stärker denn je.

Indessen fröstelte er ziemlich, obwohl das Zimmer gut geheizt war. Nicht ohne Mühe gelang es mir, ihn zu überzeugen, daß er krank sei. In dieser Situation sei ein Streit, dem ein Duell folgen würde, unmöglich.

Er ließ sich durch mich leiten, und ich gab ihm 2 Kügelchen Iodium 200. Dazu empfahl ich ihm, nichts zu unternehmen, ohne mich wiedergesehen zu haben. Ich konnte ihn erst drei Tage später besuchen, da ich zu einer sehr entfernten Kranken gerufen worden war.

Nach diesen drei Tagen sah ich meinen jungen Freund wieder. Er fiel mir in die Arme und sagte: „Oh, mein Freund, wie dankbar bin ich Ihnen! Ich war verrückt, und Sie haben mich daran gehindert, mich zu blamieren und meine Angehörigen dazu, daher werde ich nie die guten Ratschläge vergessen, die Sie mir gegeben haben!"

Er vergaß indessen die Arznei, die ihn geheilt hatte.

11. Frau *von V.*, deren Hausarzt ich seit 10 Jahren bin, die ich aber seit mehreren Monaten aus den Augen verloren habe, weil ihre Gesundheit und die ihrer Angehörigen nichts zu wünschen übrig läßt, bringt ihre geliebte Tochter, 16 Jahre alt, in mein Beratungssprechzimmer.

Marie von V. hat seit zwei Jahren ihre monatlichen Blutungen, allerdings sind sie zu stark und zu frühzeitig. Ihr körperlicher Befund ist ziemlich gut, was man von der Geistesverfassung keineswegs sagen kann.

Das junge Mädchen schaut mich mit einem seltsamen und erstaunten Ausdruck an, was mich überrascht: ich kannte sie als lebhaftes und vor Klugheit strahlendes Mädchen, jetzt war sie apathisch und gleichgültig; sie sträubt sich gegen die Unterhaltung, erschrickt bei jedem Geräusch und verabscheut die Gesellschaft; sie sträubt sich auch gegen die Arbeit und gegen jede Bewegung; sie ist zerstreut und hat verschwommene Augen, die einen Traum zu verfolgen scheinen, der gerade begonnen hat.

Ihre Mutter und die Familie ängstigen sich sehr. Ich gebe Belladonna 30, 5 Kügelchen, einzunehmen morgens nüchtern mit einem Löffel Wasser.

Nach 8 Tagen sehe ich die junge Patientin wieder. Die Nebenumstände haben sich seltsamerweise gebessert. Zwei Kügelchen Belladonna 30, in einem Löffel Wasser.

Vierzehn Tage später, vollständige Heilung. Geistige Verfassung in Ordnung. Gedanken klar und hell wie früher. Dankbare und glückliche Familie.

Dieses Geschehen hat mir dazu gedient, mehrere andere Fälle von Schwachsinnigkeit zu heilen, die bei jungen Mädchen zur Zeit der Pubertät aufgetreten sind.

Ich denke darüber nach und möchte bemerken, daß die Pubertät bei Jünglingen sowie auch bei jungen Mädchen ein sehr stürmisches und kritisches Alter ist; Eltern, die sich rühmten, daß ihre Kinder einen so reizenden Charakter hätten, habe ich immer wieder gesagt: „Geduld, warten Sie die Jugendzeit ab; in diesem Alter schillert der Charakter regenbogenfarbenartig mit tausend Nuancen und ändert sich vollständig. Solange Ihre teuren Lieblinge diesen ärgerlichen Zeitabschnitt nicht überstanden haben, können Sie noch gar nichts sagen und sich auch nicht zu schnell freuen."

Meines Erachtens ist die Homöopathie dazu da, um die Verschrobenheiten wieder geradezurichten; sie wird den Unvollkommenheiten Abhilfe verschaffen, sie wird die überspannten Naturen von ihren Übertreibungen befreien, sie wird die Schwachen wieder aufrichten und stärken.

(Dr. *Ch. Dulac,* „DER HAHNEMANNISMUS" Band III, S. 38, 1870)

12. Ich nehme die Folge der geistigen Krankheiten, die ich während meiner langen beruflichen Tätigkeit durch Homöopathie behandelt habe, wieder auf.

Im Jahre 1855 hatte sich ein Landsmann, mein Freund, mit seiner Familie in Paris niedergelassen; er war Vater von zwei Mädchen.

Seit drei Monaten hatte seine jüngste Tochter das Pubertätsalter erreicht, und der Vater bemerkte nicht ohne eine gewisse Ängstlichkeit, daß sich der Charakter seines Kindes jeden Tag änderte. Sie wurde zänkisch, heftig, jähzornig und sprach mit einer Zungenfertigkeit, daß man nicht immer Zeit hatte, ihr zu antworten; sie wollte auf berechtigte Gegenargumente überhaupt nicht hinhören.

Die beunruhigte Familie glaubte einige Wochen lang, daß dieser Zustand zweifellos von der körperlichen Verfassung herrühre, daß er sich bald ändern würde und nur die Nerven etwas angegriffen seien.

Man ließ einen oder zwei Monate vergehen, ohne sich allzusehr zu beunruhigen. Aber die Symptome verschärften sich. Der unglückliche Vater glaubte, meinen ärztlichen Rat einholen zu müssen, und fragte mich, ob ich in meinem Arsenal nicht etwas finden könnte, um die merkwürdige Verirrung seiner Tochter zu heilen. Denn sie mache alle wirklich unglücklich. Mehr als einmal hatte er schon für sich und seine Angehörigen die wunderbaren Hilfsmittel für bestimmte psychische Beschwerden kennen und schätzen gelernt.

Ich gab ihm Hepar sulfuris 30, 6 Kügelchen; er sollte sie in einem Löffel Wasser aufgelöst geben; 20 Tage später gab er mir seine tiefe

Dankbarkeit zu erkennen: seine Tochter war wieder das geworden, was sie auch früher war, freundlich und ausgeglichen.

13. Einige Jahre zuvor besuchte mich *Charles B.,* Schüler im zweiten Jahr an der polytechnischen Schule. Unter den ersten zwanzig war der junge Mann in die Schule aufgenommen worden. Im ersten Schuljahr erzielte er geradezu glänzende Ergebnisse. Mit glücklichen Anzeichen begann das zweite Schuljahr. Aber am Ende des dritten Monats bemerkte er, daß ihn sein Gedächtnis mehr und mehr im Stich ließe.

Gleichzeitig stellte er eine Untüchtigkeit beim Nachdenken und bei wichtigen Arbeiten fest. Ebenso hatte er Schwierigkeiten, Dinge zu begreifen und beim Hören und Lesen Gedanken zu kombinieren. So sagten ihm beispielsweise die Zahlen und mathematischen und geometrischen Figuren, die an die Tafel geschrieben oder gezeichnet wurden, überhaupt nichts. Sie schienen ihm wie in einen Nebel gehüllt zu sein.

„Nichts prägt sich mehr in mein Gehirn ein," sagte er mir mit dem Ausdruck der bittersten Enttäuschung, „und wenn Sie diesen schlaffen Zustand meines Gehirns nicht heilen können, bleibt mir nichts anderes übrig, als meine Entlassung einzureichen. Ich weiß nicht, was ich dann in meiner Verzweiflung tun und entscheiden werde. Aber niemals werde ich in einem so beklagenswerten Zustand zu meiner Familie zurückgehen und ihr auf immer zur Last liegen."

Ich beruhigte diesen armen, verzweifelten Menschen, so gut ich konnte. „Sie haben zu viel gearbeitet", sagte ich ihm, „und was Sie jetzt erleiden, ist nur das Ergebnis einer zu großen geistigen Spannung. Die Medikamente, die ich Ihnen geben werde, werden den Mangel im Gehirn beheben, und alles wird wieder in Ordnung sein."

Da er die Schule nicht verlassen konnte und immer noch für eine gewisse Zeit an den genannten Symptomen leiden würde, gab ich ihm Natrum carbonicum 30, einzunehmen alle acht Tage sechs Wochen lang, in einer Dosis von 9 Kügelchen, mit einem Löffel Wasser, am besten immer sonntags.

Das Ergebnis entsprach vollkommen meinen Erwartungen. Die Studien wurden nicht unterbrochen, und das Gehirn kam zu Kräften wie zuvor.

14. Der junge *Léon F.* wurde kürzlich nach dem letzten Streik der Modewarenhändler von seinem Arbeitgeber endgültig entlassen. Es war ein bemerkenswerter junger Mann mit früh entwickelten Fähigkeiten und einem für sein Alter seltenen Unternehmergeist. Er hatte keine Hoffnung mehr, wieder in Gnaden angenommen zu werden, weil er

einer der glühendsten Verfechter der Rechte seiner Kameraden war, Rechte, die er für legitim und für sehr begründet hielt.

Der nicht wiedergutzumachende Verlust seiner Stellung und der Kummer darüber, seinen Arbeitgeber nicht umstimmen zu können, die harten Vorwürfe seiner Mutter, deren Hoffnung und Freude er ist, haben ihn in eine Art tiefer Melancholie stürzen lassen. Gewöhnlich war er mitteilsam, ruhig und fröhlich; jetzt ist er mürrisch, launisch, reizbar und aufbrausend geworden; der geringste Widerspruch bringt ihn aus der Fassung; stundenlang sitzt er da, ohne sich unterhalten zu wollen.

Der krankhafte Zustand hatte erst vor kurzem begonnen, deshalb hatte ich auch gute Hoffnung, ihn heilen zu können. Das versicherte ich der Mutter. Durch den seelischen Zustand ihres Sohnes und auch durch anderen Kummer war sie arg belastet.

Ich ließ den jungen Mann 3 Körnchen Nux vomica 200 nehmen. Drei Tage danach hatte sich seine Gemütsverfassung derart geändert, daß er stundenlang von morgens bis abends sang. Nach 10 Tagen beruhigte sich seine übertriebene Fröhlichkeit nach und nach, und zwar in Hinblick auf seine Verhältnisse. Aber andere Symptome traten auf.

Gedanken des Stolzes zeigten und offenbarten sich, die Achtung vor seinen Vorgesetzten und seinen Angehörigen nahm merklich ab bei meinem Patienten; er wurde kalt, hochmütig und fand sich selbst ganz vortrefflich und in keiner Weise über die Zukunft beunruhigt, obwohl er weder eine Stellung noch Vermögen hatte.

Auf diese zahlreichen Symptome hin verordnete ich ihm 2 Körnchen Platina 600; danach hatte ich die Freude festzustellen, daß sich seine Empfindungen wieder natürlicher gestalteten und er wieder zu einer gerechteren Bewertung der Dinge kam; dieser junge Verirrte sah auch ein, was er seinen Angehörigen verdanken konnte.

15. Wegen der Lage ihres Sohnes sah seine Mutter nun ihrerseits alle Zukunftsträume zusammenstürzen. Denn ihre ganzen Hoffnungen ruhten auf ihrem Kind. Dadurch fiel sie in eine tiefe Melancholie. Sie konnte keinen Mut mehr fassen und weinte immerzu.

Sie konnte nicht mehr schlafen und ekelte sich vor dem Leben; sie hatte Angst vor der Zukunft und sah nur noch Elend und Leid; nichts konnte sie bewegen, um aus diesem so traurigen und sonderbaren Zustand herauszukommen. Ich gab ihr Sulfur 600, 2 Kügelchen, trokken und ohne Wasser einzunehmen. In der ersten Woche schienen sich die Symptome zu verstärken, anstatt abzunehmen. Ich war jedoch sicher, daß ich die richtige Arznei gewählt hatte und ließ diese wirken. Nach 10 Tagen änderte sich alles wie durch ein Wunder, die Kranke war selbst erstaunt, daß sie sich so schnell von schwarzen Gedanken hatte beherrschen lassen.

Sie betrachtete die Dinge nun mit Ruhe und stimmte mit mir gerne überein, daß ihr Sohn, der jung, schön, arbeitsam und Ratschlägen zugänglich war, leicht das wiedergutmachen könnte, was er verloren hatte.

Und in der Tat, die Dinge sind sehr bald für alle günstig verlaufen. Das beweist wieder einmal folgendes: die große Kunst im Leben heißt: abwarten können. Aber niemals werden wir diejenigen Menschen von ganz einfachen und wahren Erkenntnissen überzeugen können, deren geistige Fähigkeiten durch Krankheit beeinträchtigt oder angegriffen sind.

(DER HAHNEMANNISMUS Bd. III, S. 260, 1870.)

Verschiedene Indikationen von Dr. Dulac

Unsere Erde enthält all unsere Modifikationsträger, sowohl geistiger als auch physischer Art. Und wenn wir sie alle kennen und von ihnen Gebrauch machen würden, wären wir weniger über die eigenartigen Abnormitäten erstaunt, die wir bei unseren guten Mitmenschen antreffen. So habe ich in Paris Menschen von höchster Intelligenz gekannt, die Schwächen hatten, die mich überrascht haben.

Der eine war geckenhaft und stolz (Platina).

Ein anderer einfältig und kindlich (Stramonium).

Ein anderer leichtgläubig bis zur Kinderei (Belladonna).

Ein vierter ohne Tatkraft und ohne Charakter (Petroleum).

Mit Platina, Stramonium und Belladonna hat man aus ihnen vollwertige Menschen gemacht.

(Brief vom 24.11.1876, Seite 1.)

Alumina, Causticum, Nux Vomica und Sulfur sind für diejenigen geeignet, die sich in folgendem Gesundheitszustand befinden: reizbar, ergeben, aufbrausend und heftig, und die durch einen krankhaften Effekt eine abweichende oder entgegengesetzte Gemütsart angenommen haben.

Der entschlossene und mutige Mensch, der unentschieden und kleinmütig wird, braucht Nux vomica.

Der in Herzensangelegenheiten gleichgültige Mensch, der bis zum Verbrechen eifersüchtig wird, braucht Hyoscyamus und Lachesis.

Ebenso ist es mit allen anderen Medikamenten.

(Brief vom 5. Mai 1879)

Wegen eines psychischen Leidens hatte ich einem Kranken Nux vomica gegeben: am nächsten Tag hatte er Kreuzschmerzen und ein Gefühl der Zerschlagenheit in allen Gliedern; für mich ist das bei Geisteskrankheiten ein Beweis für den Heilungsprozeß.

Unglücklicherweise leidet zunächst die Seele, und wenn dann Schmerzen auftreten, ist die Hoffnung auf Heilung sehr groß.

(Brief vom 21. Mai 1879)

Psychische Wirkungen der Heilmittel von Dr. Dulac

Einige weitere Indikationen von Dr. *Dulac:*

1. Phosphor: seelische Niedergeschlagenheit, innere Angst, *(Dulac) DER HAHNEMANNISMUS, II, 194.*
2. *Natrium muriaticum 1000:* Trost erhöht nur Weinen und Kummer, *(Dulac,* II, 255).
3. Tiefe Mutlosigkeit und Verzweiflung über eine Angelegenheit, die rein auf Einbildung beruht. *(Dulac II,* 255)
   Veratrum 200.
   Tiefe Mutlosigkeit und Verzweiflung mit der Neigung zum Selbstmord bei einem Raucher, der durch Tabacum 30 geheilt wurde. (*Lembert*).
4. Trieb zum Totschlag ohne Motiv (Dulac II, 255) Nux vomica 4000, 3 Fälle.
5. Mercurius vivus (Dulac II, 157). Trieb zum Totschlag, ausgelöst durch Streitigkeiten.
6. Ignatia 24: Körperliches oder geistiges Leiden, das als Folge von Vermögensverlust auftritt, II, 257.
   Folge von unverdienten Vorwürfen, die gegen die Ehre und das Taktgefühl verstoßen: II, 258.
   Untröstliche Mütter über den Tod ihres einzigen Kindes, beerdigen es und nehmen mit Mut an der Beerdigungsfeier teil, II, 291, 2.
   Starke Neigung zum Selbstmord bei einer Mutter nach dem plötzlichen Verlust eines Kindes, sehr schnelle Heilung (*Lembert*)
7. *Rhus:* Furcht, vergiftet zu werden. Der Hahnemannismus, II, 258 + 290.
8. Geisteskrankheit als Folge von Schicksalsschlägen: Ignatia, Rhus, Natrium, Calcarea carb. 200, alle 14 Tage in der oben genannten Reihenfolge gegeben: 11, 258.
9. Belladonna 30: Trieb zum Selbstmord (Fenstersturz, Schneidewerkzeug) rote Wangen: 11, 289.
   (Pocken, bei einem 20jährigen Mädchen, wütendes Irrereden mit Trieb zum Selbstmord, man war gezwungen, die Fenster zu befestigen und alle Metallgegenstände zu entfernen, geheilt durch Hyosc. 6: *Lembert*).
10. Phosph. AC. 12: als Folge von enttäuschtem Vertrauen, niedriger und schneller Puls, allgemeine Hitze, rote Flecken auf den Wangen, Durchfall und Schwäche, II, 290.

11. Ignatia 200: Herzenskummer, Herzeleid, Verlust eines Angehörigen, besonders bei Frauen, wenn nervöse Belastungen, Krämpfe, Konvulsionen dazukommen, und bei Personen mit zartfühlendem Charakter und empfindsamem Gewissen: II, 291, siehe 6.
12. Nux vomica: hatte größeren Erfolg bei Männern, unter den gleichen Umständen: II, 291.
13. Aconit: immer wirksam gegen die Todesangst und bei Wöchnerinnen: II, 291.
    Zweckmäßig, um die Leidenschaften der Männer zu behandeln: II, 291-5.
14. Vivus, Sulfur, Sepia, China, Nux v. In dieser Reihenfolge, indem es monatlich in verschiedenen Dilutionen wiederholt wurde, änderte man den Charakter einer Frau, die reizbar, wenig zugänglich, schweigsam und unzufrieden geworden war. Heilung nach 6 Monaten. II, 294.
15. Bryonia 200: Lebhafter Mensch, der sich schnell über etwas ärgert und erregt, Kopfschmerz, der durch eine große Fülle und Schwere im Kopf gekennzeichnet ist. Beim Bücken hat man das Empfinden, als wenn alles zur Stirn herausfallen wollte. II, 294.
16. Ambra: hat Erfolg bei jenen, die bei der Jagd zu schnell schießen (*Dulac* nach *Servan*).
    Ambra hatte Erfolg bei einer Person, die in Gegenwart eines anderen nicht zu schreiben wagte.
17. Die Hochmütigen: Lycopodium, Platina, Staphisagria, Lachesis, Veratrum.
    Die Egoisten: Sulfur, Lycopodium, Silicea, Calc. carb., Solubilis.
    Die gehässigen und rachsüchtigen Menschen: Calc. carb., Natrium mur., Nitri aci., Amm. carb.
    Die Gewalttätigen und Jähzornigen: Nux v., Bryon., Calc. carb., Phos.
    Die Neidischen: Lycopodium, Arsenic, Puls., Staph., Lachesis. Hahnemannismus, II, 295.
18. Calc. carb. 30 und 600: Tiefer Haß und Antipathie gegen jemand, 2 Heilverfahren, II, 523.
19. Natrium mur. 200: verbittert, stößt die abscheulichsten Schmähungen aus, große Schwäche, Trockenheit auf der Zunge und starken Durst, unregelmäßiger und aussetzender Puls: II, 524.
20. Sulfur 600, Nux 600: im kritischen Alter, tiefe Niedergeschlagenheit, Weinen ohne Grund, findet das Leben beklagenswert, obwohl man in einer glücklichen Lage ist. Das Geräusch, die Gerüche, die

geringsten Widerwärtigkeiten und Rügen reizen ihn im höchsten Grade. Sulfur macht die Niedergeschlagenheit etwas angenehmer und Nux v. bringt eine heitere und zauberhafte Stimmung von früher mit sich. II, 525.

21. Platina 600: heilte einen jungen Mann, der einen lieblosen Charakter hatte, schroff, hochmütig und ohne Achtung denjenigen gegenüber, die er am meisten liebte. Er wurde wieder zurückhaltend und seinen Eltern gegenüber ehrfurchtsvoll und gehorsam. III, 39.
Würde Platina nicht für unsere ganze so stolze und hochmütige Gesellschaft passen, einer Gesellschaft, der es an Sinn für Ehrfurcht in so hohem Maße mangelt?

22. Iodium 200: krankhafte Überreizung und großes Verlangen nach Rache, sich zu duellieren; er fröstelte, obwohl das Zimmer gut geheizt war. III, 40–40.

23. Belladonna 30: hat mehrere Fälle von Schwachsinn bei jungen Mädchen in der Pubertätsphase geheilt, teilnahmslos, gleichgültig, Abscheu vor der Gesellschaft, vor Lärm, Unterhaltung, Arbeit, Bewegung, zerstreut, verschwommener Blick, kein klarer Verstand. (DER HAHNEMANNISMUS, III, 41).
Bei einem 14jährigen Mädchen ähnlicher Zustand als Folge einer Angst, geheilt durch Ignatia. Zusätzliche Abmagerung. *Lembert.*

24. Hepar sulf. 30: hat ihre freundliche Art wiederhergestellt; sie war seit 3 Monaten im Pubertätsalter, und seit 2 Monaten war sie zänkisch, heftig, jähzornig und sprach mit einer Zungenfertigkeit, daß man nicht immer Zeit hatte, ihr zu antworten; sie wollte andere Argumente überhaupt nicht anhören.

25. Natrum muriaticum 30: verabreicht einmal wöchentlich zweieinhalb Monate lang an einen jungen Mann, der im 2. Studienjahr an der Polytechnischen Schule war und bei dem sich folgende Symptome zeigten: sein Gedächtnis ließ ihn immer mehr im Stich; Untüchtigkeit beim Nachdenken und bei wichtigen Arbeiten; Schwierigkeiten beim Hören und Lesen Gedanken zu erfassen und zu kombinieren. Die Zahlen und mathematischen und geometrischen Figuren, die an die Tafel geschrieben oder gezeichnet wurden, sagten ihm gar nichts, sie schienen ihm wie in einen Nebel gehüllt zu sein (dieser Fall ist weiter vorne beschrieben), III, 262.

26. Nux vomica 200: hat einen Modewarenhändler geheilt, der früher mitteilsam, ruhig und fröhlich war; nachdem er seine Stellung verloren hatte, wurde er mürrisch, launisch, reizbar und aufbrausend; der geringste Widerspruch bringt ihn aus der Fassung; stun-

denlang sitzt er da, ohne sich an der Unterhaltung beteiligen zu wollen (der Fall wurde bereits geschildert).

27. Platina 600: heilte ihn später, als sich Gedanken des Hochmuts bei ihm offenbarten; er hatte die Achtung vor seinen Vorgesetzten verloren, er war kalt und hochmütig geworden und fand seine eigene Person ganz vortrefflich (der Fall wurde schon geschildert). *Dulac*, id., Seite 263–4.
28. Sulfur 600: hat die Mutter des vorher genannten jungen Mannes geheilt; sie war in eine tiefe Melancholie gefallen, konnte keinen Mut mehr fassen und weinte immerzu. Sie konnte nicht mehr schlafen, ekelte sich vor dem Leben und hatte Angst vor der Zukunft. Das Heilmittel brachte in der ersten Woche eine Verschlimmerung mit sich, obwohl sie nur einmal 2 Kügelchen trocken genommen hatte (der Fall wurde bereits geschildert). *Dulac*, id., Seite 264.
29. *Gaspary* hat mit Baryta carb. eine grausame Odontalgie geheilt, die die Kranke bei jeder Menstruation quälte. Deshalb mußten ihr zahlreiche Zähne gezogen werden, leider vergeblich. Übrigens ließ dieses Medikament ihren traurigen, menschenscheuen und immer ängstlichen Charakter verschwinden, über die geringste Kleinigkeit war sie erschreckt.
    Hom. Bibliothek von Genf, 2. Serie, Band 2, Seite 115.
30. Natrium muriaticum hatte Erfolg bei einem Kind, das als Spätentwickler zögernd zum Sprechen kam.
    Beim Ausprobieren dieses Medikaments ist Dr. *Dulac* 24 Stunden lang stumm geblieben. Brief vom 23.11.1874.
31. Sulfur paßt für Kranke, die sich wegen der Zukunft und wegen häuslicher Angelegenheiten große Sorgen machen. *Dulac*, H. Bibliothek 1874, VI, 216.

Kurzgefaßte psychische Indikationen der Medikamente

32. Alumina, Causticum, Nux Vomica und Sulfur sind geeignet für Menschen, die empfindsam, ergeben, leicht reizbar, hitzig, diensteifrig und obendrein noch gutmütig sind. Brief vom 28. 8.1876, S. 1.
33. Nux vomica ist geeignet für Personen, die jähzornig und egoistisch sind. Nach der Wirkung des Medikaments werden sie freundlich, herzlich und gefühlvoll.

Nux paßt also für gutmütige und herzliche Menschen, deren Charakter sich vollkommen geändert hat.
Brief vom 14.9.1876, S. 2.

34. Pulsatilla. „Wenn *Hahnemann* gesagt hat, daß Pulsatilla die Frauen mit sanftem, friedlichem, gelehrigem und unterwürfigem Wesen heile, so ist es nicht so, daß sie in diesen ursprünglichen Symptomen auch diese Eigenschaften zeigen, sondern gerade ihr Gegenteil. Wenn ich Pulsatilla genommen habe oder es habe nehmen lassen, und zwar in einer hohen Dosis, hat es bei mir oder bei meinen Kranken immer Bitterkeit, Ungehorsam, üble Laune usw. hervorgerufen ... Ebenso ist es für alle Medikamente.
Brief vom 14.9.1874, Seite 4.
35. Hepar heilt die Neigung zum Mord. Selbst bei den besten Patienten kann sie bestehen.
Brief vom 14.9.1876, S. 4.
36. Lachesis und Arsenic können Treulosigkeit heilen, selbst bei den rechtschaffensten Menschen, die aber durch die Krankheit vorübergehend treulos geworden sind.
14.9.1876, Seite 4.
37. Carbo vegetabilis. Als ich es genommen hatte, wurde ich skeptisch, ich mißtraute meinen eigenen Kräften, mein Glaube war nur halbherzig. Und damit habe ich Leute vom Skeptizismus geheilt.
14.9.1876, Seite 2.
38. Belladonna, Hyosc., Stramonium, Veratrum, in dieser Reihenfolge hatten sie immer Erfolg, wenn sie indiziert waren. Ihre psychischen Symptome ähneln sich sehr, deshalb muß man, wenn man sie gibt, die somatischen Symptome berücksichtigen.
Belladonna ist geeignet, wenn das Gefäßsystem gereizt ist.
Hyoscyamus, wenn die Symptome mehr in den Nervenzentren lokalisiert sind, deshalb ist es auch gegen bestätigte fixe Ideen wirksam.
Stramonium ist zu verabreichen, wenn sich fixe Ideen in Wahnsinn wandeln.
Veratrum ist angezeigt gegen die Manie der Größe und der Ehre, die so leicht zur allgemeinen Lähmung führt. Diesbezüglich habe ich bisher Calcarea für das beste Medikament gehalten.
Helleborus eignet sich bei stiller Niedergeschlagenheit.
7.11.1876, Seiten 1 und 2.

Indikation von Merc. vivus für Stadtbewohner; obwohl sie hundertmal mehr begünstigt sind als die Bauern, sind sie zänkisch und ungehorsam, unzufrieden über alles, was besteht, sie beklagen sich über ihre Familie, über ihre Freunde, über die bestehende Regierung und über alles, sie erkennen keine Autorität an, und ihnen fehlt eine religiöse Einstellung.

In den 30 Jahren meiner Arztpraxis in Paris war mindestens ein Viertel meiner Patienten an Syphilis erkrankt. Nachdem sie mit Merc. behandelt waren, hat sich keiner von ihnen in unsere politischen Unruhen eingemischt.
16.11.1878.

Kapitel IV

Homöopathische Behandlung zur Verbesserung des Charakters und zur Entwicklung der Intelligenz

Anima enim pessima, melior in optimo corpore. -
Civit. Dei, Lib. IV. *St. Augustinus*

Die Tatsachen, über die ich im folgenden berichten werde, werden zweifellos vielen Lesern recht seltsam und möglicherweise sogar unwahrscheinlich vorkommen. Darüber wäre ich keineswegs überrascht, denn diese Tatsachen setzen mich selbst immer wieder in Erstaunen, wenn ich Anlaß habe, sie erneut zu bestätigen. Ich kann sie sozusagen nach Belieben bei mindestens der Hälfte meiner Patienten wiederholen, die, ohne es zu wissen, in dieser Hinsicht von mir behandelt wurden.

Hätte ich zu Beginn meiner ärztlichen Tätigkeit vor 27 Jahren ähnliche Berichte in einer medizinischen Zeitschrift gelesen, so hätte ich sie sicher nicht geleugnet, aber ebenso sicher hätte ich nicht daran geglaubt. Ich hätte mich nicht damit zufriedengegeben, durch gelegentliche Befragung von Zeugen die Wahrheit der Berichte zu überprüfen, sondern ich hätte solche Erfolge selbst überprüfen wollen. Zu diesem Zweck hätte ich die gleichen oder andere gut angezeigte Arneimittel bei solchen Personen versuchsweise angewandt, deren Charakter oder Intelligenz behandlungsbedürftig gewesen wären.

Ich rate meinen Kollegen, es ebenso zu machen, sei es, daß sie in ähnlichen Fällen die weiter hinten stehenden Medikamente verschreiben, oder sei es, daß sie in nicht ähnlichen Fällen andere in der homöopathischen Heilkunde vorhandenen Mittel verwenden.

Alle homöopathischen Ärzte wissen, daß die beim gesunden Menschen geprüften Heilmittel nicht nur somatische (körperliche) Symptome, sondern auch psychische (moralische und die geistige Kraft betreffende) Symptome hervorrufen.

Aus den Arzneimittelprüfungen kennen wir die Symptome und Schädigungen von zwei- bis dreihundert Medikamenten am gesunden Menschen. In ihnen findet man auch eine große Zahl von psychischen Symptomen, auf die die Ärzte in ihrer täglichen Praxis sehr zu Unrecht viel zu wenig achten und sie kaum auswerten. Denn durch die Verordnung der Arzneien nach dem Ähnlichkeitsgesetz: similia similibus curantur = Ähnliches mit Ähnlichem zu heilen, können nicht nur die somatischen, sondern auch die psychischen Symptome zum Verschwinden gebracht werden.

Die psychischen Zustände können symptomatisch sein für eine erkennbare oder latente Krankheit, für ein Übergangsstadium zwischen Gesundheit und Krankheit und schließlich auch für eine Hemmung oder Abweichung in der Entwicklung des sittlichen oder geistigen Wesens.

Mit Hilfe von Medikamenten kann man die mangelhafte psychische Entwicklung heilen, und zwar in bezug auf Quantität, Qualität und Modalität. Ganz genauso ist es bei der fehlerhaften Entwicklung von verschiedenen Organen und Muskelsystemen des menschlichen Körpers, die man mit Hilfe von besonderen gymnastischen Übungen, mit geeigneten Nahrungsmitteln und mit gezielter Behandlung von Luft und Licht heilen kann.

Aus den Pathogenesen und Arzneimittelprüfungen wissen wir, daß jede Arznei in einer bestimmten Weise auf die Gemüts- und Geistesverfassung einwirkt, hemmend, fördernd, ändernd. Nun, wenn man jedes Medikament nach dem Ähnlichkeitsgesetz verordnet, kann man auch die fehlerhafte Veranlagung des Charakters und der Intelligenz beeinflussen, je nachdem, was man zu erreichen bezweckt. Als Beweis hierfür werde ich nachstehend über einige klinische Beobachtungen berichten, die ich den zahlreichen schriftlichen Unterlagen entnommen habe, wie ich sie seit einigen Jahren sammle. Ich habe die Absicht, ein besonderes Werk über die Behandlung der psychisch krankhaften Zustände, das heißt über die fehlerhafte Veranlagung des Charakters und der Intelligenz zu veröffentlichen.

Beobachtung 1

Ein mürrischer Ehemann, streitsüchtig, unkameradschaftlich und niemals zuvorkommend. Heilung durch Causticum 200.

Vor fünf bis sechs Jahren kam eine frühere Patientin zu mir, Tränen in den Augen. Sie schien mir nahe daran zu sein, vor Kummer den Verstand zu verlieren oder sich von ihrem Mann zu trennen. Sie berichtete mir, daß sie mit 50 Jahren Witwe geworden sei und sich vor drei Monaten mit einem Büroangestellten wieder verheiratet habe. Nach ihrer Beschreibung war er klein, mager, ein starker Raucher, Liebhaber von Kaffee und geistigen Getränken, mürrisch, streitsüchtig und niemals zuvorkommend, er mache ihr das eheliche Zusammenleben völlig unerträglich. Ich tröstete die klagende Frau, so gut ich konnte und brachte sie dazu, sich noch einige Wochen oder Monate in alles zu schicken. Während dieser Zeit würde ich versuchen, den Charakter ihres Mannes zu bessern. Ich empfahl ihr indessen, 6 bis 7 Körnchen Causticum 200 in einem Drittel Glas Wasser auflösen zu lassen, dies in die Suppe zu tun und es ihrem Mann ohne sein Wissen zu geben. Die Suppe mit dem darin enthaltenen Medikament solle sein ganzes Abendbrot ausmachen.

Drei Wochen später kam sie wieder und berichtete mir: „Achtundvierzig Stunden, nachdem mein Mann Ihre Arznei genommen hatte, wurde er allmählich weniger mürrisch und streitsüchtig, er wurde schließlich sogar zuvorkommend mir gegenüber, was er nicht einmal war, als er vor unserer Heirat um mich warb. Ich bin sehr damit zufrieden, aber es ist mir so ungewohnt, daß ich mir das Lachen verbeißen muß, wenn er mir eine Höflichkeit erweist."

Später trank er auch weniger Kaffee und Spirituosen und rauchte nicht mehr so viel, ohne daß die erzielte Besserung darunter litt. Er blieb liebenswürdiger und geselliger als früher, er nahm sogar Einladungen an, was er früher nie getan hatte. Er weiß aber bis heute noch nicht, daß er zu diesem Zweck behandelt worden ist.

Beobachtung 2

Ein ausschweifender Ehemann. Heilung durch Causticum 200.

Ein junger, leichtsinniger und unbesonnener Ehemann vernachlässigte seine Frau und seinen Beruf. Statt dessen war er häufig in Kaffeehäusern und bei Dirnen. Ich ließ ihm durch seine Frau ohne sein Wissen 6 bis 7 Körnchen Causticum 200 geben, zubereitet und verabreicht wie in dem vorher geschilderten Fall.

Einige Wochen später sagte mir seine Frau, daß es den Anschein habe, als ob sich sein Verhalten gebessert habe, und um dafür einen Beweis zu liefern, fügte sie hinzu: „Mein Mann verbringt jetzt die Sonntage mit mir, was er nicht tat, bevor er Ihre Arznei genommen hatte."

Beobachtung 3

Ein jähzorniger, übelnehmerischer und besonders eifersüchtiger Ehemann. Heilung durch Nux vomica 200.

Eine Frau fühlte sich seit 16 Jahren sehr unglücklich, weil ihr Mann zwar nicht bösartig, aber jähzornig, reizbar und so eifersüchtig war, daß er sie sogar daran hinderte, aus dem Hause zu gehen, um ihre Eltern zu besuchen. Auf meinen Rat gab ihm seine Frau ohne sein Wissen 6 bis 7 Körnchen Nux vomica 200, zubereitet und verabreicht wie in den vorhergenannten Fällen, d.h. zur Abendsuppe.

Vom nächsten Tage an machte er einen zufriedeneren und heitereren Eindruck, begann vor sich her zu trällern und tat das dann eine ganze Woche lang. Diese Charakteränderung war ausnahmsweise so schnell eingetreten, daß die Frau fürchtete, ihr Mann würde den Verstand verlieren. Das war nicht der Fall. Vielmehr ist er seit 10 Monaten nicht mehr jähzornig und nicht mehr übelnehmerisch, vor allem aber ist er in keiner Weise mehr eifersüchtig. Er fordert seine Frau jetzt selber auf, ihre Eltern zu besuchen, was er ihr vorher verboten hatte. Sie kann jetzt Besuche bei den Familienangehörigen machen, sooft sie will, und er sagt ihr sogar, sie könne zurückkommen, wann sie wolle.

Beobachtung 4

Ein 60jähriger Ehemann, bösartig, gewohnheitsmäßig Beleidigungen aussprechend und seit 32 Jahren eifersüchtig. Heilung durch Lachesis 200.

Ein 60jähriger Ehemann hatte in den 32 Jahren seiner Ehe häufig Anwandlungen von Eifersucht, bei denen er jähzornig wurde. In den letzten 5 Jahren äußerte sich die Eifersucht dauernd und in sehr heftiger Form, sie ließ ihn nachts aus dem Schlaf auffahren. In diesen letzten 5 Jahren war er auch sehr bösartig geworden und beleidigte seine Familienangehörigen bei der geringsten Veranlassung. Er war Großvater.

Am 26. Juni 1881 gebe ich seiner Frau den Rat, ihm ohne sein Wissen in einer einzigen Gabe 6 bis 7 Körnchen Lachesis 200 zu geben, und zwar wie in den vorhergenannten Fällen in die Suppe.

Am darauffolgenden 17. Juli berichtete mir seine Frau, daß er während der letzten drei Wochen noch bösartiger, noch beleidigender und noch eifersüchtiger gewesen sei als in der Zeit, bevor er das Mittel genommen hatte. Ich vermutete eine vorübergehende medikamentöse Erstverschlimmerung und ließ dem Ehemann einige Körnchen Sacch. lactis geben, die er auf einmal einnehmen sollte.

Am darauffolgenden 16. Oktober sagte mir seine Frau, daß sein Zustand 14 Tage nach dem 17. Juli genau so gewesen sei wie vor der Behandlung, seine Eifersucht habe sich weder verschlimmert noch gebessert. Aber am Ende der zweiten Woche nach dem 17. Juli, also 5 Wochen nach der Gabe Lachesis 200, sei er mitten in der Nacht aufgewacht, in Schweiß gebadet, so daß er seine Wäsche wechseln mußte. Gleichzeitig weinte er bitterlich und bat sie reuevoll um Verzeihung für all den Kummer, den er ihr in den 32 Jahren der Ehe gemacht habe.

Seitdem wiederholen sich diese Reueanwandlungen von Zeit zu Zeit, und unter Tränen bittet er seine Frau immer wieder um Entschuldigung, nachdem er doch 32 Jahre lang niemals geweint hatte. Darüber hinaus ist er sehr sanftmütig, fügsam, zuvorkommend und sehr gefällig geworden. Über diese Charakterwandlung war seine Frau ebenso glücklich wie erstaunt. – Früher hatten die Leute dieses Ehepaar für sehr glücklich und als Vorbild für andere Familien gehalten.

Wenn ich nochmals über die so dramatische Entwicklung des Charakters und der Heilung dieses Mannes nachdenke, wäre ich geneigt, an der Wirklichkeit dieses Geschehens zu zweifeln. Aber bei diesem Bericht der Frau, der mit absoluter Überzeugungskraft und so viel Freude abgegeben wurde, können keine Zweifel mehr bestehen. Und um mir gewissermaßen einen weiteren Beweis der Aufrichtigkeit ihres Berichtes zu geben, nannte sie mir eine andere Person mit einem unangenehmen Charakter, bat mich, ihn zu behandeln, und bezahlte gleich die ganze Behandlung für diese Person.

Die psychische Behandlung des oben genannten Ehemannes ist die einzige, bei der ich derart akut-krisenhafte Erscheinungen beobachtet habe.

Beobachtung 5

Ein jähzorniger, reizbarer, besonders lügenhafter und übellauniger Ehemann. Heilung durch *Nux vomica 200.*

Eine Frau fühlte sich seit 28 Jahren unglücklich, weil ihr Mann jähzornig und reizbar war. Er schlug sie, wenn sie sich gegen eine Sache sträubte, er log oft und war so übellaunig, daß er oft 8 bis 14 Tage kaum ein Wort sagte.

Nach meinem Rat gab ihm seine Frau ohne sein Wissen 6 bis 7 Körnchen Nux vomica 200, zubereitet und verabreicht in der Abendsuppe wie in den vorhergehenden Fällen.

Eine Woche später begann der Charakter des Mannes sich zu bessern. Sein Jähzorn trat nur noch vorübergehend auf, er log kaum noch, und seine Übellaunigkeit dauerte nur noch eine halbe oder eine Stunde lang, während es vorher acht bis vierzehn Tage waren. Auch erholte er sich jetzt von seiner üblen Laune sehr schnell.

Die psychische Besserung ging langsam weiter. Nach vier Monaten sind die Reizbarkeit, der Jähzorn, die Neigung zum Lügen und zum Mürrischsein verschwunden; er ist sogar bemüht, allen seinen Angehörigen Gefälligkeiten zu erweisen. Und seine Frau erklärte mir, daß sie sehr glücklich sei; sie bedauerte, mich nicht früher aufgesucht zu haben, um diese erfreuliche Veränderung des Charakters zu erreichen.

Beobachtung 6

Ein bösartiger Ehemann, verschlossen, eifersüchtig und ein Alkoholiker. Heilung durch Lachesis 200, Lachesis 2 000 und Sulfur 5 000.

Ein verschlossener, bösartiger und eifersüchtiger Ehemann betrank sich seit drei Jahren täglich, das heißt dreißigmal im Monat. Er vernachlässigte seine Frau, seine Kinder und seine Geschäfte und hatte sein kleines Vermögen fast restlos vergeudet.

Am 19. November 1879 ließ ich ihm ohne sein Wissen, wie in den vorangegangenen Fällen, 6 bis 7 Körnchen Lachesis 200 auf einmal geben.

Am 17. Dezember ist die Eifersucht völlig verschwunden, er ist weniger verschlossen und nicht mehr so bösartig; aber er betrinkt sich noch ebensooft wie vorher. Seine Frau gibt ihm ohne sein Wissen auf die gleiche Art, das heißt abends in die Suppe, 6 bis 7 Körnchen Lachesis 2 000 auf einmal.

Am 28. Januar 1880 sagt mir seine Frau, daß sich ihr Mann nur noch fünfmal im Monat betrinkt, früher war es dreißigmal monatlich. Sein Charakter habe sich weiter gebessert, er bekümmert sich wieder mehr um seine Familie und seine Geschäfte. Ich lasse ihm Sacch. lact. geben.

Am 9. Juni sagt mir seine Frau, daß sich ihr Mann seit dem 28. Januar nicht mehr ein einziges Mal betrunken habe. Ich lasse ihm in einer einzigen Gabe einige Körnchen Sulfur 5 000 verabreichen, um einen Husten zu beseitigen, der durch einen tuberkulösen Schub bedingt war.

Am 20. Juli berichtet mir seine Frau, daß sich ihr Mann wieder zweimal betrunken habe, wahrscheinlich, weil ihm Geschäftsfreunde Wein gebracht und angeboten haben. Da seine rechte Lunge die Zeichen einer Tuberkulose im ersten oder zweiten Stadium aufweist, verordne ich einige Körnchen Phosphorus 200 in einer einzigen Gabe und außerdem eine fettbildende Ernährung, die ich seit neun Jahren in der Mehrzahl der Fälle mit unerwartet gutem Erfolg anwende.

Am 20. Oktober höre ich, daß er sich erst kürzlich fünfmal betrunken hat, wahrscheinlich, weil man ihm wieder Wein gebracht hat, er selbst aber habe ihn nicht geholt. Die rechte Lunge hat sich gebessert. Ich lasse ihm ohne sein Wissen einige Körnchen Lachesis 2 000 auf einmal geben.

Am 20. Dezember berichtet mir seine Frau, daß er sich im letzten Monat wieder fast täglich betrunken habe, das heißt sechs- bis siebenmal wöchentlich. Aber in der Art seiner Trunkenheit ist gewissermaßen eine Änderung eingetreten. Während er sich früher in Gesellschaft betrank und durch Lachesis von seiner Trunksucht geheilt wurde, betrinkt er sich jetzt heimlich und für sich allein, und Lachesis hilft nicht.

Jetzt schien mir Sulfur indiziert, weil ich vor mehreren Jahren damit einen jungen Mann geheilt hatte, der allein in den Keller ging, um sich heimlich zu betrinken. Infolgedessen ließ ich diesem alten Trunkenbold ohne sein Wissen einige Körnchen Sulfur 5 000 in einer einzigen Gabe verabreichen. Diese Arznei war am 9. Juni ohne Wirkung geblieben, weil das Symptom *„betrinkt sich heimlich"* nicht vorhanden war. Am 20. Dezember aber wirkte diese Arznei sofort, weil dieses Symptom jetzt aufgetreten war. Seit dieser Zeit, also seit fast einem Jahr, hat sich der Patient nicht ein einziges Mal mehr betrunken, obgleich er häufig Leute besuchte, die sich in seiner Gegenwart betranken. Er ist sogar dazu übergegangen, zu den Mahlzeiten häufig nur klares Wasser zu trinken, wie es seine Familienangehörigen immer tun. Er sagt, daß er am Wein keinen Geschmack mehr finde, – die Wirkung von Lachesis und Sulfur.

Und dennoch ist er seit dieser Zeit bei seinen Beschäftigungen und Unternehmungen regsamer und frischer geworden: diese Rührigkeit hat sich unter dem Einfluß von Sulfur entwickelt. Später werde ich noch von zwei anderen Patienten berichten, bei denen diese Arznei, die sie ohne ihr Wissen eingenommen hatten, die gleiche Regsamkeit bewirkte.

Es scheint mir unnötig, weitere Beispiele von der Besserung oder Heilung Trunksüchtiger durch die homöopathische Behandlung zu geben, da die angeführten deutlich erkennen lassen, daß man die indizierten Mittel in verschiedenen Zeitintervallen und Dosierungen wiederholen und andere Mittel einsetzen muß, wenn neue psychische Symptome bei den Trunksüchtigen auftreten. Den Wechsel zwischen „Hoch" und „Tief" im Befinden kann man bei den gesündesten Menschen beobachten. Dieser Wechsel kommt aber viel häufiger und auch viel ausgeprägter bei kranken und lasterhaften Menschen vor. Der Arzt muß daher unaufhörlich gegen Rückfälle ankämpfen, ebenso wie gegen das Wiederauftreten von Gewohnheitslastern. Oft ist eine wiederholte Behandlung erforderlich, um die krankhafte oder lasterhafte Veranlagung zu beseitigen.

Leider scheitert die Behandlung nach Anfangserfolgen oft daran, daß die Verwandten oder Freunde nicht die nötige Ausdauer haben, die es dem Arzt möglich macht, die Rückfälle und verschiedenartigen Äußerungen der Krankheit zu bekämpfen und nach und nach schlechte Charakterveranlagungen zu beseitigen.

Beobachtung 7

Ein starrköpfiger Vater, verschlossen, wenig liebevoll, egoistisch, geizig.
Heilung durch Calcarea carbonica 300.

Ein reichgewordener Bauer hatte eine heiratsfähige Tochter, um die sich ein junger Mann aus guten Verhältnissen bewarb. Der Vater dieses Mädchens aber wollte seine Einwilligung zu dieser Heirat nicht geben und verweigerte vor allem auch jede Mitgift. Die Ehefrau dieses starrköpfigen, tückischen, lieblosen, egoistischen und geizigen Mannes bat mich, seinen Charakter so zu beeinflussen, daß er seine Zustimmung zur Heirat gebe und eine angemessene Mitgift bewillige.

Auf meinen Rat gab ihm seine Frau ohne sein Wissen 6 bis 7 Körnchen Calcarea carbonica 300, zubereitet wie in den vorangegangenen Fällen und in die Abendsuppe gegeben. Schon drei Wochen später begann glücklicherweise ein Wandel im Charakter dieses störrischen Vaters zum Besseren. Und kurze Zeit danach gab er seine Zustimmung zur Heirat seiner Tochter und auch die erbetene Mitgift.

Beobachtung 8

Ein 4jähriges Kind, Onanist, ungehorsam, herrisch, starrköpfig, heftig, läßt sich nicht einmal durch Gewalt leiten, nie fröhlich, nicht zuvorkommend, egoistisch, geizig.
Heilung durch Silicea 30.

Ein 4jähriges lymphatisches Kind, das seit zwei Jahren onanierte, hatte den „liebenswürdigen" Charakter, wie ich ihn oben in den Hauptzügen soeben skizziert habe.

Am 4. Juli 1871 verordne ich ihm Silicea 30, einzunehmen etwa eine Woche lang, und zwar 4- bis 5mal täglich. Nach 8 Tagen bin ich angenehm überrascht, zu erfahren, daß dieser kleine Junge folgsam, heiter, besonders zuvorkommend und den Leiden anderer Menschen gegenüber mitfühlend geworden ist. Er teilt jetzt all seine Spielsachen und Leckereien mit seinen Spielgefährten.

Beobachtung 9

Ein 19jähriges schüchternes Mädchen, verschlossen, lieblos, nicht offenherzig, egoistisch, geizig.
Heilung durch Calcarea carbonica 300 und Silicea 30.

Fräulein X., 19 Jahre alt, zeigte die Charakterzüge, die ich soeben skizziert habe; im übrigen teilte sie nie das, was sie bekam, mit ihren Schwestern.

Am 7. Januar 1875 gibt ihr ihre Mutter, auf meinen Rat und ohne ihr Wissen, 6 bis 7 Körnchen Calcarea carbonica 300 auf einmal. Nach 14 Tagen wurde sie mitteilsamer und zärtlicher: sie umarmte ihre Mutter vier- bis fünfmal am Tage, was sie früher nie getan hatte.

Am 3. Februar 1875 erhielt sie auf einmal und ohne ihr Wissen 6 bis 7 Körnchen Silicea 30. Damit wurde sie bald darauf von ihrem Egoismus und ihrem Geiz geheilt. Als ihre Schwester zu einer Abendveranstaltung gehen wollte, erbot sie sich sogar, ihre kranke Mutter zu versorgen, eine bis dahin beispiellose Selbstüberwindung.

Außerdem teilt sie jetzt verschiedene kleine Gegenstände, die ihr gehören, mit ihren Schwestern.

Beobachtung 10

Eifersucht, Haß, Bosheit bei einem Fräulein von 30 Jahren.
Heilung durch Lachesis 200.

Vor acht bis zehn Monaten kommt eine hübsche Arbeiterin in mein Sprechzimmer und redet mich mit folgenden Worten an: „Herr Doktor, man hat mir erzählt, daß Sie die Charaktere ändern könnten, tun Sie es doch bitte bei meiner Schwester. Ich sage Ihnen, warum: Meine Schwester ist 30 Jahre alt, bucklig, und ihr Gesicht ist blatternarbig. Vor einigen Wochen hielt ein junger Mann um meine Hand an. Seit dieser Zeit zeigt mir meine Schwester, die verbittert ist, daß nie jemand um sie geworben habe, derartig viel Eifersucht, Haß und Bosheit, als sei sie nicht mehr richtig im Kopf. Wenn das so bleibt, kann ich nicht mehr länger mit ihr zusammen wohnen."

Ich empfehle, ihrer 30jährigen Schwester ohne deren Wissen einige Körnchen Lachesis 200 in die Suppe zu geben, und zwar auf einmal.

Nach drei Wochen kommt meine junge ratsuchende Frau ein zweites Mal zu mir und berichtet: „Zwei Tage, nachdem meine Schwester Ihr Mittel genommen hatte, sagte sie mir plötzlich, sie scheine wieder zur Vernunft gekommen zu sein, wie früher.

In der Tat, ihre Charakterschwächen und ihre Verschrobenheit sind verschwunden, so daß ich bei ihr bleiben kann."

Beobachtung 11

Ein barsches junges Mädchen brachte drei Kinder zum Schreien, wenn sie sie anzog.
Heilung durch Nux vomica 200.

Einer meiner Patienten hatte ein junges Kinderfräulein, das seinen Dienst sehr gut verrichtete. Sie war aber schwermütig, sprach kaum ein Wort, hatte eine Abneigung gegen fremde Menschen und war oft so aufgeregt und in ihren Bewegungen so heftig, daß die drei Kinder, die sie versorgte, schrien, wenn sie angezogen wurden.

Am 24. Februar 1881 verabreicht ihr mein Patient ohne ihr Wissen in einer einzigen Gabe 6 bis 7 Körnchen Nux vomica 200.

Zwei bis drei Wochen später war dieses junge Mädchen weniger schwermütig, sprach mehr, war folgsamer, sanfter, weniger aufgeregt und auch weniger heftig, so daß die Kinder beim Anziehen nicht mehr schrien.

Beobachtung 12

Mißtrauen, das seit 10 Jahren bei einer 35 Jahre alten Frau bestand.
Heilung durch Causticum 30.

Die zweijährige ununterbrochene Behandlung bei Frau X., 35 Jahre alt, führte als Ergebnis schließlich dazu, daß sie nach 14jähriger unfruchtbarer Ehe schwanger wurde. Während der Schwangerschaft wurde sie sehr reizbar. Ein unglückseliges Mißtrauen, an dem sie seit 10 Jahren nach einer trüben Erfahrung litt, verschlimmerte sich stark. Causticum 30, das sie 6 Tage lang nahm, täglich eine Gabe, beseitigte nach einer Woche ihre nervöse Reizbarkeit und außerdem auch das Mißtrauen, an dem sie seit 10 Jahren litt. Als sie das Mittel nahm, hatte sie überhaupt keine Ahnung davon, daß es sie auch von dem eingewurzelten Mißtrauen befreien sollte.

Beobachtung 13

Eine junge Frau von 25 Jahren, erkrankt an Lungentuberkulose als Folge eines Liebeskummers.
Heilung durch Staphisagria 30.

Bei einer jungen Frau von 25 Jahren, die mich wegen einer Lungentuberkulose um ärztlichen Rat gebeten hatte, gelang es mir, die Lungentuberkulose, die gerade vom ersten auf das zweite Stadium übergehen wollte, wesentlich zu bessern.

Ich war erstaunt, daß es mir nicht gelang, sie völlig zu heilen, und fragte die Mutter, die sie zu mir begleitet hatte, ob eine seelische Ursache das Leiden veranlaßt habe oder aufrechterhielte. Die Mutter erzählte mir, daß die Erkrankung ihrer Tochter begonnen habe, nachdem sich eine Heirat zerschlagen hatte. Die Tochter bestätigte dieses Geständnis durch Weinen und Schluchzen in meiner Gegenwart. Darauf verordnete ich Staphisagria 30, täglich eine Gabe für 6 aufeinanderfolgende Tage. Von da ab ging es schnell bergauf bis zu der bald erfolgten Heilung.

Unter dem Einfluß seelischen Drucks werden Schlaf und Ernährung, die zur Erhaltung der Gesundheit so unentbehrlich sind, gestört. Dann entwickeln sich bei jedem Menschen die Krankheiten, zu denen er disponiert ist. Wird die seelische Ursache, die die Krankheit veranlaßt hat, in ihrer Wirkung abgeschwächt, gelingt häufig die Heilung der Krankheit, unter der Voraussetzung, daß die Gesundheitsstörungen nicht schon zu weit fortgeschritten sind.

Durch Arzneien, die dem individuellen seelischen Zustand angepaßt sind, könnte man wahrscheinlich der Entwicklung von denjenigen Krebserkrankungen zuvorkommen, die sich als Folge von seelisch deprimierenden Einflüssen bemerkbar machen.

Beobachtung 14

Heftige Abneigung und Erbrechen, verursacht durch Krankenpflege. Heilung durch Nux vomica 12.

Eine sehr freundliche, opferbereite Frau hatte sich bereitgefunden, eine Kranke im letzten Stadium zu pflegen. Dieser wohltätige Dienst erzeugte bei der herzensguten Frau einen solchen Ekel, daß sie sich immer wieder übergeben mußte, obwohl sie mit ihrem Willen stark dagegen ankämpfte. Ich verordnete ihr für drei bis vier Tage dreimal täglich Nux vomica 12. Nach einer kurzen Erstverschlimmerung verschwand das Erbrechen danach sehr schnell. Seitdem kann diese gutwillige Krankenpflegerin ihren Dienst ohne Widerwillen und ohne Erbrechen ausüben.

Wahrscheinlich wäre die Heilung ohne die Erstverschlimmerung eingetreten, wenn ich eine einzige Gabe Nux vomica 30 oder 200 verordnet hätte.

Beobachtung 15

Unmotivierte Abneigung gegen bestimmte Personen. Physische Ungeschicklichkeit.
Heilung durch Natrium muriaticum 25.

Herr X., 46 Jahre alt, bei dem sich die Anfangssymptome einer allgemeinen Paralyse zeigten, empfand gegen bestimmte Personen eine unmotivierte Abneigung, und entgegen seiner früheren Gewohnheit war er im Gebrauch seiner Gliedmaßen sehr ungeschickt geworden. Ich ließ ihm 6 Tage lang täglich eine Dosis Natrium muriaticum 25 geben. Zwei Wochen später konnte er feststellen, daß seine Abneigung und seine körperliche Ungeschicklichkeit verschwunden waren. Er wußte nicht, daß dieses Mittel diese doppelte Wirkung haben konnte.

Beobachtung 16

Bösartigkeit und ausgesprochene Abneigung einer Tochter gegen ihre Mutter, die Tochter schlug die Mutter sogar.
Heilung durch Natrium muriaticum.

Fräulein X. hatte eine gute Schulbildung genossen und war wohlerzogen. Infolge eines Liebeskummers hatte sich der Zwangsgedanke eingestellt, durch Ertränken oder Gift ihrem Leben ein Ende zu machen. Mit Hilfe von verschiedenen Arzneien hatte ich sie davon geheilt. Sie hatte aber gegen ihre ausgezeichnete Mutter eine starke Abneigung und war ihr gegenüber so bösartig, daß sie sie sogar schlug. Nachdem sie eine Reihe von Arzneimitteln ohne Erfolg erhalten hatte, ließ ich ihr ohne ihr Wissen 6 bis 7 Körnchen Natrium muriaticum 200 in eine Suppe geben. Seitdem hat sie ihre Mutter nicht mehr geschlagen, vielmehr zeigt sie jetzt der Mutter gegenüber große Zuneigung.

Unter den Patienten der hier geschilderten Beobachtungen ist die Patientin der *Beobachtung 16* die einzige, bei der sich Zeichen einer Geisteskrankheit bemerkbar machten. Sie hatte und hat noch Symptome von Verfolgungswahn, glaubt sich immer überwacht, beobachtet und verfolgt. Verschiedene Arzneien lassen aber die Besserung des Gemütszustandes anhalten und verzögern auf unbestimmte Zeit die Weiterentwicklung der Geistesstörung, wie es uns Dr. *Maudsley* später noch erläutern wird.

Beobachtung 17

Ein 17jähriges Mädchen, geistig und körperlich apathisch und zu langsam bei der Arbeit.

Heilung durch Calcarea carbonica 300.

Ein 17jähriges Kinderfräulein war so gleichgültig, langsam und so wenig auf ihre tägliche Arbeit bedacht, daß sie entlassen werden sollte. Ich gab ihr drei Tage lang täglich eine Gabe Calcarea carbonica 300, ohne ihr zu sagen, warum. Nach einer Woche wurde sie lebhaft, flink, intelligenter und eifrig bei der Arbeit. Diese Besserung hält jetzt bereits 8 bis 10 Monate an.

Beobachtung 18

Ein 16jähriger, der seine Arbeiten zu langsam verrichtete.
Kein Erfolg mit Calcarea carbonica 300! Heilung durch Sulfur 300.

Ein 16jähriger litt an rechtsseitiger Lungentuberkulose im ersten Stadium als Folge von übermäßiger Arbeit und unzureichender Ernährung. Er war zwar sehr arbeitswillig, aber er verrichtete seine Arbeiten zu langsam. Sein körperlicher Zustand besserte sich ganz erheblich mit Hilfe von Calcarea carbonica 300, das er sechs Tage lang täglich einmal einnehmen sollte, und einer fettbildenen Ernährung, durch die er täglich 150 g zunahm. Etwa zwei Monate später ließ ich ihn an fünf Tagen je eine Gabe Sulfur 300 nehmen, ohne ihm zu sagen, warum. Durch dieses Mittel wurde er lebhaft und flink in seiner Arbeit, was zur Folge hatte, daß er in der gleichen Zeit viel mehr schaffen konnte. *Calcarea carbonica,* das im vorgehenden Fall so gut gewirkt hatte, war bei ihm erfolglos geblieben.

Beobachtung 19

Ein 52 Jahre alter Herr, sehr lebendig in seiner Jugend, jetzt zu langsam geworden.
Heilung durch Sulfur 200.

Herr X. war in seiner Jugend flink und so lebendig, daß seine Kameraden ihm den Beinamen „Rapide“ gaben. Damit gingen sie der Mühe aus dem Wege, ihn bei seinem eigentlichen Namen zu nennen, der schwer auszusprechen war. Ein chronisch kränklicher Zustand, seelische Ursachen und das Alter hatten seine Lebendigkeit erlöschen lassen. Mit 52 Jahren fragte er mich um Rat. Ich gab ihm verschiedene Medikamente, unter anderen auch Calcarea carbonica, aber ohne Erfolg. Dann verordnete ich ihm 6 bis 7 Körnchen Sulfur 200, die er auf einmal einnehmen sollte. Einen Monat später sagte er zu mir: „Es scheint mir, daß dieses Mittel mir meine frühere Lebendigkeit wiedergegeben hat, die mir den Spitznamen „Rapide“ eintrug.“

Beobachtungen 20 und *21*

Zwei Mädchen, die sich ständig selbst befriedigten.
Heilung durch Origanum majorana 4.

Vor 12 Jahren handelten drei Kapitel im ersten Band meiner „Causeries cliniques“ (Klinische Plaudereien) von der Behandlung des übermäßigen Geschlechtstriebes. Ich erwähnte dort unter anderem eine 20jährige, die täglich onanierte. Sie tat alles, um der Versuchung nicht zu unterliegen, und führte täglich glühende Andachtsübungen durch, um ihren Willen zu stärken. Damit aber hatte sie keinen Erfolg und wurde jeden Tag wieder rückfällig. Von diesem wirklich unwiderstehlichen Geschlechtstrieb wurde sie erst gründlich durch Origanum majorana geheilt. Diese Arznei wurde von dem verstorbenen Domherrn *de Césoles* entdeckt und von ihm zuerst in ähnlichen Fällen gebraucht. Er ist der Begründer eines Waisenhauses in Nizza, das nach ihm „Hospice des Césolines“ genannt wird.

Die zwei jungen Mädchen, von denen ich gleich berichten werde, waren gleichfalls ganz der Onanie verfallen und suchten ihre Zuflucht leider vergeblich in den gleichen Mitteln wie das eben genannte Mädchen. Erst danach baten sie mich um meinen ärztlichen Rat.

Vor zwei Jahren war eine von ihnen eine Klosterschülerin. Die Oberin ließ mich fragen, ob ich sie heilen könnte, da sie sonst das junge Mädchen aus der Schule entfernen wollte, damit sich das Laster nicht unter den anderen Schülerinnen ausbreite. Ich verordnete ihr zu diesem Zweck 6 bis 7 Körnchen Origanum majorana 4, die in vier Kaffeelöffeln frischem Wasser aufgelöst werden sollten, wovon jeden zweiten Tag ein Löffelvoll zu nehmen sei. Die Behandlung hatte einen so dauerhaften Erfolg, daß die Oberin des gleichen Klosters mich im nächsten Jahr wegen einer anderen Schülerin um Rat fragte, die ich in der gleichen Weise mit Origanum heilte.

Nach den gemachten Erfahrungen habe ich festgestellt, daß bestimmte seelische Zustände nicht durch Medikamente, sondern durch andere Mittel geheilt werden können. Um diesbezüglich eine ausreichende Erklärung zu geben, muß ich den Bereich der Medizin im eigentlichen Sinne verlassen, so wie ihn die zeitgenössischen Ärzte verstehen. Diese sind durch jene Mediziner ausgebildet, welche sich von den Bestrebungen der alten Ärzte nach umfassendem Wissen entfernen und sich in zunehmendem Maße auf den Unterricht in ihrem Spezialgebiet beschränken. Manches Mal bringen die Erkenntnisse auf einem Spezialgebiet Fortschritte mit sich, aber oft werden die Spezialkenntnisse recht gefährlich, wenn man nur einen Teil sieht und dabei das Ganze vergißt. Wir homöopathischen Ärzte haben allzu häufig die Gelegenheit, diese Gefahr festzustellen, wenn Kranke bei uns Rat und Hilfe suchen, nachdem die Behandlung von örtlichen Beschwerden durch Spezialisten keinen Erfolg hatte. Es ist wie die Behandlung von welken Blättern am Baum. Wir heilen dann unsere Patienten, weil wir die eigentliche Krankheit behandeln, den Stamm und die Wurzeln des Baumes, denn daher kommt ja die örtliche Beschwerde. Als erschrekkendes Beispiel für bestimmte fachärztliche Behandlungen führe ich den folgenden Tatbestand an: In einer Irrenanstalt sind allein dreißig Frauen eingesperrt, die nach der Operation durch einen sehr berühmten Facharzt verrückt geworden waren, die Folge des Ausbrennens der Gebärmutter.

Beobachtung 22

Eine junge Frau, die plötzlich von einer Erotomanie befallen wurde. Heilung durch Platina 30.

Eine junge, sittsame Frau wurde plötzlich von einer Erotomanie befallen, die seit mehreren Tagen unvermindert anhielt. Auf meinen Rat hin gab ihr der Ehemann eine einzige Dosis Platina 30. Die Heilung vollzog sich noch am gleichen Tage und hält jetzt seit sieben bis acht Jahren an.

Wenn der Arzt in ähnlichen Fällen zu Rate gezogen würde, könnte er so manches Mal die Neigung zur Ausschweifung des einen oder anderen Ehegatten verhindern. Auf diese Weise könnten die Skandale vermieden werden, die die Familien aufs tiefste betrüben. Auch die Trennung der Ehegatten, was sehr zu ihrem Schaden und besonders zum Nachteil für die Kinder ist, könnte der Arzt verhüten.

Beobachtung 23

Völlige Gleichgültigkeit für alles und für alle Angehörigen bei einer 82jährigen Frau.
Heilung durch Conium maculatum 3000.

Eine Frau von 82 Jahren, die geistig noch so regsam war, daß sie täglich drei Zeitungen las, war seit einiger Zeit allen Dingen und auch ihren nächsten Angehörigen gegenüber völlig gleichgültig geworden. Wenn eine solche Interesselosigkeit sich erst einmal bei Greisen einstellt, bleibt sie oft bis zum Tode bestehen. Auf meinen Rat hin erhielt sie eine Gabe Conium maculatum 3000. Nach Ablauf eines Monats verschwand die Gleichgültigkeit und trat während der drei Jahre, die die Frau noch lebte, nicht wieder auf.

Beobachtung 24

Eine all zu schüchterne Frau, der Selbstvertrauen fehlte.
Heilung durch Carbo vegetabilis 30.

Eine Frau von 35 Jahren war schüchtern und hatte so wenig Selbstvertrauen, daß sie nur zögernd Entscheidungen in ihrem Haushalt traf, was manchmal Verstimmungen zwischen den Eheleuten hervorrief.

Am 21. August 1875 verordnete ich für sechs Tage täglich eine Gabe Carbo vegetabilis 30. Am dritten Tag zeigte sich Selbstvertrauen, verschwand wieder am fünften Tag, kehrte wieder und wuchs dann bis zum 11. Oktober. Dieses Mittel hat außerdem ein eigenartiges Verlagen nach Suppen hervorgerufen, die gut vertragen und allen anderen Speisen vorgezogen wurden.

Am 23. November 1875 verordnete ich wieder für sechs Tage je eine Gabe Carbo vegetabilis 30. Bald danach sagte die Patientin zu mir: „Jetzt habe ich genug Selbstvertrauen und auch Sicherheit im Auftreten, so daß ich meine Anordnungen im Haushalt rechtzeitig treffen kann. Zu Auseinandersetzungen mit meinem Mann besteht nun keine Veranlassung mehr."

Beobachtung 25

Fräulein X., 23 Jahre alt, war in Gesellschaft steif und unbeholfen in ihrer Haltung und ihren Bewegungen. Ihr Gesicht war dunkelrot, manchmal fast bläulich, weil sie sehr schüchtern war und kein natürliches Selbstvertrauen hatte. Infolgedessen wirkte sie weniger hübsch und intelligent als zu Hause.

Am 30. Mai 1875 verordnete ich ihr Carbo vegetabilis 30, das sie zwei Tage lang täglich dreimal einnehmen sollte.

Da die Arznei zu häufig wiederholt worden war, verminderte sich ihr Selbstvertrauen während der folgenden 10 Tage noch mehr. Am 11. Tage kehrte es wieder und hielt sich, am 30. Tag steigerte es sich und wuchs dann allmählich weiter, so daß sie mir nach einiger Zeit sagte: „Ich besitze jetzt eine natürliche, nicht übertriebene Sicherheit, so daß meine Familienangehörigen überrascht sind. Ich fühle mich unter Fremden ebenso wohl wie bei meinen Eltern."

Dieses oder sonst ein passendes Mittel kann auch jungen, schüchternen Menschen das nötige Selbstvertrauen geben, die ein Examen machen oder sich an einem Wettbewerb beteiligen wollen. Sie scheitern manchmal nicht aus einem Mangel an Wissen, sondern aus Mangel an Selbstbewußtsein. So verlieren sie 6, 12 oder sogar 18 Monate ihres Lebens, in denen sie Examensstoff wiederholen müssen, den sie bereits kennen. Einige scheitern in einem Wettbewerb und brechen ihre Laufbahn ab, nicht aus Mangel an Wissen, sondern durch das fehlende Selbstvertrauen, das sie daran hindert, ihre Kenntnisse zu zeigen.

Die vorhergehenden Fälle haben gezeigt, daß sich unter dem Einfluß einer Arznei der Charakter eines Menschen ändern und bessern kann. Die folgenden Fälle sollen zeigen, daß auf dem gleichen Wege auch die Intelligenz des kranken oder scheinbar gesunden Menschen beeinflußt werden kann.

Beobachtung 26

Schwachsinnigkeit bei neun Soldaten.
Heilung durch Belladonna 12.

Während des Krieges 1870-1871 versah ich den ärztlichen Dienst in einem der drei homöopathischen Ambulatorien von Lyon, zu deren Schaffung ich mit Hilfe der Freigebigkeit des amerikanischen Philanthropen *A. T. Stuart* beigetragen hatte. Unter anderen hatte ich zehn Soldaten zu behandeln, die mehr durch außerordentliche Strapazen und Mangel an Schlaf, Nahrung und Körperpflege als durch ihre sehr verschiedenen Krankheiten so stumpfsinnig geworden waren, daß sie die einfachsten Fragen über ihr Befinden nicht beantworten konnten.

Zuerst verordnete ich einem jungen Mobilgardisten, von dem ich seit acht bis zehn Tagen keinerlei Antwort erhalten konnte, Belladonna 12, stündlich eine Gabe. Die bestehende Pupillenerweiterung zeigte das Mittel sehr deutlich an. Am nächsten Tage erhielt ich klare Antworten.

Den anderen Soldaten verordnete ich in gleicher Weise Belladonna 12. Bei ihnen hatte sich dieser Zustand von Stumpfsinn oder Schwachsinn mit anderen krankhaften Zuständen zusammen oder isoliert gezeigt. Bei neun von ihnen erhielt ich am nächsten, spätestens am übernächsten Tage klare Antworten.

Beobachtung 27

Häufige Angstzustände, verworrene Gedanken und unklares Urteilsvermögen bei einem 34jährigen Mann.
Heilung durch Cantharis 15.

Vor acht bis zehn Jahren konsultierte mich der 34jährige Herr X., der an Hämorrhoiden und Hypochondrie litt. Bis zum Alter von 5 Jahren wurde er in einem Dorf im Beaujolais aufgezogen, wo er glasweise Wein zu trinken bekam, unter dem Vorwand, ihn zu kräftigen. Das alkoholische Getränk und später mehrfache Erkrankungen an Tripper führten zu Stauungszuständen der Blase und Prostata, vielleicht auch zur Hypochondrie.

Gegen die Blasenstörung verordnete ich Cantharis 12. Einen Monat später sagte Herr X. zu mir: „Ihre Medizin hat meine Blasenbeschwerden behoben und außerdem einen Erfolg gezeitigt, den ich nicht erwartet hatte. Von Natur furchtsam, litt ich mein ganzes Leben unter Angstzuständen. Diese sind verschwunden.

Meine Gedanken waren oft verworren, mein logisches Urteilsvermögen unklar. Heute sind meine Gedankengänge und mein Urteilsvermögen klar."

Seitdem habe ich Herrn X. mehrfach wieder getroffen. Er bestätigte, daß seine Angstzustände endgültig verschwunden sind. Wenn aber wieder Beschwerden von Blase und Prostata auftreten, zeigen sich auch wieder das unklare Denkvermögen und die Urteilsschwäche.

Beobachtung 28

Ein Mädchen von 22 Jahren, verschlossen, für Eindrücke sehr empfänglich, sehr jähzornig, bekommt bei der geringsten Widerwärtigkeit Kopfschmerzen, unintelligent, ungehorsam und faul.
Heilung durch Calcarea carbonica 6000 und 2 000.

Diesem Mädchen, das all die genannten psychischen Symptome zeigte, verordnete ich, um ein großes Naevus vasculosus zu heilen, folgende Medikamente:

Am 21. September 1876, 6 bis 7 Körnchen Calcarea carbonica 6000, auf einmal einzunehmen.

Am 21. November erfahre ich, daß dieses Mädchen nicht mehr jähzornig ist und bei Widerwärtigkeiten keine Kopfschmerzen mehr bekommt. Daraufhin erhält sie einige Körnchen Calcarea carbonica 2000, die sie auf einmal einnimmt.

Dann, am 23. Januar 1877, einige Körnchen Calcarea carbonica 6000, die sie gleichfalls als Einzelgabe einnimmt.

Am 10. März 1877 berichtet mir die Mutter, daß ihre Tochter besonders seit der der letzten Arzneigabe intelligent, gehorsam und arbeitsfreudig geworden ist.

In der gleichen Familie heilte ich den Vater des jungen Mädchens fast völlig von seiner Neigung zum Jähzorn, und zwar mit Nux vomica 12. Und vollständig heilte ich bei einem 7jährigen Kind die Veranlagung zu Bösartigkeit und der Sucht, andere zu ärgern mit Hilfe von Causticum 30. Vor der Behandlung schlug er nach seiner Mutter, wenn sie ihn anzog, nachher nicht mehr.

Beobachtung 29

Bei einer jungen Frau Neigung sich aus dem Fenster zu stürzen, Koketterie, verschwenderische Gewohnheiten.
Heilung durch Belladonna 300.
Mangel an Geschmack und besonders an Intelligenz. Heilung durch Ammonium carbonicum 30.

Eine sehr glückliche 25jährige Frau, die ihren Mann und ihr Kind sehr liebte, empfand trotzdem häufig und fast unwiderstehlich den Trieb, sich mit ihrem Kind aus dem Fenster zu stürzen.

Dieser Trieb bestand etwa vier bis fünf Monate nach ihrer Niederkunft. Nachdem ihr Mann ihr ohne Erfolg mehrere homöopathische Arzneien gegeben hatte, konsultierte er mich am 21. Juni 1876. Ich rate ihm, seiner Frau 6 bis 7 Körnchen Belladonna 300 auf einmal zu geben. Zwei Tage später verschwand der Trieb, sich aus dem Fenster zu stürzen, zeigte sich nach einer Aufregung am 2. Juli noch einmal und hörte dann endgültig auf. Seit fünf Jahren hat er sich nicht wieder gezeigt.

Als ich den Mann einen Monat später wieder traf, sagte ich ihm, daß Belladonna die Veranlagung zur Gefallsucht beseitige und fragte ihn, ob die Arznei auch in dieser Hinsicht bei seiner Frau eine Wirkung gezeigt habe. Er erwiderte mir mit dem Ausdruck eines Menschen, dem ein Licht aufgeht: „In der Tat. Meine Frau war sehr gefallsüchtig und verschwenderisch, soweit es ihre Aufmachung anbetraf. Wenn wir zusammen ausgehen wollten, mußte ich eine halbe Stunde warten, bis sie sich zurechtgemacht hatte. Heute ist sie nicht mehr so. Ich erinnere mich, daß ihre Gefallsucht und die Neigung zur Verschwendung fünf bis sechs Tage nach dem Einnehmen der Arznei nachließen."

Am 18. August beklagte sich ihr Mann darüber, daß sie weniger sauber sei als früher, daß sie überhaupt keinen Geschmack habe und vor allem noch weniger Intelligenz. Er sagte: „Ich glaube, daß es unmöglich ist, ihre Intelligenz je zur Entfaltung zu bringen." Ich riet diesem entmutigten Ehemann, seiner Frau 6 bis 7 Körnchen Ammonium carbonicum 200 zu geben.

Einen Monat später sagte er mir zufrieden: „Meine Frau hat nach der Einnahme Ihrer Arznei ihre frühere Sauberkeit wiedergewonnen, sie zeigt Geschmack für sich und das Kind, ohne wieder verschwenderisch geworden zu sein, vor allem aber ist sie intelligenter geworden, sehr viel mehr, als ich je zu hoffen gewagt hatte." Diese Erfolge bestehen jetzt seit 5 Jahren unverändert.

Beobachtung 30

Beginnende Altersdemenz bei einem sehr intelligenten alten Mann von 78 Jahren.
Heilung durch Natrium muriaticum 25.

Vor einigen Jahren fragte mich Herr X., 78 Jahre alt, um Rat. Ich kannte ihn von früher her als einen sehr feinsinnigen Geist, der, wenn es die Umstände erlaubt hätten, ein ausgezeichneter, nicht alltäglicher Professor der Literatur hätte werden können. Er betrat mein Sprechzimmer mit verstörtem Blick und stumpfsinnigem Gesichtsausdruck. Von seiner früheren Intelligenz war gerade noch so viel übriggeblieben, daß er mich bitten konnte, ihn zu heilen. Ich stellte bei ihm eine beginnende Altersdemenz fest und suchte eine Arznei, die deren Weiterschreiten verhindern und ihn, wenn möglich, heilen könnte. Mehrere Male hatte ich ihn früher von kardialen Stauungszuständen durch Natrium muriaticum 25 befreien können. Dieses Mittel schien mir auch bei den jetzt vorliegenden psychischen Symptomen angezeigt. Ich verordnete daher für sechs Tage täglich eine Gabe Natrium muriaticum. Einen Monat danach sah ich den Greis wieder. Er hatte seine volle Intelligenz und seinen Geist von früher wiedererlangt. Er behielt beides bis zu seinem Tod, der etwa zwei Jahre später eintrat, und zwar durch eine akute Krankheit: Pneumonie oder Endokarditis.

Die vorhergehenden Beispiele haben uns bewiesen, daß die Medikamente die Intelligenz in Beziehung auf die Menge entwickeln können. Die beiden folgenden Beispiele werden uns zeigen, daß die Medikamente auch hinsichtlich der Qualität und der Modalität die menschliche Intelligenz entwickeln können.

Beobachtungen 31 und *32*

Vorliebe und Befähigung für Mathematik, entwickelt durch Calcarea carbonica 300 bei zwei Personen.

1. Begebenheit: Dem ersten Buchhalter eines großen Handelshauses, der zu mir gekommen war, um mich um Rat zu fragen, verordnete ich eine Gabe Calcarea carbonica 300, da mir das Mittel bei seinem augenblicklich vorliegenden krankhaften Zustand zu passen schien. Einen Monat später sah ich ihn wieder und fragte ihn mit vertraulichen Worten, ob er Freude an der Beschäftigung mit Zahlen habe. Lebhaft erwiderte er mir: „Oh nein, Herr Doktor. Und trotzdem verbringe ich seit 14 Tagen meine Abende damit, meine Aufrechnungen zu überprüfen, und ich tue es gerne mit einem gewissen Vergnügen."

„Darüber bin ich nicht erstaunt," erwiderte ich ihm, „denn die letzte Arznei, die Sie erhalten haben, entwickelt die Neigung und die Freude an der Mathematik."

2. Begebenheit: Vor einigen Jahren behandelte ich einen jungen Mann, der eifrig Mathematik studierte, weil er bei einem Polytechnikum angenommen werden wollte. Da er mehrfach an Lungentuberkulose im ersten Stadium erkrankt war, ließ ich ihn alle drei bis sechs Wochen eine Gabe Calcarea carbonica 300 nehmen. Nach jeder Gabe bemerkte er ein Nachlassen seiner Gehirnmüdigkeit und mehr Freude an der Mathematik.

Während dieser junge Mann wußte, daß Calcarea carbonica die beobachtete Wirkung hervorbringen kann, war es dem vorher erwähnten Patienten unbekannt. Man kann also wenigstens bei ihm die erwachte Neigung für mathematische Arbeiten nicht als Wirkung der Einbildungskraft erklären.

Um jemand ohne sein Wissen zu behandeln, lasse ich die verordnete Dosis in einem Drittel Glas Wasser auflösen und dann in eine nicht medikamentöse Flüssigkeit gießen wie Suppen, Schokolade, Kakao, Milch, klares oder Zuckerwasser und möglichst bei einer Mahlzeit, bei der die behandelte Person keinen Wein, keinen Kaffee, keinen Tee oder dergleichen genießt. Ich habe aber Fälle beobachtet, bei denen meine Patienten die Arznei nicht in die vorher erwähnten Flüssigkeiten gegossen haben, sondern sie in eine medikamentöse Flüssigkeit gaben. Trotzdem behielt sie ihre Wirkung. Als Beispiel bringe ich die beiden nächsten Fälle.

Beobachtung 33

Vater und Mutter mit sehr aufbrausendem Charakter, hervorragende Besserung durch Nux vomica 200.

Ein Vater und eine Mutter baten mich um Rat. Ihr sehr aufbrausendes Wesen beunruhigte ihr Kind und machte es krank. Ich verordnete je eine Gabe Nux vomica 200. Es bestand keine andere Möglichkeit, als ihnen die Arznei in einer Tasse Kaffee zu geben. Obgleich Kaffee als Antidot für Nux vomica angesehen wird, setzte dieses Mittel die Neigung zum Aufbrausen beträchtlich herab, besonders bei einem der Ehegatten.

Beobachtung 34

Ein Greis, der ganz unter der Herrschaft einer Hausangestellten steht. Heilung für drei Monate durch Lycopodium 30.

Man bat mich um Rat für einen 76jährigen Junggesellen. Er stand ganz unter der Herrschaft seiner Hausangestellten und sollte unabhängiger von ihr werden.

Diesem Greis verordnete ich ohne sein Wissen eine Gabe *Lycopodium 30.* Es bestand keine andere Möglichkeit, als ihm die Körnchen in ein Glas mit Wasser verdünnten Weins zu geben, als er während einer Mahlzeit für kurze Zeit das Zimmer verließ. Obgleich die Arznei im Magen mit allen Speisen der Mahlzeit, mit dem Wein, und wie ich glaube, auch mit Kaffee vermischt wurde, machte sie ihn für die Dauer von drei Monaten offensichtlich unabhängiger gegenüber seiner Hausangestellten. Wahrscheinlich hätte eine Gabe der 6000. oder selbst der 200. Dilution eine dauerhaftere Wirkung gehabt.

In manchen Fällen genügt es, eine 30. Dilution in verschiedenen Zeitabständen zu geben, um einen dauerhaften Erfolg zu erzielen. Im allgemeinen aber bewirken die hohen Dilutionen, die mit vollem Recht *Hochpotenzen* genannt werden, einen endgültigen Erfolg, selbst wenn sie nur einmal gegeben werden.

Ich empfehle dringend, nicht in kurzer Folge mehrere Gaben einer hohen Dilution zu geben, oft sogar nicht der 30. Selbst diese kann, wenn sie wiederholt gegeben wird, Verschlimmerungen bewirken, die die Heilung verzögern oder verhindern, wie es die *Beobachtungen 14* und *25* zeigen. Um so mehr rufen die hohen Dilutionen noch schädlichere und länger anhaltende Verschlimmerungen hervor, wenn sie zu oft wiederholt werden. Selbst von einer einzigen Gabe einer hohen Dilution sah ich Verschlechterungen auftreten, die mehrere Wochen anhielten, aber meist eine gute Vorhersage erlaubten, da im allgemeinen eine oft bemerkenswerte Heilung folgt, wie es die *Beobachtung 4* zeigt.

Hufeland hat gesagt, daß es eine Grundbedingung der Wissenschaft sei, so viel wie möglich zu generalisieren, eine Grundbedingung der Kunst aber, so viel wie möglich zu individualisieren. Ich brauche daher die homöopathischen Ärzte nicht daran zu erinnern, wie notwendig und unentbehrlich das Individualisieren ist, wenn unsere Arzneien wirken sollen, besonders, wenn sie in hohen Dilutionen und nur in Einzelgaben verordnet werden. Wie unsere therapeutische Schule sagt, müssen alle körperlichen und seelischen Symptome *gedeckt* werden, die der Arzneimittelversuch am Gesunden hervorgerufen hat.

Wie der Maler bei einem Portrait alle Gesichtszüge beachten muß, so muß der homöopathische Arzt alle körperlichen und seelischen Symptome des Patienten kennen. Sonst kann er das gegen die seelischen und geistigen Symptome wirksame Mittel nicht wählen.

Wenn ich eine Arznei gegen eine psychische Störung verschreibe, empfehle ich ausdrücklich, die Arznei dem Kranken *immer ohne sein Wissen* zu geben. Ihre Heilkraft wirkt sich besser aus, wenn sie nicht durch Vorurteile oder das seelische Widerstreben des Behandelten gehemmt ist. Selbst nach der Heilung soll der Patient nie erfahren, daß er überhaupt eine Arznei zur Behebung eines Charakterfehlers erhalten hat.

Schon diese Vorstellung könnte einen Rückfall verursachen. Träte aus diesem oder einem anderen Grund ein Rückfall auf, so wäre es schwierig, den dann oft sehr mißtrauisch gewordenen Kranken überhaupt wieder ein Mittel zu geben. Sie dürfen von der Behandlung überhaupt nichts wissen, damit ihr seelisches Gleichgewicht nicht gestört wird, das doch die Heilung erleichtert und dauerhafter macht.

Ich empfehle, bei den arzneilich Behandelten niemals außerdem noch zu versuchen, sie von ihren Fehlern durch Vernunftgründe zu befreien, da letztere wirkungslos sind oder die Situation noch verschärfen. Bei Charakterfehlern hat man keinen Heilerfolg durch Räsonieren, ebensowenig wie man eine Migräne durch vernünftige Schlußfolgerungen heilen kann.

Nachdem mir eine große Zahl schöner Heilungen auf psychischem Gebiet bei Erwachsenen und Greisen gelungen war, war ich sehr erstaunt darüber, daß ich bei Kindern nicht den gleichen Erfolg hatte. Bei ihnen gelangen die Heilungen in der Tat seltener, und die Erfolge waren weniger vollständig. Ein sehr fein beobachtender Arzt schrieb mir, dies sei wahrscheinlich deshalb so, weil die Arzneien gleichzeitig mit der Bekämpfung schlechter seelischer Triebe die Fähigkeit zur Überlegung, zur Beobachtung und die Zugänglichkeit der Kritik gegenüber entwickelten, was bei einem Erwachsenen unbewußt dazu beiträgt, ihn von seinen unglücklichen seelischen Trieben zu befreien. Diese geistigen und seelischen Fähigkeiten sind bei einem Kind aber erst in der Anlage vorhanden und können daher durch eine oder mehrere

Arzneien nicht sofort entwickelt werden. Trotzdem sah ich auch bei einigen Kindern, daß eine einzige Gabe einer Arznei krankhafte Triebe zum Verschwinden brachte und sogar wie bei einem Arzneimittelversuch am Gesunden pathogenetisch wirkte.

Ich bringe dafür außer der *Beobachtung 8* noch zwei weitere Beispiele.

Beobachtung 35

Ein Kind, das zu spät sprechen lernt. Heilung durch Natrium muriaticum 25.
Ein Kind, das zu früh sprechen lernt, zeitweise Aufhebung dieser Fähigkeit durch *Natrium muriaticum 25.*

Ein fast dreijähriges Kind konnte noch nicht sprechen, während sein 14 Monate jüngerer Bruder im Sprechen schon weit voraus war. Um einen doppelten Versuch zu machen, gab ich ihnen je eine Gabe Natrium muriaticum 25 auf die Zunge.

Drei Wochen danach begann das ältere Kind zu sprechen. Sein jüngerer Bruder hörte während dieser drei Wochen völlig auf zu sprechen und begann danach wieder damit wie früher.

Bei dem älteren Kind wirkte Natrium muriaticum anscheinend heilend, bei seinem Bruder aber sicher pathogenetisch. Beide Fälle, besonders der zweite, zeigen den speziellen Einfluß dieses Mittels auf die Fähigkeit, Gedanken durch Worte auszudrücken.

Beobachtung 36

Tick eines kleinen Kindes, die Fußspitzen beim Gehen nach innen zu führen.
Heilung durch Lycopodium 6000.

Infolge einer Rachitis bestand bei einem Kind von 2 1/2 Jahren eine innen konkave Krümmung der Unterschenkel. Es wurde durch eine angepaßte Ernährung geheilt. Es behielt aber die Gewohnheit, die Fußspitzen beim Gehen so nach innen und gegeneinander zu führen, daß sie sich fast berührten. Es handelte sich wohl zum Teil um einen willensmäßig-psychischen Tick, mehr aber noch um einen somatischen Tick, der durch die erhöhte Muskelspannung der Fußadduktoren veranlaßt war. Das Kind erhielt dagegen eine Gabe Lycopodium 6000 trocken auf die Zunge.

Gegen vier Uhr des gleichen Tages bekam das Kind Fieber, das immerhin so hoch war, daß man es zu Bett brachte. Während eines

Monats wiederholte sich das Fieber, allmählich schwächer, täglich zur selben Zeit. Ohne Zweifel handelte es sich um eine pathogenetische Wirkung der Arznei, wie sie aus dem Arzneimittelversuch bekannt ist. Die Heilwirkung verlief folgendermaßen:

Eine Woche nach Einnehmen von Lycopodium begann das Kind die Spitze des rechten Fußes nach außen zu stellen, eine weitere Woche später auch die des linken Fußes. Allmählich brachte es seine Füße mehr und mehr in eine normale Stellung, so daß es am Ende des Behandlungsmonats von seinem unangenehmen Tick völlig befreit war.

Während ich, wie gesagt, enttäuscht über die häufigen Mißerfolge bei der psychischen Behandlung von Kindern war, freute mich die Schnelligkeit, mit der die Arzneien die verlorenen geistig-seelischen Kräfte der Greise wiedererweckten und häufig dauerhaft wiederherstellten. So konnte ich bei Greisen, die früher auf Sauberkeit hielten, die Neigung zur Unsauberkeit heilen. Bei Kindern ist mir ein solcher Erfolg nicht gelungen, und das wahrscheinlich wegen der vorher genannten Gründe.

Ein bekannter Arzt, der einzige homöopathische Arzt in einer großen Provinzstadt, sagte zu mir: „Meine Patienten sind hauptsächlich Leute, bei denen die Gebrechen des Alters beginnen. Das kommt daher, daß es in einer Stadt, in der sich die meisten Leute kennen, bald bekannt geworden ist, daß die homöopathische Behandlung diese Gebrechen auffällig vermindert oder sogar ganz beseitigt und in anderen Fällen den Todestag hinausschiebt."

Noch besser als die körperlichen werden aber die seelischen Gebrechen der Greise beeinflußt. Oft kann man sehen, wie ihre moralischen und geistigen Kräfte, die eingeschlafen waren, wieder wach werden. So entgehen sie dem allmählichen Verfall des Alterns, dessen Anblick für die Umgebung ein trauriges Schauspiel ist. Die *Beobachtung 30* ist dafür ein bemerkenswertes Beispiel.

Die vorangegangenen Beobachtungen und Überlegungen geben mit Recht Anlaß zu der Vermutung, daß die homöopathische Behandlung diese in verschiedenen Graden bestehende Altersschwäche auch bei Geisteskranken beseitigen kann. Als Beispiel nenne ich die homöopathische Irrenanstalt von Middletown, die vollständig von dem Staat New York unterhalten wird. Die Zahl der Heilungen beläuft sich hier auf 46,56 %, die der Toten auf 4,1 %, während sich in den allopathischen Irrenanstalten die Gesamtzahl für diesen Zeitraum und in dem gleichen Lande auf 25 % für Heilungen beläuft, und die Zahl der Sterblichkeit schwankt zwischen 6 und 14 %.

Ich bin überzeugt, daß man bei den Geisteskranken einen noch höheren Prozentsatz an Heilungen erreichen wird als den der Anstalt von Middletown, wenn die psychischen Indikationen der homöopathischen Medikamente besser erforscht und besser bekannt sind und wenn diese Medikamente in größerem Umfang eingesetzt werden.

Die vorher genannten Beobachtungen und diejenigen, von denen ich noch nicht berichtet habe, lassen mich zu dem Glauben gelangen, daß ich mit Hilfe der Medikamente und durch die Vernichtung verschiedener schlechter Charaktereigenschaften vielleicht bei einigen meiner Patienten dazu beigetragen habe, daß sie weitere Laster und Skandale vermeiden konnten (Unzucht, Ehescheidung), vielleicht auch Morde oder Selbstmorde, die in unserer Zeit unter dem Einfluß von mancherlei Kummer, Wutanfällen, Eifersucht oder Trunkenheit so häufig begangen werden. Durch die Verbesserung des Charakters dieser Personen habe ich darüber hinaus ihr persönliches Glück und das ihrer Familien gefördert.

Die vorher genannten Beobachtungen sollten außerdem die Moralisten geneigt machen, unter einem neuen Gesichtspunkt über die menschliche Verantwortlichkeit nachzudenken. Man kann sie nämlich fast ganz nach Belieben vergrößern oder vermindern, indem man bestimmte Medikamente verabreicht. Sogar bei der Verwendung von gewissen Nahrungsmitteln können entsprechende Wirkungen erzielt werden. Das hoffe ich, später nachweisen zu können.

Es gibt Arzneien, die fast jede Abwegigkeit des menschlichen Charakters und fast jede Störung der Intelligenz hervorbringen und infolgedessen – *similia similibus curantur* – auch heilen können. Und diese Abwegigkeiten sind in großer Zahl vorhanden. Ich rechne damit, daß ich in einem speziellen Werk diejenigen Medikamente bekanntmachen kann, die für die meisten dieser unterschiedlichen Abwegigkeiten indiziert sind.

Mit der Allgemeinverständlichmachung dieser neuen Anwendung der hier dargestellten Medizin folge ich übrigens dem Geiste nach dem mehr oder weniger deutlich gemachten Rat von überragenden Philosophen: *Sokrates, Augustinus, Descartes;* sie haben die Medizin als kulturfördernd betrachtet, die wirksam dazu beitragen kann, die sittliche und geistige Moral der Menschheit zu stärken. Dies werde ich später erklären.

Indessen bin ich nicht so naiv zu glauben, daß die Menschen auf dieser Erde mit Hilfe von medizinischen Kräften oder sogar noch mit weit höheren Triebkräften zu einer unbegrenzten Perfektion und zu einem vollkommenen Glück gelangen können. Wenn ich diese Illusion hätte, wäre sie sehr bald verflogen. Ich werfe einen Rückblick auf die Geschichte der Menschheit: Im Altertum gab es bei verschiedenen Völkern glänzende Zeiten der Kultur, dann folgten Zeiten der Barbarei, und ich brauche nur auf das ausgehende 18. Jahrhundert in Frankreich zu verweisen, das vorher von den Zeitgenossen als das Jahrhundert der Aufklärung, der Menschenliebe und der Toleranz bezeichnet worden war.

Aber was auch geschehen mag, jeder von uns hat die Pflicht, in seinem mehr oder weniger großen Wirkungskreis das Beste zu tun. Das genau ist es, was ich hiermit versuche, indem ich die Wirksamkeit der Medikamente zur Verbesserung des Charakters und der Intelligenz des Menschen darstelle.

Nichts ist auf der Welt ohne Grund geschaffen worden. So muß man davon ausgehen, daß die Medikamente, da sie mit psychischen Eigenschaften ausgestattet sind, zu diesem Zweck auch Anwendung finden müssen. Mögen die Ärzte auf diesem neuen Wege weiter vorankommen. Sie werden belohnt werden mit der Freude, etwas Gutes getan zu haben, manchmal auch durch die Dankbarkeit ihrer Patienten.

Wenn wir mit Hilfe der verwendeten Medikamente bei den zivilisierten Völkern glückliche, persönliche und soziale Erfolge erreichen können, so würden wir vielleicht noch bedeutendere Erfolge bei den wenig oder gar nicht zivilisierten Völkern erreichen können. Bei ihnen gibt es zum Teil mehr zu verbessern. Durch materielle Triebkräfte können sie zur Verbesserung ihrer Kultur mehr beeinflußt werden als durch Triebkräfte höherer Art. Welches sind die an erster Stelle stehenden Charakterfehler und Laster, die bei ihnen bekämpft werden sollten, um leichter Erfolge zu erzielen? Das sind Bösartigkeit, Wildheit und Polygamie. Von allen Missionaren wird die Polygamie als das größte Hindernis bei der Bekehrung der barbarischen Völker betrachtet. Bei den zivilisierten Völkern des Altertums und der modernen Zeit hat es niemals Vielweiberei gegeben. Ich beschränke mich darauf, diesen Tatbestand festzustellen, denn in diesem Zusammenhang ist es nicht nötig, den sehr komplexen Gründen nachzugehen. Es genügt, daß ich die Medikamente indiziere, die die körperliche und geistige Empfänglichkeit für Wildheit und Polygamie vermindern oder vertreiben.

Außer den schon genannten drei Arzneien, Nux vomica, Lachesis und Natrium muriaticum, die die Neigung zur Bösartigkeit auslöschen können, möchte ich noch mit einer vierten bekanntmachen.

Beobachtung 37

Ein außergewöhnlich bösartiger Ehemann, bösartig gegen seine Frau und alle Familienmitglieder. Heilung durch Arsenicum 200.

Eine einzige Gabe Arsenicum album 200, die ihm ohne sein Wissen in die Suppe gegeben wurde, genügte, um diesen wirklich außergewöhnlich bösartigen Mann zu heilen.

Ihm selbst wurde die schnelle Wandlung seines Charakters bewußt, und er glaubte, sie einigen Gläsern Mandelmilchsirup zuschreiben zu müssen, die er zu dieser Zeit getrunken hatte. „Es scheint", sagte er, „daß die Mandelmilch sehr gut für mich ist, denn sie hat meinen Charakter verändert."

Diese schöne Heilung gelang einem kürzlich verstorbenen Arzt, der von mir einige psychische Arzneiindikationen gelernt hatte.

Um bei einem Volk die Neigung zur Polygamie mit Hilfe von Medikamenten auszulöschen, muß man diejenigen Arzneien verabreichen, die die Neigung für animalische Instinkte beseitigen. Diese Instinkte sind im allgemeinen bei denjenigen Männern vorherrschend, die wenig oder gar keine sittliche und geistige Kultur besitzen. Es ist wahrscheinlich, daß man sie viel leichter dazu bringen könnte, auf die Polygamie zu verzichten, wenn man zuvor die animalischen Instinkte gelöscht hat. Unter anderen geeigneten Medikamenten, die diese Wirkung hervorrufen, indiziere ich Platina. Mit diesem Heilmittel habe ich die Neigung zur Unzucht bei einer jungen Bäuerin auslöschen können. Sie hatte kaum mehr sittliche und geistige Bildung als die polygamen Barbaren. Mit dem gleichen Heilmittel habe ich bei zwei weiblichen Tieren, die zoologisch sehr unterschiedlichen Arten angehören, Perioden der Brunst mehr oder weniger vollständig aufheben können. Einmal handelt es sich um eine regelwidrige Brunst bei einer Stute, zum anderen um eine normale Brunst bei einer Hündin. Nachstehend werde ich über diese drei Beobachtungen berichten, über die letzten beiden besonders deshalb, um die starke Wirkung dieses Heilmittels gegen die Geschlechtstriebe aufzuzeigen. Es besteht Anlaß zu der Hoffnung, daß durch die Verminderung der Geschlechtstriebe bei den polygamen Völkern auch ein Verzicht auf die Vielweiberei erreicht werden kann. Dies würde außerdem den unsinnigen Stolz der kleinen barbarischen Herrscher beseitigen, die für ihre Untertanen wahre Tyrannen sind.

Beobachtung 38

Neigung zur Ausschweifung bei einem Mädchen von 18 Jahren. Besserung durch Nux vomica 200. Heilung durch Platina 200.

Eine 18jährige Bauernmagd war sehr lebhaft, sehr arbeitsam und verrichtete ihre Arbeit sehr gut. Sie hatte schon in sehr jungen Jahren einen liederlichen Lebenswandel geführt und war anscheinend sehr geneigt, ihn wieder aufzunehmen. Da sie im Verlauf ihrer täglichen Arbeit jeden Abend durch einen Teil des Dorfes gehen mußte, benutzte sie diesen Weg, um sich an die jungen Männer, denen sie begegnete, heranzumachen. Auf meinen Rat gab ihr der Dienstherr ohne ihr Wissen eine einzige Gabe Nux vomica 200 in ihre Suppe. Dies setzte ihren zu starken Geschlechtstrieb merklich herab. Dann bekam sie sechs bis sieben Wochen später eine Einzeldosis Platina 200, die den Trieb fast gänzlich zum Erlöschen brachte. Seitdem vermeidet sie nach Möglichkeit den abendlichen Weg durch das Dorf, der ihr früher die Möglichkeit bot, sich an junge Männer heranzumachen. Dabei ist sie lebhaft und arbeitsam geblieben.

Beobachtung 39

Regelwidrige, mehrere Monate andauernde Brunstzeit bei einer Stute.
Heilung durch Platina 200.

Einer meiner Patienten fragt mich, ob ich ein Heilmittel kenne, das bei einer Stute wirken könne, die seit mehreren Monaten ununterbrochen brünstig sei. Deshalb ließ sie sich durch den Stallknecht nicht mehr bürsten und habe auch den Wagen ihres Herrn zerbrochen. Ich rate ihm, 6 bis 7 Körnchen Platina 200 in 5 Kaffeelöffel mit frischem Wasser auflösen zu lassen. Einen Löffel dieser Lösung solle er dann in ein halbes Glas voll Wasser geben. Damit solle er dann eine Handvoll Kleie oder ein Stück Brot tränken und es der Stute auf einmal geben. Diese erste Dosis solle er 5 Tage wirken lassen. Wenn sie die geschlechtliche Beruhigung bringe, solle er die erste Dosis noch weiter wirken lassen. Wenn diese geschlechtliche Beruhigung nach 5 Tagen aber nicht eingetreten sei oder nach anfänglicher Beruhigung kein eigentlicher Erfolg erreicht sei, dann solle er einen weiteren Löffel des Medikaments auf die gleiche Art verabreichen.

Die ersten Löffel Platina, in verschiedenen Zeitabständen gegeben, brachten nur eine vorübergehende Beruhigung; der vierte Löffel führte dann dazu, daß die Brunst 6 Monate lang hintereinander zum Stillstand kam. Danach kam es nochmals zu einer leichten Brunst, die durch das gleiche Heilmittel ganz zum Stillstand gebracht werden konnte.

Zu häufig gegebene Dosen Platina hätten – vor dem völligen Verschwinden der Brunst – zu einer vorläufigen Verschlimmerung führen können. Das ist in einem Fall vorgekommen, in dem ein homöopathischer Arzt aus Belgien einer ständig brünstigen Stute zu oft wiederholte Dosen dieses Heilmittels gegeben hatte. Schließlich wurde die Stute aber geheilt. Man kann diese stets unnötige Verschlimmerung vermeiden, die manchmal sogar gefährlich ist, in dem man so verfährt, wie ich es getan habe.

Beobachtung 40

Brunst bei einer Hündin, 5 Tage Unterbrechung der Periode durch eine Dosis Platina 200

Einer Hündin, die sich im Stadium normaler Brunst befand, ließ ich eine Einzelgabe Platina 200 verabreichen.

Die Brunstzeit wurde 5 Tage lang vollkommen aufgehoben, danach erschien sie wieder.

Der Besitzer dieser Hündin hielt dieses Mittel nicht für wirksam, da es nur vorübergehenden Erfolg brachte. Damit hatte er aber unrecht. Er hätte alle 5 Tage eine weitere Dosis dieses Heilmittels geben müssen, dann wäre die Brunstperiode bei dieser Hündin vollkommen verschwunden. Das Beispiel von dem vorher genannten Fall mit der Stute beweist es.

Außer Platina gibt es etwa noch 10 Medikamente, die gegen zu starken Geschlechtstrieb wirksam sind, entsprechend auch wirksam gegen die Neigung zur Unzucht.

Im homöopathischen Krankenhaus von London erhalten die Frauen der anglikanischen Missionare eine kurze Grundausbildung in den wesentlichen Grundzügen unserer Therapie, wenn sie ihre Männer begleiten, die den unzivilisierten Menschen das Evangelium predigen. Nach dieser Ausbildung können sie einige Krankheiten der Barbaren heilen. Man sollte diese Frauen aber nicht nur mit den Heilmitteln vertraut machen, die die Krankheiten heilen, sondern auch mit den Heilmitteln, die den Charakter und die Intelligenz des Menschen verbessern. Mit Hilfe dieser letzten Medikamente könnten sie die Bemühungen ihrer Männer noch viel besser unterstützen.

Junge bekehrte Eingeborene aus Algerien sind auf die katholische medizinische Hochschule in Lille geschickt worden. Sie studieren hier Medizin, um sie bei ihren Landsleuten praktizieren zu können. Durch ihren Einfluß können sie die Bemühungen unserer katholischen Missionare erheblich fördern. Diese jungen Algerier könnten noch viel größere Hilfe leisten, wenn sie neben dem Studium der wirksamen Heilverfahren gegen körperliche Krankheiten auch diejenigen Medikamente kennenlernen würden, die gegen sittliche und geistige Unvollkommenheiten ihrer Landsleute indiziert sind.

Vom medizinischen Standpunkt aus gibt es sicher noch sehr viel andere Mittel als die Medikamente, um den Charakter und die Intelligenz des Menschen zu verbessern. Diese Mittel kannten die Menschen im Altertum viel besser als die Modernen, und sie wandten sie auch öfter an. So sagt *Hoffmann*: „Ich habe immer großes Vergnügen dabei gehabt zu lesen, was *Xenophon* über *Sokrates* berichtet. Dieser große Mann, erzählt er, kümmerte sich sehr darum, seine Hörer zu ermahnen, daß sie gar nicht genug für ihre Gesundheit tun könnten. Er riet ihnen, von sachkundigen Menschen zu lernen, welche Nahrungsmittel und Getränke gut und kräftig sind und welche sie gut vertragen können. Der Verlust des Erinnerungsvermögens, der Kummer, die Wut, die Hartherzigkeit haben oft keine andere Ursache als eine schlechte körperliche Verfassung. Der Geist hat überhaupt nichts zu befürchten, wenn es dem Körper gut geht". De ductis et factis Socratis. S. 513.

Augustinus, der sich vor seiner Bekehrung dem Studium der Literatur und der Philosophie gewidmet hatte, mußte ohne Zweifel die Lehre des Sokrates kennen. So scheint es mir, als ob es ein Echo ist, wenn er schreibt: „Die schlechteste Seele wird in einem sehr gesunden Körper besser. – Anima enim pessima, melior in optimo corpore." – Civit. Dei, Buch IV.

In den folgenden Stellen äußern *Montaigne* und *Pascal* Gedanken, die mit der Lehre von *Sokrates* übereinstimmen.

„Es ist gewiß, daß unser Verständnis, unser Urteil und unsere seelischen Fähigkeiten im allgemeinen von den Bewegungen und Veränderungen unseres Körpers beeinträchtigt werden und darunter leiden. Diese Veränderungen bestehen laufend fort... Nicht nur Fieber, Arzneitrank und großes Unglück stoßen unsere Meinungen um, die kleinen Dinge des Lebens tun es auch." Essais, Buch II, Kap. XII.

„Wir kennen noch eine andere Ursache für Irrtümer im Leben": es sind die Krankheiten. Sie verderben unsere Urteilskraft und die Vernunft. Und wenn auch die großen Krankheiten zu einer wahrnehmbaren Veränderung führen, so zweifle ich keineswegs daran, daß auch die kleinen Übel verhältnismäßig große Spuren hinterlassen." Pensées, Fragmente und Briefe von *Blaise Pascal,* veröffentlicht durch *M. Faugère,* Bd. II, S. 53.

Auch *Descartes* scheint mir mit seinen persönlichen Überlegungen und Beobachtungen ein Echo der Tradition von *Sokrates* zu sein, wenn er in seiner „Discours de la méthode" schreibt: „Der Geist hängt so stark vom Temperament und von der Verfassung der körperlichen Organe ab, daß ich glaube, daß man in der Medizin das geeignetste Mittel finden könnte, um die Menschen vernünftiger und fähiger zu machen, wenn es überhaupt ein diesbezügliches Mittel gibt."

Die 5 vorher genannten Autoren hatten sicher recht, wenn sie die Notwendigkeit erkannten, den Körper gesund zu machen, um die seelischen Kräfte zu verbessern. Aber um diese Notwendigkeit noch deutlicher zu machen und zu motivieren, hätten sie auf die Begriffsbestimmung des Menschen durch *Aristoteles* zurückgreifen sollen. Seine diesbezügliche Doktrin ist von *Sankt Thomas von Aquino* übernommen, erläutert und gemeinverständlich gemacht worden.

Aristoteles lehrt, daß der Mensch eine natürliche Einheit von Körper und Seele ist. Er vergleicht ihre substantielle Einheit mit einem Siegel: Bildnis und Wachs sind unmittelbar verbunden. Die Verbindung ist so innig, daß man sich das Siegel ohne den einen oder anderen Bestandteil gar nicht vorstellen kann: ohne Wachs gibt es kein Siegel und ohne Bildnis ist nur Wachs da. *Sankt Thomas von Aquino* gibt die gleiche Erklärung.

Diese Begriffsbestimmung des Menschen stimmt so vollkommen mit der Wirklichkeit überein, daß sie auch Männer übernommen haben, die in anderen Punkten unterschiedliche, ja sogar entgegengesetzte Meinungen lehren. Diese Lehre ging also von *Aristoteles* aus, der ein Heide war; *Sankt Thomas von Aquino* hat sie übernommen; die katholische Kirche lehrt sie in dem Katechismus; die modernen Freidenker schließlich scheinen sie als diejenige Hypothese zu betrachten, die am besten die Tatsachen erklärt. Einer von ihnen, *Emile Deschanel,* schreibt in bezug auf diese Doktrin der Natur des Menschen: „Wir wollen diese Hypothese gelten lassen, denn sie scheint ganz allgemein anerkannt zu sein. Sie ist übrigens weniger verwegen als manch andere bestehende Auffassung. Einige Hypothesen schieben teilweise den einen Begriff zum Vorteil des anderen beiseite; andere wiederum übergehen beide Begriffe und betrachten sie nur noch als Wesensart der unendlichen substantiellen Einheit. Ich sagte, daß wir diese beiden Lebenselemente als ein „Natürliches Ganzes" gelten lassen wollen nach dem kraftvollen und kernigen Ausdruck dieses großen Geistes *Bossuet* (den er soeben zitiert hatte). Beide Begriffe werden nicht gegeneinander auf- oder abgewertet und führen auch nicht zu dem Dualismus von *Plato*... Es ist deshalb unnötig, nachzuforschen, ob die Seele nach Auffassung mehrerer Philosophen eine schlichte Bewohnerin des Körpers ist, die dort irgendwo einquartiert ist und die sich bei der Ausübung ihrer Funktionen in einer mehr oder weniger günstigen Lage befindet; oder ob sie eine Genossin ist, die von Zeit zu Zeit an gemeinsamen Angelegenheiten teilnimmt, wobei sie natürlich in erster Linie ihre eigenen Interessen vertritt; oder aber, ob sie eine Gefangene ist, in einer Höhle angekettet, wo sie nur die Schatten der äußeren Realitäten wahrnimmt und aus der sie herausstrebt, um die Freiheit und das wahre Leben zu genießen; oder aber, ob sie eine Herrscherin ist, die die körperlichen Organe manchmal als geschickte Minister benutzt und manchmal als lästige Diener empfindet; oder schließlich, ob die Seele nur ein Sammelbegriff ist, der die verschiedenartigsten durch das Gehirn hervorgebrachten Phänomene bezeichnet." Essai de critique naturelle in Revue Germanique, Bd. XXV, S. 401-402, Mai-Nummer 1863.

Es ist also wirklich unnötig, all diese Hypothesen über die Rolle und die Zustände der Seele anzustellen. Es genügt zu wissen, daß der Mensch eine lebendige Einheit von Körper und Seele ist, eine lebendige Einheit, die ihr Leben durch somatische und psychische Handlungen offenbart. Wenn ich also den sittlichen und geistigen Zustand eines Menschen mit Hilfe von Medikamenten ändern will, wende ich mich mit diesen Medikamenten nicht an den Körper, wie es gewisse Materialisten meinen und auch nicht an die Seele, wie es mir unüberlegte Spiritualisten vorwerfen könnten, sondern ich verabreiche diese Medikamente an eine lebendige Einheit, das heißt: an den Menschen, um durch diese materiellen Triebkräfte sowohl den psychischen als auch den somatischen Zustand zu ändern. Anhand von klinischen Beobachtungen habe ich die Möglichkeiten des Erfolges dargestellt.

Ich könnte noch über weitere Beobachtungen berichten, die ich in meinen Manuskripten oder in meinem Gedächtnis habe.

Weiter oben erwähnte ich bereits, daß es vom medizinischen Standpunkt aus gesehen zur Verbesserung des Charakters und der Intelligenz des Menschen auch sehr viele andere Mittel gibt als die Medikamente. Diese Mittel, so fügte ich hinzu, seien im Altertum bekannter und verbreiterter gewesen als in der modernen Zeit. Es ist wahrscheinlich, daß wir niemals von allen für die Gesundheit im Altertum gebrauchten Mitteln genaue Kenntnis bekommen werden. Wenn wir sie schon kennen würden, dann würden wir sie doch nicht alle nutzbar machen können; denn in unserem heutigen Sozialstaat haben wir nicht mehr genug freie Zeit wie die Menschen des Altertums, um uns der moralischen und geistigen Bildung zu widmen.

Aber die Alten wußten andererseits auch nichts von der mächtigen Wirksamkeit unserer heutigen Medikamente. Außerdem besitzen wir heute zahlreiche Heilmittel in der modernen Diät-Ernährung; auch diese können wir dafür einsetzen, um den sittlichen und geistigen Zustand des Menschen zu verändern. Wenn ich sage, „wir können sie dafür einsetzen," dann spreche ich von dieser Möglichkeit, nicht davon, daß diese Möglichkeit tatsächlich immer genutzt wird. Die tägliche Erfahrung lehrt uns, daß sich von 100 Patienten kaum einer fest entschließt, vollständig auf seine bisherigen Gewohnheiten zu verzichten oder seinen Geschmack zu Gunsten der Diät umzustellen mit dem Ziel, seinen somatischen und psychischen Zustand zu verbessern. Um die Verbesserung dieses Zustands dennoch bei vielen Menschen zu erreichen, gibt es für jeden ein Hilfsmittel, nämlich Medikamente zu nehmen – wenn erforderlich, ohne Wissen des Behandelten – Medikamente, die keineswegs unangenehm sind. Deshalb erscheint es mir auch gar nicht so dringend, die psychischen Eigenschaften der verschiedenen diätischen Nahrungsmittel darzulegen. Ich könnte das an dieser Stelle auch nur sehr summarisch tun. In meinem Werk über die Ernährung, das ich demnächst zu veröffentlichen hoffe, werde ich Näheres in der diesbezüglichen Entwicklung bringen.

Wenn die homöopathischen Ärzte diese Schrift gelesen haben, werden sie zweifellos selbst in der Lage sein, praktische Schlußfolgerungen zu ziehen. Nachdem ich seit einem halben Jahrhundert zahlreiche somatische Zustände oder körperliche Krankheiten behandelt und in den klinischen Beobachtungen dargestellt habe, werden die homöopathischen Ärzte davon ausgehen dürfen, mit dem gleichen Erfolg die meisten psychischen Zustände des Menschen behandeln zu können, das heißt, die moralischen und geistigen Unvollkommenheiten zu beseitigen.

Sie werden auch dazu gelangen, Menschen mit einfachen Charakterfehlern zu behandeln, die aber eine gewisse Gefährlichkeit offenbaren. Dann werden sie erfahren, daß diese Fehler eine nahe bevorstehende Schwächung oder sogar eine äußerste Entkräftung der Intelligenz ankündigen. Das lehrt uns ein berühmter Irrenarzt. In einer Rede über „die Moral und der Wahnsinn", die er in Birmingham bei einem Kongreß der britischen Ärzte-Vereinigung hielt, hebt *M. Maudsley* deutlich die tiefe Verbindung hervor, die einerseits zwischen der körperlichen Gesundheit und den sittlichen und geistigen Störungen besteht und andererseits zwischen den Veränderungen des Charakters und den Veränderungen der Intelligenz, wobei die Charakterveränderungen vor den Intelligenzveränderungen auftreten.

„Eines der ersten Symptome des Wahnsinns, das sich zeigt", sagt er, „bevor es die geringste Störung im Intelligenzbereich gibt, ist die Verkehrung oder das Verschwinden des Empfindungsvermögens für sittliche Begriffe. Es gibt dann keine Unterscheidung mehr zwischen gut und schlecht, auch keine Gewissensbisse mehr. So werden bescheidene Menschen anmaßend und anspruchsvoll, keusche und züchtige Menschen ausschweifend und obszön, ehrliche Menschen Diebe, aufrichtige Menschen Lügner. Es erfolgt zumindest eine Schwächung der Gewissenhaftigkeit. Diese verschiedenartigen Anzeichen der Verkehrung moralischer Begriffe sind die ersten Symptome für eine geistige Störung; sie kann bis zum gänzlichen Verfall des geistigen Auffassungsvermögens führen.

Diese Tatsachen scheinen die enge Verbindung zu beweisen, die zwischen der moralischen Einstellung und der körperlichen Verfassung besteht. Die moralische Einstellung ist bei vielen Menschen (im latenten Zustand) potentiell oder vererbt, obwohl sie bei der Geburt nicht vorhanden zu sein scheint. Sie entwickelt sich durch die Kultur, nimmt bei Nicht-Gebrauch ab und kann durch eine Krankheit gestört oder sogar zerstört werden. Die letzte im menschlichen Evolutionsprozeß erworbene Eigenschaft ist die erste, die zu leiden hat, wenn die Funktionen der psychischen Ordnung durch die Krankheit erfaßt sind.

Ein epileptischer Anfall kann die gleiche Wirkung hervorrufen, er verdrängt das moralische Empfinden, wie er manchmal auch das Gedächtnis außer Funktion setzt. Wir sind alle mit den typischen Veränderungen im moralischen Verhalten der Epileptiker vertraut, Veränderungen, die vorausgehen und einen Anfall ankündigen. Ein Fieber oder eine Kopfverletzung können auf die gleiche Art den sittlichen Charakter eines Menschen vollkommen verändern. Genauso ist es auch bei Menschen, die Opium nehmen und bei Gewohnheitstrinkern."

Revue des cours scientifiques, Nr. 5, vom 5. Oktober 1872, Seite 231.

Wenn man begabte Menschen oder Genies wie *Villemain* und *Newton* betrachtet und man bedenkt, daß der erste als Kultusminister unter der Regierung von *Louis-Philippe* innerhalb eines Jahres den Verstand verloren hat und der zweite die letzten Jahre seines Lebens in Demenz verbracht hat, was man im Volksmund gewöhnlich als Zustand des „Kindisch-Werdens" bezeichnet, und wenn man weiter überlegt und bedenkt, daß *Newton* doch alle Voraussetzungen mitbrachte, seine Intelligenz im Laufe seines Lebens ungeschwächt und völlig ungestört zu erhalten, besonders in seinem hohen Lebensalter, dann muß man nach den Beobachtungen von *Maudsley* zu der Überzeugung kommen, daß man rechtzeitig etwas dafür tun muß, um die Veränderungen im Charakter zu beseitigen. Denn damit beugt man der Entwicklung von Intelligenzveränderungen vor. Das ist das Mittel, um die Unversehrtheit der Intelligenz bis ans Lebensende zu behalten. So kann man die sittliche und geistige Altersschwäche so vieler Greise vermeiden, worüber die Menschen oft so traurig sind, die mit ihnen zusammen leben. Man sieht daraus, wie nützlich und oft unerläßlich diese homöopathische Behandlung der Charakter- und Intelligenzfehler ist. Diese Behandlung möchte ich unter den Ärzten allgemeinverständlich machen.

Ebenso wie die homöopathischen Ärzte seit 50 Jahren wegen ihrer Darreichung der Arzneien nach dem ganz neuen Ähnlichkeitsprinzip verspottet worden sind, so werden sie auch nicht weniger verspottet werden wegen ihres ungewöhnlichen Anspruchs, den Menschen von seinen moralischen und geistigen Unvollkommenheiten heilen zu können. Aber sie werden durch ihre Erfolge häufig Trost finden und manchmal auch durch spaßige Begebenheiten, wie es ehemals Doktor *Crépu* erlebte. Dieser homöopathische Praktiker, der ein schlauer und scharfsinniger Kopf war, wurde wegen seiner besonderen Kenntnisse zum Professor der Botanik in Grenoble ernannt. Natürlich wurde ihm von seinen Gegnern, den allopathischen Ärzten dieser Stadt, in der gleichen Tonart erwidert, und dies um so mehr, als er allein gegen alle anderen war. Ihr Spott hatte für ihn übrigens den Vorteil, die Aufmerksamkeit auf sich und sein damals neues Heilverfahren zu ziehen. Sogar die Frauen der allopathischen Ärzte zeigten nicht nur Neugierde, sondern auch Interesse. Da die Behandlung durch ihre eigenen Männer für ihre Leiden keine Erleichterung brachte, empfanden sie einen großen Reiz, die neue Behandlungsart zu versuchen. Dies um so mehr, als er damals sehr verschrieen war. Sie waren dieser Versuchung in so großer Zahl erlegen, daß man nach dem Tode von Dr. *Crépu* in seinen Karteikarten neben den Namen von so manchen Frauen der allopathischen Ärzte von Grenoble auch folgende diskrete Notiz fand: „Bitte für Frau *X* . . . die Rechnungen für mein Honorar nicht nach Hause schikken, sie bezahlt hier persönlich."

Unter den homöopathischen Ärzten, die im Laufe ihrer beruflichen Tätigkeit viele moralische und geistige Unvollkommenheiten des Menschen vermindert oder beseitigt haben, wird es wahrscheinlich auch einige geben, die bezüglich des gegnerischen Spotts noch drolligere Geschichten erleben als die von Dr. *Crépu*.

Die Gegner sind oft nicht sehr charaktervoll. Auch für die Menschen, die mit ihnen leben, sind sie oft recht unangenehm. Diese Personen werden häufig versuchen, einen homöopathischen Arzt zu fragen, wie man diesen unangenehmen Charakter verbessern kann. Wie die Frauen aus Grenoble werden sie dieser Versuchung erlegen sein. Die Spötter, die ohne ihr Wissen behandelt wurden, werden dann, immer noch ohne ihr Wissen, die Komödie des eingebildeten Kranken spielen. Es wird aber der Augenblick kommen, da sie nicht mehr daran denken zu spotten, wenn sie nämlich sehen, daß auf den Lippen der mit ihnen lebenden Personen ein halb lustiges Lächeln erscheint und sie das Geflüster hören.

Kapitel V

Alkoholismus und Kriminalität

Medizinische Behandlung der Trunksucht und der Trunkenheit

> In Frankreich gibt es jedes Jahr im Durchschnitt 121 688 Angeklagte vor den Gerichten; von ihnen sind 87 600 Alkoholiker, das sind 72% (im Jahre 1889).

Der Alkoholismus ist heutzutage ein Laster, das bei den modernen Völkern immer mehr zunimmt: ein Laster für den Menschen, weil es die Sittlichkeit, die Intelligenz, die Gesundheit, die Zeugungskraft und das hohe Lebensalter vermindert; ein Laster auch für das Menschengeschlecht, wo sich die fünf genannten Folgen ebenso auswirken, allerdings in einem viel stärkeren Ausmaß; ein Laster für die Familie, wo es Zwietracht, schlechte Beispiele und Elend mit sich bringt; schließlich auch ein Laster für die Gesellschaft, denn der Alkoholismus trägt zum Anwachsen des allgemeinen Elends bei – zwei Milliarden Francs (1889) werden jedes Jahr in den 400 000 Gastwirtschaften in Frankreich ausgegeben. Die Zunahme der Kriminalität durch Alkohol wird besonders deutlich: von 2950 Verurteilten waren 2124 Alkoholiker, das sind 72%.

Der Säuferwahnsinn bringt in Frankreich im Durchschnitt jedes Jahr 87 600 Angeklagte aus allen Schichten mit sich.

Um den so zahlreichen Gefahren des Alkoholismus zu begegnen, veranstalten die Moralphilosophen, die Volkswirte und die Ärzte Konferenzen oder geben kleine Schriften heraus. Dies wird aber von den Personen, für die sie gedacht sind, nicht vernommen und schon gar nicht gelesen. An ihnen gehen diese Fluten von Beredsamkeit unbemerkt vorbei.

Um den Alkoholismus zu beheben, gibt es ganz sicher zwei sehr viel wirksamere Mittel:

1. Die Mäßigkeitsvereine, die leider nur in England und in den Vereinigten Staaten von Amerika sehr zahlreich sind.
2. Die medizinischen Mittel: Gesundheitslehre, Ernährung und Medikamente.

Die Gesundheitslehre und die Ernährung sind für diejenigen Alkoholiker sehr nützlich, die diese Mittel akzeptieren. Es ist aber eine ganz große Ausnahme, festzustellen, daß sie sich diesbezüglich auf die Dauer den genannten Heilmöglichkeiten unterwerfen.

Nützlicher sind die Mäßigkeitsvereine, die manchmal bei einem ganzen Volk eine moralische Begeisterung hervorrufen, die zur völligen Enthaltung alkoholischer Getränke führt. Aber diese Einstellung wird oft behindert, manchmal durch die sinnliche Genußsucht der Alkoholiker selbst, besonders aber durch das finanzielle Interesse der Spirituosen-Händler.

Durch Moral, Ernährung und Gesundheitslehre kann man sicherlich einige Trunksüchtige heilen. Aber bei den meisten von ihnen ist die Neigung zur Trunksucht durch eine Art krankhafter und mehr oder weniger unwiderstehlicher Triebkraft begründet. Dies bestätigt auch Dr. *E. Monin,* ein Vertreter der staatlichen Medizin, in den folgenden zwei Stellen seiner Veröffentlichung über den ALKOHOLISMUS (in 12°–1888), einem Werk, das durch den französischen Mäßigkeitsverein preisgekrönt wurde:

„Das vielleicht zutreffendste Wort, das über diese Frage ausgesprochen wurde, ist immer noch das von *Bucknill:* „Der Trunksüchtige ist Geisteskranker, und er ist Geisteskranker, weil er trinkt." (S. 111). „Wir wissen, wie schwer es ist, eine wirkliche Beherrschung über den Wunsch zu trinken zu erlangen. Es ist eine Art geistiger Störung, die mit vernunftgemäßen Hilfsmitteln der Moral und der Medizin nicht behoben werden kann." (S. 283).

Am Schluß seines Buches gibt Doktor *Monin* einige Rezepte, die manchmal wirksam sind. Aber dieser Vertreter der allopathischen Medizin erklärt, daß die Moral und die Medizin im allgemeinen ohnmächtig sind, die Trunksucht zu heilen.

Bisher konnte auch die Homöopathie die Trunksucht und die Trunkenheit nicht heilen, weil die homöopathischen Ärzte, abgesehen von sehr seltenen Ausnahmen, die reichen Möglichkeiten ihrer Materia medica nicht zu nutzen wußten und vor allem die beiden Ratschläge ihres Meisters *Hahnemann* nicht befolgt haben:

1. Bei der Arzneimittelwahl muß man seine Aufmerksamkeit auf die Gemüts- und Geistessymptome richten, die der Kranke aufweist und die beim Arzneimittelversuch am Gesunden aufgetreten sind.

2. Bei chronischen Krankheiten soll man von dem gewählten Mittel nur eine einzige Gabe geben und diese wochen- und monatelang wirken lassen.

Weil ich in diesen beiden Punkten die Ratschläge *Hahnemanns* befolgte, konnte ich die Hälfte der Trunksüchtigen von ihrem Laster heilen, wenn es nicht vererbt war. Ich lasse ihnen die individuell gewählten Mittel ohne ihr Wissen in die Nahrung oder in ein Getränk geben.

In einem späteren Kapitel werde ich die Differential-Indikationen von 14 Medikamenten in einer Übersicht geben, so wie sie sich in der klinischen Erfahrung als wirksam gegen die Trunksucht herausgestellt haben. Sie können für die Anwendung von Mitteln recht hilfreich sein, um die Menschen von diesem Laster zu heilen.

Jenen Ärzten, die eine Neigung und eine Befähigung für diesen Zweig der Heilkunde haben, rate ich lebhaft, ihr Wissen durch meine klinischen Erfahrungen diesbezüglich zu ergänzen. Sie werden den Anwendungsbereich dieser neuen Heilkunde in einer Weise erweitern können, wie ich sie meinerseits nicht vorgefunden habe. Und mögen sich diejenigen Ärzte, die weder eine Neigung noch eine Befähigung für diese Therapeutik verspüren, sich nicht mit ihr beschäftigen. Ihre Erfolglosigkeit wird ihre Strafe sein. „Natura repugnante, omnia vana", sagt *Hippokrates* mit vollem Recht.

Die medizinische Behandlung der Trunksucht gehört in den Bereich der zahlreichen Anwendungen für die Behandlung psychischer Krankheiten, für die Behandlung der Leidenschaften, der Laster, der Charakter- und Intelligenzfehler, die ich später in einem Gesamtzusammenhang darstellen werde.

Bisher haben die Ärzte nur eine Art Tierheilkunde beim Menschen angewandt, da sie bei ihm nur die somatischen oder körperlichen Symptome behandelt haben und nicht die psychischen, moralischen und geistigen, und wenn schon, dann doch nicht täglich.

Ganz sicher ist es unbedingt notwendig, diejenigen Krankheiten zu behandeln, die dem Einzelmenschen, der Familie und der Gesellschaft schädlich sind. Aber es ist noch viel unerläßlicher, die Leidenschaften, Charakter- und Intelligenzfehler zu behandeln, da sie für den Einzelmenschen, für die Familie und für die Gesellschaft noch bei weitem schädlicher sind. Welcher Friede und welches Glück würden besonders in der Familie und auch in der Gesellschaft herrschen, wenn man die Leidenschaften, die Charakter- und Intelligenzfehler ihrer Mitglieder verbannen könnte! Dieses schöne Ziel wird man niemals vollständig erreichen können. Aber man wird Teil-Ergebnisse erreichen und fast die Hälfte der Fälle zu bessern vermögen. Das wäre doch schon ein großer Fortschritt. Ich bin zu dieser Überzeugung durch eine Methode gekommen, die sich auf Erfahrungen gründet. Dies werde ich nachstehend gleich darstellen.

Von 1854 bis 1874 habe ich wie alle Ärzte jene Art von Tierarzneikunde praktiziert, die auch auf den Menschen angewendet wird. Weiter oben habe ich davon gesprochen. Aber seit 1871 haben mir Heilergebnisse, die ich bei meinen Patienten beobachtet habe, gezeigt, daß für den Menschen eine echte Human-Arzneikunde angewandt werden kann, indem man bei ihm nicht nur die eigentlichen Krankheiten heilt, sondern auch seine Leidenschaften und seine Charakter- und Intelligenzfehler. Zunächst waren meine Heilergebnisse gering, dann wurden sie immer zahlreicher. Meine diesbezügliche Überzeugung nahm allmählich zu, und zwar in dem Maße, wie sich meine auf Erfahrung gegründeten Kenntnisse in der Praxis bei der Behandlung psychischer Symptome, kurz gesagt der psychischen Behandlung erweiterten. Als ich mich fähig genug fühlte, diese Methode zu praktizieren, habe ich mich nicht damit begnügt, daß sie ausnahmsweise nur einigen Personen meiner zahlenden Patientenschaft, die ich wegen verschiedener Krankheiten behandelte, zugute kommen sollte. Ich wollte, daß auch Armen dieses Heilverfahren zustatten käme, und richtete deshalb eine Sprechstunde ein, die ausschließlich für die Beratung bei psychischen Leiden vorgesehen war: es war eine kostenlose Sprechstunde, die ich am 9. Februar 1886 begann und seitdem jeden Dienstagvormittag abhalte.

Es war wirklich ein neues Schauspiel, jeden Dienstag waren 12, 15, 20, 25, 28, ja sogar bis zu 36 Personen der bedürftigen Klassen in meinem Wartesaal zu sehen. Es kamen erklärte Freischärler und Personen ohne jeden menschlichen Respekt vor der Experimental-Methode. Sie kamen, um für ihre Familienangehörigen, die ohne ihr Wissen behandelt wurden, diese so sittlichkeitsfördernde Behandlung zu erbitten, eine Behandlung, von der die Akademien und Wissenschafts-Gesellschaften weder den Namen noch das Bestehen kennen.

Für meine Initiative bin ich reichlich belohnt worden, da ich zum einen feststellen konnte, daß diese neuartige Sprechstunde in meiner Poliklinik ein weites Feld für die Ausübung der christlichen Nächstenliebe bietet und daß sie zum anderen ein nicht weniger fruchtbares Feld für die wissenschaftliche Bildung des Arztes selbst darstellt. Denn nachdem der Arzt bei seinen Ratsuchenden glückliche Erfolge erzielt hat, kann er seine Erkenntnisse für die Weiterentwicklung dieser neuen Wissenschaft zur Verfügung und in den Dienst der guten Sache stellen.

Lesen wir doch noch einmal die folgenden Stellen der Bibel, von dem heiligen *Augustinus* und von *Descartes* und handeln wir demgemäß: Das

Buch Jesus Sirach, Kapitel 38, Vers 1 bis 15: „Wer vor seinem Schöpfer sündigt, der müsse dem Arzt in die Hände kommen".*

1. Ehre den Arzt mit gebührender Verehrung, daß du ihn habest zur Not, denn der Herr hat ihn geschaffen.
4. Der Herr läßt die Arznei aus der Erde wachsen, und ein Vernünftiger verachtet sie nicht.
6. Gott hat den Menschen befähigt, die Kraft der Medikamente zu erkennen, auf daß er den Herrn in seinen Wunderwerken preisen möge.
11. Laß den Arzt zu dir kommen.
12. Denn der Herr hat ihn geschaffen und laß ihn nicht von dir, weil du seine Kunst doch brauchst.
13. Die Zeit ist gekommen, in der ihr in die Hände der Ärzte fallen müßt**.

In dem „GOTTESSTAAT", Buch IV, äußert *Sankt Augustinus* den folgenden sehr klugen Gedanken, der von den Moralphilosophen überdacht und von den Ärzten bei ihren Patienten angewandt werden sollte: „Die schlechteste Seele wird in einem ausgezeichneten Körper besser – Anima enim pessima, melior in optimo corpore."

In den folgenden Worten drückt *Descartes* ungefähr den gleichen Gedanken aus, indem er noch darauf hinweist, wie man ihn verwirklichen kann. „Der menschliche Geist," sagt er, „hängt so stark von der Wesensart und der Verfassung der körperlichen Organe ab, daß man irgendein Mittel in der ärztlichen Heilkunst suchen und finden müßte, wenn man die Menschen im allgemeinen klüger und fähiger machen möchte, als sie es bisher waren." Discours de la méthode.

Dem Arzt kann es in gewisser Weise gelingen, bei den verschiedenen Menschen ganz unterschiedlich, den Körper in eine sehr gute Verfassung zu bringen und dementsprechend auch den moralischen und geistigen Zustand zu bessern; und das, unter anderen Mitteln, mit Hilfe der Medikamente. In der Tat, seit 17 Jahren – das möchte ich wiederholen – hat mir die auf Erfahrung zugrundeliegende Methode festzustellen erlaubt, daß das Medikament eine mächtige Kraft zur Entfaltung

* Handelt es sich bei der Behandlung der durch Sünden verursachten Krankheiten oder bei der Behandlung von Leidenschaften, Charakter- und Intelligenz-Fehlern um einen verborgenen krankhaften Zustand oder um eine körperliche Veranlagung? Leidenschaften und Charakterfehler führen den Menschen dazu, Sünden zu begehen.

** Wenn ich die Lehre der Bibel gut verstanden habe, so war das Böse am Anfang im Menschen und daraufhin in der irdischen Umwelt, einer Umwelt, die nicht so sehr von ihm selbst, sondern von den menschlichen Beziehungen aus zu betrachten ist.

der Sittlichkeit und des Geisteslebens darstellt. Aber es ist keineswegs die einzige Kraft, denn es gibt fünf weitere sittliche und geistige Kräfte, also insgesamt sechs, von denen drei stofflos sind: Religion, Erziehung, Bildung; die anderen drei sind stofflich: Medikamente, Nahrungsmittel, Klima. Nachdem ich diese Klassifizierung gefunden hatte, war ich sehr erstaunt, sie bei *Galenus* wiederzufinden. Vor 1800 Jahren legt er bei der Zusammenfassung des althergebrachten Unterrichts diese Klassifizierung fast mit den gleichen Worten dar*.

Littré hatte in seiner Übersetzung von *Hippokrates* (Bd. I, S. 223) die modernen wissenschaftlichen Erkenntnisse mit denen der alten Schriftsteller verglichen und dabei mit vollem Recht folgende Schlußbemerkung gemacht: „Die unmittelbaren Erkenntnisse sind um so richtiger, je älter sie sind. Es gibt in der heutigen Medizin keine noch so fortgeschrittene Entwicklung, die sich nicht auch schon in der früheren Medizin in den ersten Anfängen entdecken läßt. Die uralten Erkenntnisse sind im Grunde genommen mit den unsrigen identisch, insofern sie aus den gleichen Stoffen zusammengesetzt sind. Was zuerst nur eine Knospe war, ist ein starker Zweig geworden; was unter der Rinde verborgen war, hat sich bei Tageslicht entwickelt. In der Wissenschaft, wie in allen anderen Dingen, gibt es nichts, was nicht schon im Keim vorhanden war."

In einem weiteren noch nicht herausgegebenem Werk habe ich mich bemüht nachzuweisen, wie man auf die sechs Kräfte zur Entwicklung der Sittlichkeit und des Geisteslebens zurückgreifen kann, teils gleichzeitig, teils abwechselnd oder auch allein**. Ich beschränke mich hier-

---

* Werke von *Galenus,* übersetzt von *Daremberg,* Bd. I, S. 90–91, 56–58, 74–80, 80–84.

** Als psychischer Arzt einer Kirchenprovinz von 700 Mönchen hatte ich Gelegenheit, einen von ihnen im Alter von 37 Jahren davor zu bewahren, vor das Schwurgericht zu kommen. Dank der fortschrittlichen Einstellung seines Priors, der mich rechtzeitig um Rat bat, gelang es mir, seinen Untergebenen mit Hilfe von nur 2 Mitteln von seinen lasterhaften Neigungen zu befreien. Diese Heilung stellt eine praktische Lehre dar, die man sehr gut auch auf die Lehrer hätte anwenden können, von denen ich gleich sprechen werde.

Von dem Prozeß, der von verschiedenen religiösen Gemeinschaften gegen *Léo Taxil* angestrengt und in dem in den Gerichtssitzungen vom 9. und 16. März und vom 6. April 1883 in der II. Kammer des Zivilgerichts der Seine verhandelt und entschieden wurde, nennt Herr *Robinet de Cléry,* der Rechtsanwalt der Gemeinschaften, folgende offizielle Statistiken:

Von 1867 bis 1880 sind wegen Verbrechen an Kindern verurteilt worden: 252 weltliche Lehrer von 73906, das sind 33 auf 10000. Und 66 Lehrer von geistlichen Orden von insgesamt 49745, das sind 13 auf 10000. Diese 66 Lehrer von geistlichen Orden, die durch ihre Fehler ihrem Gelübde untreu geworden sind und durch ihre lasterhaften Triebe vom Schwurgericht verurteilt wurden, hätten durch Medikamente geheilt werden können, genau wie die Mönche, von denen ich oben gesprochen habe.

auf, hier von denjenigen Medikamenten zu sprechen, deren Eigenschaften mit Hilfe der Experimental-Methode untersucht worden sind: das haben *Hahnemann* und die homöopathischen Ärzte getan, indem sie die Medikamente zunächst am gesunden Menschen ausprobierten und danach am kranken. Wenn zum Beispiel der gesunde Mensch dazu neigt, alkoholische Getränke zu sich zu nehmen, bis er betrunken wird – nachdem ihm bestimmte Medikamente mit sehr starken oder sehr oft wiederholten Dosen eingeführt waren –, dann geben die Ärzte den Menschen, die sich gewöhnlich betrinken, eines der Medikamente in einer unendlich kleinen (= einer infinitesimalen) Dosis und können so die Hälfte der Trunksüchtigen heilen.

Nach dem Gesetz *similia similibus curantur* kann man auf diese Weise auch wirksame Medikamente gegen die Leidenschaften und gegen Charakter- und Intelligenzfehler finden. Vor mir haben sich diesbezüglich verdient gemacht: *Hahnemann, Hering* (aus Philadelphia), der Graf *Bonneval* (aus Bordeaux), der Domherr von *Césoles* (aus Nizza), *Bourgeois* (aus Roubaix), *Charles Dulac* (aus Paris) und *von Valiaux.* Wenn es mir gelungen ist, viel mehr Dokumente zu sammeln als die meisten von ihnen, so deshalb, weil ich von ihnen gelernt habe und mich bemühte, ihre Arbeiten zu ergänzen. Vor allem aber weil ich als erster eine psychische Sprechstunde in meiner Klinik eingerichtet habe, eine unerschöpfliche Quelle an Bildung.

Indem ich meine Praxis an die Grundsätze anpaßte, von denen ich soeben gesprochen habe, konnte ich die psychische Behandlung bei einer großen Zahl von Patienten anwenden, die von Tag zu Tag wuchs. In meiner Sprechstunde, die ausschließlich der Anwendung dieser neuen Behandlung gewidmet war, konnte ich in den ersten 34 Monaten 2155 Beratungen erteilen, 1431 für Trunksüchtige, 724 für ausschweifende Menschen, Eifersüchtige, Neider, Jähzornige, böse Menschen, mürrische Menschen, Rachsüchtige, Egoisten, Spieler, Verschwender, Geizhälse, Lügner, Diebe, Faulenzer, Menschen mit unterschiedlichem Kummer, Fragen der Antipathie, verschiedene Intelligenzfehler, Verfolgungswahnsinn usw.*

* Man kann Greise sehr wohl heilen, die kindisch werden, wie man in der Umgangssprache sagt. Wenn man sie ganz zu Anfang ihres Schwachsinns behandelt, kann man ihre gewöhnliche Intelligenz wiederherstellen, die sie dann bis zum Ende ihres Lebens behalten. Eines der ersten Zeichen des Schwachsinns, der noch nicht deutlich zum Ausdruck gekommen ist, ist folgendes: die Wangen hängen mehr und mehr herab und ziehen das untere Augenlid nach unten in der Weise, daß es aussieht, als ob man große Augen mache. Das vermittelt einen stumpfsinnigen Gesichtsausdruck.

Nachdem ich festgestellt hatte, daß die Trunksucht die verbreiteste Leidenschaft ist, war ich natürlich dazu getrieben, hierzu eine Behandlung bekannt zu machen, die am besten gegen sie wirkt.

Nach dieser ersten Veröffentlichung der Therapeutik über Alkoholismus (Trunksucht und Trunkenheit), habe ich die Absicht, die medizinische Behandlung des Geschlechtstriebes darzulegen, des natürlichen und des naturwidrigen Geschlechtstriebes. Letzterer ist gleichfalls ein schädliches Laster für den Einzelmenschen, für die Familie und für die Gesellschaft. So können mir meine Kollegen ebenso helfen, diese Behandlung allgemein verständlich zu machen. In späteren Veröffentlichungen werde ich die Behandlung der anderen Leidenschaften und selbst die einfachen Charakter- und Intelligenzfehler darlegen.

Die homöopathischen Ärzte scheinen heute diese psychische Behandlung theoretisch anzunehmen. Sie werden sie auch bald für die Praxis übernehmen. Man kann sehr wohl davon ausgehen, wenn man den folgenden Artikel aus ART MÉDICAL (Ausgabe Oktober 1887, S. 303) gelesen hat. Dies ist eine sehr vorsichtige homöopathische Zeitung.

Sie wagt sich auf diesen neuen Weg erst vor, wenn allopathische Zeitungen schon vorher darüber berichtet haben.

Einer der besten Redakteure der ART MÉDICAL beendet mit folgenden Worten seinen Rechenschaftsbericht über die Rede, die Doktor *Luys* in der Akademie der Medizin über die Wirkung von Medikamenten, die einer Versuchsperson in gewissem Abstand gegeben worden sind, gehalten hat:

„Die Art der auf die Entstehung einer Krankheit bezogenen Symptome, die besonders durch die Versuche von Herrn *Luys* ans Tageslicht gebracht wurden, sind Symptome geistiger Art, deren Bedeutung – bisher von unserer Schule geleugnet – von nun an niemand mehr übersehen kann. An die erste Stelle der Charakteristik einer Substanz sind die geistigen Symptome gleichfalls in die Zahl der besten wegweisenden Kennzeichen zu setzen.“

Der Verfasser hätte hinzufügen können, ja er hätte hinzufügen müssen: „Wenn die zu behandelnde Person, die scheinbar gesund ist, nur geistige Symptome zeigt, sind ganz offensichtlich die auf die Entstehung der Krankheit bezogenen geistigen Symptome der Medikamente die *einzigen* wegweisenden Zeichen für jedes Medikament“. Dies ist genau das Gesetz, das mich leitet in der Anwendung der psychischen Behandlung bei einigen Patienten, die in mein Sprechzimmer kommen, und bei allen Ratsuchenden, die in meine unentgeltlich abgehaltene psychische Sprechstunde kommen.

Diesbezüglich halte ich mich ausschließlich an die Lehre von *Hahnemann* selbst, wie er sie in 21 Paragraphen seines „ORGANON" (§ 210–§ 230) dargestellt hat, besonders in den beiden folgenden:

§ 211 ... Der Gemütszustand des Kranken ist oft ausschlaggebend für die Wahl des homöopathischen Heilmittels. Denn dieser Zustand ist ein charakteristisches Symptom, ein Zeichen, das dem genau beobachtenden Arzt am allerwenigsten entgehen oder verborgen bleiben darf.

§ 212 ... Der Schöpfer der Heilpotenzen hat vorzüglich Rücksicht genommen auf die Haupt-Ingredienz aller Krankheiten, auf den veränderten Gemüts- und Geisteszustand, denn es gibt keinen kräftigen Arzneistoff auf der Welt, welcher nicht den Gemüts- und Geisteszustand des ihn versuchenden, gesunden Menschen sehr merkbar veränderte, und zwar jede Arznei auf verschiedene Weise.

Wenn die homöopathischen Ärzte nicht inkonsequent sein wollen, müssen sie ihre praktische Tätigkeit mit der Lehre *Hahnemanns* in Einklang bringen und die seelischen und körperlichen Symptome zusammen behandeln. Die seelischen Symptome müssen ausschließlich behandelt werden, wenn sie isoliert als alleinige Zeichen eines latent krankhaften Zustandes oder der persönlichen Veranlagung auftreten.

Das Wissen von den psychischen Wirkungen kann auch der gerichtlichen Medizin von Nutzen sein, wie der folgende Fall beweist: Während meines Aufenthaltes im Jahre 1855 in Münster, wo ich die Klinik von *Bönninghausen* besuchte, sagte mir dieser eines Tages: „Während einer Reise als Staatsrat für die Regierung *Rungsrath* traf ich in einem Hotel Justizbeamte, die mit einer Untersuchung wegen der Vergiftung eines Ehemannes durch seine Frau mit Arsen begannen. Wenn Sie mir die seelischen und geistigen Symptome dieses Mannes unmittelbar vor seinem Tode zur Kenntnis geben würden, so sagte ich zu ihnen, dann könnte ich Ihnen wahrscheinlich sagen, ob Arsen das verwandte Gift ist und man es noch im Magen des Verstorbenen finden wird. Offenbarte dieser vor seinem Tode eine schreckliche Verzweiflung oder eine große Heiterkeit? Eine heftige Verzweiflung, antworteten mir die Justizbeamten. Dann ist er, so sagte ich ihnen, mit Arsen vergiftet worden, und zwar mit einer so starken Dosis, daß man es noch im Verdauungsgang finden wird. Dieses Medikament erzeugt eine schreckliche Verzweiflung als Erstwirkung und eine vollkommene Heiterkeit als Nachwirkung, wenn der Organismus gegen die Erstwirkung reagieren kann."

Bei der Obduktion fand man Arsen in den Eingeweiden dieses

Mannes. In der Umgebung von Münster, fügte *Bönninghausen* hinzu, hat eine Frau 16 Menschen mit arsenhaltigen Omeletts vergiftet. Wenn die allopathischen Ärzte die psychischen Wirkungen dieser Substanz gekannt hätten, dann hätten sie die Vergiftung entdeckt, bevor diese Frau soviel Menschen umgebracht hat.

Menschen, die sich darauf beschränken, Einwände zu machen, und weder beobachten noch experimentieren wollen, werfen uns vor, die Freiheit und den Willen unserer Patienten zu beeinträchtigen, indem wir ihnen psychische Medikamente verabreichen. Aber es sind genau diese Menschen, die ihren Verstand, ihre Freiheit, ihren Willen und selbst ihre Moral schwächen, wenn nicht fortwährend, so doch manches Mal. Denn sie nehmen die eine oder die andere der 11 genannten psychischen Substanzen zu sich, und einige dieser Sustanzen sind Aphrodisiaka (Alkohol, Kaffee, Mate, Coca, Arsen, usw.). Wir dagegen mäßigen durch die psychische Behandlung die leidenschaftlichen Triebe. Wir entwickeln das Urteilsvermögen, das Pflichtgefühl, den Willen, die Pflicht zu erfüllen und folglich auch die Freiheit. So kann jeder Mensch auf verschiedene Weise seinen schlechten erblichen oder persönlichen Instinkten Widerstand leisten.

Die Wahrheit meiner zwei diesbezüglichen Aussagen werde ich beweisen: die erste für jene Menschen, die unsere psychische Behandlung kritisieren, obwohl sie doch manchmal selbst die fatalen Wirkungen der vorher genannten psychischen Substanzen spüren; die zweite für die Ärzte, die diese Behandlung anwenden. Dazu werde ich zunächst die schädlichen Folgen der alkoholischen Getränke darlegen. Dann werde ich die Behandlung beschreiben, die es ermöglicht, den schädlichen Folgen vorzubeugen oder sie durch die Heilung der Trunksucht und der Trunkenheit zu beseitigen.

Die GAZETTE DE COLOGNE führt folgende Statistik an, die in UNIVERS vom 20. Juli 1884 abgedruckt ist:

In Deutschland sind 46 % der Zuchthäusler Alkoholiker.

Auf die Gesamtheit der Gefangenen	54 %
Auf die hinterlistigen Mörder kommen	46 %
Auf die Totschläger kommen	63 %
Unter den Personen, die wegen Schlägerei und Verletzungen gerichtlich belangt sind	74 %
Personen, die wegen Aufstand gerichtlich belangt sind	76 %
Notzucht-Verurteilte	66 %
Wegen Vergehen gegen die Sittlichkeit Angeklagte	77 %

Nach den Untersuchungen des Dr. *Marambat,* die am 3. April 1888 in der Akademie der Medizin zur Kenntnis gebracht wurden, sind auf 2950 Verurteilte 2124 Alkoholiker ermittelt worden, das sind 72%.

Der Alkohol ist Lieferant für:

Diebe	75%
Wegen Beleidigung und Vergehen gegen die Sittlichkeit Verurteilte	63%
Landstreicher und Bettler	79%
Hinterlistige Mörder	50%
Brandstifter	57%
Anstifter für Gewalttätigkeit gegen Personen	88%
Anstifter für Gewalttätigkeiten gegen Eigentum	77%
Rückfällige	78,5%

Dieses gleiche Verhältnis findet sich bei allen Altersstufen wieder, sogar bei Straftätern unter 20 Jahren. Das zeigt, mit welchem Alter man trunksüchtig wird.

Man ahnt, wieviele Verbrechen und Vergehen man verhindern würde, wenn man nur die Hälfte der Gewohnheitstrinker heilen könnte. Ich tue es täglich in meiner Praxis und in meiner Sprechstunde für die bedürftigen Menschen, sofern deren Trunksucht nicht erblich ist.

Aber der Alkoholismus verursacht nicht nur Schaden in bezug auf Verbrechen und Vergehen. Er trägt auch zur Vermehrung der vorzeitigen Todesfälle bei, zur Degradierung des Menschengeschlechts und zur Verminderung der Muskel- und der Lebenskraft.

Den Trunksüchtigen heilen, das heißt, ihn daran hindern, seinen Wochenlohn von Samstag, dem Zahltag, bis zum Montag für alkoholische Getränke auszugeben.

Noch ein Motiv sollte die Ärzte ermutigen, diesen therapeutischen Kreuzzug gegen den Alkoholismus zu unternehmen: Wenn sie den Vater, die Mutter und die Söhne von der Trunksucht heilen, dann beseitigen sie die Hindernisse, Zwietracht in der Familie, die Faulenzerei, das große Elend und die verschiedenen Leidenschaften zu beenden. Denn dadurch entstehen die Anfälligkeiten, Verbrechen und Delikte zu begehen.

„Die Überreizung des Gehirns, die durch die Trunkenheit hervorgerufen wird, führt manchmal zu gewissen geistigen Störungen besonderer Art: verschiedene Halluzinationen, plötzliche Gedanken an Selbstmord, Triebe zum Wahnsinn usw.

Die Trunkenheit, sagt *Brière de Boismont,* kann bei einem Menschen ganz plötzlich den Gedanken an Selbstmord hervorrufen, obwohl er dazu in keiner Weise eine Neigung hatte. Es kann auch bei ihm die fixe

Idee zum Diebstahl auftreten oder die krankhafte und außerordentliche Überreizung nach sexuellen Wünschen. *X...*, zum Beispiel, an dessen Redlichkeit überhaupt kein Zweifel besteht, fängt an, alles zu stehlen, was ihm in die Hände kommt, sobald er getrunken hat. Ein anderer zieht seine Kleider aus und verfolgt Frauen und Männer mit allen möglichen Exzentrizitäten. Eine Frau, so berichtet *Toll*, verspürte, sobald sie getrunken hatte, einen unwiderstehlichen Wunsch, irgendein Haus in Brand zu stecken; sobald die Krise vorüber war, packte sie das Entsetzen vor sich selbst; dennoch hatte sie nicht weniger als 14 Brände gelegt.

Diese VORÜBERGEHENDE MANIE, die mit der akuten Vergiftung durch den Alkohol verbunden ist, stimmt fast mit den Erscheinungsformen überein, die wir beim chronischen Alkoholismus antreffen. Einigen Verfassern zufolge beobachtet man diese MANIE manchmal, und sogar in zunehmendem Maße, nicht nur ausschließlich bei Gewohnheitstrinkern, sondern auch als Folge von einzelnen und nicht zur Gewohnheit gewordenen Ausschweifungen.“ (Neues Wörterbuch der Medizin und der Chirurgie, 1864, Bd. I, S. 628)

In den Werken über Homöopathie finde ich über 40 Mittel, die theoretisch gegen die Trunksucht empfohlen werden. Sie können wirken, wenn sie durch die Gesamtheit der körperlichen und seelischen Symptome angezeigt sind. Bevor ich auf ihre Differential-Indikationen eingehe, will ich die Mittel anführen, die sich in der Praxis am wirksamsten erwiesen haben, geordnet nach ihrer Bedeutung. Ich beginne mit denen, die am häufigsten mit Erfolg angewandt worden sind. Ich gebe eine gedrängte Übersicht ihrer Differential-Indikationen. Meine Kollegen werden dies ergänzen und für jeden behandelten Kranken die am besten angezeigte Arznei auswählen. Nach Feststellung aller Symptome gilt für jeden das Gesetz: *similia similibus curantur.*

1. Nux vomica (Brechnuß):

Heftige, oft widerspruchsvolle Menschen, die Kummer oder Sorge dazu treibt, sich zu betäuben. Häufiges Ausspucken.

Oder auch von Natur aus sanfte, gute und empfindsame Menschen, die während der Trunkenheit brutal werden, sie schlagen und werden beleidigend, manchmal weinen sie auch.

Neigung zur Eifersucht, zum Neid, zum Selbstmord durch Ertränken, Erschießen oder Erdolchen, vor und während der Trunkenheit.

Während der Trunkenheit Neigung zur Traurigkeit, Auftreten von Impotenz oder starker sexueller Erregung.

Schon sehr kleine Mengen alkoholischer Getränke können betrunken machen.

Gieriges Verlangen nach Rotwein, Weißwein, Bier, Absinth und Rum.

Menschen, die durch Arbeitslosigkeit zur Trunksucht getrieben werden, männliche und weibliche Neuropathen.
Frauen, die sich während oder nach der Schwangerschaft dem Trunk ergeben.
Oft nur geile Phantasien, aber auch Ausschweifungen.
Fixe Idee, jede Behandlung abzulehnen, selbst wenn sie dringend erforderlich ist.
Spitzbuben und hinterlistige Menschen, die zu Verstopfung, Erbrechen, Aufstoßen und Verdauungsstörungen neigen.
Raucher, Spieler, Verschwender, die nach und nach ihr ganzes Vermögen vergeuden.
Verschwender aus Prahlerei, geizig gegen ihre Familie, freigebig gegenüber Fremden; Menschen, die vor der Familie fliehen, nicht aber vor der Gesellschaft.

2. Lachesis (Klapperschlangengift):

Menschen von schlechtem Charakter, von denen man in der Umgangssprache sagt, daß mit ihnen „nicht gut Kirschen essen ist“.
Lassen sich zu Gewaltverbrechen hinreißen, sind rachsüchtig, bösartig, eifersüchtig, neidisch, ausschweifend.
Antriebe zum Mord, nicht zum Selbstmord, außer zum Sichüberfahrenlassen.
Redet unaufhörlich vor oder während der Trunkenheit.
Sagt oder tut in der Trunkenheit, was er vorher nicht sagen und tun wollte.
Gier nach Branntwein und Absinth.
Raucher.
Bald verschwenderisch, bald geizig, leichtsinnig, unbedacht.

3. Causticum (Causticum):

Streitsüchtig, rechthaberisch, Nörgler, leicht zu Tränen gerührt vor, während und nach der Trunkenheit.
Vor und während der Trunkenheit übermäßige geschlechtliche Erregung (Charakteristische Symptome).
Gier nach Branntwein und Rum.
Angezeigt, wenn jemand einen geliebten Menschen verloren hat.

Erwachsene, deren Vernunft nicht größer ist als die eines Kindes. Große Gleichgültigkeit. Paßt manchmal für Diebe. Raucher. Menschen, die die Enthaltsamkeit nicht ertragen können. Junge Mädchen, die von dem Verlangen zur Ehe verzehrt werden. Große Verschwender.

4. Sulfur (Schwefelblüte):

Mit Flechten behaftete Menschen. Hämorrhoidarier. Immer unterwegs, arbeitsam, spätes Einschlafen, zu langer, nicht erholsamer Schlaf. Vertrödelt seine Zeit. Betrinkt sich heimlich. Mangel an Pflichtgefühl, hat auch nicht den Willen, seine Pflicht zu erfüllen.
Verlangen nach Wein und Bier. Sanftmütig vor, brutal während der Trunkenheit. Gesteigerte Intelligenz während des Rausches.
Sagt und tut während der Trunkenheit, was er vorher nicht sagen und tun wollte.
Fettleibige oder zumindest korpulente Menschen. Veranlagung zum Stehlen und Lügen.
Neidisch und etwas ausschweifend. Paßt manchmal für arglistige und betrügerische Menschen. Raucher. Spieler.
Bald geizig, bald verschwenderisch, weil er nicht richtig einteilen und wirtschaften kann.

5. Calcarea carbonica (Calciumcarbonat):

Korpulente und fette Menschen. Haben kein Pflichtgefühl und nicht den Willen, ihre Pflicht zu erfüllen. Erweisen nicht gerne Gefälligkeiten. Haben unbegründete Abneigung gegen bestimmte Personen.
Veranlagung zum Stehlen und Lügen. Durch übermäßige Geistesarbeit geschwächte Intelligenz mit Furcht, den Verstand zu verlieren.
Neidische, gehässige und rachsüchtige Menschen, die ein wenig ausschweifend sind. Manchmal Spieler.
Bald geizig, bald verschwenderisch, auch aus Prahlsucht.
Menschen, die nicht den Willen und die Fähigkeit haben, ein Glas Wein abzuschlagen.

6. Hepar sulfuris (Kalkschwefelleber):

Lieblose, immer unzufriedene Menschen, aufbrausend, zornig und jähzornig bis zum Totschlag. Lassen sich zu Verbrechen hinreißen. Brauchen Wein, um geistig arbeiten zu können.

7. Arsenicum album (Weißes Arsen):

Boshafte, rachsüchtige und unerbittliche Menschen, manchmal eifersüchtig, kriminelle Veranlagung. Neigung zum Selbstmord durch Erdolchen, Vergiften oder Erhängen. Menschen, die immer Durst haben und jedes Getränk, sogar Wasser, trinken müssen. Neigung zum Erbrechen, besonders zum Durchfall. Starke Neigung, andere zu verfolgen.

8. Vivus (Vivus):
Immer unzufrieden, mit allem, mit allen und mit sich selbst. Veranlagung zu Zahnkaries, Zahnfleischschwellungen, Speichelfluß, Neuralgien, Diarrhö, ruhrartigen Durchfällen, Verwurmung. Große Spielleidenschaft. Bald verschwenderisch, bald geizig. Menschen, die von der Hand in den Mund leben. Sehr schwierige Charaktere und schwache Intelligenz. Ihre Krankheiten sind leichter oberflächlich zu lindern als wirklich zu heilen.

9. Petroleum (Steinöl):
Säufer ohne Energie und Willen, die kein Glas Wein zurückweisen können, erbrechen nach dem geringsten Übermaß an Getränken und sprechen viel, wenn sie betrunken sind.

10. Opium (Opium):
Trinken vor allem Branntwein. Betrinken sich nach Kränkungen. Sehr fröhlich, stumpfsinnig oder schläfrig während des Rausches. Weinen leicht. Ist das erstere der Fall, so paßt das Mittel bei Weintrinkern, in den beiden anderen Fällen bei denjenigen, die sich mit Obstwein, Bier, Korn- oder Kartoffelschnaps betrinken.

11. Staphisagria (Stephanskörner):
Geeignet für Trinker, die den Geschlechtstrieb mißbraucht haben. In ihrem entnervten Zustand glauben sie, ihrem armen Körper durch Spirituosen wieder Auftrieb zu geben. Sie ziehen süße Liköre dem Branntwein vor. Traurig vor, während und nach der Trunkenheit. Hypochondrie. Verfolgungswahn. Junggesellen und besonders ausschweifende Ehemänner. Onanie. Eifersüchtige Raucher.

12. Conium maculatum (Schierling):
Menschen, die trinken, um ihre Gesundheit wiederherzustellen, denn sie sind von Lebensüberdruß verzehrt, kalt und wie zu Eis erstarrt. Leute, die die Enthaltsamkeit nicht ertragen können. Große Gleichgültigkeit. Noch nicht voll entwickelte Intelligenz. Erwachsene, die nicht mehr Vernunft haben als ein Kind. Paralytische Schwäche im Kreuz,

besonders aber in den Beinen und vor allem: Veranlagung zur Lähmung der unteren Körperhälfte.

13. Pulsatilla (Kuhschelle):

Menschen, die glauben, durch Trinken ihren Magen stärken zu müssen und deren Verdauung in der Tat sehr geschwächt ist. Traurig während der Trunkenheit. Verlangen nach Obstwein.
Bleichsüchtige Frauen und Mädchen, die trinken, um ihre schwachen Kräfte zu steigern. Eifersucht, mehr noch Neid, selbst Haß.
Verschwenderisch aus Prahlerei. Furchtsam, sogar feige.

14. Magnesia carbonica (Magnesiumcarbonat):

Geeignet für Trinker, die süße Liköre bevorzugen und auch sonst eine Vorliebe für Leckereien und Süßigkeiten haben. Zänkisch, traurig, schweigsam oder schwatzhaft. Blasses oder brennend rotes Gesicht. Nachts schlaflos, tags schläfrig. Sprechen während der Trunkenheit ununterbrochen.

Dies sind die 14 Hauptmittel. Wird von ihnen eine Gabe in hoher Potenz (200. und höher) alle 2, 3, 4, 6, 7 Wochen gegeben, können sie die Trunksucht zum Teil oder völlig beheben. Sie können außerdem in der Trunkenheit das Auftreten derjenigen Symptome verhindern, die ich bei den einzelnen Mitteln angeführt habe.

Jetzt werde ich neun Mittel nennen, die gegen verschiedene Symptome angezeigt sind, welche während der Trunkenheit auftreten. Diese Mittel genügen im allgemeinen, um die unangenehmen und gefährlichen Symptome der Trunkenheit zu beheben. Zu diesem Zweck müssen sie in der 3., 6., 12. oder 30. Dilution gegeben werden. 6–8 Körnchen werden in einem halben Glas frischen Wassers aufgelöst, davon wird alle 5, 10, 15 bis 20 Minuten ein Kaffeelöffel voll gegeben. Ein Beispiel soll zeigen, wie schnell manchmal die heilende Wirkung des richtig indizierten Mittels eintritt.

Beobachtung 1

Konvulsivische Form der Trunkenheit geheilt durch Nux vomica 30.

Bei einem Landaufenthalt wurde ich zu einem großen, kräftigen Mann von 20 Jahren gerufen, den man mit Wein und Schnaps betrunken gemacht hatte. Arme und Beine wurden von heftigen Krämpfen geschüttelt, so daß vier starke Männer ihn kaum ruhig auf seinem Bett halten konnten. Ich löste 6–7 Körnchen Nux vomica 30 in einem halben

Glas Wasser auf und gab dem Betrunkenen selbst davon alle fünf Minuten einen Kaffeelöffel voll. Nach der dritten Gabe ließen die Krämpfe der Gliedmaßen nach, der junge Mann wurde ruhig und fiel in Schlaf, wie es in solchen Fällen meist geschieht.

Ich werde nun die verschiedenen Symptome aufzeigen, die während der Trunkenheit auftreten und die Medikamente angeben, die angezeigt sind, um sie zu beseitigen.

Konvulsivische Form der Trunkenheit mit heftigen Kontusionen an Gliedmaßen, Rumpf und Kopf: Nux vomica, Belladonna.
Eifersucht: Nux vomica, Lachesis, Pulsatilla, Staphisagria und vor allem Hyoscyamus niger.
Wutausbrüche mit Tätlichkeiten: Nux vomica, Hepar, Veratrum album, Hyoscyamus.
Zerstörungswut: Veratrum, Belladonna.
Drang zum Totschlag: Belladonna, Hepar, Hyoscyamus.
Neigung zum Selbstmord: Arsenicum (Vergiften, Erstechen, Erhängen, Sich-überfahren-lassen),
Nux vomica (Erstechen, Erschießen, Ertränken),
Belladonna (Vergiften, Erhängen, Sich-Hinabstürzen)
Sehr fröhlich: Opium, Coffea.
Spielt Komödie: Stramonium, Belladonna.
Intelligenter: Sulfur, Calcarea carbonica.
Stumpfsinnig: Opium, Stramonium.
Schläft ein: Opium, Belladonna.
Kann nicht einschlafen: Nux vomica, Coffea.
Redet ununterbrochen: Lachesis, Causticum, Hepar, Petroleum, Magnesia carbonica.
Schreit: Stramonium, Hyoscyamus, Ignatia, Causticum.
Wird beleidigend: Nux vomica, Hepar, Petroleum.
Mürrisch vor, während und nach der Trunkenheit: Hydrastis, Canadensis, Nux vomica, Causticum, Lachesis.
Will sich ganz nackt ausziehen: Hyoscyamus.
Übermäßig geschlechtlich erregt: Nux vomica, China, Phosphorus, Cantharis und besonders Causticum.
Sagt und tut, was er vor der Trunkenheit nicht sagen und nicht tun wollte: Lachesis, Belladonna, Sulfur.

Unter den Leuten, die ich behandle, um sie von der Trunkenheit zu heilen, gibt es einige, die sich durch immer wiederholtes Trinken 3–8 Tage in einem Dauerrausch befinden. Dadurch gefährden sie sich selbst und auch die Menschen ihrer Umgebung. Das sind zum Beispiel die

Kutscher, die von ihrem Sitz fallen können oder sogar ihren Wagen umstürzen lassen mitsamt den darin befindlichen Reisenden. In solchen Fällen lasse ich durch Angehörige oder Freunde 3–4 Körnchen Belladonna 12, vor allem aber Nux vomica 12 in einem halben Glas Wasser lösen und alle 5, 10, 15, 30 Minuten davon einen Kaffeelöffel voll geben. Je nachdem, ob die Wirkung schnell oder langsamer eintreten soll, lasse ich das Mittel allein oder mit Kaffee, Wein oder Kräutertee gemischt nehmen.

Da es in Frankreich homöopathische Apotheken nur in 10 bis 15 Städten gibt, allopathische Apotheken dagegen in allen Städten und selbst in vielen Dörfern, möchte ich hier Heilmittel gegen Trunkenheit nennen, die man sich in allopathischen Apotheken besorgen kann und die man betrunkenen Leuten nach folgenden Symptomen gibt:
Konvulsivische Bewegungen der Gliedmaßen: Brechnuß.
Zerstörungswut: Belladonna.
Neigung zu Tätlichkeiten: Brechnuß.
Drang zum Totschlag: Belladonna.
Neigung zum Selbstmord: Brechnuß, Belladonna.
Wird beleidigend: Brechnuß.
Schreit: Datura strammonium, Bilsenkraut.

Kann nicht einschlafen: Brechnuß, roher Kaffee.
Stumpfsinnig oder schläfrig: Opium, Belladonna.
Neigung, sich ganz nackt auszuziehen: Bilsenkraut.
Große geschlechtliche Übererregung: Brechnuß, Katharide.
Eifersucht: Brechnuß, Bilsenkraut.
Eifersucht mit Drang zum Töten: Bilsenkraut.
Sagen und tun, was sie vor der Trunkenheit nicht sagen und nicht tun wollten: Belladonna, Schwefel.
Erbrechen: Brechnuß.
Erbrechen und Durchfall: Arseniksäure, Auflösung zum Tausendstel.

Es genügt auch, einen Tropfen eines alkoholischen Extraktes oder einer Urtinktur zu nehmen, in einem halben Glas Wasser aufzulösen und davon dem Betrunkenen alle 5, 10, 15, 30 Minuten einen Kaffeelöffel voll zu geben. Die Trunkenheit wird schnell verschwinden.

Viele Familien, alle Kaffeewirte und Schenkwirte sollten diese Mittel im Interesse der Betrunkenen und der Leute aus der Nachbarschaft vorrätig halten und sie bei Bedarf anwenden.

Ich wiederhole: Es gibt zwei Arten von Trunksucht, die für die Behandlung wesentliche Unterschiede zeigen:

1. Die erworbene Trunksucht, die durch die jeweils genau indizierten Mittel sehr leicht heilbar ist.
2. Die erbliche Trunksucht, die dadurch entsteht, daß die Zeugung im Rausch stattfand oder die Eltern der Trunksucht verfallen waren.

Um die erbliche Trunksucht zu heilen oder besser ihrer Entwicklung vorzubeugen, muß man schon vor ihrem Manifestwerden in der Jugend oder Kindheit eine Behandlung von zwei bis drei Jahren Dauer durchführen, indem man die folgenden dreizehn Mittel nacheinander in der angegebenen Reihenfolge verordnet:
1. Sulfur, 2. Nux vomica, 3. Arsenicum, 4. Mercurius vivus, 5. Opium, 6. Lachesis, 7. Pulsatilla, 8. Petroleum, 9. Conium, 10. Causticum, 11. Magnesia carbonica, 12. Staphisagria, 13. Calcarea carbonica.

Diese 13 Mittel werden in einer einzigen Gabe in der 200. Dilution dem jungen Menschen vom 13. bis 14. Lebensjahr an verordnet. Und so lasse man die Mittel wirken:

1.	Sulfur	40 Tage lang
2.	Nux vomica	40 Tage lang
3.	Arsenicum	40 Tage lang
4.	Vivus	40 Tage lang
5.	Opium	40 Tage lang
6.	Lachesis	40 Tage lang
7.	Pulsatilla	40 Tage lang
8.	Petroleum	60 Tage lang
9.	Conium	60 Tage lang
10.	Causticum	60 Tage lang
11.	Magnesia carbonica	60 Tage lang
12.	Staphisagria	40 Tage lang
13.	Calcarea carbonica	60 Tage lang

Beginnt die Behandlung der Kinder von Trinkern in jüngerem Alter und sind sie sehr empfindlich gegen Arzneiwirkungen, so verordnet man die oben erwähnten 13 Mittel in der gleichen Reihenfolge nur in der 30. Dilution. Da die Wirkungsdauer dieser Potenz kürzer ist, läßt man die Mittel in der 30. Dilution nur die Hälfte der Zeit wirken wie die Mittel in der 200. Dilution, so zum Beispiel Sulfur . . . 20 Tage lang, Petroleum . . . 30 Tage lang usw.

Wird die Behandlung durch einen homöopathischen Arzt durchgeführt, so braucht sich dieser nicht an die angegebene Reihenfolge zu halten. Er wird von diesen dreizehn Mitteln, auch Hepar und andere, jeweils das bestindizierte wählen, wie es die oft sehr zahlreichen und wechselnden körperlichen und seelischen Symptome der Kinder von Trinkern erforderlich machen. Dadurch kann der Arzt seinen Patienten auch von anderen Süchten und Charakterfehlern befreien und der Entwicklung der erblichen Trunksucht eher und leichter vorbeugen. Die vorbeugende Behandlung wird bei den Jugendlichen in körperlicher und seelischer Hinsicht überhaupt bessernd wirken und sich in geistiger Hinsicht als kulturell wirksame Kraft erweisen. Manchmal werden sich dadurch Kinder von Trinkern seelisch und geistig früher und besser entwickeln als andere Kinder, was allmählich auch deren Eltern veranlassen wird, ihren Kindern die Vorteile einer solchen psychischen Behandlung angedeihen zu lassen.

Wenn ich die folgende Bekanntgabe von Dr. *Marambat* berücksichtige, die er in der Akademie der Medizin gemacht hat*, dann müßten wir viel öfter bei den jungen Leuten vorbeugende und sogar Heilbehandlungen gegen die Trunksucht einführen. In der Tat, nach den Untersuchungen dieses Arztes ist die Zahl der Trunksüchtigen unter 20 Jahren fast ebenso hoch wie die der Erwachsenen; der Unterschied beträgt nicht einmal 10%. Von 100 jungen Leuten unter 20 Jahren sind 64 vom Alkohol abhängig. Man müßte also schon von der Kindheit an gegen den Alkoholismus kämpfen, sei es durch die Erziehung, sei es durch besondere Maßnahmen. Ich füge hinzu, gleichzeitig durch Medikamente, die ohne Wissen den behandelten Personen verabreicht werden.

Was besonders zur Ausdehnung des Alkoholismus in Frankreich beiträgt, ist das teilweise Verschwinden von Weinbergen. In der Tat, Herr *Lunier* hat beobachtet, daß sich der Alkoholismus besonders in jenen Departements ausgebreitet hat, wo die Weinernten immer weniger werden und alkoholische Getränke aus Korn, Rüben usw. in erheblich größerer Menge verkonsumiert werden. Die Verwaltungen, die es zulassen, daß sich die Zahl der Cafés, der Wirtschaften, der Kneipen und Theken vervielfachen, tragen stillschweigend zur Ausdehnung des Alkoholismus und seiner verhängisvollen Folgen, der Kriminalität und des großen Elends bei.

Die heute für alle jungen Leute bestehende allgemeine Wehrpflicht ist für eine große Zahl von ihnen, ich wiederhole dies, eine Schule der Trunksucht und der Ausschweifung. Für so manche Trunksüchtige werde ich immer wieder um Rat gebeten, selbst aus reichen Familien,

* *Henri de Parville,* Le Correspondant (n° vom 10. Mai 1888, S. 571).

die die Gewohnheit, Alkohol zu trinken angenommen haben, als sie beim Militärdienst waren.

Viele Leser mögen glauben, mit Hilfe der gegebenen Differential-Indikationen in kurzer Zeit zahlreiche Trunksüchtige heilen zu können. Sie werden sich täuschen. Die Wahl der Arzneimittel ist oft sehr schwierig, weil einerseits die Angaben über den Trunksüchtigen nicht genau genug sind, und weil wir andererseits die Symptomatik unserer Arzneimittel noch nicht genügend kennen.

Die Wahl dieser Arzneimittel ist oft schwierig: das können die beiden liebenswürdigen Ärzte bestätigen, die – abwechselnd – die Freundlichkeit haben, mir als Sekretäre zu dienen, um die Beobachtungen der behandelten Trunksüchtigen in meiner Sprechstunde auszuarbeiten und abzufassen. Auf diese Weise kann ich einer größeren Zahl von Ratsuchenden in einer bestimmten Zeit Hilfe und Beistand leisten.

Ich werde oft gefragt, in welcher Zeit ich einen bestimmten Trunksüchtigen heilen könne. Meine Antwort ist stets, daß ich dazu keinerlei Angaben machen könne. Denn in der Tat, kein Trinker gleicht dem anderen in Gestalt, Veranlagung, Charakter und in bezug auf die Empfindlichkeit der gleichen Arzneimittel. Da jeder Mensch nach seiner persönlichen Eigenart lebt, denkt und handelt, muß auch jeder nach seiner persönlichen Eigenart behandelt werden. Man kann nicht einfach die Behandlungsart von einem anderen Patienten übernehmen. Gerade bei der psychischen Behandlung muß sich der Arzt nach den beiden treffenden Aussprüchen *Hufelands* richten:

> „Eine gute Behandlung kann der Arzt nicht kopieren oder nachahmen, er muß sie jedesmal wieder von neuem erfinden",

denn „Große Fähigkeit zeigt sich erst darin, daß man die Krankheiten möglichst generalisiert, die Kranken aber möglichst individualisiert."

Ebenso lehrt *Hahnemann,* daß man jedem Kranken dasjenige Mittel verordnen soll, das beim Gesunden die Gesamtheit der körperlichen und seelischen Symptome hervorgebracht hat, die er aufweist. Die Differential-Indikationen der Mittel gegen die Trunksucht gestatten es, die Regel des Individualisierens allen allgemeinen Behandlungsvorschriften der Wissenschaft voranzustellen. Mit einem Wort gesagt, es muß für den Arzt die Kunst über der Wissenschaft stehen. Aus all dem geht hervor, wie schwierig die Behandlung der Trunksucht und aller anderen Leidenschaften ist.

Man beobachtet bei den Wirkungen der Arzneien auf Trinker zahlreiche individuelle Verschiedenheiten, manchmal sogar gegensätzlicher Art. Unter dem Einfluß von Nux vomica 200 z. B. kann ein Trinker, den sonst schon ein Glas Wein betrunken machte, mehrere Glas Wein trinken, ohne betrunken zu werden; ein anderer, der erst durch zwei Flaschen Wein betrunken wurde, wird schon durch ein Glas des gleichen Weins berauscht, den er jetzt nicht mehr vertragen kann.

Bei dem einen Trinker, der die Arznei ohne sein Wissen bekommen hat, vergeht der Durst, der ihn zum Weintrinken verleitete, bei einem anderen entsteht ein solcher Widerwille gegen dieses Getränk, daß er nur noch klares Wasser oder Zuckerwasser trinken mag. Ein dritter wird keine Änderung seines Charakters zeigen, wenn seine Trunksucht aufhört, während ein vierter auch seine Eifersucht, seine Reizbarkeit und seinen Jähzorn verliert und seiner Frau und seinen Kindern gegenüber liebenswürdiger und gefälliger wird. All das zeigt die zahlreichen individuell verschiedenen Charakteränderungen, die sich täglich ereignen, entweder weil die Trunkenheit als solche oder als Wirkung der verordneten Arzneimittel aufhört.

Ich kann hier nicht alle meine täglich zahlreicher werdenden Beobachtungen wiedergeben, die ich bei der Behandlung trunksüchtiger Männer und Frauen aller Gesellschaftsklassen gemacht habe.

Um dem Leser die Leistungsfähigkeit dieser psychischen Behandlungsmethode zu zeigen, will ich nur einige Fälle darstellen, bei denen die Trunkenheit schnell oder schrittweise durch ein, zwei oder mehrere Arzneien geheilt wurde. Einige andere Fälle will ich nennen, bei denen sie gebessert oder zeitweise behoben war, bei denen aber ein Rückfall eintrat, der durch eine zweite Behandlung geheilt oder auch nicht geheilt wurde, wenn die Behandlung nicht wieder aufgenommen wurde.

Beobachtung 2

Eine 28jährige Dame betrank sich seit sechs Jahren mit Branntwein dermaßen, daß ihr Mann die Trennung von Tisch und Bett beantragen wollte. Dieses Laster war während der ersten Schwangerschaft entstanden und seitdem geblieben. Ich gab 6–7 Körnchen Nux vomica 200. Die Körnchen sollten während einer Viertelstunde sich in einem Drittel Glas Wasser lösen; dann mußte diese Mischung 8 bis 10 Minuten mit einem kleinen Löffel geschlagen, in eine Suppe gegossen und gut verrührt werden. Diese Suppe sollte die ganze Mahlzeit ausmachen.

Kein anderes Nahrungsmittel oder Getränk solle unmittelbar vorher oder nachher gegeben werden. Man könnte das aufgelöste Mittel auch in eine Tasse Milch, Kakao, Schokolade, Kaffee, Tee, in irgendeinen Aufguß, in ein Glas klares oder Zuckerwasser, ja sogar in ein Glas Wein oder in ein Gläschen Branntwein schütten. Dieses eine Mittel ganz allein, das die Dame ohne ihr Wissen erhielt, heilte sie vollständig von ihrer Trunkenheit.

Viele Leser werden sich vielleicht darüber wundern, daß ein Arzneimittel in der 200. oder 10000. Dilution auch dann noch heilkräftige Wirkungen zeigt, wenn es in einer Speise oder einem Getränk gegeben wird. Versuche werden Ihnen zeigen, daß diese Beobachtung zu Recht besteht, ja sogar daß potenzierte Arzneien, die chemisch nicht mehr nachweisbar sind, unverändert bleiben und ihre heilende Wirkung entfalten, wenn sie während oder am Schluß einer reichlichen Mahlzeit gegeben werden. Dies hat Dr. *L.-L. Lembert* nachgewiesen. Ich habe das bei Patienten beobachtet, die durch ein Mißverstehen ihre Arznei in dieser Weise bekommen hatten, einer z. B. in einer Tasse Kaffee am Ende der Mahlzeit. Es handelte sich um einen 29jährigen ehemaligen Soldaten, bei dem Staphisagria 10000, zweimal ohne sein Wissen mit einem Abstand von acht Monaten gegeben, beidemal die gleiche unleugbare Wirkung hervorbrachte. Ich vermeide es aber möglichst, die Mittel in dieser Form zu geben.

Beobachtung 3

Eine Frau kam in meine Poliklinik und sagte: „Da mein Mann mich verlassen hat, muß ich durch eigene Arbeit für den Unterhalt meiner beiden Kinder sorgen. Unglücklicherweise habe ich eine Leidenschaft, die mich an der Erfüllung meiner Pflichten hindern könnte. Ich bin Inhaberin einer Kneipe und muß, auch gegen meinen Willen, übermäßig Wein und Liköre trinken. Haben Sie nicht ein Mittel, das mir Widerwillen dagegen einflößen könnte?"

Ich gab ihr 6 oder 7 Körnchen Nux vomica 200 auf die Zunge. Nach 3 Wochen kam sie wieder und sagte: „Ich habe kein Verlangen mehr nach alkoholischen Getränken."

Zwei oder drei Monate später kam sie noch einmal und sagte, daß sie wieder Geschmack am Trinken bekäme. Um diesen leichten Rückfall zu beheben, gab ich ihr auf die gleiche Weise eine Gabe Nux vomica 600.

Beobachtung 4

Ein 39jähriger Ehemann war seit 10 Jahren trunksüchtig, ausschweifend in seinem Lebenswandel, sehr jähzornig, streitsüchtig und ein Schreihals.
Am 23. Februar 1886 erhält er ohne sein Wissen eine Gabe Lachesis 200.
Am 16. März: leichte Besserung aller seiner Fehler.
Am 6. April ist er weniger bösartig und weniger jähzornig, trinkt aber immer noch. Er bekommt eine Gabe Lachesis 200.
Am 4. Mai: eine wesentliche Besserung seiner Charaktereigenschaften, er trinkt aber noch mäßig.
Am 2. Juni hat er sich seit 14 Tagen nicht mehr betrunken und kommt abends früher nach Hause.
Am 15. Februar 1887: charakterlich sehr gut, aber er trinkt noch ein wenig. Er bekommt eine Gabe *Lachesis 200.*
Am 15. März: er betrinkt sich nicht mehr, er ist auch nicht mehr ausschweifend.
Am 12. April: Die Besserung hält an.
Am 24. Mai: ebenso.
Obwohl seine Frau und seine Kinder ihn verlassen haben und er nicht einmal weiß, wo sie sind, ist er nicht wieder trunksüchtig und ausschweifend geworden. Zwei Laster wurden durch ein einziges Mittel geheilt, das dreimal in verschiedenen Zeitabständen genommen wurde.

Beobachtung 5

Einem Trunksüchtigen aus einem größeren Ort verordnete ich entweder *Nux vomica 200* oder *Lachesis 200*; das weiß ich nicht mehr so genau. Ein Jahr danach erfuhr ich, daß die Heilung so vollkommen war, daß er nur Zuckerwasser trank und gegen Wein eine so große Abneigung hatte, daß er kein Wirtshaus mehr betrat, um nicht sehen zu müssen, wie andere tranken.

Beobachtung 6

Eine Weinbäuerin bekam während einer Schwangerschaft Abneigung gegen alle Nahrungsmittel außer Käse, von dem sie sich fast ausschließlich ernährte. Weil diese Ernährung unzureichend war, trank sie Wein oder aß in Wein getauchtes Brot, um sich bei Kräften zu halten. Obgleich sie Wein nicht liebte, gewöhnte sie sich daran, immer mehr zu trinken, so daß sie sich 18 Monate lang täglich betrank. Wenn sie berauscht war, legte sie sich hin und verbrachte so den halben Tag im Bett. Weil sie sich heimlich betrank, ließ ich ihr am 11. Mai 1882 ohne ihr Wissen 6 bis 7 Körnchen Sulfur 5000 geben. Dieses Mittel heilte sie vollkommen von ihrer Trunksucht. Als aber einige Wochen später ihre ganze Ernte durch Hagelschlag vernichtet wurde, bereitete ihr das solchen Kummer, daß sie rückfällig wurde. Um den Kummer und seine Folgen zu beseitigen, ließ ich ihr wieder ohne ihr Wissen eine einzige Gabe Nux vomica 10 000 geben, die die endgültige Heilung bewirkte.

Beobachtung 7

In einer kleinen Schrift von 60 Seiten mit dem Titel „WIE DIE HOMÖOPATHISCHE BEHANDLUNG DEN CHARAKTER DES MENSCHEN VERBESSERN UND SEINE INTELLIGENZ ENTWICKELN KANN", die im Jahre 1882 in dem Bericht der medizinischen homöopathischen Gesellschaft Frankreichs und dann auch am Ende des II. Bandes meiner „Klinischen Plaudereien" veröffentlicht wurde, habe ich von folgender Beobachtung berichtet, die ich hier kurz zusammenfasse, weil sie lehrreich ist.

Ein verschlossener, eifersüchtiger und bösartiger Ehemann betrank sich seit drei Jahren täglich, das heißt 30mal im Monat. Er vernachlässigte seine Frau, seine Kinder und seine Geschäfte und hatte sein kleines Vermögen vergeudet.

Am 19. November 1879 ließ ich ihm ohne sein Wissen Lachesis 2000 auf einmal geben.

Am 17. Dezember darauf ist er gar nicht mehr eifersüchtig und fängt an, weniger verschlossen und weniger bösartig zu sein, aber er betrinkt sich noch ebensooft. Darauf nimmt er ohne sein Wissen Lachesis 200 auf einmal.

Am 28. Januar 1880 berichtet mir seine Frau, daß er sich nur 5mal statt 30mal im Monat betrunken hat. Sein Charakter habe sich weiter gebessert, er kümmere sich auch wieder mehr um seine Familie und seine Geschäfte.

Am 9. Juni erfahre ich, daß er sich seit dem vergangenen 28. Januar nur ein einziges Mal betrunken hat.

Am 20. Oktober berichtet man mir, daß er sich kürzlich 5mal betrunken hat.

Daraufhin nimmt er ohne sein Wissen eine Dosis Lachesis 200.

Am 20. Dezember erfahre ich, daß er sich im letzten Monat fast jeden Tag betrunken hat, das heißt 6 bis 7mal in der Woche. Jetzt trinkt er heimlich. Dieses letzte Symptom veranlaßt mich, ihm ohne sein Wissen eine einzige Dosis Sulfur 5000 zu geben, was ihn endgültig von seiner Trunksucht heilte, und zwar in einem solchen Maße, daß er zu den Mahlzeiten nur noch reines Wasser trank wie die anderen Familienmitglieder auch.

Beobachtung 8

Ein 41jähriger Ehemann, der an einer Hautflechte litt, war arbeitsam und hatte ein mildes Wesen, sogar während des Rausches. Er war durch ererbte Trunksucht belastet und betrank sich seit seinem 13. Lebensjahr.

Am 23. Februar 1886 nimmt er Nux vomica 200 ohne Erfolg.

Am 16. März klagt er über Muskelschmerzen in der Wade und im Oberschenkel. Er nimmt Sulfur 300.

Am 13. April sind die Muskelschmerzen abgeklungen, aber die Trunksucht besteht fort. Er nimmt Nux vomica 200.

Am 4. Mai trinkt er immer noch, aber er verträgt den Wein weniger gut. Er nimmt Causticum 200.

Am 2. Juni: Er hat sich seit dem 4. Mai nicht mehr betrunken. Sehr schwacher Charakter. Er nimmt Petroleum 200.

Am 16. Juli: Der Charakter bleibt immer noch schwach. Er nimmt Conium 600.

Am 31. August: Durch das letzte Mittel ist seine Vernunft so weit gestärkt, daß er die Gelegenheit zum Trinken meidet. Willensschwäche, er nimmt Calcarea carbonica 300.

Am 21. September: Bei Gelegenheit trinkt er wieder mehr. Trotzdem ist er kräftiger geworden, aber immer noch charakterschwach. Gegen eine hinzutretende Diarrhö erhält er Arsenicum album in der ersten Dilution, täglich 3- bis 4mal, für einige Tage.

Am 2. November ist die Diarrhö geheilt. Seit fünf Wochen hat er sich nicht mehr völlig betrunken, aber er liebt immer noch den Wein.

Am 30. November: Die Besserung hält an. Er nimmt auf einmal Arsenicum album 300.

Am 28. Dezember: Seit 4 Wochen hat er sich nicht mehr betrunken.

Am 18. Januar 1887: Die Heilung hält an.

Am 24. Mai: Er mag immer noch den Wein, aber er betrinkt sich nicht.

Am 21. Juni erhält er Arsenicum 2000, um die Heilung zu festigen.

Am 19. Juli: Seit dem 1. Januar hat er sich nicht mehr betrunken.

Am 18. Oktober: Er betrinkt sich überhaupt nicht mehr, aber er mag den Wein immer noch sehr gerne. In der Absicht, ihm den Wein zu verleiden, gebe ich ihm Hepar 200.

In diesem Fall haben Arsenicum 300 und 2000 eine erbliche Trunksucht geheilt, deren Behandlung meist sehr schwierig ist. Seit einem Jahr hat der Patient sich nicht mehr betrunken.

Beobachtung 9

Ein 68jähriger Ehemann ist der Enkel eines Säufers und der Sohn einer bösartigen Mutter. Seit 34 Jahren betrinkt er sich hauptsächlich mit Absinth. Er ist charakterschwach und neigt zu Zornausbrüchen. *Aristoteles* sagte, daß der Wein beredsam mache; in diesem Sinne wird er von zahlreichen Rednern nutzbar gemacht. Wenn er betrunken ist, redet er in beleidigenden Ausdrücken sechs Stunden lang ununterbrochen. Durch die arzneiliche Behandlung hat sich die Dauer dieser unangenehmen Geschwätzigkeit Schritt für Schritt auf schließlich eine halbe Stunde verkürzt, ebenso verminderten sich seine unverschämten Redensarten. An der Zeitverkürzung dieses Schwatzens war seine Frau besonders interessiert, weil sie während der ganzen Dauer seiner Trunkenheit bei ihm bleiben mußte, um ihn daran zu hindern, die anwesenden Leute zu beleidigen. Diese Frau kam alle drei bis vier Wochen in meine Poliklinik, über 20 Monate lang, mit einer seltenen Ausdauer. Dadurch war es mir möglich, diese chronische Trunksucht zu heilen oder doch wenigstens nach und nach weitgehend zu bessern, obwohl sie schon 34 Jahre bestand. Manchmal treten noch Rückfälle auf, aber sie sind wesentlich schwächer als zuvor, auch die Abstände werden immer größer. Der Leser mag nachfolgend sehen, wie ich diesbezüglich vorgegangen bin:

Am 30. März 1886 erhält er ohne sein Wissen eine Gabe Lachesis 200.

Am 11. Mai: Kein Erfolg, er nimmt Nux vomica 200.

Am 2. Juni: Kein Erfolg, er nimmt Petroleum 200.

Am 23. Juni: Während der Trunkenheit spricht er weniger unvernünftig, er schreit weniger und ist auch weniger beleidigend. Seine Willenskraft ist gewachsen. Er schwätzt nur noch 2 bis 3 Stunden während des Rausches. Er nimmt Petroleum 3000.

Am 13. Juli: Er trinkt noch ebensoviel, aber das Schreien und Beleidigen während des Rausches läßt nach, Petroleum 10 000.

Am 24. August: Seit dem 1. August hat er sich nicht mehr betrunken, er ist vernünftiger.

Am 5. Oktober: Es geht ihm besser, er spricht weniger und beleidigt seine Tochter nicht mehr so sehr.

Am 3. November: Weitere Besserung.
Am 23. November: Gegen eine drohende Sprachlähmung erhält er eine Gabe Phosphor 200.
Am 14. Dezember: Weitere Besserung.
Am 11. Januar 1887: Er hat sich mehrmals betrunken, schwätzt aber weniger.
Am 8. Februar: Er hat sich nur ein wenig betrunken und ist zu Tränen gerührt. Er nimmt Causticum 200.
Am 1. März: Ruhiger, aber mißtrauisch und bösartig. Vielleicht empfindet er eine leichte Arzneimittelverschlimmerung.
Am 29. März: Immer noch bösartig, schwatzhaft, frech, möchte sein Messer gegen sich, die Seinen und gegen seine Nachbarn richten. Er nimmt Hepar 200.
Am 19. April: Besserung in jeder Hinsicht. Er schwätzt während der Trunkenheit nur noch eine Stunde.
Am 17. Mai: Weitere Besserung.
Am 15. Juni: Die Besserung hält an, er hat sich aber fünf Tage lang betrunken. Der Wein ruft keine Muskelerregungen mehr hervor, daher glaubt man, daß er sehr geschwächt sei.
Am 5. Juli: Die Besserung hält an.
Am 2. August: Ebenso.
Am 23. August: Die Besserung schreitet fort, seine Reden sind schon vernünftiger, und er spricht während der Trunkenheit nur noch eine halbe Stunde.
Am 20. September: Die Besserung hält an.
Am 18. Oktober: Leichter Rückfall. Er nimmt Hepar 200.
Am 2. November: Rückfall.
Am 6. Dezember: Besser.
Am 9. Januar 1888: Gleichbleibender Zustand. Er nimmt Hepar 3000. Seitdem sind ab und zu Rückfälle aufgetreten, die vor allem durch Petroleum 10 000 behoben wurden.

Beobachtung 10

Ein 60jähriger Ehemann, der Sohn eines Säufers, wird seit vielen Jahren zunehmend trunksüchtig. Während er im allgemeinen von sanftem Charakter ist, schreit und tobt er während der Trunkenheit und wird ausschweifend.
Am 9. Januar 1886 erhält er ohne sein Wissen eine Gabe Lachesis 200.
Am 2. März: Kein Erfolg. Er nimmt Nux vomica 200.

Am 23. März: Leichte Besserung nach einer vorhergehenden leichten Verschlechterung. Er nimmt *Nux vomica 600.*

Am 13. April: Keine nennenswerte Besserung, er ist jedoch weniger bösartig und schreit auch weniger während der Trunkenheit. Er nimmt Sulfur 5000.

Am 4. Mai: Er ist sanfter und ruhiger, seit 3 Wochen betrinkt er sich nicht mehr, verträgt den Wein schlechter und schläft länger.

Am 25. Mai: Seit 6 Wochen ist er nervlich nicht mehr so schwach.

Am 2. Juni: Seit dem 25. Mai hat er sich 2mal betrunken. Er nimmt Sulfur 2000.

Am 29. Juni: Er betrinkt sich wieder wie früher, er nimmt Petroleum 200.

Am 7. September: Der gleiche Zustand wie vorher, er nimmt Crotalus 200.

Am 28. September: Kein Erfolg, er nimmt Causticum 200.

Am 9. November: Kein Erfolg, er nimmt Calcarea carbonica 300.

Die Frau dieses Trunksüchtigen verzweifelt am Erfolg und verzichtet auf eine weitere Behandlung, aber mit Unrecht. Hätte sie wie die Frauen der vorher erwähnten Patienten ausgeharrt, so hätte ich wahrscheinlich nach und nach die erbliche Trunksucht ihres Mannes heilen können.

Beobachtung 11

Ein 35jähriger Ehemann, Sohn eines Vaters, der 35 Jahre lang arbeitsscheu und trunksüchtig war, ist seit seinem 16. Lebensjahr selbst trunksüchtig. Er ist tückisch, hochmütig und lügt. Seiner Frau stiehlt er das Geld, um es zu vertrinken. Wenn er betrunken ist, schlägt er seine Frau.

Am 13. April 1886 erhält er Nux vomica 200.

Am 4. Mai: Kein Erfolg; er nimmt Nux vomica 10 000.

Am 25. Mai: Er ist etwas weniger bösartig, trinkt aber wie früher, er nimmt Lachesis 200.

Am 8. Juni: Er ist nicht mehr so bösartig, trinkt aber noch mehr.

Am 16. Juli: Er will nicht mehr arbeiten; er nimmt Sulfur 5000.

Am 27. Juli: Er nimmt Lachesis 30, 2mal in 20 Tagen.

Am 24. August: Er ist bösartig, egoistisch, grob und will nicht mehr arbeiten. Er nimmt Calcarea carbonica 300.

Am 21. September: Keine Änderung.

Am 22. März 1887: Sein Charakter ist besser geworden. Er trinkt zwar weiter, stiehlt seiner Frau aber kein Geld mehr, um es zu vertrinken. Das ist ein Beweis dafür, daß der Drang zum Trinken geringer geworden ist.

Die Mutter dieses Trinkers hat dann die weitere Behandlung abgelehnt, sehr zu Unrecht, denn ich hätte hier die gleichen Überlegungen anstellen können wie am Ende der vorher geschilderten Beobachtung.

Manchmal erzielt man sehr schnelle und ermutigende Heilungen, wie die drei nächsten Fälle zeigen.

Beobachtung 12

Ein Mann trank täglich bis zu 30 Glas Absinth. Nach einer einzigen Gabe Causticum 200, die er ohne sein Wissen erhielt, bekam er einen solchen Widerwillen gegen Absinth und sogar gegen Wein, daß er nicht nur nicht mehr trank, sondern nicht einmal dabeibleiben konnte, wenn andere tranken.

Beobachtungen 13 und 14

Einem Schwiegervater und seinem Schwiegersohn, die beide starke Absinthtrinker waren, gab man ohne ihr Wissen dem einen Lachesis 200, dem anderen Nux vomica 200. Bei beiden entstand ein solcher Widerwille gegen diesen Likör, daß die Frauen der beiden, sich verständnisvoll zulächelnd, folgendes Zwiegespräch hören konnten:
„Findest du nicht, daß der Absinth nicht mehr gut ist? –
Tatsächlich. Als ich jetzt an der Theke ein Glas trank, war er wirklich schlecht. –
Ich habe in einem Café einen getrunken, der nichts taugte. Man sollte keinen Absinth mehr trinken, man stellt doch keinen guten mehr her. –
Ich bin ganz deiner Meinung, auch ich werde keinen Absinth mehr trinken."

Als die beiden Frauen dieses Zwiegespräch gehört hatten, schauten sie sich erneut lächelnd an. Welch ein Trost für sie.

Beobachtung 15

Ich hatte einen Alkoholiker durch Briefwechsel zu behandeln und seiner Familie nacheinander Nux vomica 200, 1000, 5000 und 10 000 geschickt. Aber ich erzielte keinen Erfolg. Ich besaß noch eine 30 000. Dilution, die aus den Vereinigten Staaten stammte, die ich aber noch nie anzuwenden gewagt hatte. Diese schickte ich ihm aus reiner Verzweiflung. Im Verlauf der Behandlung schrieb mir die Familie: „Schicken Sie uns doch das Mittel, das Sie uns das letzte Mal geschickt haben, es ist das einzige, das gewirkt hat."

Einige Trinker, glücklicherweise nur wenige, habe ich monatelang fast erfolglos behandelt. Endlich entdeckte ich, daß bei ihnen die Trunksucht erblich war oder aber ein Symptom einer gutartigen Form von Geisteskrankheit darstellte, die sich nur in diesem einen Symptom manifestierte. In beiden Fällen, besonders in dem zweiten, ist die Trunksucht schwer heilbar. Von den erblich Trunksüchtigen kann man eine gewisse Zahl heilen, wenn die Patienten die Behandlung mit derselben Ausdauer durchführen wie der Arzt.

Eine dritte Form liegt vor, wenn die Trunksucht, sei sie vererbt oder nicht, schon seit 20, 30 oder 40 Jahren besteht und für den Organismus eine so eingewurzelte Gewohnheit geworden ist, daß sie ihm zur zweiten Natur wurde. Zur Heilung dieser Art Trunksucht ist manchmal eine dauernde oder wenigstens eine mehrfach wiederholte Behandlung erforderlich.

Eine vierte Form der Trunksucht, erblich oder nicht, entsteht nicht durch Freude am Trinken oder lange Gewöhnung, sondern durch Leichtsinn und Willensschwäche. Es ist manchmal schwierig, auf solche Menschen einzuwirken, die ohne geistigen und charakterlichen Halt auf dem Ozean des Lebens umherschwimmen, hin- und hergerissen durch die Wogen ihrer wechselhaften Launen oder den Willen der Menschen ihrer Umgebung. Man muß ihnen Arzneimittel verschreiben, die gleichzeitig durch ihre zeitweise auftretende Dipsomanie und darüber hinaus durch ihre Grillenhaftigkeit* und durch ihre Willensschwäche** indiziert sind. Diese beiden Eigenschaften machen sie für die Trunksucht besonders empfänglich. Diese Menschen sind oft schwieriger zu heilen als zehnmal Süchtigere, die noch Halt im Geist und Charakter haben. Es sind Halb-Verrückte, die so manche Familien zur Verzweiflung bringen und denen man mit guten Ratschlägen nicht helfen kann. Manchmal nützen bei ihnen sogar Medikamente gar nichts.

Ich könnte zu den oben geschilderten Beobachtungen viele andere hinzufügen. Jede wäre wieder anders, wie ja auch die Trunksüchtigen verschieden sind im Aussehen, in der Veranlagung und in den vorhan-

* Grillenhaftigkeit: Veratrum, China, Ipeca, Natrium carbonicum. – Leichtsinn, unüberlegt: Arnica, Pulsatilla, Sulfur, Agaricus, Lachesis.

** Willensschwäche: Calcera carbonica, Sulfur, Solubilis, Ammonium carb. et muriat., Baryta carb., Lycopodium, Petroleum, Natrium muriaticum, Silicea.

denen körperlichen und seelischen Symptomen. Alle Beobachtungen würden ergeben, daß die Trunkenheit – soweit sie nicht ererbt ist – in der Hälfte der Fälle geheilt werden kann, unter der Voraussetzung, daß die Behandlung mit Ausdauer durchgeführt wird und sie sofort wieder aufgenommen wird, wenn ein Rückfall eintritt.

Ich habe viel mehr Erfolgschancen bei jenen Trunksüchtigen, die zwar zehnmal mehr trunksüchtig sind, als bei jenen Flattergeistern, die durch ihr unstetes Verhalten den ärztlichen Anweisungen immer wieder ausweichen.

Wir können zwei Kategorien von Trunksüchtigen unterscheiden, deren Heilung sehr schwer zu erreichen ist:

1. Jene, die schon 20 bis 40 Jahre trunksüchtig sind.
2. Jene Trunksüchtigen, die erblich belastet sind.

Dennoch gelingt es, sie zu heilen, wenn die Behandlung beharrlich durchgeführt wird. So gelang es mir, einen 41jährigen Ehemann mit Arseniksäure vollständig zu heilen, nachdem ich zuvor mit 6 Medikamenten nur einen mittelmäßigen Erfolg erreicht hatte. Er war der Sohn eines Säufers und hatte sich seit seinem 13. Lebensjahr betrunken.

Man soll im allgemeinen das Mittel, das nach der Gesamtheit der körperlichen und seelischen Symptome des Trinkers am besten indiziert ist, in der 200. Dilution geben. Sie bewirkt manchmal eine leichte Verschlimmerung, die einige Tage anhält. Auf die prognostisch günstige Verschlimmerung folgt meist eine teilweise oder völlige Heilung. Die Verschlimmerung darf aber nicht zu stark sein oder mehrere Wochen anhalten, wie ich es z.B. nach einer einzigen Gabe Sulfur 5000 bei einigen Trinkern, aber nicht bei allen, beobachtet habe. Denn der Patient kann dann nicht immer richtig reagieren, und die Verschlimmerung verzögert oder hindert die Heilung. Wenn eine Verschlimmerung auftritt, muß man die Arznei 3, 4, 6, 8 oder 12 Wochen wirken lassen, wonach eine teilweise oder völlige Heilung eintritt.

Es ist ratsam, zuerst die 200. Dilution zu verordnen, dann schrittweise die höheren Dilutionen, die 600., 1000., 2000., 4000., 6000., 10000. und 16000.

Um jede Erstverschlimmerung zu vermeiden, soll man nur eine Einzeldosis verordnen. Ließe man z.B. diese Einzeldosis in einem Glas Wasser auflösen und davon mehrere Tage nacheinander 1- bis 2mal täglich einen Löffel nehmen, wäre die Gefahr groß, daß eine Verschlimmerung der bestehenden Symptome einträte, die Tage, Wochen und Monate anhalten könnte. Damit wäre der Eintritt der Heilung gehemmt und verzögert.

Bei der Verordnung verschiedener Arzneien oder Dilutionen muß man Pausen einschalten, deren Dauer ebenso verschieden ist wie die erzielten Wirkungen und die behandelten Patienten. Aber so wie ich es für meine Patienten in meiner Poliklinik unentgeltlich mache, so muß auch der behandelnde Arzt seine Patienten alle drei Wochen sehen, sei es in seiner Praxis oder in der Klinik. Nur so kann er die Behandlung überwachen oder wirksam durchführen.

Die Behandlung wird aber erfolglos bleiben, wenn der Arzt nicht in seiner täglichen Praxis die Wirksamkeit der verordneten Hochpotenzen kritisch beobachtet und bestätigt gefunden hat. Man soll nur solche Hochpotenzen gebrauchen, die aus einer homöopathischen Apotheke oder aus der Hausapotheke eines homöopathischen Arztes stammen, weil sie das unerläßliche Werkzeug zur Heilung der Trunksucht sind, ohne das es keine Heilung gibt.

Zur wirksamen Behandlung der Trunksucht, wie zu jeder psychischen Behandlung überhaupt, scheint es mir unbedingt erforderlich zu sein, dem Kranken nie Vorwürfe zu machen, und wenn er sie auch hundertmal verdient hätte. Bei der Beratung darf man nicht einmal eine Anspielung auf seine Laster oder Fehler machen. Vorwürfe und Anspielungen verbittern das Gemüt, während die Arzneien es entspannen, indem sie Vernunft, Pflichtgefühl und Willen zur Pflichterfüllung entwickeln. So habe ich z. B. bisher alle von mir behandelten ausschweifenden Ehemänner außer dreien von ihrem Laster geheilt. Zwei der Nichtgeheilten wurden von ihren Frauen durch Vorwürfe und bissige Anspielungen gequält.

Nachdem ich festgestellt habe, wie unerläßlich es ist, den Trunksüchtigen keinerlei Vorwürfe zu machen, um eine Heilung zu erreichen, verstehe ich auch, warum die zahlreichen Geisteskranken im Bezirk Gheel (Belgien) sanft und harmlos bei den Bewohnern dieses Gebietes sind. Sie sind in diesem Bezirk als Kostgänger bei Familien in 12 bis 15 Dörfern verteilt. Seit 800 Jahren sind die Menschen dieses Bezirks daran gewöhnt, diese armen Geisteskranken mit einer wirklich christlichen Sanftmut zu behandeln. Denn sie stehen unter dem glücklichen Einfluß einer überlieferten religiösen Haltung. Sie lassen sie in voller Freiheit und behandeln sie wie ihre eigenen Kinder. Früher waren diese Geisteskranken in anderen Anstalten untergebracht; dort waren sie böse und gefährlich, weil man Gewalt gegen sie anwandte.

Es gibt noch eine andere Bedingung, die die Wirksamkeit der Behandlung von Trunksucht und anderen Lastern erhöht: man muß die Patienten ohne ihr Wissen behandeln. Tatsächlich gefallen sich manche in ihren Lastern und wollen gar nicht davon geheilt werden. Von denen, die wissen, daß sie behandelt werden, wollen einige die Behandlung unterstützen, verfahren dabei aber ganz ungeschickt, andere arbeiten der Behandlung aus angeborener Oppositionsneigung entgegen. Schließlich machen sich wieder andere Sorgen wegen des Behandlungserfolges und verhindern dadurch unbewußt die Wirkung. Wenn dagegen all diese lasterhaften Menschen ohne ihr Wissen behandelt werden, vollzieht sich unter dem Einfluß der Arzneimittel eine natürliche Entwicklung zum Guten hin, weil die mehr oder weniger unwiderstehlichen leidenschaftlichen Triebe gemildert werden und, wie ich schon sagte, Vernunft, Pflichtgefühl und der Wille, seine Pflichten zu erfüllen, zur Entfaltung gebracht werden.

Trunksüchtige Frauen kommen im allgemeinen selbst oder durch einen Mittelsmann zum Arzt, um sich von ihrer Leidenschaft heilen zu lassen. Ganz anders ist es bei den Männern, die sich im allgemeinen in ihrem Laster gefallen und nicht davon geheilt werden wollen. Deshalb muß man sie fast alle ohne ihr Wissen behandeln. Daher ist es leichter, den Frauen Ernährungsvorschriften zu geben als den Männern, um den Durst oder das Verlangen nach alkoholischen Getränken zu vermindern oder zum Verschwinden bringen zu können. So kann man z. B. in den amerikanischen Entziehungsanstalten für reiche Alkoholiker keine Heilung erzielen, ohne den Fleischgenuß völlig zu verbieten, weil Fleisch den Durst steigert.

Wenn Sie Kindern oder Erwachsenen überhaupt kein Fleisch geben, werden Sie sehen, daß diese weniger Durst haben und sogar während der Sommerhitze viel weniger trinken. Was ich über den Nachteil von Fleisch gesagt habe, so betrifft dies nur das magere Fleisch. Denn das fette Fleisch, das Knochenmark und alle Fette (Öl, Butter, Sahne, Milch) verringern den Hunger und den Durst.

Auch der Genuß von Rauch- und Kautabak vermehrt den Durst.

Aber man erkennt sehr wohl, daß es schwer ist, Trunksüchtige zum Verzicht auf Fleisch und Tabak zu bringen; deshalb muß man sie ohne ihr Wissen behandeln. Es ist im allgemeinen auch nützlich, die Mahlzeiten regelmäßig und nicht zu reichlich nehmen zu lassen, etwa vier am Tage von ziemlich gleicher Menge. Auch das vermindert den Durst, kräftigt zu gleicher Zeit und treibt nicht zum Alkoholgenuß, um den Durst zu löschen und sich zu stärken.

Nachdem ich die homöopathische Behandlung der Trunksucht dargestellt habe, glaube ich nun, mit einer empirischen Behandlungsmethode bekannt machen zu müssen, die ein homöopathischer Arzt aus

Mexiko, Dr. *Ezechiel de Léon*, angewandt und 1883 in der Bibliothèque homoeopathique, Band 15, Seite 26 veröffentlicht hat.

Beobachtung 1

Dieser Arzt wurde von einer 41jährigen Waschfrau um Rat gefragt. Seit 12 Jahren war sie alkoholischen Getränken gänzlich ergeben, und es zeigten sich bei ihr folgende schwere Erscheinungen: Nasenbluten, Petechien, Blutungen aus Zahnfleisch und Darm, Krämpfe usw. Er verordnete ihr jeden Morgen nüchtern 50 Zentigramm Brechweinstein in 9 Gramm Branntwein, den sie am liebsten trank. Nach wenigen Tagen bekam die Kranke einen solchen Abscheu gegen alkoholische Getränke, daß schon der bloße Anblick ihr Übelkeit verursachte. Nach einer Pause von vier Wochen wurde die Behandlung für einige Tage wiederholt. Danach war die Heilung vollständig und dauerhaft. Heute hat die Kranke einen solchen Abscheu vor Alkohol, daß sie den Geruch von Medikamenten, die Alkohol enthalten, nicht ertragen kann. Sie ist arbeitsam geworden, beschäftigt sich eifrig im Haushalt und weist kein Zeichen ihres früheren schweren Nervenzustandes mehr auf.

Beobachtungen 2, 3, 4, 5, 6, 7, 8

Später unterzog Dr. *de Léon* sieben trunksüchtige Handwerker aus verschiedenen Berufssparten der gleichen Behandlung.

Vier wurden geheilt, einer starb, weil die Alkoholvergiftung schon zu weit fortgeschritten war, bei den beiden letzten war die Heilung unvollständig, weil sie an ererbter Trunksucht litten.

Da die Behandlung mit Brechweinstein die erbliche Trunksucht nicht heilt, ist sie der homöopathischen Medikation unterlegen. Trotzdem könnte man, sollte das homöopathische Heilverfahren nicht schnell genug wirken, Brechweinstein verordnen, das in demjenigen alkoholischen Getränk aufgelöst wird, das der Trunksüchtige bevorzugt. Um eine Vergiftung durch Brechweinstein zu vermeiden, sollten die Dosen nur allmählich von 5 auf 10, 15, 20, 25 Zentigramm gesteigert werden. Diejenige Dosis, die bei den behandelten Patienten Erbrechen und Durchfall hervorruft, sollte nicht überschritten werden. Bei Kindern darf die Dosis nur 1, 2, 3, 5 oder 10 Zentigramm betragen, aber immer ausschließlich in ihrem alkoholischen Getränk, damit sie einen Abscheu dagegen bekommen.

In England hat man manchmal dieses Heilverfahren in Entziehungsanstalten und anderen Fürsorgeheimen für Trunksüchtige angewandt, indem man alle Getränke mit Brechmitteln vermischt. Sie bekommen dadurch einen Übelkeit erregenden Geschmack und rufen bei den Trunksüchtigen eine Abneigung gegen Alkohol hervor, die in einigen Fällen auch anhält.

Die Praxis in meiner Poliklinik brachte mich auf eine andere Anwendung des Brechweinsteins. Gibt man ihn morgens in eine Tasse Kaffee, in Wasser oder in Suppe, so verursacht er eine langanhaltende Übelkeit, die dem Trunksüchtigen für den ganzen Tag die Lust zum Trinken nimmt. Daher soll man ihn am Samstag, dem wöchentlichen Zahltag, und am Sonntag, dem Ruhetag, verordnen, und an den Tagen, die besonders den Zechgelagen geweiht werden. Brechweinstein verursacht in einem warmen Getränk (Kaffee, Suppe, Kräutertee) größere Übelkeit als in einem kalten.

Ich habe Brechweinstein in dieser Form öfters mit Erfolg verordnet, wenn eine größere Zahl Arzneimittel sich im Verlauf von mehreren Monaten als unwirksam erwiesen hatte. So blieb z. B. ein 68jähriger Säufer, der seit 30 bis 40 Jahren jede Woche an 2, 3, 4 oder 5 Tagen betrunken war, drei Monate nüchtern bis auf eine einmalige leichte Ausnahme. Brechweinstein, der übrigens bei ihm auch homöopathisch indiziert war, verursachte in der Dosis von 2½ Zentigramm bei ihm eine Diarrhö. Man muß bei jedem Patienten die geeignete Dosis ausfindig machen, um jede, auch nur leichte Vergiftung zu vermeiden.

In Schweden isoliert man die Trunksüchtigen und versetzt ihre gesamte Nahrung mit dem Schwedischen Branntwein (einem alkoholischen Getränk des Landes), bis sie jedes Essen verweigern. Von 139 Trinkern, die Dr. *Schreiber* 1848 so behandelte, wurden 128 geheilt, 4 wurden rückfällig, 7 gerieten durch die Behandlung in Lebensgefahr.

Man sieht, daß die Vermischung alkoholischer Getränke mit Brechweinstein als Behandlungsart oder auch das andere Verfahren, allen Lebensmitteln Alkohol zuzusetzen, nicht ungefährlich sind. Sie tragen auch nicht wie die homöopathische Medikation zur Heilung der anderen Laster und Fehler der Trunksüchtigen bei. Das homöopathische Heilverfahren ist daher im allgemeinen vorzuziehen.

Heute sind die Menschen von der fixen Idee besessen, überall Suggestionswirkungen zu sehen. Man braucht sich daher nicht zu wundern, wenn die allopathischen Ärzte und ihre Patienten die auf homöopathischem Wege erzielten Heilungen als durch Suggestion bewirkt erklären wollen. Ganz besonders gilt dies für die durch homöopathische Mittel erzielten Heilungen der Trunksucht und anderer Leidenschaften. Die Heilung wird aber durch die Arzneien, nicht durch Suggestion erzielt.

Zum Beweis führe ich an:

1. Durch die arzneilich-psychische Behandlung heile ich im allgemeinen Menschen von ihren Leidenschaften, die ohne ihr Wissen behandelt werden und die ich überhaupt nie gesehen habe.

2. Ich habe psychische Heilungen erzielt, die acht Jahre Bestand hatten, was man von Suggestionsheilungen noch nicht gehört hat.

3. Ausnahmsweise tritt manchmal vor der Heilung eine arzneilich bedingte Erstverschlimmerung auf, die ich meinen Patienten gerne ersparen möchte, obgleich sie als gutes Vorzeichen zu werten ist. So zeigte sich bei einem 60jährigen Mann, der in seiner 32jährigen Ehe immer eifersüchtiger geworden war nach einer einzigen Gabe Lachesis 200 3 Wochen lang eine heftige Verschlimmerung der Eifersucht. Sie wurde dann aber nach fünf Wochen geheilt. Die Heilung hielt bis zu seinem Tode an, das waren acht bis neun Jahre.

4. Wenn ich Trunksucht und andere Leidenschaften durch Suggestion heilen könnte, würde ich mir nicht so große Mühe machen, für jeden einzelnen Patienten das wirksamste Mittel zu finden. Vor allem würde ich dann alle Kinder heilen können. Nun gelingt mir aber die Heilung von Charakterfehlern durch Arzneien gerade bei Kindern seltener als bei Erwachsenen. Der Grund liegt darin, daß Arzneien bei Kindern die Vernunft und das Empfinden für die Beurteilung durch ihre Umgebung weniger zur Entfaltung bringen können, weil sie erst im Keim angelegt sind. Bei den Erwachsenen sind sie jedoch schon mehr oder weniger entwickelt. Bei den Erwachsenen beginnt unter der Einwirkung der Arznei das eigene Nachdenken und Beobachten, was die Wirkung der Arznei unterstützt. Daher konnte ich bei Erwachsenen z.B. die Eifersucht fast immer heilen, aber nie bei 7jährigen oder jüngeren Kindern.

Ich wollte erklären, warum ich die verschiedensten hohen Dilutionen gegen die Trunksucht verschreibe. Dazu muß ich zunächst auf die Frage der Dosen eingehen, in denen die Medikamente nutzbar gemacht werden können. Um diese Frage zu lösen, die nicht nur die Ärzte der alten und der neuen Schule entzweit, sondern auch die homöopathischen Ärzte unter sich, muß ich auf allgemeine Überlegungen zu sprechen kommen. Diese werden den Leser allmählich darauf vorbereiten, das zu verstehen, was ich darlegen will.

In den Wissenschaften der Forschung und des Experimentierens haben die Menschen im allgemeinen ein eingezäuntes Feld, auf dem sie forschen, beobachten und experimentieren. Sie stellen dabei sehr viele unbestreitbare Tatsachen fest, über die sie die mannigfaltigsten Interpretationen wagen. Unglücklicherweise hat gewöhnlich jeder Mensch für sein Forschungsgebiet einen beschränkten Gesichtskreis und schaut nur durch die eine Ecke seiner Brille. Würde er nämlich durch die andere Ecke seiner Brille schauen, dann würde er feststellen, daß auf dem Gebiet der Forschung jeder seiner Nachbarn gleichfalls unbestreitbare Tatsachen gefunden hat. Daraus folgt, daß die gebildeten Menschen und besonders die Gelehrten von ihren eigenen Erfindungen oder Beobachtungen ganz erfüllt sind und sich darauf beschränken, auf sich selbst zu hören. Sie wollen andere überhaupt nicht mehr anhören und werden auf diese Weise Menschen, die am wenigsten geneigt sind, neue Kenntnisse zu erwerben, folglich nehmen sie die Eigentümlichkeit an, nur nach einer bestimmten Schablone zu arbeiten.

Der umsichtige Arzt, der die Pflicht hat, bei seinen Patienten alle Dosierungen der Heilmittel nutzbar zu machen, würde klug handeln, wenn er diesbezüglich die eklektische Biene nachahmt, die alle Erforschungsfelder durchfliegt, unzählige Blumen durchsucht, vergleicht und urteilt – denn das Urteilen ist ja nichts anderes als ein Vergleichen – und dann schließlich aus den besten Blumen ihren Honig sammelt. Das tun die Ärzte leider nicht. Jeder Arzt bleibt in der Dosierungsfrage in seinem eigenen Versuchsfeld und will außerhalb desselben nichts sehen, so daß er wegen Mangel an Vergleichsmöglichkeit kein richtiges Urteil gewinnt. Die allopathischen Ärzte bestehen hartnäckig darauf, Arzneien nur in massiven Dosen zu verordnen. Ein Teil der homöopathischen Ärzte gebraucht nur infinitesimale Dosen, andere tiefe oder mittlere oder sehr hohe. Die Ausschließlichkeit der einen und der anderen ist für Arzt und Patient oft von Nachteil. Ich werde erklären warum.

Die Medikamente, die von der Natur oder fachmännisch zubereitet sind, treten als Substanzen im allgemeinen in vier Zuständen auf: fest, flüssig, gasförmig oder im Strahlenzustand. Dieser letztere wurde von den englischen Physikern *Faraday* und *Crookes* so bezeichnet, *Aristoteles* hatte ihn subtil (= leicht eindringend) genannt und *Hahnemann* infinitesimal.

Nach *Faraday* und *Crookes* liegen die Urmoleküle im festen Zustand aneinander und sind miteinander verbunden. Im flüssigen Zustand berühren sich die Moleküle der Substanzen noch, aber sie sind nicht miteinander verbunden. Im gasförmigen Zustand sind die Moleküle der Substanzen nicht mehr miteinander verbunden und untereinander noch weiter entfernt. Im Strahlenzustand sind die Moleküle der Substanzen unter sich noch weiter entfernt als im gasförmigen Zustand.

Nach *William Crookes* stellt die Strahlen-Materie in Wirklichkeit „die Grenze dar, in der sich Stoff und Kraft zu vermischen scheinen."*

Das läßt ahnen, daß die Medikamente um so mehr Kraft enthalten, je weniger stofflich sie sind. Das beweisen folgende Beobachtungen:

Paracelsus scheint ähnliche Tatsachen geahnt oder festgestellt zu haben, wenn er uns im folgenden die Zubereitung seiner Geheimmittel beschreibt, die die Vorgänger der Alkaloiden der allopathischen Ärzte und der hohen Dilutionen der homöopathischen Ärzte waren; zwei Aufbereitungen, mit denen diese Geheimmittel verwandt zu sein scheinen.

„Zwanzig Pfund einer Substanz vermindern sich zu einer ganz geringen Menge von Essenz, die indessen den medizinischen Bestandteil darstellt. ... Daher folgt, daß die medizinische Kraft um so größer ist, je geringer der Stoff ist – quo minus corporus est, eo magis virtutis in medicina.

Eine einzige Sache ist unentbehrlich: Fertigt Arkanas an und richtet sie gegen die Krankheiten. Mit ihnen heilt man den Schlaganfall, die Lähmung, die Lethargie, die Fallsucht, die Sucht, die Tobsucht und die Melancholie, Krankheiten gegen die die Mittel der Apotheker noch nie etwas geholfen haben.

Beobachtung 1

Ein Greis aus dem Caritas-Hospiz in Lyon hatte seit sechs Monaten jede Nacht einen Fieberanfall, begleitet von häufigem Harndrang. Ich heilte diese Anfälle mit Natrium muriaticum 25, das heißt mit Kochsalz in der 25. – zentesimal – Dilution, obwohl der Patient im Laufe der sechs Monate die hunderttausendfache Menge Kochsalz in der Nahrung zu sich genommen hatte. Außerdem hatte er Chininum sulfuricum und andere Fiebermittel in massiven Dosen genommen, die ihm ein in den Hilfsmitteln der allopathischen Therapie bewanderter Arzt verordnet hatte.

Man wird mir entgegenhalten, daß ein Mensch durch eine infinitesimale Gabe von Nux vomica nicht tödlich vergiftet und er dennoch durch eine gewisse wägbare Dosis dieses Medikaments durchaus vergiftet werden kann. Das stimmt. Aber die gleiche, einmalige, wägbare

* Konferenz über die Strahlen-Materie. Revue scientifique, Nummer vom 25. Oktober 1879, Seite 395.

Dosis, die für den einen ein tödliches Gift ist, wird bei einem anderen Menschen mit stärkerer Reaktionskraft ein Heilmittel sein für Obstipation, Migräne oder Lähmung. In diesem Fall wird die Heilwirkung oft nur von kurzer Dauer sein, während eine einzige Gabe dieses Mittels in der 30., 200., vor allem aber in der 10000. Dilution eine viel länger andauernde Heilwirkung haben wird.

Beobachtung 2

So kann z. B. eine einzige wägbare Dosis Nux vomica eine Verstopfung so beeinflussen, daß während zwölf bis sechsunddreißig Stunden einige durchfällige Stuhlgänge erzielt werden. Jedoch eine einzige Gabe dieses Mittels in der 10000. Dilution hat bei einem meiner Patienten, der ohne sein Wissen behandelt wurde, einen elf Tage anhaltenden Durchfall hervorgerufen. Vielleicht hätte dieser noch einige Tage länger angehalten, wenn ich ihm nicht am elften Tage Veratrum C 3 als Antidot verordnet hätte.

Je höher die Hochpotenzen sind, desto länger hält ihre Wirkung an.

Beobachtung 3

Eine Frau wurde von ihrem allmorgendlichen Migräneanfall durch eine Einzelgabe Nux vomica 200 für die Dauer von einer bis zwei Wochen befreit, durch eine Einzelgabe Nux vomica 10000 für sechs, acht, ja zwölf Monate.

Der folgende Fall zeigt auch sehr gut die länger anhaltende Wirkung der hohen Dilutionen.

Beobachtung 4

Eine 28jährige Frau, die seit vier Jahren an Acne rosacea litt und außerdem von Kindheit an das Gesicht voller Sommersprossen hatte, nahm eine Einzelgabe Graphites 600, die im Verlauf von fünf Monaten die Acne rosacea und selbst die Sommersprossen zum Verschwinden brachte. Hätte eine wägbare Einzeldosis Graphites wohl die gleiche Wirkung gehabt?

Man könnte die Heilwirkung eines Medikaments wie eine Bewegung betrachten, die dem Organismus auf einen bestimmten Punkt oder in eine bestimmte Richtung mitgeteilt wird. Diese mitgeteilte Bewegung ist beschränkt, wie das Beispiel mit dem Abführmittel für 12 bis 24 Stunden zeigt, oder sie ist sehr hinausgeschoben, wie es in der vorstehend geschilderten Beobachtung mit Graphites 600 dargestellt ist. Fünf Monate waren nötig, um die Haut des Gesichtes der jungen Frau umzubilden. Die Dauer und folglich die Kraft der dem Organismus durch ein Medikament mitgeteilten Bewegung hängen nicht von der Menge, sondern von der Eigenschaft des Medikaments ab.

Eine einzige Dosis des gleichen Medikaments, das auf verschiedene Weise zubereitet ist, verlängert die Wirkung um 2, 4, 8, 15, 20, 30, 40 oder 60 Tage.

Es scheint, daß die 200. und 10 000. Dilutionen einer Arznei nicht nur länger, sondern auch auf eine viel tiefere Schicht des Organismus wirken als die dritte oder sechste. Daher kann man gegen leichte, zufällige Erkrankungen verschiedene Mittel in der 3. oder 6. Dilution verordnen, ohne daß dadurch die lange Wirkungsdauer einer 200. oder 10 000. Dilution unterbrochen wird. Und – unerwartete Wirkung – die 3. oder 6. Dilution einer Arznei sind oft das beste Antidot, wenn die 200. oder 10 000. Dilution des gleichen Mittels zu stark auf einen empfindlichen Organismus gewirkt hat.

Man kann jedoch nicht sagen, die Heilwirkung einer Arznei sei immer um so größer, je höher die verordnete infinitesimale Potenz sei. Eine solche Behauptung würde einen Irrtum unterstützen, der für die Kranken gefährlich wäre. Bei vielen Krankheiten ist es vorteilhafter, Arzneien nicht in der 200. oder der 10 000. Dilution, sondern in der 3., 6. oder 12. Dilution zu geben, manchmal sogar in einer massiven oder wägbaren Dosis. So ist mir zum Beispiel nicht bekannt, daß jemals ein bösartiger Fieberanfall durch Chininum sulfuricum in der 200. Dilution geheilt worden sei, während es mit dem gleichen Mittel in einer Dosierung von 1 bis 2 g oft gelungen ist.

Manchmal habe ich dieses Mittel in massiveren Gaben verordnet, als die allopathischen Ärzte raten. Wenn zum Beispiel bei bestimmten akuten Krankheiten, vor allem Bronchitiden, die Anfälle rezidivieren, stärker und bösartig zu werden drohen, haben die allopathischen Ärzte mit Gaben von 50 bis 60 cg Chinin, täglich an sechs bis zehn Tagen gegeben, nur langsamen oder gar keinen Erfolg. Solche zu lange wiederholten mittleren Dosen reizen und erschöpfen den Organismus, der dann gar nicht oder schlecht reagiert. Kamen diese Kranken nach der Behandlung durch den allopathischen Arzt mit den gleichen Krankheitszuständen zu mir, verordnete ich ihnen täglich eine Gabe Chinin von 1 g für drei Tage, als wenn richtig bösartige Anfälle eintreten müßten. So heilte ich die remittierenden Anfälle und die begleitende Krankheit schneller und vollständiger als die allopathischen Ärzte. Zu bemerken ist, daß diese Ärzte 4 bis 5 Gramm Chinin in acht bis zehn Tagen verordnet hatten, während ich nur 3 g verschrieben hatte. Aber meine Patienten hatten die Arznei in drei aufeinanderfolgenden Tagen eingenommen, und zwar jeden Tag ein Gramm auf einmal. Man sieht daraus, daß man die Medikamente in der verschiedensten Dosierung und verschiedenem zeitlichen Abstand den Krankheiten und dem Kranken angepaßt verordnen muß.

Die allopathischen Ärzte wenden unbewußt die Heilmittel im infinitesimalen oder Strahlen-Zustand an. So verschreiben sie zum Beispiel ihren Patienten die Bäder von Wildbad (Württemberg) und von Gastein (Tirol). Diese Bäder, die keine anderen chemischen Elemente als das normale Trinkwasser enthalten, heilen dennoch die Lähmungen. Ihre Heilkräfte sind Arzneien im Strahlen-Zustand, allerdings kann die Chemie ihr Vorhandensein nicht enträtseln. Die Chemie kann auch nicht die Beschaffenheit von manchen Medikamenten in den mittleren und hohen homöopathischen Dilutionen herauslesen. Dennoch heilen diese Dilutionen zahlreiche Krankheiten.

Die Kräfte unseres Körpers scheinen nicht nur durch Arzneien, sondern auch durch Nahrungsmittel im Strahlen-Zustand wiederhergestellt zu werden: dies kann man annehmen, wenn man die nachfolgende Tatsache bedenkt, die von allen Menschen täglich bestätigt wird und die Professor *Rostan* in dem Medizinischen Wörterbuch in 30 Bänden, in dem Artikel NAHRUNGSMITTEL, Seite 221, dargestellt hat.

„Die Nahrungsmittel erzeugen ihre Wirkung fast schon in dem Augenblick, in dem sie in den Mund eingeführt werden oder aber wenigstens gleich, wenn sie in den Magen gelangen. Das schmerzhafte Gefühl des Hungers verschwindet, um einem allgemeinen Wohlbefinden Platz zu machen. Die Kräfte werden augenblicklich wiederhergestellt. Es scheint, als ob sich in all unseren Körperteilen ein neues Leben ausbreitet. Aber dennoch: Erst durch den Stoffwechsel kommt es zu dieser Wirkung, und kein einziges Nähr-Molekül hat in unsere Organe gebracht werden können."

So stellen die Nahrungsmittel, sobald sie in den Magen gelangen und noch nicht dem Körper einverleibt sind, augenblicklich Kräfte her. Muß man aus diesem Ergebnis ableiten, daß die Nahrungsmittel in diesem Falle im Strahlen-Zustand aufgesogen werden?

Übrigens scheint sich der Strahlen-Zustand noch in anderer Weise zu offenbaren, zum Beispiel in der Form des Lichtes, der Hitze und der Elektrizität. Das Licht ist doch nichts anderes als die Stoffe im Strahlen-Zustand, denn die Spektralanalyse erlaubt, alle Stoffe in ihren entsprechenden Farbenabstufungen zu erkennen. Elektrizität, Hitze und Licht sind nicht Kräfte im eigentlichen Sinne, denn man kann sie nicht von den Stoffen absondern, die sie hervorbringen. Sie sind nichts anderes als Stoffe in ihrem entsprechenden Zustand.

Der Duft der Stoffe hat *Aristoteles* den Strahlen-Zustand ahnen lassen; er nannte ihn subtil, nachdem er festgestellt hatte, daß ein Gran Moschus, ohne sein Gewicht zu verlieren, ein sehr großes Gebäude, das ständig entlüftet wurde, monatelang durchduftete.

Darwin berichtet über die Eigenschaft des Strahlen-Zustandes in einem noch erstaunlicheren Beispiel, was die langanhaltende Dauer des Geruchs betrifft: „Ich wickelte das abgezogene Fell eines männlichen Hirsches von Patagonien in einen Seidenschal, um es nach Hause zu tragen. Dieses Tuch wurde sehr oft gewaschen, da ich es auch fortwährend benutzte. Trotz des häufigen Auswaschens roch ich jedes Mal, wenn ich es entfaltete, sofort diesen Fellduft, und zwar 19 Monate lang. Das ist ein erstaunliches Beispiel für die langanhaltende Dauer eines Geruches, der indessen doch sehr flüchtig ist."*

Der Strahlen-Zustand der Stoffe wird, wie die vorangehenden Beispiele zeigen, von der Natur hervorgebracht. Er kann aber auch gleichfalls auf kunstfertige Art hergestellt werden. Dazu genügt es, sich an die Grundsätze und Ratschläge der englischen Physiker *Faraday* und *Crookes* anzupassen. Sie empfehlen zu diesem Zweck, die Urmoleküle von jedem Stoff zu trennen, so daß sie untereinander weiter entfernt sind als sie es im festen, flüssigen und selbst gasförmigen Zustand sind.

Auf diese Weise, sagte uns *Crookes* weiter oben, kommt man, ich wiederhole es noch einmal, an die Grenze, wo der Stoff und die Kraft sich zu vermischen scheinen. Das heißt, man entwickelt in jedem Stoff eine verborgene Kraft, die unter einer Masse von Materie erstickt war. Das ist es nun genau, was die homöopathischen Apotheker machen, indem sie die infinitesimalen Dosen von jedem Medikament zubereiten, sei es durch aneinanderfolgende Dilutionen in einer Aufnahmeflüssigkeit (destilliertes Wasser oder Alkohol), sei es durch aneinanderfolgende Zerreibungen durch Milchzucker, wenn dieses Medikament nicht lösbar ist.

Das Verfahren der Dilution, das am häufigsten angewandt wird, ist das folgende, so wie es von *Hahnemann* empfohlen wurde.

Um zum Beispiel die ersten 30 Dilutionen der alkoholischen Tinktur

---

* Reise um die Welt, S. 51, Librairie Reinwald, Paris.

von Nux vomica (Brechnuß) zuzubereiten, einer Tinktur, die die Homöopathen Ur-Tinktur nennen, nehmen Sie 30 Fläschchen von 1 bis 30 numeriert, die 99 Tropfen destilliertes Wasser oder Alkohol enthalten. Um die erste Dilution herzustellen, gießen Sie einen Tropfen der Urtinktur in das erste Fläschchen, mit dem Sie dann 30 starke Schüttel-Stöße ausführen.

Um die zweite Dilution herzustellen, gießen Sie einen Tropfen der ersten Dilution in das zweite Fläschchen, dem Sie dann auch die gleiche Zahl von Schüttel-Stößen geben. In dieser Weise fahren Sie mit der Zubereitung fort bis zur dreißigsten Dilution, indem Sie in jedes Fläschchen einen Tropfen der zuvor hergestellten Dilution gießen. Um die ersten 30 Dilutionen eines Medikaments zuzubereiten, braucht man folglich 30mal 100 Tropfen oder 30mal 5 g destilliertes Wasser oder Alkohol, das sind 150 g Flüssigkeit.

Um die ersten 30 Dilutionen eines nicht löslichen Medikaments herzustellen, nimmt man davon 5 g, die man mit 5 g Milchzucker verreibt; man erhält so die erste zentesimale Verreibung. Um die zweite Verreibung herzustellen, nimmt man 5 g der ersten, die man mit 5 g Milchzucker verreibt. Man setzt dieses Verfahren bis zur dritten oder vierten Zerreibung fort. Das Medikament, das nun löslich geworden ist, kann dann weiter zubereitet werden durch nacheinander folgende Dilutionen bis zur dreißigsten.

Die 30 nacheinander folgenden Dilutionen eines Medikaments stellen 30 verschiedene Grade des Strahlen-Zustands dieses Medikamentes dar. Man hat diesen Strahlen-Zustand vollzogen, indem man die Urmoleküle dieses Medikamentes immer weiter voneinander entfernt und getrennt hat. Um das zu erreichen, hat man die Dilution und das Schüttel-Stoßen angewandt, die beiden Faktoren für alle Dilutionen.

Diese beiden Faktoren haben den gleichen Wert, da sie zum gleichen Ziel zusammenlaufen: Die Urmoleküle eines Medikaments sollen immer mehr voneinander entfernt werden.

Bei der Zubereitung der ersten 30 Dilutionen eines Medikaments hat man die folgenden zwei Faktoren angewandt: Einerseits 30mal 100 Tropfen Flüssigkeit und andererseits 30 Schüttelstöße auf jedes der 30 Fläschchen. 30 gleiche Mengen Flüssigkeit multipliziert mit 30 Schüttelstößen ergibt als Resultat 900.

Um die 30. Dilution zuzubereiten, kann man in einem gewissen Maße den einen Faktor durch den anderen ersetzen und kommt dann gleichfalls auf das Resultat 900. Diese Dilution hat die gleiche Wirkung wie die in 30 Fläschchen mit 30 Schüttelstößen hergestellte. Die Zubereitungsweise ist von *Hahnemann* indiziert worden. Durch Intuition ist es diesem genialen Menschen gelungen, die notwendigen Bedingungen ausfindig zu machen, um Medikamente in den Strahlen-Zustand zu versetzen.

In § 270 des Organon* hatte *Hahnemann* zunächst das erste Dynamisierungsverfahren mit den 30 Fläschchen dargelegt. In einer zusätzlichen Fußnote zu § 270 erklärt er das zweite Verfahren auf folgende Art: „Ich habe ein Gran (0,06 gr.) *Natron* (Natriumcarbonat) in einer halben Unze (15 gr. 60) Wasser-Alkohol-Gemisch aufgelöst. Das zu zwei Drittel gefüllte Potenzierungsfläschchen habe ich eine halbe Stunde lang ununterbrochen geschüttelt. Darauf habe ich einen Dynamisierungsgrad erreicht, der in der Wirkung der 30. Dilution gleichkommt."

Hahnemann hat also bei diesem Verfahren 30 Minuten lang alle zwei Sekunden einen Schüttelstoß ausgeführt. Das ergibt insgesamt 900 Schüttelstöße. 900 multipliziert mit der ersten Flüssigkeitsmenge ergibt die Zahl 900. Das ist genau das gleiche Ergebnis, das *Hahnemann* im ersten Verfahren mit 30 Fläschchen und 30 Schüttelstößen erreichte. Denn 30mal 30 ergibt auch 900. Durch Experimentieren hat *Hahnemann* erkannt, daß die Wirkung in beiden Verfahren die gleiche ist.

Um die Urmoleküle jedes Medikaments immer mehr voneinander zu trennen und zum Strahlen-Zustand zu bringen, hat sich auch *Jenichen* an die Experimentallehre von *Hahnemann* gehalten. Deshalb hat er eine gewisse Zahl von aneinanderfolgenden Dilutionen durch eine bestimmte Zahl von Schüttelstößen ersetzt.

Er hat mit dem gleichen Potenzierungsfläschchen 51 000 Schüttelstöße ausgeführt, um beispielsweise Arsen von der 800. zur 2600. Dilution zu bringen.

Man hat versichert – allerdings ohne schriftliche Beweisstücke –, daß *Jenichen* mit einem Potenzierungsfläschchen der vierten zentesimal Dilution 1000, 6000 oder sogar 16 000 Schüttelstöße ausgeführt hat, um seine 1000., 6000. oder 16 000. Dilution herzustellen. Es ist belanglos, ob hierfür schriftliche Nachweise vorliegen oder nicht. Wichtig ist, daß er die Urmoleküle jedes Medikaments getrennt und immer weiter in den Strahlen-Zustand versetzt hat. Auf diese Weise konnte er die Heilkraft entwickeln. Deshalb hat man den sehr hohen Dilutionen von der 100. bis zur 40 000. mit Recht den Namen POTENZEN gegeben. Nicht

---

* 3. Ausgabe veröffentlicht 1845 durch Dr. *Léon Simon-Organon,* übersetzt nach der 5. deutschen Ausgabe von 1834 durch *A. L. Jourdan,* Mitglied der Akademie der Medizin, Bücherei J. B. Baillière, Paris.

weniger berechtigt hat man allen infinitesimalen Dosen die griechische Bezeichnung DYNAMISATION gegeben. Diese Bezeichnung ist ausdrucksvoller als die Worte Dilution oder Verdünnung. *Hahnemann* hat das in § 280 des ORGANON folgendermaßen ausgedrückt:

„Die homöopathischen Arzneien entstehen aus den in den Naturkörpern innewohnenden, aber verborgenen Eigenschaften. Die Aufschließung der Naturstoffe und Zutageförderung der in ihrem Innern spezifischen Arzneikräfte wird durch Schütteln bewirkt. Diese Bearbeitung nennt man Dynamisieren und war vor mir noch nicht bekannt. Von der Zahl der Schüttelstöße hängt die dynamische Kraft ab. Die Erfahrung hat mich gelehrt, daß die Kraft so stark ist, daß ich die Zahl der Schüttelstöße auf zwei für jede Dilution reduzieren mußte, während ich früher zehn vorschrieb."

„Je weiter man die Dilutionen durch Schüttelstöße fortsetzt, um so mehr scheint die medizinische Wirkung beim Patienten an Schnelligkeit zu gewinnen. Die Kraft wird dadurch nur geringfügig gemindert, selbst wenn man die Dilution bis zur 60., 150. oder 300. fortsetzt. Man sollte aber bei der 30. Dilution stehenbleiben, denn sie ist fast immer ausreichend. Nur die Wirkungsdauer scheint bei den hohen Potenzen allmählich abzunehmen." ORGANON, § 287.

Was den Potenzierungsgrad betrifft, so hat *Hahnemann* in der Ausgabe des Organon von 1833 zwei sich widersprechende Meinungen geäußert: a) Die Kraft nimmt mit der höheren Potenzierung zu. b). Die Kraft nimmt mit der höheren Potenzierung ein wenig ab.

Später bestätigte er durch praktische Erfahrung seine erste Meinung. Er beschränkte sich auf Potenzierungsgrade bis zur 30. Dilution. Auf hohe Dilutionen von der 60. bis zur 300. und darüber hinaus verzichtete er, denn er sah ihre Wirkung für zu stark an.

Dies bestätigt uns sein Schüler Dr. *Gross**. *Hahnemann* hat die hohen Dilutionen nicht sehr oft angewandt. Daher hatte er auch kaum Gelegenheit, die erheblich längere Wirkungsdauer der hohen Dilutionen gegeüber den niedrigen festzustellen. Die vergleichenden Versuche haben dies bewiesen.

Das erste *Hahnemann*sche Zubereitungsverfahren der Medikamente ist viel zu langwierig und kostspielig. Deshalb wendet man das zweite Verfahren von *Hahnemann* an, das Schüttelstoßen. Dr. *Perru* hat in dem Journal der Gallikanischen Gesellschaft für homöopathische Medizin,

---

* Die sehr hohen Dilutionen von Dr. *Léon Simon,* Vater – Homöopathische Bibliothek, 1885, Bd. XVI, S. 168.

1851, Band 2, S. 778, berichtet, daß *Jenichen* hohe Dilutionen von 156 Medikamenten nach dem Schüttelstoßverfahren zubereitet hat.

Dr. *L. Lembert*, ein Apotheker in Lyon, hat in einem dritten Verfahren hohe Dilutionen von 141 Medikamenten hergestellt. Er machte den Dilutionsprozeß und das Schüttelstoßverfahren gleichzeitig nutzbar. *Jenichen* kannte 41 Medikamente von Dr. *Lembert* noch nicht. Diese 141 Medikamente sind bis zur 10 000. Dilution präpariert. Dr. *Lemberts* Dilutionen sind allerdings nicht so wirksam wie die von *Jenichen*. Wenn ich gut unterrichtet bin, hat die CATELLAN-Apotheke in Paris klassische Medikamente in der 200. und der 600. Dilution nach dem ersten Verfahren von *Hahnemann* zubereitet.

Die Anwendung dieses tausendfachen Schüttelns, um den Molekularzustand der Medikamente zu verändern und sie auf diese Weise in den Strahlen-Zustand zu bringen, scheint auf den ersten Blick exzentrisch und lächerlich zu sein wie alles Neue. Diese Anwendung beginnt aber nun von den Chemikern selbst nutzbar gemacht zu werden zu dem Zweck, die Stoffe in eine Art von Strahlen-Zustand zu reduzieren, um gewisse Reaktionen untereinander zu begünstigen. Darüber berichtet der berühmte Chemiker *M. Béchamp* in seiner Eröffnungslektion im Jahre 1876 in der medizinischen Fakultät von Montpellier, damals Dekan dieser Fakultät, später Dekan der freien Fakultät von Lille.

Um Alkohol herzustellen, hat *M. Berthelot* Kohlenwasserstoff genommen, der aus der Reduzierung von Kohlensäure mit Hilfe von geschickten Recherchen entstanden ist. Dieses Gas hat er mit Hilfe eines sinnreichen Verfahrens neutralisieren lassen, das darin besteht, Schwefelsäure mit Quecksilber durch eine große Zahl von Stößen zu schütteln. Nach der durchgeführten Aufsaugung fügt man Wasser hinzu und destilliert es. Das destillierte Produkt enthält Alkohol.

„... Ich befand mich im Jahre 1856 im Collège de France im Laboratorium von Herrn *Berthelot*. Herr *Mitscherlich*, der berühmte Chemiker aus Berlin und Erfinder des Isomorphismus kam hinzu. Plötzlich ergab sich zwischen dem Besucher und Herrn *Berthelot* folgendes Gespräch:

M. Mitscherlich: Ich habe versucht, Ihr Experiment der Synthese von Alkohol zu wiederholen. Es ist mir nicht gelungen, den Kohlenwasserstoff durch Kohlensäure neutralisieren zu lassen.

M. Berthelot: Wie sind Sie vorgegangen?

M. Mitscherlich: Ich habe die Schwefelsäure und das Schwefelwasserstoff-Gas in ein Fläschchen getan, aber die Neutralisierung ist nicht erfolgt.

M. Berthelot: Haben Sie kein Quecksilber hinzugetan und haben Sie nicht geschüttelt?
M. Mitscherlich: Nein.
M. Berthelot: Sie haben eine ganz wesentliche Bedingung unterlassen. Um 30 Liter Doppelkohlenwasserstoff in 900 Gramm Schwefelsäure mit einigen Kilogramm Quecksilber neutralisieren zu lassen, muß man 53 000mal schütteln. Sehen Sie, das haben Sie versäumt."

Noch während der Sitzung hat Herr *Berthelot* Herrn *Mitscherlich* das Wesentliche und den Kern der Sache deutlich gemacht. Diese 53 000 Schüttelschläge teilen die Quecksilbermoleküle und entfernen sie voneinander. Darauf teilen die Moleküle ihrerseits die Moleküle des Doppelkohlenwasserstoffs und der Schwefelsäure, reduzieren auf diese Weise die beiden letzten Stoffe in eine Art Strahlenzustand und erlauben der Schwefelsäure, den Doppelkohlenwasserstoff zu neutralisieren. In diesem Fall spielt das Quecksilber dieselbe Rolle, die der Milchzukker erfüllt, wenn die homöopathischen Apotheker ihre Medikamente durch Zerreiben herstellen, dadurch eine Trennung der Urmoleküle erreichen, was zu dem Strahlenzustand führt und die Heilkraft entwikkelt. Man sieht, Herr *Berthelot* und alle Chemiker, die seinem Beispiel folgen, kommen unbewußt auf das Schüttelverfahren zurück, so wie es seit mehr als einem Jahrhundert von *Hahnemann* und seinen Schülern angewandt wurde. Obwohl es so nützlich und selbst für die Chemiker unentbehrlich ist, wurde dieses Verfahren lächerlich gemacht.

Diese lange Abschweifung, die ich soeben über die homöopathische Arzneipotenzierung gemacht habe, scheint auf den ersten Blick nichts Unmittelbares mit dem Thema über die Behandlung der Trunksucht zu tun zu haben; dennoch ist diese Abschweifung notwendig, um den Gebrauch der Dilutionen im allgemeinen und besonders der hohen Potenzierungen gegen bestimmte krankhafte somatische und psychische Zustände zu begründen und zu erklären.

Besonders gegen die Trunksucht, die in zunehmendem Maße die Geißel der Familien und der modernen Gesellschaft ist. Um sie zu heilen, ist es dringend notwendig, die Heilmittel auszuprobieren, die ich vorschlage. Denn bisher kennt man diesbezüglich keine wirksameren.

Ich bin weit davon entfernt, das möchte ich wiederholen, ausschließlich sehr hohe Dilutionen in meiner Praxis zu verschreiben. Denn das wäre ein Fehler und großer Nachteil für die Kranken. In sehr vielen Fällen muß man die 3., 6., 12. und 30. Dilutionen vorziehen und die Arzneimittel manchmal in massiven Dosen geben. Aber in vielen anderen Fällen sind die sehr hohen Potenzen wirksamer, weil sie eine stärkere, tiefergehende und länger dauernde Wirkung haben.

Denjenigen Ärzten, die zu der allgemeinen Behandlung verschiedener Krankheiten noch die psychische Behandlung hinzufügen möchten, rate ich, diese psychische Behandlung nicht nur für die Patienten ihrer Sprechstunde anzuwenden, sondern auch für alle Ratsuchenden ein unentgeltliches Dispensarium einzurichten, das ausschließlich diesem Zweck dienen sollte. Diese Ratsuchenden werden alle drei Wochen wieder ins Dispensarium zurückkommen, um dem Arzt über die Wirkung des Medikaments zu berichten.

Diese psychische Behandlung im Dispensarium bietet fünf Vorteile, die die Praxis dieser Behandlung bei der zahlenden Patientenschaft nicht hat.

Der erste Vorteil besteht darin, daß dem Arzt die Gelegenheit geboten wird, sehr zahlreiche Heilungen von der Trunksucht zu erzielen. Davon haben zunächst die Kranken selbst ihren Nutzen, dann auch die Wissenschaft und als Folge davon wieder andere Trunksüchtige.

In meiner unentgeltlichen Sprechstunde heilte ich 5mal mehr Trunksüchtige als Trunksüchtige meiner zahlenden Patientenschaft. Hier sind die Gründe: von den nichtzahlenden Patienten erhalte ich regelmäßig alle drei Wochen Nachrichten. Ich kann sie daraufhin mit wissenschaftlicher Genauigkeit weiterbehandeln. Das erhöht die Erfolgsaussichten. Meine zahlende Patientenschaft hingegen, die ich in meinem Sprechzimmer berate, kommt nicht regelmäßig alle drei Wochen, um mir Auskunft zu geben. Manchmal geschieht dies, um die Kosten für die Behandlung zu verringern.

Aber meistens machen meine zahlenden Patienten Einwände, besonders diejenigen, die sich für gebildet halten, anstatt gelehrig der Experimentalmethode zu folgen, wie es die Ratsuchenden meiner unentgeltlichen Sprechstunde unter der Leitung eines Facharztes in dieser Materie tun. Unter diesen reichen Patienten habe ich einige kennengelernt, die ein sehr großes Vermögen besitzen. Sie sind manchmal so naiv, zu glauben, daß ihre Erfahrung die des Arztes überträfe. So kommt es, daß sie eine Behandlung anfangen, unterbrechen, dann wieder anfangen, und die neue Behandlung der Trunksüchtigen ihrer Familie schließlich abbrechen. Diese Patienten, die ohne Zusammenhang die Medikamente bekommen haben, werden erheblich langsamer gesund, weniger oft, auch nicht vollständig. Manches Mal sterben sie vorzeitig an den Folgen des Alkoholismus oder der Ausschweifung, die mit dem Alkoholismus gewöhnlich zusammenhängt. Deshalb kann man mit der Patientenschaft der reichen Trunksüchtigen keine schönen Heilungsbeobachtungen sammeln, die der Wissenschaft von Nutzen sein könnten. Im Gegensatz zu den Ratsuchenden, die in meine unentgeltliche Sprechstunde kommen.

Ein zweiter Vorteil ergibt sich aus der unentgeltlichen Sprechstunde: die Trunksüchtigen werden von der Trunksucht geheilt und tragen dann dazu bei, daß Zwietracht und Elend in ihrer Familie verhindert werden. Sie verwenden nun für die Familie ihren Verdienst, den sie früher für alkoholische Getränke ausgegeben haben.

Wenn diese unentgeltlichen Sprechstunden zahlreicher entstehen werden, wird ihr dritter Vorteil sein, zur Verminderung der Kriminalität beizutragen, die durch den Alkoholismus so stark zugenommen hat. Dies lehren uns die Kriminal-Statistik, die in der „GAZETTE de COLOGNE" veröffentlicht wurde, ferner der Bericht von Dr. *Marembat* in der Akademie der Medizin und die Statistik von Dr. *Lunier.*

Der vierte Vorteil der unentgeltlichen Sprechstunde ist, daß sie zur Allgemeinverständlichmachung beiträgt. Die Behandlung der Trunksucht und der anderen Leidenschaften erfaßt nämlich einen weiteren Personenkreis und findet einen größeren Widerhall. In der Tat, die Patienten, die bezahlen, äußern zwar ihre Dankbarkeit über die erwiesenen Dienste, aber sie hüten sich sehr wohl, in ihrer Nachbarschaft zu erzählen, daß Angehörige ihrer Familie von der Trunksucht oder einer anderen Leidenschaft geheilt worden sind. Die Patienten der unentgeltlichen Sprechstunde bezeugen einen wahrhaften Eifer, ähnliche Heilungen bekannt zu machen. Sie erzählen es nicht nur ihren Verwandten und Freunden, sondern auch Leuten, mit denen sie sich zufällig zum erstenmal unterhalten. Ihre Erzählungen, die Anerkennung, Erstaunen und manchmal Begeisterung offenbaren, werden von denen, die dies gehört haben, an andere Menschen wieder weitererzählt. So entsteht eine ständig sich erneuernde Werbetätigkeit für die Erfolge der Behandlung der Trunksucht.

Für die unentgeltliche Sprechstunde gibt es einen fünften Vorteil: Diese Patienten sind durch ihre Charakter- und Geisteseigenschaften viel eher geneigt, eine neue Wahrheit, einen Fortschritt anzunehmen als die meisten Patienten, die bezahlen, obwohl letztere doch viel intelligenter und gebildeter sind. So scheint es für alle Wahrheiten im allgemeinen zu sein. Ein Missionar aus Madurai (Indien) schreibt in seinen katholischen Missionssendungen (1888): „Hier, wie überall und immer, sind die armen Menschen die ersten, die zur Wahrheit kommen."

Im Jahre 1867 benutzte ich eine zufällige Gelegenheit*, um eine Subskription in Umlauf zu bringen, die für die Gründung eines homöopathischen Krankenhauses in Leipzig, der ersten Stadt, in der *Hahnemann* seine therapeutische Reform lehrte, bestimmt war. Dank dieser Subskription hat man bereits mehr als 300 000 Franken sammeln können.

Der Erfolg meiner Initiative in Sachsen gab mir Anlaß, noch im gleichen Jahr in Frankreich Subskribenten zu finden, durch die die Summe von einer Million Franken für die Gründung eines homöopathischen Krankenhauses in Lyon zustande kam.**

Wenn ich heute über dieses Kapital verfügen könnte, das ich zusammenbekommen habe oder habe sammeln lassen, würde ich es nicht mehr für den Bau von Krankenhäusern verwenden. Denn dort kann man nur das Leben von Einzelpersonen erhalten. Ich würde vielmehr Dispensarien gründen, die für die Behandlung von Leidenschaften und besonders des Alkoholismus, der häufigsten aller Leidenschaften, bestimmt sind. Mit Hilfe der Dispensarien könnte man das Leben von Gruppen von Menschen – Familien, Rassen, Völker – erhalten. Der Leser hat sich bei der Lektüre dieser Kapitel davon überzeugen können. Das eine berichtet von den unheilvollen Wirkungen des Alkoholismus, das andere von den glücklichen Erfolgen der Behandlung dieser Leidenschaft.

Nachdem ich diese Erfolge festgestellt habe, habe ich im Alter von 61 Jahren, einem Alter, in dem sich die praktischen Ärzte schon auf den Ruhestand vorbereiten, im Jahre 1886 eine unentgeltliche Sprechstunde für die medizinische Behandlung von Leidenschaften eingerichtet. In dieser Sprechstunde habe ich – ich wiederhole es – mehr als 2000 Beratungen erteilt, davon waren etwa zwei Drittel für Alkoholiker. Um allen Ärzten die Möglichkeit zu geben, Alkoholiker zu heilen, habe ich hier die Behandlungsart veröffentlicht, die mir am wirksamsten erschien.

---

* Allgemeine homöopathische Zeitung, Nr. vom 7. Januar 1867, S. 1. Bulletin der homöopathischen Gesellschaft von Frankreich 1866–1867, Bd. VII, S. 641.

** Dies bezeugt ein Brief, den der Vertreter der Subskribenten über eine Million am 25. Juli 1869 an mich gerichtet hat.

Faksimile einer Seite des Textes

exemple, il y a, en France chaque année
en moyenne, 121,000 Accusés devant
les Tribunaux, dont 87,000 Alcooliques.
or, comme le Traitement psychique
guérit la moitié des Alcooliques,
on pourrait réduire d'un Tiers
le nombre des Accusés, et aussi
d'un Tiers les frais de justice et
d'Emprisonnement. En outre, ce
traitement guérissant neuf sur dix les
Gens du libertinage, de la Jalousie,
de la colère qui contribuent si fort à
l'accroissement de la Criminalité, on
pourrait encore diminuer celle-ci en
réfrénant ou ~~[illegible]~~ détruisant ces
trois passions si fréquemment dangereuses

Dr Gallavardin

exemple, il y a, en France chaque année en moyenne, 121 000 accusés devant les tribunaux dont 89 000 alcooliques. Or, comme le traitement psychique guérit la moitié des alcooliques, on pourrait réduire d'un tiers le nombre des accusés et aussi d'un tiers les frais de justice et d'emprisonnement. En outre, ce traitement guérissant neuf sur dix les gens du libertinage, de la jalousie, de la colère qui contribuant si fort à l'accroissement de la criminalité, on pourrait encore diminuer celleci en réfrénant ou détruisant ces trois passions si fréquemment dangereuses.

Dr Gallavardin

In Frankreich gibt es zum Beispiel jedes Jahr im Durchschnitt 121 000 Angeklagte vor den Gerichten. Von ihnen sind 89 000 Alkoholiker. Da die psychische Behandlung die Hälfte der Alkoholiker heilt, könnte man die Zahl der Angeklagten um ein Drittel vermindern, und ebenso um ein Drittel die Gerichts- und die Haftkosten. Außerdem führt diese Behandlung zur Heilung von 9/10 der Menschen, die ausschweifend leben, die eifersüchtig und jähzornig sind. Diese drei Eigenschaften tragen ja oft zur Erhöhung der Kriminalität bei. So könnte man auch die Kriminalität vermindern, wenn man diese drei so häufig gefährlichen Leidenschaften im Zaume halten oder entkräften könnte.

Dr. Gallavardin

Kapitel VI

Psychische Medizin

Ins Englische übersetzt von Dr. Clarcke, London, veröffentlicht in Medical Advance. New York, Juli 1893

Die psychische Medizin

Die Zahl der psychischen oder moralischen und der geistigen Symptome, über die in den Pathogenesen berichtet wird, ist sehr beachtlich. Dennoch haben von den 20 000 lebenden oder verstorbenen homöopathischen Ärzten nur sechs von ihnen – *Hahnemann, Hering, Bourgeois,* der Graf *von Bonneval* und *Charles Ozanam* sind inzwischen verstorben – die psychischen Symptome nach dem Ähnlichkeitsgesetz nutzbar gemacht, um den Charakter oder die Intelligenz einiger ihrer Patienten zu verändern oder zu verbessern. Alle übrigen homöopathischen Ärzte haben sich damit begnügt, nur die somatischen Symptome unserer Medikamente anzuwenden. Sie haben damit, dem Beispiel der allopathischen Ärzte folgend, eine Art Tierheilkunde auf den Menschen angewandt. Sie haben nur den Körper behandelt, ausgenommen, wenn es sich um Fälle von Geisteskrankheit handelte.

In meinem Buch über die Behandlung des Alkoholismus (Seite 29–41 der französischen Ausgabe und Seite 13–26 der englischen Ausgabe) habe ich an einigen Beispielen nachgewiesen, daß alle zivilisierten und nicht zivilisierten Menschen zu allen Zeiten und an allen Orten die psychischen Eigenschaften der Medikamente auf empirische Art verwendet haben und es auch heute noch tun.*

Die homöopathischen Ärzte, die die psychischen Eigenschaften der Medikamente auf peinlich genaue Art und Weise experimentell beim gesunden Menschen ausprobiert haben, sollten diese Eigenschaften für die moralische und geistige Verbesserung ihrer Patienten anwenden. Diese Ärzte würden dann die psychische Medizin praktizieren, nicht mehr empirisch, wie das gemeine Volk, sondern wissenschaftlich nach

* In diesem Werk findet man manchmal einige Beobachtungen doppelt wiedergegeben, sie sind dann aus ihrem anfänglichen Zusammenhang entlehnt.

dem Gesetz SIMILIA SIMILIBUS CURANTUR. Die Homöopathie würde eine mächtige Triebkraft für die moralische und geistige Zivilisation werden, denn sie würde zu folgendem beitragen:

1. Zur Entwicklung der natürlichen geistigen Fähigkeiten, die der Schöpfer der Welt als Keim in uns gelegt hat;

2. zur Verbesserung der Charaktere, die eine viel größere Eintracht zwischen den einzelnen Menschen, den Familien und den Völkern mit sich bringen würde; zu einem Anwachsen der Sittlichkeit und von daher zu einer Abnahme der Kriminalität.

Welch überragenden Einfluß würde die Homöopathie auf die zivilisierten Völker gewinnen, wenn sie auf diese Weise angewendet werden würde und das um so mehr, als allein diese Therapeutik dank der infinitesimalen Dosen mehrfache Ergebnisse erzielen kann.

Ich veröffentliche alle Dokumente, die ich seit 22 Jahren über die psychischen Medikamente gesammelt habe. Sie stammen von meiner privaten Patientenschaft und meiner Spezial-Poliklinik. Nachstehend werde ich die Indikationen von einigen Medikamenten bekanntgeben:

1. Für die Entwicklung der geistigen Fähigkeiten.
2. Für die Verbesserung der Charaktere.

Artikel I
Entwicklung der geistigen Fähigkeiten

Ebenso wie der Gärtner trotz bester Bodenkultur nur das keimen lassen kann, was als Samen in seinem Gartenboden enthalten ist, ebenso kann der psychische Arzt mit seinem Heilmittel nur diejenigen geistigen Fähigkeiten entwickeln, die Gott als Keim in das Gehirn der behandelten Menschen gepflanzt hat. Wenn die Keime für diese natürlichen Anlagen nicht vorhanden sind, sind alle Medikamente unwirksam und machtlos, um solche Fähigkeiten zu entwickeln. Das sagt schon *Hippokrates:* NATURA REPUGNANTE, OMNIA VANA.

Mit Hilfe einer methodischen Muskelübung kann man die vier Gliedmaßen eines Menschen entwickeln. Ebenso kann man durch eine systematische Belehrung und durch methodische geistige Arbeit die intellektuellen Fähigkeiten eines Menschen entwickeln, aber nicht alle bei ihm als Keim vorhandenen Fähigkeiten. Das lehrt uns die Erfahrung. Sie lehrt uns, daß gewisse Fähigkeiten nur durch geeignete Medikamente zur Entfaltung gebracht werden können. Dies werde ich durch Tatsachen beweisen.

Beobachtung 1

Calcarea carbonica
Nicht manifeste Befähigung für Mathematik

Am meisten werde ich konsultiert, um Neigung und Fähigkeiten für Mathematik zu entwickeln. Ich habe mindestens in 7 von 10 Fällen Erfolg.

Eine einzige Dosis Calcarea carbonica in der 200. oder 300. Dilution gegeben, als Einzelgabe, entwickelt gewöhnlich die Neigung und die Befähigung für Mathematik nach 3, 5 oder 8 Wochen.

Es empfiehlt sich, dieses Medikament der behandelten Person ohne deren Wissen zu geben, denn dann erfolgt die geistige Evolution spontan und natürlicher.

Wenn man dagegen weiß, daß man behandelt wird, ist man besorgt und beunruhigt. Manchmal möchte man die Behandlung unterstützen, tut dies aber ungeschickt und nicht in der richtigen Art; oder aber man arbeitet durch Oppositionsgeist der Behandlung entgegen und sagt dann nicht klar und deutlich, wie das Medikament gewirkt hat.

Da nur wenige Patienten glauben, daß 6 bis 7 Kügelchen einer 200. Dilution innerhalb von 3, 5 oder 8 Wochen wirken können, sollte man von Zeit zu Zeit Milchzucker geben. Dieses Pseudo-Medikament ist oft sehr nützlich, weil es den echten Medikamenten Zeit läßt, ihre ganze Wirkung zu entfalten.

Wenn man das Heilmittel ohne Wissen der behandelten Person verabreicht, läßt man 6 bis 8 Kügelchen dieses Heilmittels in 2, 3, 4 oder 6 Kaffeelöffel mit frischem Wasser auflösen; dann gießt man diese Lösung in Kaffee, Tee, Milch, Schokolade, Kakao, Wein, Branntwein, Rum, Bier oder Suppe, aber so, daß das Heilmittel auf einmal heruntergeschluckt wird.

Die verdünnten Medikamente können von der 4. oder 6. Zentesimal-Dilution an keine chemischen Reaktionen mehr durchmachen. Folglich können sie auch keine Veränderung mehr erfahren, weil sie im Strahlen-Zustand sind. Das ist der vierte Zustand der Stoffe, der von den englischen Physikern *Faraday* und *William Crookes* entdeckt wurde. So können die aufgelösten Heilmittel ohne Nachteil in Nahrungsmitteln und Getränken verabreicht werden. Ich habe dies in einer veröffentlichten kleinen Schrift praktisch erklärt:

1. In „Volks-Homöopathie“, Paris, Nummer vom 1. Juli 1891;
2. In „Allgemeine homöopathische Zeitung von Leipzig“, Nummer vom 19. März 1892;

3. in „The homoeopathic World“, London, Nummer vom 1. Dezember 1892.

Ich habe von dem radianten Zustand der Medikamente in meinem Buch über die Behandlung des Alkoholismus gesprochen.

In der *Beobachtung 4* werde ich ein anderes Verfahren indizieren, um die Medikamente ohne Wissen der behandelten Person zu verabreichen.

Beobachtung 2

Staphisagria

Nicht manifeste Befähigung für das Studium der Rechtswissenschaft

Ein 21jähriger junger Mann kommt in mein Sprechzimmer und sagt mir: „Ich habe ein Jahr lang Medizin studiert. Ich habe dieses Studium aufgegeben, denn ich verspüre keine Neigung dazu, habe auch keine natürliche Befähigung für diese Wissenschaft. Ich habe in diesem Jahr mit dem Jura-Studium begonnen. Nun habe ich aber auch für diese neue Wissenschaft weder eine Befähigung noch eine Neigung. Können Sie mir ein Heilmittel geben, das mein Gedächtnis für Begriffe stärkt und meine Neigung und meine Befähigung für das Studium des Rechts entwickelt?“

Ich gebe ihm 6 bis 8 Kügelchen Staphisagria 200 auf die Zunge. Am Ende des 1. Monats hatte sich seine Gedächtniskraft für Begriffe verdoppelt; am Ende des 2. Monats war sein Gedächtnis wieder so geworden, wie es früher war. Aber von diesem Augenblick an haben sich seine Neigung und seine Befähigung für das Jura-Studium nach und nach so gut entwickelt, daß der junge Mann am Ende des 1. Jahres einen Preis und am Ende des 2. Jahres wiederum einen Preis erhielt.

Man sieht hier, wie eine einzige Dosis Staphisagria 200 seine Wirkung erst am Ende des 2. Monats zur Entfaltung bringt. Das ist eine Lehre für diejenigen Ärzte, die es bei der Wiederholung von Medikamenten zu eilig haben.

Beobachtung 3

Sulfur

Mangel an analytischer Befähigung

Ein ehemaliger 40jähriger Missionar der Schwarzen in Zentralafrika, der mehrere Sprachen beherrscht und früher immer der Klassenprimus war, hatte trotz seiner Intelligenz keine analytische Befähigung. Diese war aber für ihn unerläßlich, denn er war kürzlich zum Professor der Sittenlehre an einem großen Priester-Seminar ernannt worden.

Ich sagte ihm, daß ich in der Lage sei, bei ihm die analytische Befähigung zu entwickeln, sofern der Schöpfer aller Dinge ihm den Keim dazu in sein Gehirn gepflanzt habe. Er nahm den Vorschlag an, und ich gab ihm 6 bis 8 Kügelchen Sulfur 5000 auf die Zunge in der Dilution von *Jenichen.*

2 Monate später berichtete er mir, daß dieses Heilmittel nach 3 Wochen seine analytische Kraft in erstaunlichem Maße zur Entfaltung gebracht habe, und zwar in einer Weise, wie er sie früher nie gekannt habe.

Man wird diesen einzigartigen Fall festhalten müssen: 30 Jahre lange unterschiedliche und ununterbrochene Studien hatten seine analytische Befähigung nicht entwickeln können. Ein einziges Heilmittel, im Alter von 40 Jahren verabreicht, bringt diese Fähigkeit bei ihm in drei Wochen zur Entfaltung.

Bei sehr vielen Menschen könnte man auf diese Weise geistige Fähigkeiten entwickeln, die sonst manchmal das ganze Leben lang schlummern. Das ist eine Lehre für Menschen, die gezwungen sind, sich im Laufe ihres Lebens mehreren Berufen zu widmen.

Beobachtung 4

Nicht manifeste Befähigung für das Studium der Theologie

Ich gab einem Professor der Theologie Heilmittel, um bei seinen vier gar nicht intelligenten Schülern die Eignung für Theologie zu entwikkeln. Folgende Heilmittel entwickeln diese Fähigkeit: Platina, Lycopodium, Alumina, Sulfur, Calcarea carbonica, Natrium muriaticum und Selenium. Ich wählte diejenigen Heilmittel aus, die für jeden einzelnen Schüler besonders geeignet waren. In einem Zeitabstand von 5 bis 8 Wochen zwischen jedem verabreichten Heilmittel gab ich nacheinander jedem dieser 4 Schüler 3 Heilmittel, immer ohne ihr Wissen. Diese Heilmittel entwickelten bei 2 Schülern die Intelligenz in recht guter Weise. In einer wahrhaft außergewöhnlichen Weise bei dem 3. Schüler. Bei dem 4. Schüler gab es überhaupt keinen Erfolg. Wenn die Behandlung hätte weiter fortgeführt werden können, hätte man das Ergebnis bei 2 Schülern noch verbessern und auch beim 4. Schüler ein Resultat erzielen können. Denn bis dahin hatte man bei ihm gar keine Wirkung feststellen können.

Ihr Professor, der weder in die Küche noch in den Speisesaal gehen konnte, um das entsprechende Heilmittel in ihre Nahrung oder in ihre Getränke zu geben, hatte ein geschicktes Verfahren ersonnen, um ihnen die Heilmittel ohne ihr Wissen zu verabreichen. Mit einem Stichel machte er ein kleines Loch in ein Kaugummi, schüttete die Heilmittel-Kügelchen hinein und stopfte das Loch wieder zu. Dann gab er jedem Schüler als Leckerei ein Kaugummi, das das Medikament enthielt.

Man könnte diese Form der Verabreichung bei Personen mit körperlichen oder psychischen Krankheiten anwenden, denen man einen Dienst erweisen will und die sonst aber jede Behandlung ablehnen.

Beobachtung 5

Nicht manifeste Befähigung für das Studium der Medizin und der medizinischen Praxis

Ein junger Mann wollte Ingenieur werden. Seine Familie aber hatte ihn für die Medizin bestimmt, gegen die er allerdings eine heftige Abneigung hatte. Sein Vater fragte mich, ob ich aus ihm einen Arzt machen könne, wenn ich durch Arzneimittel seine geistigen Fähigkeiten modifizieren würde. „Ja", antwortete ich, „wenn der Schöpfer aller Dinge den geringsten Keim für medizinische Fähigkeiten in sein Gehirn gepflanzt hat."

Die folgenden Heilmittel: Silicea, Calcarea carbonica, Platina, Natrium muriaticum und Carbo vegetabilis, in dieser Reihenfolge verabreicht, entwickeln die Neigung und die Befähigung für das Studium der Medizin. Ich ließ ihn ohne sein Wissen und hintereinander die ersten drei Mittel nehmen.

Das erste beseitigte seine Abneigung gegen die Medizin. Das zweite ließ ihn zwischen den beiden Berufen zögern. Das dritte bewirkte, daß er sich für die Medizin entschied.

Die Ärzte, die die Neigung und die Fähigkeit für das Studium der Medizin entwickeln wollen, sollten die vorher genannten 5 Heilmittel in der indizierten Reihenfolge verabreichen. Sie werden größere Erfolgschancen haben, wenn sie 5 Heilmittel verabreichen, anstatt 2, 3 oder 4.

Im Falle, daß einem jungen Medizinstudenten beim Anblick von Kranken übel wird, sollte man ihm alle 21, 14 oder 7 Tage eine Dosis Nux vomica 200 geben und manchmal sogar Staphisagria, wenn das erste Heilmittel nicht genügt.

Die Fähigkeit für die medizinische Praxis wird durch Hepar, Nitri acidum, Ammonium carbonicum und Selenium zur Entfaltung gebracht. Die folgenden Heilmittel sind indiziert, um die Abneigung gegen die Homöopathie zu beseitigen und die Abneigung der homöopathischen Ärzte gegen hohe Dilutionen: Causticum, Sepia, Lycopodium, Nux vomica, Hepar, Nitri acidum.

Die Befähigung für die Pharmazie wird durch Bryonia, Lycopodium und Silicea entwickelt.

Beobachtung 6

Durch homöopathische Behandlung geförderte Erbanlagen in verschiedenen Berufen

Ausgenommen von den Fällen, in denen geistige Befähigungen stark ausgeprägt sind, ist es im allgemeinen vorteilhaft, wenn einer der Söhne den Beruf des Vaters fortsetzt; denn dieser kann ihm die Ergebnisse seiner Erfahrung, seiner erworbenen Kenntnisse und seine Kundschaft überlassen; das ist sehr vorteilhaft für den Sohn, für die Kundschaft und für die Entwicklung oder Aufrechterhaltung beruflicher Kenntnisse.

Wie die *Beobachtung 5* gezeigt hat, können Heilmittel bei dem Sohn die beruflichen Fähigkeiten des Vaters zur Entfaltung bringen, sofern der Keim dafür im Gehirn vorhanden ist.

Wenn die Behandlung nicht wirksam sein sollte, so wäre sie aber auch nicht schädlich. Und wieviel nützlicher ist es für den Sohn, wenn er dadurch besser vorankommt. Es ist immer empfehlenswert, diesen ohne sein Wissen zu behandeln. Später werde ich wirksame Medikamente bekannt geben, die die Neigung und die Fähigkeit für verschiedene Berufe entwickeln: für den Industriellen, den Kaufmann, den Finanzbeamten, den Ingenieur, den Chemiker, den Physiker, den Maler, den Bildhauer, den Architekten, den Musiker, den Literaten, den Journalisten, den Redner, den Rechtsanwalt, den Notar, den Sachwalter, den Geographen, den Astronom, den Mechaniker, den Metallurgen, den Soldaten, den Matrosen usw.

Es gibt sogar Heilmittel, die das verallgemeinernde Begriffsvermögen entfalten können, ferner das analytische, das eklektische, das fortschrittliche, das unabhängige, das erhabene, das ausgedehnte, das theoretische, das praktische, das experimentierende, das beobachtende, das philosophische, das wissenschaftliche usw.

Man sieht, wie die homöopathischen Ärzte ihre Heilmittel als Triebkräfte der Kultur und der geistigen Ausbildung nutzbar machen könnten.

Artikel II
Medizinische Behandlung von Leidenschaften, Lastern, Charakterfehlern

Man kann die Heilmittel auch als Triebkräfte der Kultur und der moralischen Bildung einsetzen. Dadurch beseitigt man sehr oft, wenn nicht immer, nicht nur die Leidenschaften und die Laster, sondern auch noch törichte, simple Charakterfehler, die der Eintracht und der gegenseitigen Hilfe zwischen Verwandten oder Bürgern oft hinderlich sind. Dies werde ich gleich an praktischen Fällen demonstrieren.

Beobachtung 1–5

Calcarea carbonica
Antipathie. Unfreundlichkeit. Ungefälligkeit. Weigerung, ein Testament zu machen.

Man findet Beispiele für unbegründete Antipathie in allen Familien und Gesellschaftsschichten, selbst bei den Heiligen, die nicht zusammen leben konnten, so zum Beispiel:
St. *Paulus* und St. *Barnabas.*
St. *Augustinus* und *Tertullianus.*
St. *Bernhard* und *Pierre le Vénérable,* dem Abt *von Cluny.*
Die Heiligkeit kann einen brünetten Menschen nicht in einen blonden verwandeln und ein zorniges Temperament auch nicht in ein vollblütiges. Dagegen können durch die Gesundheitslehre und Medikamente in einigen Fällen organische Anlagen verändert werden.

1. Eine Frau kommt in meine Poliklinik und sagt mir: „Ich wohne zusammen mit meiner neunzehnjährigen Tochter, meinem Mann und einer alten Tante. Diese hat eine Antipathie gegen mich, mit der sie meinen Mann und meine Tochter angesteckt hat. Jetzt sind alle drei gegen mich. Haben Sie Arzneien, um diese Abneigung gegen mich aufzuheben?" – ich gebe ihr für jede der drei Personen drei Gaben Calcarea carbonica 200, die sie ihnen ohne deren Wissen in die Suppe geben sollte.*

Drei Wochen später kommt diese Frau wieder und dagt mir: „Zwei Tage nach dem Einnehmen Ihrer Arznei wurde meine Tante zuvor-

* Beobachtung, die gleichfalls im Kap. VII „Übermäßiger Geschlechtstrieb" wiedergegeben ist.

kommend gegen mich, ebenso mein Mann. Meine Tochter erst fünf bis sechs Tage nach dem Einnehmen. Jetzt behandeln mich alle drei zuvorkommend".

Es fällt auf, daß die Wirkung bei der Tochter später eintrat. Ihre Verstandeskraft war weniger entwickelt. Aus dem gleichen Grunde ist die psychische Behandlung bei Kindern weniger erfolgreich als bei Erwachsenen.

2. Ein Vater hatte eine Antipathie gegen seinen Sohn, den er zugunsten seiner Tochter enterben wollte, wenigstens teilweise. Der Sohn bat mich um ein Arzneimittel, um seinen Vater gerecht denkend zu machen, damit er sein Vermögen (800 000 Francs im Jahre 1893) unter den beiden Kindern in zwei gleiche Hälften aufteile. Ich gab ihm 4 bis 5 Gaben Calcarea carbonica 200, die der Vater ohne sein Wissen innerhalb von 4 bis 5 Monaten einnahm. Danach wurde er allmählich wohlwollend und freigebig; er teilte schließlich sein Vermögen unter seinen Kindern in zwei gleiche Hälften.

3. Einem sterbenden Ehemann, der eine Antipathie gegen seine Frau hatte und kein Testament zu ihren Gunsten machen wollte, ließ ich ohne sein Wissen eine einzige Dosis Calcarea carbonica 30 geben. Nach 12 Stunden entschloß er sich, zugunsten seiner Frau ein Testament zu machen.

4. Ein Kollege und ein Freund von mir bittet einen Flur-Nachbarn um eine Gefälligkeit. Der Nachbar lehnt dies ab unter dem Vorwand, daß der Pächter meines Kollegen ihm Unrecht getan habe. Mein Freund hat die Gelegenheit, ihm einige Körnchen Calcarea carbonica 200 auf die Zunge zu geben. 2 Tage später kommt dieser störrische Nachbar spontan auf meinen Kollegen zu, um ihm die Gefälligkeit zu erweisen, die er kurz vorher verweigert hatte.

5. Ein reicher Bauer hatte eine heiratsfähige Tochter, die eine günstige Partie gefunden hatte. Aber der egoistische und geizige Vater wollte weder seine Zustimmung zu dieser Heirat noch eine Aussteuer geben. Ich gebe der Mutter Calcarea carbonica 300, die der Ehemann ohne sein Wissen in einer Suppe nimmt. 3 Wochen später berichtet mir die Mutter, daß ihr Mann seine Zustimmung zur Heirat gegeben hat und ihr auch eine Aussteuer zukommen lassen will.

Wie man sieht, beseitigt Calcarea carbonica die Antipathien, macht wohlwollend, gefällig und großzügig und entwickelt das Gefühl für die Pflicht und den Willen, sie zu erfüllen. Man kann sich von seiner Wirksamkeit überzeugen, indem man eine Einzeldosis alle 60, 35 oder 21 Tage gibt, selten alle 10 Tage. Dieses Heilmittel kann oft die

Eintracht und das Wohlwollen in den Familien, in der Gesellschaft, im zivilen Gemeinwesen, beim Militär und bei den Klosterbrüdern wiederherstellen. Dieses Heilmittel allein kann die häufige Zweckmäßigkeit der psychischen Behandlung beweisen. Homöopathische Ärzte, deren Geist durch die Ecksteine der klassischen Arzneilehre begrenzt ist, weigern sich oft, diese Behandlung auszuprobieren. Sie handeln so auf die gleiche Art wie die allopathischen Ärzte, die mit ihrem begrenzten Geist die homöopathische Behandlung ganz allgemein ablehnen. All diese Ärzte verstehen nicht den weisen Rat des Apostels *Paulus,* der ein Genie unter den Evangelisten ist: ET OMNIA PROBATE ET QUOD BONUM TENETE (probiert alles aus und behaltet das, was gut ist). *Paulus* ist wahrhaftig das Vorbild für die experimentelle Methode.

Beobachtungen 6–8

Staphisagria
Ehebruch, Ausschweifung, Abneigung gegen die Heirat, Unlenksamkeit bei Kindern.

6. Eine Frau kommt in meine Poliklinik und sagt mir: „Mein Mann schläft mit mir kaum einmal in zwei Monaten; ich glaube, er hat Mätressen." Ich gebe ihr eine Dosis Staphisagria 200, die sie ihrem Mann in die Suppe tut. 3 Wochen später kommt sie wieder und sagt mir: „Mein Mann schläft jetzt wieder so oft mit mir wie zu Anfang unserer Ehe; ich glaube, er hat keine Mätressen mehr."

7. Ein junger Mann hatte seit 3 bis 4 Jahren eine Mätresse. Seine Mutter wollte, daß er dieses Verhältnis löst und sich zur Heirat entscheidet. Sie bittet mich um ein Heilmittel. Ich gebe eine Dosis Staphisagria 200, die man ihm ohne sein Wissen in eine Tasse Kaffee tun soll; diese soll er unmittelbar nach dem Mittagessen einnehmen. Einige Tage später hat dieser junge Mann zu einem seiner Freunde gesagt: „Ich werde meine Mätresse verlassen und mich verheiraten." Ich wiederhole dieselbe 200. Dilution, die nochmals gute Absichten, gute Worte, aber keine Taten hervorruft. Darauf gebe ich eine Dosis Staphisagria 10 000. Acht Monate später berichtet man mir, daß er seine Mätresse 3 Monate lang nicht gesehen hat. Da er aber keine günstige Heiratspartie gefunden hat, hat er seit 3 Wochen die Verbindung zu seiner Mätresse wieder aufgenommen. Ich gebe wiederum eine Dosis von dieser 10 000. Dilution. Darauf verläßt er erneut seine Mätresse. Jetzt hat er eine günstige Gelegenheit gefunden, sich zu verheiraten.

8. Dr. *Burnett,* Professor der Arzneimittellehre am homöopathi-

schen Krankenhaus in London (*Beobachtung*, über die im einzelnen im Kapitel I berichtet ist), überwies mir etwa 1885 einen Herrn, der an Verfolgungswahn litt und sich von den Frauen verfolgt fühlte. Er ging ihnen auf der Straße in weitem Bogen aus dem Wege und glaubte, daß sie sich über ihn lustig machten. Er kam in meine Sprechstunde nach Lyon, wo ich ihm eine einzige Dosis Staphisagria gab. Einige Wochen später verlobte er sich; jetzt ist er verheiratet.

Man sieht, daß dieses Heilmittel schnell den Verfolgungswahn und die Abneigung gegen Frauen und Heirat beseitigt.

In der Theorie hätte ich diese unerwarteten Ergebnisse nicht voraussehen können: Staphisagria bewirkt, daß ein Ehemann seine Mätresse verläßt und wieder zu seiner Frau zurückfindet; dieses Heilmittel bewirkt, daß ein junger Mann seine Mätresse verläßt und sich zur Heirat entschließt. In diesen Fällen ist die Leidenschaft nicht erloschen – was unnatürlich wäre – aber in richtige Bahnen gelenkt, wahrscheinlich, weil dieses Heilmittel das Gefühl der Pflicht zur Entfaltung bringt und den Willen, diese Pflicht zu erfüllen.

Beobachtungen 9–11

Platina
Ehebruch, Onanie, Ausschweifung, Päderastie, Sodomie, Lesbische Liebe, Bestialität

9. Ein Ehemann hatte eine Mätresse und mit seiner Frau seit einem Jahr nicht mehr geschlafen. Diese gibt ihm 18 Tage lang, alle 6 Tage, eine Dosis Platina 200. Danach schlief der Mann mehrmals wöchentlich mit seiner Frau.

10. Ein Ehemann, der neben seiner Frau lag, schlief nicht mit ihr, sondern onanierte. Das führte dazu, daß er eine sehr schlechte Figur machte. Man gibt ihm Platina 200, 10mal in 20 Tagen, das heißt einmal alle 2 Tage. Seitdem onaniert er nicht mehr, schläft mit seiner Frau und macht eine gute Figur.

Platina bewirkt, ebenso wie Staphisagria, daß sich ein Ehemann von seiner Mätresse abwendet und wieder zu seiner Frau zurückfindet (*Beobachtung 9*). Außerdem beseitigt es die widernatürliche Leidenschaft (*Beobachtung 10*) und stellt den natürlichen, normalen Wunsch nach Liebe wieder her. Daher ist Platina auch gegen regelwidrige Leidenschaften wirksam, gegen Onanie, Päderastie, Sodomie und lesbische Liebe. Wahrscheinlich ist es auch wirksam bei Männern, die sexuelle Beziehungen zu weiblichen Tieren haben.

11. Platina 200 habe ich oft und fast immer mit Erfolg Müttern für ihre Töchter und Söhne gegeben, die ausschweifend waren oder die die Neigung zur Ausschweifung hatten. Dieses Heilmittel beseitigte auch gleichzeitig die Unlenksamkeit, Flegelei und Frechheit dieser Kinder ihren Eltern gegenüber. Es könnte oft in den Vereinigten Staaten Anwendung finden, wo die 3 zuletzt genannten Fehler bei Kindern sehr häufig sein sollen. Sie haben nicht so wie in Europa Ehrfurcht vor ihren Eltern. Viele anglo-amerikanische Familien werden mir dankbar sein, daß ich ihnen dieses Heilmittel indiziert habe, das ihnen oft so nützlich sein kann. Und es ist nicht das einzige Heilmittel, das in ähnlichen Fällen wirksam ist.

Beobachtung 12

Belladonna
Verschwenderische und gefallsüchtige Frau

Eine junge Frau, die sich unerwartet gut verheiratet hatte, liebte ihren Mann und ihr Kind sehr. Trotzdem empfand sie einen fast unwiderstehlichen Trieb, sich aus dem Fenster zu stürzen. Dieser krankhafte Trieb verschwand 2 Tage später, nachdem sie eine Dosis Belladonna 300 genommen hatte. Ihr Mann war angenehm überrascht zu sehen, daß bei dieser Frau auch die Koketterie verschwunden war, die sie verschwenderisch gemacht hatte.

Es gibt sehr viel andere Heilmittel, die die übertriebene Gefallsucht beseitigen können, ebenso wie es wirksame Heilmittel gibt, um bei einigen Frauen ein gewisses Maß an Koketterie zu entwickeln, ohne die sie keine richtige Frauen sind.

Beobachtung 13

Pulsatilla, Lycopodium, Causticum, Cantharis
Geschlechtliche Erregung, geschlechtliche Entkräftung, Priapismus, leichtsinnige Liebe.

Hier stelle ich eine dreifache Beobachtung dar; die Patienten sind 3 Mitglieder der gleichen Familie. Meine Behandlung hat sicher dazu beigetragen, daß wahrscheinlich mehrere Skandale oder sogar Verbrechen verhindert wurden: Ehebruch, Ehescheidung, Pistolenschüsse, Vergiftung.

Eine junge hübsche Frau von 32 Jahren kommt zu mir, um sich für sich selbst, für ihren Mann und für ihren Schwiegervater Rat zu holen.

Seit mehreren Jahren ist sie so leidenschaftlich, daß sie manchmal onaniert. Nachträglich vergießt sie dann heiße Tränen. Allerdings befriedigt ihr Mann sie auch völlig unzureichend, wie ich noch erzählen werde. Ich gebe ihr alle 3 Wochen eine Dosis Pulsatilla 200. Das beruhigt ihre geschlechtliche Leidenschaft, ohne sie zum Erlöschen zu bringen. Vor allem aber verhindert es, daß sie weiter onaniert.

Ihr Mann dreht ihr den Rücken zu und schläft mit ihr nur alle 9 Monate einmal, obwohl er erst 40 Jahre alt ist. Ich lasse ihm, ohne sein Wissen, eine Dosis Lycopodium 200 geben.

Seitdem dreht er ihr in dem gemeinsam Bett nicht mehr den Rücken zu und schläft mit ihr zweimal monatlich.

Der Schwiegervater dieser jungen Frau ist zwar schon 68 Jahre alt, hat aber eine anhaltende Erektion und wollte sie als Mätresse haben.

Diesem geilen Alten gab ich nacheinander eine Dosis Causticum 200, dann Cantharis 200; sie beruhigten nach und nach seine unaufhörlichen Erektionen.

Diese dreifache Beobachtung zeigt sehr gut, welche Dienste die Homöopathie erweisen kann, um die Eintracht und die Sittlichkeit in gewissen Familien zu erhalten.

Man kann sogar verhindern, daß junge Männer und junge Mädchen zu schnell heiraten. Es ist auch möglich, daß die Neigung und die natürliche Leidenschaft für die Heirat bei ihnen entwickelt werden, wenn dies angebracht ist.

Ich war sogar sehr erstaunt, daß ich die Liebe eines solchen jungen Mannes zu einem solchen Mädchen zum Erlöschen bringen konnte, ebenso die Liebe eines Mädchens zu einem jungen Mann, der kürzlich geheiratet hatte. Und all das geschah, wenn ein angemessener und sittlicher Grund dafür vorhanden war.

Die Menschen im Altertum hatten vielleicht ähnliche Heilmittel gefunden, wenn sie ihre Philtronen anwendeten (vom griechischen Wort philein = lieben), um die Liebe anzufachen oder zum Erlöschen zu bringen.

Patienten und besonders Patientinnen haben manchmal die Naivität, mich zu fragen, ob ich die Zuneigung einer bestimmten Person auf eine andere bestimmte Person lenken oder die Großzügigkeit eines Menschen dirigieren könne, damit er sein Testament zugunsten einer bestimmten Person mache. Ich antworte, daß ich dazu absolut unfähig bin. Ich betreibe keinen Hypnotismus, sondern ich verabreiche Medikamente, die die guten natürlichen Gefühle zur Entfaltung bringen, ebenso die natürlichen sinnlichen Empfindungen, die Vernunft, das Pflichtgefühl und den Willen, seine Pflicht zu erfüllen. Die behandelten

Patienten werden daraufhin spontan tätig und richten ihre Sympathie in freier Entscheidung auf diejenige Person, die sie vorziehen. Die Medikamente entwickeln, das möchte ich nochmals wiederholen, die guten natürlichen Gefühle, die Vernunft, das Zartgefühl und das Gewissen. Die behandelten Personen verhalten sich als Folge der Medikamentenwirkung nach ihrem freien Belieben.

Dies ist übrigens eine wichtige und fast unerläßliche Bedingung für den Erfolg der psychischen Behandlung. Wenn ich Patienten wegen ihrer Leidenschaften oder ihrer Charakterfehler ohne ihr Wissen zu behandeln habe, empfehle ich stets ausdrücklich, ihnen keinerlei Vorwürfe zu machen, auch keine Ratschläge zu erteilen. Denn das reizt nur ihren Charakter und führt oft dazu, daß sie bei ihren vorher üblichen Handlungsweisen trotzig verharren. Die Medikamente besänftigen dagegen ihren Charakter, entwickeln ihren Verstand und ihre guten natürlichen Gefühle. Sie führen so spontan zur Heilung ihrer Leidenschaften und Fehler.

Es ist vorgekommen, daß ich einigen Personen ärztliche Beratungen und Medikamente verweigert habe. Es handelte sich um Leute, die es nicht lassen konnten, den ohne ihr Wissen behandelten Patienten Vorwürfe zu machen oder Ratschläge zu erteilen. Zu diesen Leuten sagte ich: „Auf solche Weise hindern Sie mich daran, sie zu heilen und Sie vergeuden Ihre Zeit und Ihr Geld. Außerdem tun Sie mir Unrecht, wenn Sie glauben, daß ich in Ihrem Falle keinen Erfolg habe."

Viele Frauen lassen ihre Männer ohne ihr Wissen wegen ihrer Leidenschaften und Fehler behandeln. Diesen Frauen sage ich: „Seien Sie liebenswürdig, anmutig und ansprechend – das ist Ihre eheliche Pflicht –, seien Sie aber nicht anspruchsvoll. Und im übrigen schlafen Sie immer mit Ihrem Mann, das ist das beste Mittel, um die Intimität, Ihre Reize und Ihre dominierende Rolle als Frau zu erhalten. Viele Männer sind ausschweifend geworden, weil sie aufgehört haben, mit ihrer Frau zu schlafen." Meine Patientinnen müssen anerkennen, daß das die beste Diplomatie ist, die ich ihnen empfehle.

Es ist mir hier unmöglich, über alle Heilverfahren zu berichten, die ich seit 22 Jahren in immer größerer Zahl durchgeführt habe. Aber indem ich die psychischen Indikationen der Heilmittel bekannt gebe, kann ich versichern, daß man seine Patienten von ihren Leidenschaften und Fehlern ebenso leicht heilen kann, wie von der Lungenentzündung, von der Brustfellentzündung, von der Verdauungsschwäche, von der Ruhr usw.

Von 10 Leuten mit Leidenschaften und Charakterfehlern kann man beispielsweise 7 bis 8 im allgemeinen heilen.

Bei der Trunksucht kann man von 10 Leuten mindestens 5 heilen, sofern diese Leidenschaft nicht erblich ist. Die Trunksucht ist aber viel weniger leicht zu heilen als die anderen Leidenschaften, weil sie auf 2 Krankheiten beruht:

1. auf einer natürlichen Krankheit, dem Trieb zu trinken;
2. auf einer arzneilichen Krankheit, der alkoholischen Vergiftung.

Während es für die Heilung der anderen Leidenschaften oft genügt, eine einzige Dosis alle 8, 5 oder 3 Wochen zu geben, muß man für die Heilung der Trunksucht alle 20, 10, 5, 4, 3 und 2 Tage eine Dosis geben, um die alkoholische Vergiftung zu beseitigen, die den Trieb zum Trinken verursacht.

Kapitel VII

Medizinische Behandlung des übermäßigen Geschlechstriebes

Si vis esse sanctus, Esto sanus.
Saint Jérome.

Vorwort

Ich gestehe, daß ich lange gezögert habe, bevor ich eine Darstellung des übermäßigen Geschlechtstriebes gab. Ich habe mich erst dazu entschlossen, nachdem ich von Geistlichen, besonders von einem Professor unserer katholischen Fakultäten, dazu gedrängt worden bin. Wie mehrere andere Geistliche, so hatte auch er an den Beratungen teilgenommen, die ich an Dienstagvormittagen in meiner Poliklinik zur Behandlung von Leidenschaften abhalte, und ihre die Sittlichkeit fördernden Wirkungen festgestellt. Daher hatte er wiederholt darauf bestanden, daß ich sie bekannt gäbe. Das tue ich heute in der Absicht, zur sittlichen Verbesserung im öffentlichen und privaten Leben beizutragen.

Folglich richtet sich diese Veröffentlichung ausschließlich an diejenigen, die zu dieser zweifachen Hebung der Sittlichkeit beitragen können: an Ärzte, Sittenlehrer und Familienoberhäupter. Sie soll nicht in die Hände von Heranwachsenden gelangen, so wenig und sogar noch weniger als Bücher über Anatomie, Physiologie, Pathologie und Therapie. Denn diese Darstellung ist ein medizinisches Werk im Hinblick auf Methode und Verfahren und ein moralisches Werk nur, soweit es die Resultate betrifft.

Ich werde sicher von denjenigen kritisiert werden, die nach Begründungen und Überlegungen urteilen. Sie sollten vielmehr Beobachtungen anstellen und Versuche vornehmen. Das ist ein Schicksal, dem keiner entgeht, der etwas Neues in der experimentellen Wissenschaft bringt. Aber als Ausgleich werden mir viele Väter und Mütter dafür danken, daß ich ihnen eins der Mittel gezeigt habe, Ehebruch und Scheidung von ihrem Heim fernzuhalten und ihre Kinder vor schlechten Gewohnheiten und Ausschweifungen zu bewahren.

Für Leute, die sich nur um Geldangelegenheiten Sorgen machen und nicht mit der Frage der Sittlichkeit befassen, bringe ich die Vorteile dieser Behandlung in Zahlen zum Ausdruck. Jeden Monat könnte man in solchen Familien 200, 400 oder 600 Francs* sparen, die ausgegeben werden, um die Kosten für die Ausschweifungen des Ehemannes oder der Söhne zu bezahlen.

Aber trotz der Dringlichkeit wird diese Behandlung nur mit Schwierigkeiten und langsam in Frankreich und in den Ländern aufgenommen werden, in denen das Monopol der Lehre mit Beweisen herrscht. Denn diese Lehre formt die geistigen Kräfte und bringt sie sozusagen in der gleichen Gußform zum Gerinnen. Aus dieser können sie dann nicht mehr heraus, um sich zu entwickeln.

Es gibt zwei Arten von Wahrheiten: die Wahrheiten des Verstandes, die man durch die Urteilskraft entdeckt oder kontrolliert, und die Sach-Wahrheiten, die man durch Beobachtung und Experimentieren entdeckt oder kontrolliert.

„Während die Europäer, besonders die Gebildeten, die Ideen der Dinge sehen," sagt *Paul Bourget,* „sehen die Amerikaner die Dinge und die Handlungen direkt. Denn durch ihre Erziehung sind sie in ausgezeichneter Weise auf die Nützlichkeit der Dinge vorbereitet." (Outre-Mer, Bd. II, S. 27)

In Frankreich und in Europa sind die einfachen Leute in dieser Hinsicht den Amerikanern ähnlich. Sie sehen wie jene die Tat unmittelbar. Daher befolgen sie beispielsweise eine medizinische Behandlung. Sie stellen keine langen Überlegungen über die Behandlung an. Sie probieren sie vielmehr nach den Ratschlägen des Arztes aus und erzielen dadurch erheblich bessere Resultate als reiche und gebildetere Kranke. Dafür bringe ich drei überzeugende Beispiele.

Nachdem ein Arzt aus Lyon viele Kranke aus allen Gesellschaftsschichten mit elektrischem Strom behandelt hatte, sagte er mir: „Nur die Armen werden wieder gut gesund; sie sind folgsam und beweisen Ausdauer."

Vor zehn Jahren habe ich meine Poliklinik gegründet. In ihr habe ich seitdem mehr als neuntausend Beratungen zur Behandlung von Trunksucht, Leidenschaften, Charakter- und Intelligenzfehlern gegeben. Dabei habe ich die gleiche Beobachtung wie mein vorerwähnter Kollege gemacht.

Diesbezüglich erinnere ich an das Heilverfahren in einem Fall von

---

* Francs 1896

Trunksucht, die um so schwieriger zu heilen war, als es sich hier um eine Vererbung handelte, und die schon 28 Jahre lang gedauert hatte. Es war ein 41jähriger Ehemann, der sich seit seinem 13. Lebensjahr betrunken hatte. Seine Frau kam ein Jahr lang alle 3 Wochen in meine Poliklinik. Durch ihre Beharrlichkeit wurde ihr Mann vollständig geheilt. Seit 20 Jahren habe ich nicht eine einzige Frau aus den führenden Gesellschaftsschichten getroffen, die diese Ausdauer hatte, um ihren Mann wegen Trunksucht oder auch einer anderen Leidenschaft behandeln zu lassen. Dementsprechend sind dann auch die Ergebnisse.

Ich führe noch den barmherzigen Präsidenten der Krankenhausverwaltung von Lyon, Herrn *Hermann Sabran*, an, der mir lebhaft erwiderte: „Sie erinnern mich an etwas, was mir Herr Dr. *Michel Rambaud*, Ihr ehemaliger Professor der medizinischen Klinik, sagte. Schickt man mir einfache Zimmerleute, dann heile ich sie; aber schickt man mir Techniker, dann heile ich sie nicht; sie räsonnieren anstatt auszuprobieren, und sie sind auch nicht gelehrig."

Diesen Technikern sind alle gebildeten Leute ähnlich. Sie wollen mit dem Verstand den Wert einer Sach-Wahrheit kontrollieren, die aber nur durch Beobachtung und Ausprobieren kontrolliert werden kann. So war es mit den Mitgliedern der Akademie der Medizin, die den Magnetismus unter der Bezeichnung Hypnotismus erst angenommen haben, nachdem sie ihn ein Jahrhundert lang abgelehnt hatten.

Die medizinische Behandlung der Trunksucht könnte die Sterblichkeit in Frankreich fast 50mal mehr vermindern als die Behandlungen der Tollwut und der Diphtherie durch das Institut Pasteur.

Die Behandlung der Tollwut bewahrt ungefähr zweihundert Franzosen jährlich vor dem Tod. Von den 5000 Franzosen, die jedes Jahr an Diphtherie sterben, können durch die Behandlung des Doktor *Roux* 80% geheilt werden, das sind etwa 4000. Die 460000 Wirtshäuser in Frankreich liefern im Durchschnitt je zwei Trunksüchtige, das sind insgesamt etwa 900000 Trunksüchtige. Es ist keineswegs übertrieben, davon auszugehen, daß von 18 Trunksüchtigen einer jedes Jahr vorzeitig stirbt. Das sind etwa 50000 jährlich. Die medizinische Behandlung kann nun diese Alkoholkranken vor dem Tod bewahren. Damit werden jährlich mehr Franzosen am Leben erhalten als durch die beiden vorher erwähnten Behandlungen seitens des Instituts Pasteur.

Dieses Kapitel stellt mit Sicherheit keine unnötige Abschweifung dar, denn es erklärt und zeigt im voraus, daß die Behandlung des übermäßigen Sexualtriebes nur von Leuten abgelehnt wird, die sich in ihren Werturteilen irren. Dagegen wird diese Behandlung von Menschen angenommen werden, die bereit sind, Beobachtungen und Versuche vorzunehmen, und die damit diese Behandlung für die öffentliche und private Moral in weitem Umfang nutzbar machen möchten. Diese neue Anwendung der Homöopathie, die nachfolgend näher ausgeführt wird, wird beweisen, daß sie einen wichtigen Beitrag zur moralischen und geistigen Zivilisation liefert, während die anderen medizinischen Entdeckungen nur einen Beitrag zur materiellen Zivilisation leisten.

Medizinische Behandlung des übermäßigen Geschlechtsverkehrs

Bisher haben selbst die gelehrtesten Ärzte nur eine Art Tierheilkunde am Menschen angewandt, weil sie bei ihm nur den zum Tierreich gehörenden Körper, nur das stoffliche Wesen behandelt haben. Während der ersten zwanzig Jahre meiner Praxis habe ich ebenso gehandelt, so wie ich es gelernt hatte. Dabei bin ich dem Beispiel meiner Professoren gefolgt. Aber in den letzten zwanzig Jahren habe ich darüber hinaus im Menschen das sittliche und geistige Wesen behandelt. Ich habe erkannt, daß man auf diese Weise seinen Charakter verbessern und seine Intelligenz entwickeln kann. Gewiß ist dies nicht der einzige Weg, der diese doppelte Wirkung ermöglicht. Denn ich habe wie *Galenus* erkannt*, und noch deutlicher als er, daß es sechs wirkende Kräfte zur Entfaltung der Sittlichkeit und des Geisteslebens gibt: drei immaterielle: Religion, Erziehung, Unterricht, und drei materielle: Arznei, Ernährung, Klima. Die Erfahrung hat mir aber tagtäglich gezeigt, daß man nur zwei von ihnen anwenden kann: Religion und Arznei.

In der Tat haben Unterricht und Erziehung nur dann einen wirklichen Wert, wenn sie durch die Religion vervollständigt werden**. Die Ernährung kann gleichfalls sehr wirkungsvoll sein. Aber die Menschen haben diesbezüglich im allgemeinen zu viel Unkenntnis. Sie lieben Leckereien und essen zuviel. Sie haben Vorurteile und hängen zu sehr an Eßgewohnheiten, um eine Ernährung durchzuführen, die ihnen am

---

* Alkoholismus und Kriminalität. Medizinische Behandlung der Trunksucht und der Trunkenheit, in 12° von 226 Seiten, 1889, Seite 17, übersetzt in Philadelphia im Jahre 1890.

** von 100 Kindern, die 1894 vom Gerichtshof des Departement Seine aufgrund der §§ 375 und 376 des Code civil verurteilt und in Haft waren, hatten 89 % weltliche Schulen besucht und nur 11 % Schulen, die von einem geistlichen Orden geleitet wurden.

besten bekommt. Was das Klima betrifft, so haben zu wenig Menschen die Mittel, um Nutzen aus ihm zu ziehen.

Übrigens sind die beiden erwähnten Kräfte zur Entfaltung der Sittlichkeit und des Geisteslebens – Religion und Arznei – tagtäglich auch für körperliche Krankheiten nützlich. Das berichtete ein gelehrter jüdischer Arzt, Professor *Bernheim* von der Fakultät Nancy, in bezug auf die Heilungen von Lourdes. Er bestreitet nicht die Glaubwürdigkeit, sondern nur die Auslegung. Er erklärt sie als die Wirkung von religiösen Suggestionen (!). Aber die Wahrhaftigkeit verpflichtet ihn, die höhere Gewalt dessen anzuerkennen, was er als religiöse Suggestionen bezeichnet. „Aber", sagt er, „von allen Ursachen, die mit Hilfe der Einbildungskraft im Gehirn den Mechanismus für mögliche Heilungen in Gang setzt, ist keine so wirkungsvoll wie der religiöse Glaube. Auf ihn sind mit Sicherheit zahlreiche authentisch festgestellte Heilungen zurückzuführen."*

In seinem Buch „Les Passions", (die Leidenschaften), das Ärzte, Sittenlehrer und Familienväter lesen sollten, erkennt Dr. *Frédault,* der gelehrte Arzt von *Louis Veuillot,* ebenfalls die Zweckmäßigkeit der gleichzeitigen Wirkung von Religion und Arznei an. Über die Medizin im Mittelalter sagt er: „Nur die Geistlichen pflegten sie mehrere Jahrhunderte lang und verwandten ihren ganzen Eifer auf ihre Vervollkommnung. Sie erkannten, daß man sie in jedem Augenblick des Lebens braucht und sie bei vielen Formen sittlicher Veranlagung ebenso erforderlich ist wie moralische Ratschläge oder Hilfsmittel der Religion. Der Körper verlangt nicht nur danach, ernährt, sondern auch in einem guten Zustand erhalten und gepflegt zu werden. Bei Pferden und Maschinen tut man es, nicht aber bei sich selbst. Man vergißt, daß man sich einer Maschine nur dann gut bedienen kann, wenn sie in Ordnung ist, und eine Reparatur vornehmen muß, bevor ihr Getriebe verdorben ist und seinen Dienst versagt. In Wahrheit ist die Heilkunde ebenso nützlich wie die Kochkunst, *die Arznei ebenso nötig wie die Nahrungsmittel.* Der Mensch braucht die ärztliche Pflege genau so wie die Ernährung" (S. 357).

Ein Arzt aus Paris hat mit Recht die Arznei mit dem Weichensteller bei der Eisenbahn verglichen, der den Zug von dem falschen Gleis auf den richtigen Schienenstrang leitet; um den Zug in Bewegung zu

* Von der Suggestion und ihrer Anwendung auf die Therapeutik – in 12° von 428 Seiten, S. 214-218 – Bücherei Octave Doin, Paris, 1886.

setzen, muß man in die Lokomotive sein Nahrungsmittel, das Heizmaterial, hineintun. Ebenso ist es beim Menschen, für den man Arznei und Nahrung braucht.

Dem Direktor eines großen Seminars sagte ich: „Der Mensch handelt bald unter dem Antrieb einer Leidenschaft, bald unter dem Einfluß einer Besessenheit." – „Das ist wahr", antwortete er mir, „man hat es auf dem Seminar gelehrt, wir lehren es unsererseits, aber dann vergessen wir es in der Lebensführung."

Ich habe erkannt, daß dieses Vergessen allgemein ist: man bemüht sich fast nie darum zu wissen, welche dieser beiden Triebkräfte den Menschen lenkt.

Da ich mich aber seit zwanzig Jahren damit beschäftige, Leidenschaften, Charakter- und Geistesfehler des Menschen zu behandeln, muß ich mir, wenn ich Erfolg haben will, diese Frage immer wieder stellen. Um sie zu lösen, muß mein Patient manchmal abwechselnd seine Zuflucht zu den beiden erwähnten Kräften nehmen, welche die sittliche und geistige Kultur fördern.

In anderen Fällen muß ich die Art eines Fehlers erforschen, zum Beispiel die Abneigung, die man sehr oft zwischen den Mitgliedern einer zivilen, militärischen oder religiösen Gemeinschaft beobachtet. Es gibt in der Tat zwei verschiedene Arten: 1. die Abneigung körperlicher Art, hervorgerufen durch die individuelle Beschaffenheit, 2. die Abneigung geistiger Art, hervorgerufen durch die Verschiedenheit der Meinungen oder der beherrschenden Gedanken. Diese zweite Art der Abneigungen gab es bei den Heiligen nicht, weil ihre Überzeugungen die gleichen waren. Aber man hat eine Abneigung körperlicher Art zwischen mehreren von ihnen festgestellt, so zwischen St. *Paulus* und St. *Barnabas,* zwischen St. *Augustinus* und St. *Hieronymus,* zwischen St. *Bernhard* und *Pierre le Vénérable,* dem Abt *von Cluny.* Das ist auch nicht verwunderlich, denn man hat bisher nicht feststellen können, daß die Heiligkeit einen gleichmütigen Charakter in einen hitzigen verwandelt oder einen brünetten Menschen blond macht. Aber diese körperlich bedingte Abneigung, die zwischen verschiedenen Menschen besteht, kann durch eins der folgenden Medikamente beseitigt werden:

Calcarea carbonica,	Causticum,
Ammonium muriaticum,	Aurum,
Acidum nitricum,	Crotalus.

Das zeigen die nachfolgenden drei Beobachtungen.

Beobachtung 1

Eine Frau kommt in meine poliklinische Dienstagvormittag-Sprechstunde für psychische Krankheiten und sagt: „So ist meine Lage: Ich wohne zusammen mit meiner neunzehnjährigen Tochter, meinem Mann und einer alten Tante. Diese hat eine Abneigung gegen mich, mit der sie meinen Mann und meine Tochter angesteckt hat, die ohne Zweifel ihrer Veranlagung nach leicht beeinflußbar sind. Alle drei sind jetzt gegen mich. Haben Sie dafür Arzneien?" – „Gewiß", entgegnete ich ihr und gab ihr für jede der drei Personen eine Gabe Calcarea carbonica 200, die sie ihnen ohne ihr Wissen in die Suppe geben sollte. Drei Wochen später kam sie wieder und erzählte mir: „Zwei Tage nach dem Einnehmen Ihrer Arznei wurde meine Tante zuvorkommend gegen mich, ebenso mein Mann, meine Tochter erst fünf bis sechs Tage nach dem Einnehmen." Lächelnd fügte sie hinzu: „Jetzt behandeln mich alle zuvorkommend."

Wenn die wechselseitige Wirkung von Religion und Arznei angewandt werden muß, so sollte dies besonders bei der Behandlung von Leidenschaften, bei Charakterfehlern und geistigen Mängeln geschehen. Zu diesem Zweck habe ich zuerst im Jahre 1889 mein vorher erwähntes Buch über die Behandlung des Alkoholismus veröffentlicht. Durch Alkohol werden in Frankreich 72 % der Verbrechen und Straftaten begangen, das sind dreimal soviel als durch andere Leidenschaften insgesamt. Dafür habe ich seit 10 Jahren in meiner Poliklinik mehr als neuntausend unentgeltliche Sprechstunden am Dienstagvormittag gegeben.

Ich werde hier jetzt die Behandlung des übermäßigen Geschlechtstriebes darlegen, der nach dem Alkoholismus die Ursache für die meisten Verbrechen ist. Vor fast dreißig Jahren hatte ich begonnen, die Behandlung des übermäßigen Geschlechtstriebes im Band I meiner klinischen homöopathischen Plaudereien (1868) bekannt zu machen. Dieser Band ist heute vergriffen. Seither haben mir experimentelle Forschungen erlaubt, diesbezüglich eine größere Zahl und auch vollständigere Resultate zu bekommen. Auf welche Art und Weise, werde ich verdeutlichen.

Das vergleichende Studium der Physiologie des Menschen und der Tiere hat das Typische des Menschen in einem neuen Licht gezeigt. Genau das beweist die Lektüre der vergleichenden Physiologie in 14

Bänden von *M. Milne-Edwards.* Ebenso wirft das vergleichende Studium der Triebbehandlung beim Menschen und beim Tier ein neues Licht auf die Behandlung der Leidenschaften des Menschen.

Beobachtung 2

Folgendes habe ich zum Beispiel bei Versuchen mit triebmindernden Arzneien an den Weibchen von drei verschiedenen Tierarten beobachtet. Durch Platin in der 30. Dilution konnte ich die Brunst für fünf Tage unterbrechen, durch Causticum in der 200. Dilution habe ich die Brunst für 10, 16, 20 Tage, 4 Wochen und selbst mehrere Monate aufheben oder hinausschieben können.

Da diese tierischen Funktionen der Fortpflanzung bei der Spezies Mensch ebenfalls bestehen, konnte ich auch bei der Frau den Ablauf dieser Funktionen nach Belieben aufheben oder hinausschieben und, was bisher noch nicht gelungen war, ebenso beim Mann. Ich muß aber zugeben, daß man bei den Tieren besseren Erfolg hat als beim Mann oder bei der Frau, weil es bei den Tieren nur den rein sinnlichen Trieb gibt, der durch Arzneien leichter eingeschläfert oder beseitigt werden kann. Beim Mann oder bei der Frau gibt es außerdem noch den durch die Phantasie ausgelösten Trieb, der schwer zu besänftigen ist und den rein sinnlichen Trieb noch steigert. Diesbezüglich machte mir ein Ordensgeistlicher ein sehr bezeichnendes Geständnis, aus dem man eine nützliche Lehre ziehen kann. „Wenn ich nur auf die körperliche Enthaltsamkeit achte“, sagte er mir, „so leide ich darunter. Wenn ich aber gleichzeitig die Sittsamkeit, die Enthaltsamkeit im Geist und in der Vorstellung mitbedenke, dann leide ich durchaus nicht unter der körperlichen Enthaltsamkeit.“

Wenn ich nun später Arzneimittel gegen den durch die Phantasie hervorgerufenen Sinnestrieb empfehle, werden mir vielleicht einige Leser vorwerfen, daß ich mir anmaße, die Seele durch Arzneimittel behandeln zu wollen. Ich werde zeigen, daß diese Leser ihren Katechismus-Unterricht entweder vergessen oder nicht verstanden haben.

Aristoteles sagt, daß der Mensch eine naturgegebene Einheit von Körper und Seele ist. Er vergleicht seine wesensmäßige Einheit mit einem Siegel, bei dem das Bildnis unmittelbar mit dem Wachs vereint ist. Die Vereinigung ist so innig, daß man das Siegel nicht ohne beide Komponenten verstehen kann. Es gibt kein Siegel ohne das Wachs, und ohne das Bildnis bleibt nur Wachs übrig. Der heilige *Thomas von Aquino* gibt die gleiche Erklärung und macht sich diese Lehre zu eigen. Daher lehrt die Philosophie der Scholastik, daß beim Menschen alle Handlungen und alle Leidenschaften zusammengesetzter Natur sind. Es gibt also keine Handlung und keine Leidenschaft nur des Körpers oder nur der Seele, sondern nur solche des ganzen Menschen, dieser lebenden Einheit von Körper und Seele. Ich könnte also, selbst wenn ich es wollte, weder nur den Körper noch nur die Seele behandeln. Wenn ich also die Krankheit, die Leidenschaften, die Fehler des Charakters oder des Geistes eines Menschen behandeln will, muß ich eine Arznei wählen, die gleichzeitig zwei Symptome beseitigt: einerseits die körperlichen oder somatischen und andererseits zugleich auch die psychischen, moralischen und geistigen Symptome. Wenn ich später Arzneimittel empfehlen werde, um die Leidenschaften, den Charakter oder die Geisteskräfte zu verändern, wird man erkennen, daß diese Arzneimittel nicht isoliert wirken können, nicht allein auf den Körper und auch nicht allein auf die Seele, sondern notwendigerweise auf den ganzen Menschen, dieser lebenden Einheit von Körper und Seele.

In seinem Buch über die Leidenschaften (Les Passions, S. 24-27) macht Dr. *Frédault* die Wahrheit dieser Lehre deutlich. „Seit der Lehre der Manichäer," sagt er, „gegen die der heilige *Augustinus* mit soviel Beharrlichkeit gekämpft hat und von der immer noch etwas in der öffentlichen Meinung übrig geblieben ist, hat diese Lehre die fähigsten Köpfe in ihren Bann gezogen. Denn es ist ja so bequem und geradezu verführerisch, für unsere Schwächen Entschuldigungen zu finden.

Meine Seele ist das denkende Wesen in mir, sagt man oft, und während sie sich einem majestätischen und erhabenen Sehnen hingibt, geht mein Körper, mein zweites Ich, seinen eigenen Bestrebungen nach; mein Körper, meine Maschine, hat diese Dummheit begangen, *er* hat sich dieser Leidenschaft hingegeben, *er* hat sich diese Missetat zuschulden kommen lassen. Sehen Sie sich doch den geistigen Urheber der „Reise um mein Zimmer" an: während sich seine Seele sehr schöne Dinge ausdenkt, wird er von seinem Körper, seiner Maschine geführt, und Gott weiß oft wohin!"

Das ist die Umgangssprache, selbst bei Leuten, die man für gelehrt hält. Sie beweist, daß sie immer noch dem Einfluß der Lehre der Manichäer unterliegen.

Mit der Absicht, zur Hebung der öffentlichen und privaten Sittlichkeit beizutragen, werde ich nun die Ergebnisse darlegen, die ich bei der Behandlung des übermäßigen Geschlechtstriebes beim Mann und bei der Frau gewonnen habe. Dabei benutze ich die Ausdrücke und die Beweglichkeit der ärztlichen Sprache: Medice medice demonstranda.

Den Lesern aber, die Anstoß daran nehmen, wenn ich unerläßliche Einzelheiten der tierischen Funktionen des Menschen bespreche, und lieber über das menschliche Elend hinweggehen als zu helfen, sage ich mit *Pascal:* „Der Mensch ist weder Engel noch Tier; das Unglück will aber, daß er sich wie ein Tier benimmt und wie ein Engel handeln möchte."

Vor vierzig Jahren sagte einer der ersten homöopathischen Ärzte von Lyon, Dr. *Rapou* Vater zu mir: „Wir haben noch keine Heilmittel für den übermäßigen Geschlechtstrieb gefunden." Seitdem haben wir einige gefunden, und besonders im Laufe der zwanzig Jahre, während derer ich mich mit der Behandlung aller Leidenschaften beschäftigte, immer mehr. Der erste, der ein gewissermaßen klassisches Heilmittel gegen den übermäßigen Geschlechtsverkehr gefunden hat, ist ein Priester aus Nizza, der Domherr *von Césoles,* der ein Spital für Waisenkinder in dieser Stadt gegründet hat. Dieses Mittel ist Origanum majorana, wirksam gegen Onanie und auch gegen übermäßigen Geschlechtstrieb.

Da ich keine zuverlässige 30. oder 200. Dilution dieses Mittels erhalten konnte, benutzte ich es in der 4. Dilution. Ich empfehle fünf bis sechs Kügelchen dieser Dilution in einem Glas mit vier Kaffeelöffeln frischem Wasser aufzulösen. Der junge Onanist nimmt davon jeden zweiten Tag einen Kaffeelöffel eine viertel Stunde vor einer Mahlzeit, also vier Kaffeelöffel an acht aufeinander folgenden Tagen. Wenn die Heilung nach einer Zwischenzeit von einer Woche noch nicht vollständig ist, gibt man die gleiche Arznei wieder viermal an acht aufeinander folgenden Tagen.

Wenn es erforderlich ist, kann man einen Kaffeelöffel des Mittels ohne das Wissen des Kranken in seine Suppe, Milch oder Schokolade geben. Das Mittel ist häufig wirksam, manchmal sehr schnell, wie im folgenden Fall.

Beobachtung 3

Ein Pfarrer aus Südfrankreich erbat ein Heilmittel für eine seiner Büßerinnen, die trotz ihres Alters von neunundfünfzig Jahren und trotz eifriger religiöser Andachtsübungen immer wieder onanierte. Ich schickte ihm Origanum in der 4. Dilution, das viermal an acht aufeinander folgenden Tagen genommen werden sollte. Die Heilung war vollständig und endgültig.

Indessen hat Origanum bei Onanie nicht immer Erfolg. Ich behandle dann mit:

China,
Pulsatilla,
Nux vomica,
Sulfur.
Coffea,
und besonders Staphisagria,
und Causticum,

Von diesen Mitteln werden fünf bis sechs Körnchen der 30. Dilution auf die Zunge gegeben und gut zerkaut, und zwar alle sechs, acht, zehn oder vierzehn Tage einmal. Wenn die Patienten erwachsen und kräftig sind, gebe ich die 200. Dilution dieser Mittel, die *tiefer* und *nachhaltiger* wirkt. Die Wirkung wäre aber zu stark bei jungen und schwächlichen Menschen mit ungenügender Reaktionskraft. Die 200. Dilution wird in größeren Zeitabständen gegeben, etwa alle sieben, zehn oder zwanzig Tage.

Beobachtung 4

Bei einem Jungen von 10 Jahren, der von Zeit zu Zeit onanierte, verordnete ich Origanum 4 ohne Erfolg. Dann ließ ich fünf bis sechs Kügelchen Causticum 30 alle acht bis zehn Tage auf die Zunge geben. Aber diese Arznei, gegen die er äußerst überempfindlich war, verursachte bei ihm eine nervöse Übererregung. Darauf ließ ich nur in den Zeiten, in denen er onanierte, eine einzige Dosis Causticum 30 geben und sie bis zur nächsten Onanieperiode nachwirken. In dieser Darreichungsform wirkte das Mittel sehr gut heilend und vorbeugend. Dieses Beispiel zeigt sehr gut, daß man die Arznei, die Dosis und die Wiederholung nach dem einzelnen Menschen anpassen muß.

Um das wirkungsvollste der sieben angeführten Arzneimittel für einen solchen Onanisten auszuwählen, muß man dasjenige suchen, das alle somatischen oder körperlichen, seelischen, moralischen und geistigen Symptome aufweist, die bei dem zu Behandelnden bestehen. Zu diesem Zweck kann man das Homöopathische Handbuch von *Jahr* zu Rate ziehen, den ersten Teil in 2 Bänden, das die Materia medica enthält. Bei dieser Wahl wird der Arzt dem Laien immer überlegen sein, weil seine klinische Erfahrung es ihm gestattet hat, die charakteristischen Symptome von jedem Arzneimittel kennenzulernen. Das folgende Beispiel wird es anschaulich erläutern.

Beobachtung 5

Eine Frau, die sich vor und selbst während ihrer Ehe der Masturbation hingegeben hatte, masturbierte auch als Witwe weiter. Da sie nachts sehr unruhig schlief und schlaflos war, verordnete ihr Dr. *Servan* aus Lyon Coffea 6, was genügte, um sie von ihrer Unruhe, der Schlaflosigkeit und ihrem eingewurzelten Laster zu befreien.

Ganz sicher zeigen die 6 angeführten Arzneimittel in ihrer entsprechenden Pathogenese, das heißt bei dem Arzneimittelversuch am gesunden Menschen, mehr oder weniger die Symptome Unruhe und Schlaflosigkeit, keins aber im gleichen Grad wie Coffea; das hatte den Arzt veranlaßt, dieses Mittel der so lasterhaften Witwe zu verschreiben.

Beobachtung 6

Eine junge Frau fragt mich um Rat für sich, ihren Mann und ihren Schwiegervater.

Sie war immer leidenschaftlicher geworden, weil ihr Mann sie nicht befriedigte; es kam dazu, daß sie zu masturbieren anfing, wonach sie dann heiße Tränen vergoß. Ich gab ihr dreimal eine Dosis Pulsatilla 200, was ihre erotische Übererregbarkeit beruhigte. Das hinderte sie vor allem auch zu masturbieren.

Ihr Mann übte den ehelichen Verkehr nur alle neun Monate einmal aus, das heißt vierzig- bis sechzigmal weniger, als er es in seinem Alter (vierzig Jahre) hätte tun sollen. Im Bett wandte er ihr den Rücken zu, was nicht gerade ein Zeichen von Zuneigung war. Ich ließ ihm, ohne sein Wissen, eine Arznei in der 200. Dilution geben. Dadurch wurde ermöglicht, daß er den ehelichen Verkehr mit seiner Frau zweimal im Monat ausübte, und er wandte ihr im Bett auch nicht mehr den Rücken zu.

Der Schwiegervater dieser jungen Dame war ein unzüchtiger alter Mann, der sie zu seiner Geliebten machen wollte und zu diesem Zweck mehrere Versuche unternahm, allerdings ohne Erfolg. Nur mit Mühe gelang es mir, seine Geilheit zu dämpfen, indem ich ihm, ohne sein Wissen, nacheinander Causticum 200, Cantharis 200 und Phosphor 200 verabreichen ließ.

Was wäre wohl geschehen, wenn bei dieser Familie nicht ein sachverständiger Arzt eingegriffen hätte? Der Priester hätte vielleicht einen guten Einfluß auf die junge Frau ausüben können. Sie war fromm und wollte trotz ihrer Schönheit die eheliche Treue wahren. Aber wenn sie, von ihrer unwiderstehlichen Leidenschaft überwältigt, den Zudringlichkeiten ihres Schwiegervaters oder auch einem jüngeren Verehrer nachgegeben hätte, so hätten daraus Folgen entstehen können wie Ehebruch, Trennung der beiden Gatten, Ehescheidung, Revolverschüsse oder Vergiftungen, kurz eines dieser Familiendramen, von denen die „Gazette des Tribunaux" berichtet.

Ich wiederhole, daß die Religion einen guten Einfluß auf die junge Frau hätte ausüben können. Aber welche Wirkung hätte sie auf den Mann und den Schwiegervater haben können, die nicht religiös waren?

Diese dreifache Beobachtung zeigt gut, welche Bedeutung die homöopathische Behandlung vom moralischen und sozialen Gesichtspunkt aus haben kann.

Beobachtung 7

Der vorhergehend beschriebene Fall führt mit Recht zu der Vermutung, daß die Frage der ehelichen Beziehungen zwischen den Ehegatten ein Anlaß für Eintracht oder Zwietracht, für Scheidung oder Ehebruch sein kann. In der Tat konnte sich die erwähnte Frau, wie viele andere auch, über die Geschlechtskälte ihres Mannes beklagen, die sie zum Ehebruch hätte führen können, wenn sie nicht nacheinander ihre Zuflucht zur Religion und zu den Arzneien genommen hätten. Andererseits haben sehr viele Frauen Grund, sich über die all zu große geschlechtliche Begierde ihrer Männer zu beklagen. So wird der geschlechtliche Verkehr von einigen täglich drei-, vier- oder fünfmal ausgeübt, achtmal von einem vierunddreißigjährigen Mann seit sechs Jahren, elfmal von einem Mann von vierzig Jahren, vierzehnmal von einem zweiunddreißigjährigen Mann, der außerdem noch eine Geliebte hatte.

Der Mann von vierzig Jahren hatte mehrere Mätressen, weil seine Frau ihm die Erfüllung der ehelichen Pflichten verweigerte. Der zu häufige Geschlechtsverkehr hatte bei ihr Schlaflosigkeit und Gebärmutterleiden verursacht. Diese Frau suchte meinen Rat, um ihren Mann von der Geilheit und Unmoral zu heilen. Nachdem sie ihm ohne sein Wissen das fünfte Mittel, Causticum 200, verabreicht hatte, schrieb sie mir, daß er nur noch zweimal wöchentlich den Geschlechtsverkehr ausübe anstatt wie früher siebenundsiebzigmal. Ich verhinderte so die häufigen ehebrecherischen Beziehungen dieses Mannes mit Hilfe von verschiedenen Medikamenten, die ihm mehrere Monate lang verabreicht wurden. Bei dem Mann von zweiunddreißig Jahren gelang es mir, nicht ohne Mühe, den außergewöhnlich häufigen Geschlechtsverkehr auf Null zurückzuführen. Ich ermöglichte ihm so, die ehebrecherischen Beziehungen zu vermeiden, seinen Organismus ausruhen zu lassen und sein tägliches Brot besser mit seiner Hände Arbeit zu verdienen.

Origanum, das so oft gegen die Onanie wirksam ist, hilft auch gegen den übermäßigen Geschlechtstrieb. Das zeigen die drei folgenden Fälle:

Beobachtung 8

Eine verheiratete Frau, die von ihrem Mann getrennt leben mußte, weil er Seemann war, hatte weder Rast noch Ruhe wegen ihres übersteigerten geschlechtlichen Verlangens. Der Domherr *von Césoles* gab ihr ein einziges Mal Origanum 30, wonach ihre Qualen aufhörten. Sie wurde danach so ruhig, als wenn sie noch nie einen Mann kennengelernt hätte.

Einen Monat später, als sie wieder von ihrem Geschlechtstrieb gepeinigt wurde, wurde sie von demselben Mittel befreit.*

Beobachtung 9

Ein junges Mädchen, das von heftigem Geschlechtstrieb gepeinigt wurde, empfand außerdem folgende Symptome: „Tiefe Traurigkeit mit der fixen Idee, verloren und verdammt zu sein. Wenn dieser offenbar stuporöse Zustand, in dem sie von ihren dunklen Gedanken besessen war, nachließ, so schrie sie, der böse Geist komme, sie stände im Feuer, sie fühle sich in Fesseln gelegt. „Sie schien verrückt zu sein" und, so sagte der Domherr *von Césoles:* „Ich fürchtete, daß sie es tatsächlich würde. In den ersten Tagen, als sie in diesen Zustand tiefer Traurigkeit verfallen, aber noch ruhiger war, hatte sie mir ihre Qualen anvertraut und hatte manchmal Selbstmordgedanken."

Der Domherr von Césoles verordnete ihr nacheinander, aber ohne Erfolg, Pulsatilla 30, Pulsatilla 6 und Pulsatilla Urtinktur, danach Arsenicum. Origanum heilte sie und gab ihr ihre Ruhe wieder.**

In meinem Repertorium habe ich mehrere Heilmittel, die bei Menschen, die glauben, sie seien verdammt, gut wirken, Pulsatilla, Natrium muriaticum, Belladonna. Deshalb bin ich erstaunt, daß Pulsatilla dieses junge Mädchen nicht geheilt hat.

Beobachtung 10

Denn mit einer Gabe Pulsatilla 30, die ihr ohne ihr Wissen in eine Tasse Schokolade gegeben wurde, habe ich in zehn Tagen ein 24jähri-

* Revue homoeopathique du Midi, veröffentlicht in Marseille, Bd. 1, S. 616.
** Revue homoeopathique du Midi, veröffentlicht in Marseille, Bd. 1, S. 616

ges Mädchen geheilt, das sich seit mehreren Monaten verdammt glaubte, sich einbildete, die Flammen der Hölle zu sehen, den Schwefelgeruch zu spüren und um sechs Uhr morgens mit ihren Gebeten begann.

Beobachtung 11

Eine Witwe von 65 Jahren, hysterisch und an Hämorrhoiden leidend, hatte seit ein bis zwei Jahren Anfälle von geschlechtlicher Übererregung. Sie wurden ziemlich schnell durch Origanum 4* beseitigt, das ihr ein homöopathischer Arzt aus Lyon gab.

Die wichtigsten Mittel, die Männer und Frauen vor Ausschweifung bewahren oder sie wieder davon abbringen können, sind folgende:

Alumina,
Belladonna,
Calcarea carbonica,
Carbo vegetabilis,
China,
Conium maculatum,
Hyoscyamus niger,
Lycopodium,
Mercurius vivus,
Natrium muriaticum
Nux vomica,
Origanum,
Acidum phosphoricum,
Pulsatilla,
Staphisagria,
Stramonium,
Sulfur,
Veratrum,
und besonders:
Causticum,
Cantharis,
Phosphorus,
Platina.

Um zu erfahren, welches das geeignetste unter diesen 22 Heilmitteln nach den körperlichen und seelischen Symptomen ist, ziehe man das *Handbuch* von *Jahr* zu Rate, wie ich es schon weiter oben gesagt habe.

Nachstehend gebe ich noch andere Indikationen, die man nicht in diesem *Handbuch* findet.

Die drei folgenden Heilmittel ermöglichen es, enthaltsam zu bleiben und die Verstandeskraft zu entwickeln:

Alumina,
Causticum.
Conium.

Um das übermäßige Geschlechtsverlangen aus Phantasievorstellungen zu beseitigen, das am schwersten zu besänftigen ist, nehme man eines der folgenden Mittel:

* Causeries cliniques homoeopathiques, 1868, Bd. 1, S. 240

Conium, Nux vomica,
China, Lycopodium.
Platina,

Um den rein sinnlich zu starken Trieb zu bekämpfen, wähle man eine der folgenden Arzneien:

Causticum, Platina,
Phosphorus, Veratrum,
Cantharis, Stramonium.
Belladonna,

Die folgenden Heilmittel sind angezeigt bei geilen Männern, die kleinen Mädchen nachstellen:

Platina, Phosphorus,
Veratrum, Causticum.

Für Ehemänner angezeigte Mittel, die von ihren Frauen obszöne Praktiken, sogar den Coitus per anum, verlangen:

Causticum, Platina.

Angezeigte Mittel bei homosexuellen Männern, die den Coitus per anum ausüben:

Calcarea carbonica Platina.

Diese beiden Mittel sind auch bei lesbischen Frauen angezeigt, die den Coitus unter sich auszuüben versuchen und andere sapphische Verfahren der alten Griechen anwenden.

Das angezeigte Mittel für Männer, die Widerwillen gegen Frauen und Hinneigung zu Männern haben:

Platina.

Arzneien, die angezeigt sind bei Menschen, die den Trieb haben, sich ganz nackt zum Schlaf zu legen:

Sulfur und vielleicht Mercurius vivus und Pulsatilla.

Arzneien, die angezeigt sind bei Menschen, die nach dem Aufwachen den Trieb haben, sich völlig zu entblößen:

Phosphor und besonders Hyoscyamus.

Arzneien für Menschen, die kein Schamgefühl haben:

Hyoscyamus, Phosphorus.
Belladonna.

Ich bringe jetzt einige Fälle, die zeigen, wie man diese mehr oder weniger unwiderstehlichen lasterhaften Triebe heilen kann.

Beobachtung 12

Eine Mutter suchte bei mir Rat wegen ihres 16jährigen Sohnes, der schon begann, außerhalb des Hauses zu schlafen. Ich gab ihr 6–7 Körnchen Causticum 200, die sie ihm, ohne sein Wissen, in zwei Eßlöffeln frischem Wasser gelöst, in die Suppe geben sollte. Drei Wochen später berichtete mir diese Mutter, daß ihr Sohn nicht mehr außerhalb des Hauses schlafe und junge Mädchen gar nicht mehr beachte.

Beobachtung 13

Ein 25jähriger junger Mann, der ausschweifend lebte, aber den Wunsch hatte, sich gut zu benehmen, sagte zu mir: „Wenn ich aus der Kirche komme, in der ich gerade kommuniziert habe und eine Frau treffe, die mir gefällt, so gehe ich ihr nach. So groß ist meine Leidenschaftlichkeit, oder so schwach ist mein Wille.“ Etwa alle drei Wochen gebe ich ihm einige Körnchen Alumina 200, Conium 600 oder Causticum 200 auf die Zunge. Nach einiger Zeit sagte er mir: „Seitdem Sie mich in dieser Weise behandeln, bin ich tugendhaft, denn ich komme nicht mehr in Versuchung.“

Bei diesem jungen Mann wollte ich erreichen, daß die Zeugungsfunktionen bis zur Heirat aussetzen sollten. Aber ich wollte sie nicht unterdrücken, das wäre nämlich gegen die Natur, denn damit würde man auch die Fortpflanzung des Menschengeschlechts unterdrücken. In dieser Hinsicht bin ich der Meinung von Msgr. *Faurie,* einem Bischof in China, dem ein Neugetaufter ein Mittel empfahl, das die Christen für die Dauer ihres Lebens enthaltsam machen würde. „Macht dieses Mittel impotent?“ – „Ja.“ – „Dann will ich es nicht haben“, erwiderte der Bischof mit Recht.

Die Mittel, die ich dem erwähnten jungen Mann gegeben hatte, hatten seine Zeugungskraft in keiner Weise geschwächt, was daraus hervorgeht, daß er heute verheiratet und Familienvater ist. Er kann sogar außergewöhnliche Beweise seiner Geschlechtskraft ablegen. Er hatte diese bewahrt, dank der zeitweiligen Ruhe der Geschlechtsfunktion, die ihm die verabreichten Mittel vor der Eheschließung verschafft hatten.

Es gibt junge Männer und sogar Heranwachsende, die Erektionen haben, die zwei, drei oder vier Stunden am Tage dauern. Sie könnten sie beseitigen, indem sie zu dem entsprechenden Zeitpunkt eine Dosis Phosphor oder Causticum oder Cantharis nehmen.

Alte, demente Leute werden manchmal von Geilheit befallen, die durch Sinnlichkeit oder durch Phantasievorstellungen hervorgerufen wird. Diese Leute werden kindisch, wie der Volksausdruck bezeichnenderweise sagt. Es ist, als ob sie in den Zustand der Kindheit zurückfielen. Meine 20jährige Erfahrung hat mich gelehrt, daß man diese Leute immer vor der Demenz bewahren oder von ihr heilen kann, unter der Bedingung, daß man sie von Beginn der Krankheit an behandelt. Zu gleicher Zeit bewahrt man sie vor der Geilheit, die nicht leicht im weiteren Verlauf dieser Krankheit zu beheben ist. Ich habe kürzlich vier alte Leute von 74, 81, 83 und 91 Jahren vollständig von der Demenz geheilt. Die zuletzt genannte 91jährige Greisin ist jetzt gestorben. Vor ihrem Tod aber hat sie ihre Intelligenz und sogar ihr Gedächtnis völlig wiedererlangt.

Beobachtung 14

Ein sehr reizbares und sensibles Mädchen von 25 Jahren zeigte folgende Symptome: Unersättlicher Geschlechtstrieb; dazu äußerst übererregt mit einer ausgesprochenen Neigung zur Hingabe; wollüstiges Kitzeln in den Geschlechtsteilen; Unruhe und Schlaflosigkeit; sie ist abwechselnd traurig und heiter; sie weint leicht. Seit einem Jahr ist sie fast immer in diesem Zustand, jeden Monat vierzehn bis sechzehn Tage lang. Die Regel dauert sechs bis acht Tage und ist übermäßig stark.

Sie nimmt eine Dosis Platina 3 um neun Uhr vormittags. Eine Stunde danach fängt sie zu weinen an und schluchzt zwei Stunden lang; am Abend hat sie einen unruhigen Schlaf; sie kämpft gegen den Geschlechtstrieb; an den nächsten Tagen ist sie ruhig; der Geschlechtstrieb ist sehr gemäßigt. Die darauf folgende Menstruationszeit setzt später ein, und die Regel ist nicht mehr so stark.*

Wenn dieses offensichtlich hysterische Mädchen nicht rechtzeitig behandelt worden wäre, hätte sie bei irgendeiner Gelegenheit ihrer Leidenschaftlichkeit nachgeben und nach dem ersten Schritt einem ausschweifenden Leben verfallen können. Das gleiche hätte der folgenden und keineswegs hysterischen Frau passieren können, wenn sie nicht rechtzeitig behandelt worden wäre.

Beobachtung 15

Eine 40jährige Frau von phlegmatischem Temperament, Mutter von mehreren Kindern, kräftig und gesund, empfand kaum geschlechtliche

* Rückerts Klinische Erfahrungen, Bd. II, S. 63.

Wünsche. Plötzlich wurde sie, ohne daß dazu eine Veranlassung bestand, von einer so heftigen Erregung des Geschlechtstriebs befallen, daß in diesem Zusammenhang ihr früheres Temperament vollkommen umgewandelt erschien. Sie suchte diesen sexuellen Trieb unaufhörlich zu befriedigen. Seine Heftigkeit schien alle anderen Gefühle in ihr zu ersticken. Obwohl sie ihre ehelichen Pflichten so gut wie möglich erfüllte, war sie dennoch unersättlich. In ihren Träumen sah sie nur laszive Bilder, und im wachen Zustand sprach sie nur von ähnlichen Dingen.

Glücklicherweise nahm sie zu diesem Zeitpunkt ein ausgezeichnetes homöopathisches Mittel, Platina 3, und nach dreißig Stunden blieb keine Spur ihres Geschlechtsverlangens mehr übrig*.

Hier ist also eine gute Familienmutter von eher gefühlskaltem Wesen, die mit 40 Jahren plötzlich von einem Liebeswahnsinn ergriffen wird, obwohl sie ihre ehelichen Pflichten gut erfüllt. Wieviele Ehemänner könnten zittern, wenn sie diesen Fall gelesen haben, daß ihrer Frau etwas Ähnliches passieren könnte, trotz eines früher guten Verhaltens. Man versteht, warum bisher ehrenhafte Frauen plötzlich Ehebrecherinnen werden. Dieser Fall zeigt, wie sehr der gut unterrichtete Arzt von *Louis Veutillot* recht hatte, wenn er uns weiter oben sagte: „Man braucht ärztliche Kunst in jedem Augenblick des Lebens; bei vielen moralischen Dispositionen ist sie ebenso notwendig wie die Ratschläge der Moral und die Hilfe der Religion... Das Arzneimittel ist ebenso notwendig wie das Nahrungsmittel."

Das Arzneimittel ist in jenen Fällen sehr wirksam, wie die vorangehenden Beobachtungen gezeigt haben, wenn es genau erprobt ist nach der Art der homöopathischen Ärzte, die damit zuerst Versuche beim gesunden Menschen anstellen und es dann beim kranken Menschen anwenden.

Beobachtung 16

Unter den 900 000 Trinkern, die in die 460 000 Wirtshäuser von Frankreich gehen, gibt es gut 200 000, die dann mit ihrer Frau verkehren wollen, wenn sie betrunken sind. Der Verkehr dauert dann sehr lange, all zu lange und erschöpft die Frau. Er ruft bei ihr Schlaflosigkeit, Erschöpfungszustände und manchmal sogar Gebärmutterkrankheiten

---

* Rückerts Klinische Erfahrungen, Bd.II, S. 62.

hervor. Und wenn dabei unglücklicherweise Kinder gezeugt werden, so sind diese lasterhaft, geisteskrank, idiotisch. Ich habe vier wirksame Mittel gefunden, die die Trinker hindern, nur dann den Beischlaf auszuüben, wenn sie betrunken sind:

Contum, Nux vomica.
Calcarea Carbonica und besonders Causticum.

Ich habe sogar beobachtet, daß Männer in betrunkenem Zustand nicht koitieren, wenn ich ihnen ohne ihr Wissen durch ihre Frauen Causticum 200 geben ließ. Sie führten den Geschlechtsverkehr aber mit größerer Kraft aus, wenn sie nicht betrunken waren. Ihr Ejakulat war dann reichlicher als gewöhnlich. Das beweist, daß diese Behandlung sie nicht schwächt.

Beobachtung 17

Ein 40jähriger Mönch, der wegen seiner christlichen Nächstenliebe wahrhaft bewundernswert war, sagte zu mir: „Seit 15 Jahren bin ich ein Märtyrer der Keuschheit. Ich gestehe Ihnen freimütig, daß ich den Versuchungen erlegen wäre, wenn ich Gelegenheit dazu gehabt hätte, so unwiderstehlich waren sie. Ich habe nur widerstehen können, indem ich jeden Monat zwei Nächte in der Kirche verbringe, die Arme in Kreuzform vor dem heiligen Sakrament haltend."

Ich erwiderte ihm: „Ich will Ihre Anfechtungen soweit mildern, daß sie erträglich sind." Zu diesem Zweck gab ich ihm mehrere Gaben Causticum 200, von denen er jedesmal eine nehmen sollte, wenn die außergewöhnlich starken Versuchungen begannen, die jährlich zwölfmal auftraten und jedesmal zwei bis drei Tage anhielten.

Ein Jahr später berichtete er mir: „Es geht mir viel besser. Ich habe nur noch einen Anfall von Versuchung gehabt, wahrscheinlich, weil ich Ihr Mittel nicht mehr hatte." Ich gab ihm noch einige Gaben Causticum 200. Während der letzten Jahre sind nur noch erträgliche Anfechtungen aufgetreten, und er hat die Kraft zum Widerstand erworben.

Wenn ich diesen Mönch nicht behandelt hätte, hätte er vielleicht das gleiche Ende gefunden wie der Abbé *Bruneau*, der im August 1894 in Laval mit dem Fallbeil geköpft wurde, weil er seinen erotischen Anfechtungen erlegen war.

Die vorher genannten Fälle zeigen gut, daß die Arzneimittel die geschlechtliche Leidenschaft im Zaume halten können, eine Leidenschaft, die die Ursache von soviel Verbrechen und moralischen und geistigen Verirrungen ist. Diese Medikamente hätten, wenn sie zur rechten Zeit verabreicht worden wären, das religiöse und politische Schicksal der Völker verändern können, indem sie die Leidenschaften ihrer Führer mäßigten. Wenn man die Geilheit von *Heinrich VIII.* eingedämmt hätte, hätte man die Beschlagnahme der Klöster verhindern können. Durch die Unterdrückung der christlichen Nächstenliebe ist das Massenelend in diesem Land entstanden.

Erasmus sagte scherzhaft, daß das Leben der sogenannten Reformatoren, *Luthers* und anderer, zu Ende gehe wie Komödien: mit einer Heirat. Nun, geeignete Arzneimittel hätten die Geilheit all dieser Männer unterdrücken können. Folglich wären die Ketzereien, Zwistigkeiten und Religionskriege verhindert worden, die hundert Jahre lang Deutschland mit Blut und Ruinen bedeckt haben.

Man sieht, wie die Entdeckung der psychischen Arzneimittel zur moralischen und geistigen Zivilisation der Völker hätte beitragen und zahllose Kriege verhindern können.

Beobachtung 18

Ein gesunder Mönch kam zu mir und klagte über sehr heftige Anfechtungen und zahlreiche Pollutionen, die ihn sehr erschöpften. Ich gab ihm Causticum 200, das er alle drei bis vier Tage nahm, das heißt häufiger, als ich es ihm verordnet hatte. Trotzdem wirkte es gut. Sein Geschlechtstrieb beruhigte sich so, daß er zwei bis drei Monate lang keine Erektion und keine Pollution mehr hatte.

Ein aufmerksamer Beobachter berichtete mir von gesunden jungen Leuten, die mehr geistig als körperlich arbeiteten, wie sie sich bemühten, sich ihre Enthaltsamkeit durch fleißige religiöse Übungen zu bewahren. Dennoch stellte sich bei ihnen, vielleicht durch den Genuß von Wein, Fleisch oder Fisch, die – wie ich später ausführen werde – auf manche Leute wie ein Aphrodisiakum wirken, eine solche Samenstauung ein, daß sie unwiderstehlich zur Onanie getrieben wurden. Ihre Willensfreiheit – so sagten sie – bekamen sie erst nach der Ejakulation wieder.

Wahrscheinlich wären diese jungen Leute, wenn sie Causticum oder ein anderes triebdämpfendes Mittel genommen hätten, ebenso wie der erwähnte Mönch von dem mehr oder weniger unwiderstehlichen Zwang zur Onanie bewahrt geblieben. Sie hätten wie er das Ruhen des Geschlechtstriebes, ihre geistige Ruhe und ihren freien Willen bewahrt.

Es gibt übergewissenhafte Menschen, welche unfreiwillige Pollutionen für eine Sünde halten und sich bemühen, sie zu unterdrücken. Das ist ein großer Fehler, denn die Pollutionen sind eine natürliche Entladung, fast wie die Regel der Frau; außerdem sind sie ein Sicherheitsventil, das gestattet, die geschlechtliche, sittliche und geistige Ruhe zu bewahren. Diejenigen, die dieses physiologische Sicherheitsventil schließen wollen, geraten manchmal in einen hochgradigen Zustand der Satyriasis. So ging es dem Abbé *Blanchet*, dem Pfarrer von Cours bei la Réole (Guyenne), der im XVIII. Jahrhundert einen so großen Skandal verursachte. Auf Wunsch seiner Mutter war er Priester geworden. Später versuchte er alles Erdenkliche, um seine unfreiwilligen Pollutionen, die er für Sünde hielt, zu unterdrücken. Es entstand bei ihm eine Samenstauung, die eine außerordentliche Reizbarkeit und Empfindlichkeit auslöste. Die Frauen erschienen ihm in Licht getaucht und glänzend wie im Widerschein elektrischer Funken. Eine Lampe schien ihm eine Feuersbrunst zu sein. Seine Augen glänzten so, daß niemand ihren Schein ertragen konnte. Seine Phantasie und alle seine Sinne waren übererregt, und er hatte Halluzinationen. Er wurde von dieser Satyriasis geheilt, indem er seine Leidenschaft mit Frauen befriedigte.

Winckler berichtet über eine fast ähnliche Beobachtung in der BIBLIOTHÈQUE MÉDICALE von *Manget.*

Wenn diese beiden Männer ihre unfreiwilligen Pollutionen, die gewöhnlich während des Schlafes eintreten, nicht unterdrückt hätten, wären sie von der Satyriasis verschont geblieben. Auch triebdämmende Mittel hätten sie vor Erektionen und Pollutionen bewahren können, wie bei den beiden Geistlichen, von denen ich in den zwei vorher genannten Beobachtungen berichtet hatte.

Folgende Mittel sind wirksam gegen Pollutionen, besonders wenn sie zu häufig auftreten und zur Erschöpfung führen:

Sepia,	und besonders Causticum,
Sulfur,	Phosphorus,
Conium,	Acidum phosphoricum,
China,	Staphisagria.

Gegen erschöpfende Pollutionen waren besonders erfolgreich Acidum phosphoricum 6 und Staphisagria 3.

Man hat sich überzeugen können, daß man mit Hilfe von verschiedenen Arzneimitteln allgemein nach Belieben die geschlechtlichen Triebkräfte mäßigen kann, so daß der Mensch ihnen widerstehen kann, wobei er dennoch seine Kraft behält.

Beobachtung 19

Einer meiner Geschäftsfreunde in Paris fragte mich um Rat wegen eines Herrn, den sein Beruf verpflichtete, in jeder Hinsicht ein Vorbild an Sittlichkeit zu sein. Er hatte die Manie, sich nackt auszuziehen, wie es bei verschiedenen Geisteskranken beobachtet worden ist. Diese Manie kann aber durch arzneiliche Behandlung geheilt werden, wie es die folgenden beiden Fälle beweisen.

Ich verschrieb Hyoscyamus. Man kaufte es in einer der ersten homöopathischen Apotheken von Paris in der 30. Dilution. Dieses Mittel zeigte nur geringen Erfolg, heilte aber nicht. Dann verschrieb ich die 200. Dilution, die in der gleichen Apotheke geholt wurde. Diese Dilution war nicht echt, denn sie hatte keinerlei Wirkung. Man braucht sich nicht darüber zu wundern, daß sie nicht echt war. Denn seit vierzig Jahren glauben die französischen, englischen und deutschen homöopathischen Ärzte, sich als Männer des Fortschritts zu zeigen, wenn sie bis zu der Zeit *Hahnemanns* zurückgehen. Dieser hatte die infinitesimalen Gewichtsmengen noch nicht gefunden und die Medikamente in groben oder wägbaren Gewichtsmengen benutzt nach dem Gesetz *similia similibus curantur.* Von dieser Zeit an haben die Ärzte die Arzneien gewohnheitsmäßig in solchen Gewichtsmengen oder doch nur in tiefen Dilutionen (1., 3., 6., 12. und höchstens 30.) verordnet. Infolgedessen haben viele homöopathische Apotheken nur diese tiefen Dilutionen in ihren Laboratorien vorrätig, die am meisten verlangt werden. Und kaum noch die sehr hohen, die 200., 1 000. und 10 000. So war es auch in der oben erwähnten homöopathischen Apotheke in Paris. Da ich aber dank der Liebenswürdigkeit meiner Kollegen und Freunde in Paris, der Doktoren *Ozanam, Frédault, Pitet, Charles Dulac* und des Dr. *Lembert* in Lyon mit diesen hohen Dilutionen versehen war, konnte ich meinem Geschäftsfreund in Paris Hyoscyamus 200 schicken, das diesen Herrn sofort und vollständig von seiner Geisteskrankheit heilte.

Einige Zeit später erzielte mein liebenswürdiger Kollege *M. Broailler,* der so freundlich ist, die Aufzeichnungen über die Beobachtungen meiner poliklinischen Sprechstunde zu führen, eine ähnliche Heilung mit der gleichen 200. Dilution bei einem Mädchen von 19 Jahren. Weil sich eine Heiratsaussicht zerschlagen hatte, verlor sie den Verstand und bekam die Manie, sich nackt auszuziehen. Sie wurde vollständig geheilt. Heute ist sie verheiratet, inzwischen auch Mutter geworden.

Weiter oben habe ich Arzneimittel bekannt gegeben, die den übermäßigen Geschlechtstrieb bekämpfen. Jetzt werde ich andere erwähnen, die den Geschlechtstrieb so zu lenken scheinen, als ob sie das Gefühl für die moralische Pflicht erweckten und den Willen entwickelten, diese Pflicht auch zu erfüllen.

Arzneimittel, die bewirken, daß Ehebrecher ihre Geliebte verlassen und zu ihrer Frau zurückkehren:

Staphisagria,	Lachesis,
Pulsatilla,	Causticum,
Platina,	Phosphorus,
Veratrum.	

Beobachtung 20

Eine junge Frau kommt in meine Poliklinik und sagt: „Ich glaube, daß mein Mann Mätressen hat, weil er nur noch alle zwei Monate einmal mit mir verkehrt. Geben Sie mir bitte ein Mittel, damit er sie verläßt und zu mir zurückkommt." Ich gab ihr einige Körnchen Staphisagria 200. Sie ließ sie in zwei Kaffeelöffeln frischen Wassers sich auflösen und gab sie ihrem Mann in die Suppe. So nahm er ohne sein Wissen dieses Mittel.

Drei Wochen später kam sie wieder in meine Poliklinik und sagte mir: „Ich glaube, daß mein Mann seine Mätressen verlassen hat, weil er wieder wie zu Beginn unserer Ehe zwei- bis dreimal wöchentlich mit mir verkehrt."

Ich könnte sehr viele andere Fälle anführen, bei denen der Erfolg ebenso schnell eintrat. In einem Fall kam der Mann nach der ersten Arznei zu seiner Frau zurück. Ich mußte ihm aber, weil er zu feurig war, Cantharis 200 geben, um seine Leidenschaftlichkeit auf Wunsch seiner Frau zu mäßigen.

Es gibt aber auch ehebrecherische Männer, die man nur vorübergehend heilen kann. Dann muß man von Zeit zu Zeit erneut Arznei geben, um Rückfälle zu verhüten oder wieder zu beseitigen.

Andere ehebrecherische Männer kann man zur zum Teil heilen. Sie begehen weniger Ehebruch, aber sie hören vor allem auf, ihre Frau zu beschimpfen, sie zu schlagen und aus dem Haus zu treiben oder die eheliche Trennung und Scheidung zu verlangen. Ich behandle gegenwärtig einen solchen Ehemann, der all seine Brutalitäten seiner Frau gegenüber eingestellt hat. Er ist sogar freundlich und wohlwollend ihr gegenüber geworden; wenn sie ausgeht, rät er ihr in netter Form, den Wagen aus dem Wege zu gehen, um einen Unfall zu verhüten. Er verlangt nicht mehr, seine Geliebte in die eheliche Wohnung aufzunehmen, aber er behält sie. Er scheint sich zu schämen, wenn seine Frau aus gewissen Anzeichen merkt, daß er von einem Besuch bei seiner Geliebten kommt. Man könnte sagen, daß seine inneren Gefühle und sein Gewissen wieder erwacht sind. Diese Wirkungen haben sich unter dem Einfluß von Causticum 200 und besonders von Staphisagria 200 eingestellt, das jedesmal dann in einer Gabe wiederholt wird, wenn sich seine Brutalität wieder ankündigt.

Ich behandle einen anderen Ehemann, der wahrscheinlich von seinem Vater in betrunkenem Zustand gezeugt worden ist. Daher hat er alle angeborenen Laster: er ist ein Säufer und ein Lüstling, er begeht Ehebruch und onaniert, er will seinen Sohn sittlich verderben, spricht in schmutzigen Ausdrücken und hat Umgang mit lasterhaften Frauen und Männern. Durch Causticum 200, alle drei oder zwei Tage wiederholt, besonders aber durch Causticum 1 000, alle acht Tage, habe ich seine lasterhaften Gewohnheiten vermindert, ohne sie zu beseitigen. Bei solchen hartnäckigen Fällen muß man die Arzneien in höheren Dilutionen geben, die man seltener wiederholt.

In ähnlichen Fällen hat man öfter und besseren Erfolg, wenn man veranlaßt, alle diejenigen Nahrungsmittel und Getränke zu vermeiden, die ich noch als *Aphrodisiaka* anführen werde. Das läßt sich aber nicht durchführen, weil man gezwungen ist, diese Menschen ohne ihr Wissen zu behandeln.

Es gibt Frauen, die die Erfüllung der ehelichen Pflichten sehr zu Unrecht verweigern. Dies kann die Ursache von Uneinigkeit, Zwietracht, Trennung, Scheidung, Ehebruch usw. sein. Diesen Frauen kann man Arzneimittel geben, die sie dahin bringen, ihre eheliche Pflicht wieder zu erfüllen, um so den Familienfrieden wiederherzustellen.

Arzneimittel, die einen Junggesellen zu dem Entschluß bewegen, seine Mätresse zu verlassen und eine Ehe einzugehen:

Staphisagria,	Phosphorus,
Veratrum,	Lachesis,
Platina.	

Beobachtung 21

Eine Mutter fragte mich wegen ihres 29jährigen Sohnes um Rat, der seit drei bis vier Jahren eine Geliebte hatte. Sie wollte ihn zu dem Entschluß bringen, seine Geliebte zu verlassen und zu heiraten.*

* Schon erwähnt Kap. VI, Beobachtung 8.

Zu diesem doppelten Zweck gab ich ihr einige Körnchen Staphisagria 200, die sie ihm in zwei Kaffeelöffeln frischem Wasser gelöst ohne sein Wissen in seinen Kaffee geben sollte, den er nach dem Frühstück trank. Einige Tage danach sagte er zu einem Freund: „Ich werde meine Geliebte verlassen und heiraten."

Wie man sieht, erregt die Arznei nicht die Leidenschaften, sondern richtet den Geschmack auf die Ehe und ihre legitimen Freuden. Das Pflichtgefühl kehrte zurück.

Drei Wochen später gab ich die gleiche Dosis, die dieselbe Absicht und dieselben Worte, aber keine Taten auslöste. Dann gab ich das gleiche Medikament in einer weit höheren Dilution, Staphisagria 10000, hergestellt von Dr. *L.-L. Lembert,* Lyon. Acht Monate später erfuhr ich das Resultat. Nachdem der junge Mann das Mittel ohne sein Wissen bekommen hatte, hatte er seine Geliebte fünf Monate lang nicht mehr besucht. Seit drei Monaten ist er aber wieder zu ihr zurückgekehrt, da es noch zu keiner Ehe gekommen war. Ich gab ihm wieder Staphisagria 10000, das ihn von neuem veranlaßte, seine Geliebte zu verlassen. Da sich jetzt eine Gelegenheit für ihn bot, heiratete er.

Dieses Beispiel zeigt, daß man nicht auf ein Mittel verzichten soll, wenn es nur eine unvollständige Wirkung gehabt hat, sondern daß man manchmal eine weit höhere Dilution verschreiben muß, die eine tiefere und dauerhaftere Wirkung hat. Dieses Beispiel und viele hundert andere beweisen, daß der Gebrauch von hohen Dilutionen eine Hilfe für die öffentliche und private Sittlichkeit sein kann.

Mittel, die bewirken, daß ein Junggeselle den Entschluß faßt, eine Frau zu heiraten, die von ihm ein Kind hat und auch, um seine Geliebte zu heiraten: Das kann man versuchen, wenn die zukünftigen Gatten der gleichen sozialen Schicht angehören:

Platina,
Silicea,
Natrium muriaticum,
Carbo vegetabilis,
Phosphorus,
Lachesis.

Beobachtung 22

Ein 30jähriger Mann, wohlbeleibt, ohne Charakter, hatte eine 24jährige Geliebte, die ein Kind von ihm hatte. Er wurde von seiner Mutter, die einen Liebhaber hatte, schlecht beraten.

Um ihn zu dem Entschluß zu bringen, seine Geliebte zu heiraten, die derselben sozialen Schicht angehörte wie er, ließ ich ihm ohne sein Wissen nacheinander geben:

Am 29. März 1892 . . . . Calcarea carbonica 200
am 19. April . . . . id.
am 17. Mai . . . . id.
am 22. Juni . . . . Staphisagria 200
am 23. August . . . . id.
am 13. September . . . . id.
am 27. September . . . . id.

Staphisagria hatte ihn liebenswürdiger und ernsthafter gemacht. Als er aber am 28. Februar 1893 einen Rückfall hatte und sehr hochmütig wurde, ließ ich ihm ohne sein Wissen geben:

Am 7. März 1893 . . . . Platina 200
am 28. März . . . . id.
am 4. April . . . . id.
am 9. Mai . . . . id.
am 23. Mai . . . . id.

Danach entschloß er sich, die Mutter seines Kindes zu heiraten.

Beobachtung 23

In meiner psychischen Poliklinik wurde ich bei meiner Dienstagvormittag-Sprechstunde von einer jungen Frau um Rat gebeten. Seit zehn Jahren hatte sie einen Geliebten aus der gleichen sozialen Schicht, und sie wollte ihn heiraten. Er war wenig freigebig ihr gegenüber, denn er hatte ihr, die sich ihm hingegeben hatte, nie etwas geschenkt.

In einem solchen Fall ist Silicea das angezeigteste Mittel, da es den Geiz beseitigt, das Pflichtgefühl erweckt und den Willen zur Pflichterfüllung entwickelt.

Vom Beginn der Behandlung an erwachten bei ihm alle guten Gefühle. Er wurde freundlich, freigebig, und begann ihr Geschenke zu machen; das Pflichtgefühl entwickelte sich, und nach einjähriger Behandlung heiratete er sie. Sie führen jetzt eine sehr gute Ehe.

Mittel, die bei jungen Frauen wirksam sind, die von dem Wunsch besessen sind, unbedingt zu heiraten und durch einen lebhaften Geschlechtstrieb zur Ehe gedrängt werden:

Causticum,	Veratrum,
Platina,	Belladonna.

Die gleichen Mittel können auch bei jungen Männern von Nutzen sein und sie sogar davon abhalten, in der Zeit bis zur Ehe ihren Trieb mit einer Mätresse zu befriedigen. Ebenso können diese Mittel junge Frauen daran hindern, unvernünftige Ehen gegen den Willen ihrer Familie einzugehen.

In einem unbestrittenen Fall konnte ich erreichen, daß ein junger Mann die Liebe zu einem Mädchen aufgab. Er stand keineswegs unter dem Einfluß eines übermäßigen Geschlechtstriebes, er war eher geschlechtskalt. Seine Familie wünschte diese Ehe nicht, weil das Mädchen zwar vernünftig, aber doch intellektuell etwas überspannt war. Nachdem er ohne sein Wissen das erste Mittel ohne, das zweite Mittel mit Erfolg genommen hatte, machte er einem Familienangehörigen das Geständnis: „Wenn dieses liebe Kind wiederkommt, werde ich ihr sagen: Ich habe Dich sehr geliebt, aber meine Liebe ist vergangen, ich weiß nicht wie."

Damit kommen wir wieder auf den Liebestrank unserer alten Vorfahren zurück. Dieser Liebestrank – „Philtre" ist ein Ausdruck, der vom griechischen „philein", lieben, abgeleitet ist – bestand wahrscheinlich aus gewissen, den Geschlechtstrieb erhöhenden Mitteln, welche die körperliche Liebe anregten und aus triebdämpfenden Mitteln, die den Geschlechtstrieb vergehen ließen.

Vielleicht entwickelten einige dieser Liebestrank-Mittel das Gefühl und nicht die Leidenschaft, wie ich es mit einem Arzneimittel bei den Personen der *Beobachtungen 21* und *13* getan habe.

Vielleicht ließen andere Liebestrank-Mittel das Gefühl vergehen und nicht die Leidenschaft, so wie es ein deutscher Arzt mit einem Heilmittel bei der Person der *Beobachtung 15* getan hat.

Der Liebestrank der alten Vorfahren ist durch die moderne Wissenschaft in sittenfördernde Arzneimittel umgewandelt worden. Er erinnert mich an die außerordentlich kluge Überlegung von *Littré*, wie er sie in dem 1. Band seiner Übersetzung von *Hippokrates*, S. 223-224 dargelegt hat.

„Der Fortschritt der zeitgenössischen Wissenschaft beruht im Keim auf den medizinischen Erkenntnissen unserer Vorfahren. Die Kenntnisse im Altertum und unsre heutigen sind im Grunde genommen identisch. Sie bauen auf den gleichen Grundstoffen auf; was zuerst eine Knospe war, ist inzwischen ein starker Zweig geworden; was unter der Baumrinde versteckt war, hat sich durch das Tageslicht entwickelt. In der Wissenschaft – wie bei allen anderen Dingen – gibt es nichts, was nicht bereits im Keim vorhanden war. Zu diesem Ergebnis komme ich aufs Neue, ich habe es nicht gesucht, aber ich begegne ihm immer wieder, nämlich daß die unmittelbaren Erkenntnisse im allgemeinen um so richtiger sind, je älter sie sind."

Diese letzte Überlegung kann auf die infinitesimalen Gewichtsmengen der hier gebrauchten Arzneimittel angewendet werden, um Leidenschaften zu heilen. Der infinitesimale Zustand der Materie, der von *Hahnemann* entdeckt wurde, war vor ihm schon von *Aristoteles* erkannt worden. Er sagte, daß die Materie nicht nur in den drei Zuständen: fest, flüssig und gasförmig vorkommt, sondern auch in einem vierten Zustand, den er als „dünn" oder „verfeinert" bezeichnete. Dieser vierte Zustand der Materie wurde, nach *Hahnemann*, von den beiden englischen Physikern *Faraday* und *William Crookes* entdeckt, die den Zustand als „radiant" oder Strahlenzustand bezeichneten.

Ich habe weiter oben Medikamente erwähnt, um Männer und Frauen aus vernünftigen Überlegungen von dieser oder jener Heirat abzubringen. Jetzt mache ich mit Mitteln bekannt, die geeignet sind, nicht die Leidenschaft, sondern den Geschmack an der Ehe zu fördern, wie es die *Beobachtung 21* zeigte: Nux vomica, Lachesis, Staphisagria.

Nicht selten sieht man junge Mädchen, die mit 20 Jahren noch keine Lust zur Ehe haben und die vorteilhaftesten Bewerber ablehnen. Später, mit 30, 35 oder 40 Jahren, wenn der Wunsch zur Ehe groß geworden ist, würden sie sie gerne heiraten. Aber keiner ist mehr da, weder die früheren noch andere Bewerber. Sie bleiben gesellschaftlich abgeschriebene alte Jungfern, die den rechten Weg nicht gefunden haben und nur selten noch im Leben eine nützliche Rolle spielen. Wären diese Mädchen mit 20 Jahren behandelt worden, so hätte sich ihre Bereitschaft zur Ehe zu einer günstigen Zeit eingestellt. Sie hätten glänzende oder wenigstens passende Ehen schließen können und wären gute Mütter geworden. Sie hätten Frankreich Kinder geschenkt, die Frankreich im Vergleich zu anderen Nationen mehr und mehr fehlen.

Ebenso gibt es junge Männer, die im Alter von 25 bis 35 Jahren die günstigsten Ehemöglichkeiten ausschlagen. Wenn sie einmal in ein steriles Junggesellenleben abgeglitten sind, verbringen sie den Rest ihres Lebens in wilder Ehe.

Eine für den einzelnen passende Arznei kann junge Männer und Mädchen wieder auf den rechten Weg bringen, wenn sie von ihm abgewichen sind oder es gerade tun wollen. Die entsprechende Arznei kann zu gewünschter Zeit zur Ehe führen, die ja gerade für junge Leute ein Sicherheitsventil gegen die Unsittlichkeit ist.

Beobachtung 24

Mehreren jungen Leuten, die sich ohne Grund nicht zur Ehe entschließen konnten, gab der gelehrte *Hering* aus Philadelphia Lachesis, was sie zu dem Entschluß brachte, zu heiraten.

Ich behandelte ein Fräulein von 29 Jahren, das sich seit mehreren Jahren in einem Zustand tiefer Traurigkeit befand und menschenscheu geworden war, nachdem sie unverdiente Kränkungen erlitten hatte. Ich beseitigte diesen Zustand mit Hilfe von Nux vomica 30, das außerdem bei ihr ein Verlangen nach der Ehe hervorbrachte, an die sie bis dahin überhaupt nicht gedacht hatte.

In der Beobachtung 21 haben wir gesehen, daß Staphisagria 10 000 bei einem jungen Mann die Leidenschaft zu seiner Mätresse beseitigte und ihn gleichzeitig zu dem Entschluß brachte, zu heiraten.

Es gibt andere Charakterfehler und Leidenschaften, die indirekt Ehegatten zur Aufgabe der ehelichen Beziehungen, zur Scheidung und zur ehelichen Untreue führen können. Dies sind zum Beispiel Antipathie, Eifersucht, Brutalität, Geiz, Gefallsucht, außergewöhnliche Verschwendungssucht, Spielleidenschaft, Müßiggang, verschlossener, übelnehmerischer, übellauniger, nicht zuvorkommender Charakter usw. Man kann diese Fehler und Leidenschaften mit Hilfe von Arzneien beheben, wie ich es in den drei Beobachtungen am Beispiel der Antipathie gezeigt habe. Für andere Fehler und Leidenschaften habe ich es auf die gleiche Weise in einer wissenschaftlichen Abhandlung von 60 Seiten dargelegt, veröffentlicht im Jahre 1882*; darin sind 41 Beobachtungen mit Ergebnissen für die Heilung enthalten.

Manchmal braucht man eine Behandlung von mehreren Wochen oder Monaten, um Erfolg zu haben; in anderen Fällen genügt ein einziges Mittel. Auf diese Weise konnte ich durch ein einziges Medikament heilen: die seit sechzehn Jahren bestehende Eifersucht eines 48jährigen Ehemannes; die seit 32 Jahren bestehende Eifersucht eines 70jährigen; die übelnehmerische, launische und lügenhafte Veranlagung eines 50jährigen Ehemannes, die seit 22 Jahren bestand; den Egoismus und Geiz eines Vaters, der nicht wollte, daß seine Tochter heiratete, und ihr auch die Mitgift verweigerte; die Gefallsucht, die fehlende Urteilskraft, die Geschmacklosigkeit und die verschwenderische Veranlagung bei einer 25jährigen Frau. Kürzlich sagte mir ein Arzt aus Südfrankreich: „Man spricht viel von Ihnen in diesem Land." – „Warum denn?" – „Weil Sie hier in einer Stadt eine Scheidung verhindert haben."

Eine Dame dieser Stadt hatte ihren Mann ohne sein Wissen durch

* Wie die homöopathische Behandlung den Charakter des Menschen verbessern und seine Intelligenz entwickeln kann. – Bei dem Verfasser in Lyon.

mich behandeln lassen, und zwar wegen eines Charakterfehlers und einer Leidenschaft, die ihn soweit gebracht hatten, daß er sich scheiden lassen wollte. Nach einem Brauch, der auf die zehn von Christus geheilten Aussätzigen zurückgeht, war sie nicht wieder gekommen, um sich bei mir zu bedanken. Sie wollte mich nicht an den Charakterfehler und die Leidenschaft ihres Mannes erinnern, die ich mit einer einzigen Arznei geheilt hatte.

Da die meisten Menschen von ihren Fehlern und Leidenschaften gar nicht geheilt werden wollen, muß man sie ohne ihr Wissen behandeln. Im übrigen hat man dadurch sogar bessere Erfolge. Da sie nicht wissen, daß sie behandelt werden, sind sie nicht voreingenommen. So vollzieht sich die Heilung bei ihnen spontan.

Gegen alle Leidenschaften, Charakter- und Geistesfehler kann ich nicht die wirksamen Mittel nennen, denn ich wollte mich hier darauf beschränken, besonders diejenigen Arzneien bekannt zu machen, die beim übermäßigen Geschlechtstrieb wirksam sind.

Man wird mir vielleicht vorwerfen, daß ich die Charakterfehler und Leidenschaften nicht durch Medikamente, sondern durch Suggestion beseitige. Hier ist der Beweis, daß dieser Vorwurf nicht berechtigt ist: Kinder sind im allgemeinen viel empfänglicher für Suggestionen. Durch Medikamente lassen sich ihre Charakterfehler und Leidenschaften erheblich schwieriger heilen als bei Erwachsenen. Wahrscheinlich hängt es damit zusammen, daß ihre Verstandeskraft weniger entwickelt ist. Daher behandle ich lieber einen alten Menschen von 70 Jahren als ein Kind von 10 Jahren.

Es gibt ein anderes materielles Mittel, sich vor übermäßigem Geschlechtstrieb zu schützen: es besteht darin, auf keinen Fall Nahrungsmittel und Getränke zu sich zu nehmen, die als Aphrodisiaka wirken können. Das habe ich seit zwanzig Jahren immer mehr erkannt, seitdem Kranke aller Schichten mich zur Behandlung ihrer Leidenschaften, Charakter- und Intelligenzfehler konsultieren.

Drei Priester haben mir gesagt, und zwar völlig unabhängig voneinander: „Wenn ich Fisch esse, habe ich in der nächsten Nacht eine Pollution; daher vermeide ich es, Fisch zu essen.“

Ein Student einer katholischen Fakultät sagte mir: „Nur am Freitag habe ich erotische Anfechtungen, an dem Tage, an dem ich Fisch esse.“

Die triebsteigernde Eigenschaft von Fisch ist allgemein bekannt. Trotzdem essen ihn Tausende, ohne diese Wirkung zu bedenken oder darauf zu achten. Dennoch sollte man die Gelegenheit wahrnehmen, dieses festzustellen, besonders im Frühling; das ist die Jahreszeit, in der die geschlechtlichen Triebkräfte am lebendigsten sind. Das gilt ganz besonders für Menschen, die kein Fleisch, sondern täglich Fisch essen. Es wäre zu wünschen, wenn sich die zahlreichen Fisch-Konsumenten in dieser Beziehung beobachten und auf Fisch verzichten, falls sich bei ihnen eine starke triebfördernde Wirkung einstellt.

Ein Ehemann, der sehr empfindlich hinsichtlich der Wirkung von Arzneien und Nahrungsmitteln war, sagte mir, daß die einzelnen Fischarten in der nachstehenden Reihenfolge am trieberregensten auf ihn wirken: 1. die Sardine, 2. der Rochen, 3. die Seezunge, 4. der Thunfisch, 5. der Merlan, 6. der Barsch. Die Makrele, den Hecht und die anderen Fische hat er nicht ausprobiert.

Dieses vergleichende Experiment sollte dazu führen, daß jeder für sich herausfinden müßte, welche Fischart eine den Geschlechtstrieb erhöhende Wirkung auf ihn erzeugt.

Man hat festgestellt, daß die Bewohner der Küsten, der Flußufer und die Engländer, die viel Fisch essen, sehr fruchtbar sind. Der dauernde Genuß eines solchen Nahrungsmittels könnte also den Geschlechtstrieb, dem alle Menschen zu gegebener Zeit unterworfen sind, steigern.

Professor *Regnault* aus Rennes, der zahlreiche Patienten unter den Geistlichen hat, schrieb in „L'Art Médical", Paris: „Es gibt Menschen, die die Enthaltsamkeit nicht aushalten können, wenn sie Fleisch essen."

Man sagt, daß der Fisch geschlechtstriebfördernd sei, weil er Phosphor enthält. Aber wenn dem so ist, dann muß ja das Fleisch noch viel triebfördernder sein, da es ja ein Viertel mehr Phosphor enthält als der Fisch.

Ein Professor der Gerichtsmedizin einer medizinischen Fakultät sagte mir: „Besonders unter den großen Fleischessern findet man die Menschen, die sich der Notzucht schuldig machen."

Die Fleischverzehrer sollten sich also ganz individuell bezüglich ihres geschlechtlichen Verhaltens beobachten, so wie ich es schon weiter oben den Fischessern empfohlen habe, und dementsprechend ihre Konsequenzen ziehen.

Ein 14jähriger Jüngling, der der Vernunft nach ein 25jähriger Mann hätte sein können, onanierte. Ich war darüber sehr erstaunt, darum forschte ich danach, ob etwas in seiner Ernährung diese lasterhafte Gewohnheit hervorgerufen haben könnte. Er wurde sofort geheilt, nachdem ich ihn veranlaßt hatte, auf seinen gewohnten Kaffee mit Milch zum Frühstück zu verzichten.

Ein oder zwei Monate später sagte er mir: „Wöchentlich einmal habe ich einen Rückfall."

– An welchem Tage?
– Am Sonntag.
– Was machst Du an diesem Tag?
– Man gestattet mir Kaffee mit Milch.

Ein 70jähriger Arzt, verwitwet, enthaltsam und religiös, sagte mir: „Trinke ich abends Tee, so habe ich eine schlaflose Nacht, trinke ich abends Kaffee, so habe ich eine schlaflose Nacht und außerdem während der Nacht eine Pollution.“

Das sind zwei Menschen von sehr verschiedenem Alter, die die triebfördernde Wirkung von Kaffee anschaulich erläutern. Mögen sich diesbezüglich die zahlreichen Kaffeetrinker beobachten, und wenn sie die triebfördernde Wirkung festgestellt haben, sollten sie so lange auf dieses Getränk verzichten, wie diese Wirkung besteht.

Um die triebsteigernde Wirkung des Weines und der alkoholischen Getränke im allgemeinen zu zeigen, genügt es, die Kriminalstatistik einzusehen. Die von Dr. *Marambat* am 3. April 1882 in der Académie de Médecine bekanntgegebene Statistik lehrt uns, daß von 100 in Frankreich verurteilten Sittlichkeitsverbrechern 63 Alkoholiker sind.

Nach einer Statistik der *Gazette de Cologne,* die im „L'Univers“ vom 20. Juli 1884 wiedergegeben ist, waren in Deutschland von 100 wegen Notzucht Verurteilten 66 Alkoholiker. Was meine Beobachtungen in der Dienstagvormittag-Sprechstunde meiner Poliklinik zur Behandlung von Alkoholikern betrifft, so gehe ich davon aus, daß von 900 000 Trinkern in Frankreich mindestens 200 000 mit ihrer Frau Geschlechtsverkehr haben wollen, wenn sie betrunken sind. Einer meiner Patienten erklärte mir, daß er in seiner Jugend nach dem Genuß von einigen kleinen Gläsern Wein in der darauffolgenden Nacht eine Pollution hatte. Schließlich hat uns ja schon die Bibel durch die Geschichte von *Lot* und seinen beiden Töchtern gelehrt, daß der Wein ein Aphrodisiakum ist.

Zusammenfassend muß gesagt werden, daß zwei Bedingungen erfüllt sein müssen, damit die erwähnten Speisen und Getränke als Aphrodisiakum wirken: 1. Ein Mensch muß erotisch sehr leicht reizbar sein. 2. Er muß auch sehr empfindlich sein gegenüber der triebsteigernden Wirkung der genannten Speisen und Getränke. Jeder sollte sich daher in dieser doppelten Hinsicht beobachten, damit er weiß, auf welche Speisen oder auf welches Getränk er verzichten muß.

Bis zum heutigen Tage haben die Verfasser von Abhandlungen über die Gesundheitslehre nur solche Abhandlungen herausgegeben, die als auf den Menschen angewandte Tierheilkunde zu bezeichnen sind.

Denn sie haben nur den Zweck, das materielle Wesen beim Menschen zu entwickeln. Das ist in Wirklichkeit eine materialistische Lehre, wenn auch nicht als solche mit Absicht aufgestellt. In meiner Abhandlung über die menschliche Gesundheitslehre (nicht herausgegeben) versuche ich weit darüber hinaus, auch das sittliche und geistige Wesen des Menschen zu entwickeln. Hiermit setze ich die heute vergessene Tradition fort, die mit den Worten von *Galenus** vor 1800 Jahren folgendes beinhaltete:

„Mögen mich diejenigen befragen, was man essen und trinken soll, die nicht zugeben wollen, daß die Nahrung eine Wirkung auf den Menschen ausübt. Ich werde ihnen erklären, ob die Nahrung sie vernünftiger oder liederlicher macht, zurückhaltender oder nicht enthaltsam, beherzter oder furchtsamer, wilder oder zivilisierter, freundschaftlicher beim Gelehrtenstreit und bei Kämpfen und aufgeschlossener für gute Gefühle. Durch Kenntnisse von der Wirkung der Nahrungsmittel werden sie außerordentlichen Nutzen ziehen können für die sittliche Philosophie (die Gefühle). Außerdem werden sie Fortschritte zu verbuchen haben hinsichtlich der Tugenden der logischen Seele (die Intelligenz). Sie werden intelligenter, fleißiger und lebensklüger werden, ihre Gedächtniskraft wird zunehmen. Ich werde sie nicht nur über die Nahrungsmittel, Getränke und über das Wetter unterrichten, sondern auch über die Gemütsstimmungen in diesem oder jenem Klima. Ich werde ihnen auch sagen, welche Gegenden sie aufsuchen und welche sie meiden sollen."

Nachdem die Ärzte diese Veröffentlichung gelesen und verstanden haben werden – ich meine jene Ärzte, die Pflichtgefühl haben und ihre Patienten von allen Formen der Unsittlichkeit bewahren wollen, werden sie alle Vorurteile der allopathischen und homöopathischen Schule über den Haufen werfen. Dann werden sie die anaphrodisiakischen Medikamente, die ich soeben empfohlen habe, durch Experimentieren und Beobachtungen überprüfen können. Danach werden sie die Heilmittel meinem Beispiel folgend zum großen Vorteil der privaten und öffentlichen Sittlichkeit nutzbar machen können.

Wenn einige Professoren der medizinischen Fakultäten aus Pflichtgefühl ebenso handeln und die die Sittlichkeit fördernde Behandlung ihren Schülern als Lehre weitergeben würden, dann könnten die Schüler ihrerseits diese Lehre allgemein verbreiten und ihre Patienten ent-

---

* Übersetzung Daremberg, 1854, Bd. I, S. 80.

sprechend behandeln. Daraus würde ein breiter Strom sittlicher Wirkungen entstehen.

Die katholischen medizinischen Fakultäten von Lille (Nordfrankreich) und Löwen (Belgien) haben vielleicht Professoren, die besser darauf vorbereitet sind, diese doppelte Aufgabe wissenschaftlicher und sozialer Art zu erfüllen nach dem so weisen Rat von *Paulus,* den ich bereits zitiert habe: OMNIA PROBATE ET QUOD BONUM TENETE, probiert alles aus und was gut ist, das behaltet. Die Professoren haben bis zum heutigen Tage nur gelehrt, das materielle Wesen im Menschen mit Medikamenten zu behandeln. Mögen sie von nun an lehren, auch das sittliche Wesen im Menschen zu behandeln. Damit werden sie einen wissenschaftlichen und sozialen Fortschritt zustandebringen.

Diese Entdeckungen der Behandlung des übermäßigen Geschlechtstriebes, des Alkoholismus und der anderen Leidenschaften werden von den Ärzten vielleicht nicht nutzbar gemacht werden.

Die Medikamente, deren Wirksamkeit gegen den Alkoholismus* und gegen den übermäßigen Geschlechtstrieb ich hier aufgezeigt habe, sind aus der Homöopathie entlehnt. Und wenn die Homöopathie nicht von den praktischen Ärzten angewandt und von den Professoren der medizinischen Fakultäten gelehrt wird, dann beraubt man sich der Möglichkeiten, den Alkoholismus zu bekämpfen. 72 % der in Frankreich von der Justiz Verurteilten sind Alkoholkranke. Nach dem Alkoholismus ist es der übermäßige Geschlechtstrieb, der der Justiz die meisten Verurteilten liefert.

„Ohne Zweifel", sagt *Taine,* „widerstehen einige entschlossene und starke Naturen dem Monopol der starren, überkommenen Lehre. Sie nehmen alles in sich auf und stellen ihre Überlegungen dazu an, was ihnen zum Verschlucken eingetrichtert wird. Nach dem Verlassen der Schule aber, und nachdem sie alle akademischen Grade erworben haben, bewahren sie sich ihre Fähigkeiten, weiterzulernen, zu suchen und zu erfinden. Sie bilden diese kleine Elite von französischen Gelehrten, wissenschaftlich Gebildeten, Künstlern, Ingenieuren und Ärzten, die wegen ihrer überragenden Begabungen Frankreich internationales Ansehen verschafft haben, heute wie in der Vergangenheit."

* Alkoholismus und Kriminalität. Medizinische Behandlung der Trunksucht und der Trunkenheit, 1889, in 12° von 226 Seiten.

Aristoteles spottet sehr sinnreich über jene Gelehrten, die zwar viele Kenntnisse besitzen, sich aber auf die stille Betrachtung dieser Kenntnisse beschränken (*Aristoteles*: Abhandlung über die Seele, Buch II, Kap. V, 84). Er nennt sie „Gelehrte, die unter einer Oberherrschaft stehen.“ Dagegen hat er eine große Achtung vor denjenigen Gelehrten, die Kenntnisse besitzen und sich bemühen, diese auch anzuwenden. Er nennt sie „Gelehrte der Tat.“ Diese glauben mit vollem Recht, daß das Ziel jeder Wissenschaft ihre Nutzbarmachung ist.

Es würde sicher einen großen Gewinn mit sich bringen, die Allgemeinverständlichmachung dieser medizinischen Behandlungsart zu erreichen, und zwar in bezug auf den übermäßigen Geschlechtstrieb, den Alkoholismus und die anderen Leidenschaften, Charakter- und Intelligenzfehler. Diese Behandlungsart, ich wiederhole es, stellt die einzige medizinische Entdeckung dar, die zur sittlichen und geistigen Bildung beiträgt; alle anderen medizinischen Entdeckungen tragen nur zur materiellen Zivilisation bei.

Kapitel VIII

Einige Beobachtungen und Schwierigkeiten bei der Behandlung

Mangel an Sauberkeit, Geschmacklosigkeit, Mangel an Urteilsvermögen

Beobachtung 1

Herr *N.*, 30 Jahre alt, ist immer sehr unsauber gewesen, er wusch sich weder das Gesicht noch die Hände. Er trug einen unsauberen Hut, schmutzige Kleider und war geschmacklos, er hatte kein Urteilsvermögen und war rechthaberisch, über die Maßen faul und von Natur aus gleichgültig. Er hatte eine Antipathie gegen seine Schwestern.

6. Januar 1883: ich gebe ihm Ammonium carbonicum 200, das er am 11. Januar einnimmt.

Am 22. Januar beginnt er sauberer zu werden und zwar so, daß er jetzt ein wachsames Auge auf andere hat, wenn sie unsauber sind und ihnen diesbezüglich sogar Verweise erteilt.

Am 28. Januar zeigt er sich zum ersten Mal mit gut gewaschenem Gesicht, gut gekämmt und geschmackvoll gekleidet. Er verkehrt nicht mehr mit Leuten aus schlechter Gesellschaft und führt heute sehr vernünftige Gespräche mit seinem Vater, dem er früher aus dem Wege ging; sein Urteilsvermögen hat sich entwickelt.

Am 11. Februar ist er weniger träge; er steht um acht Uhr auf anstatt um 10 Uhr 30 und 11 Uhr. Zuvor mußte er drei Tage lang das Bett hüten wegen eines Katarrhs, er erholte sich davon aber schneller als früher. Er ist wohlwollend, sogar zuvorkommend; früher war er rechthaberisch und erhob stets gegen alles Einspruch. Er wird immer sauberer. Früher bürstete er niemals seine Kleider, jetzt tut er es häufig. Früher ging er seiner Familie aus dem Wege und verkehrte in schlechten Gesellschaften, heute macht er genau das Gegenteil. Er hat eine gesunde Gesichtsfarbe; er ist wieder etwas dicker geworden, besonders an den Waden, die früher gar nicht da waren.

Hier ist auf die somatische die psychische Verbesserung gefolgt. Vorher war er so furchtsam, daß er während der Nacht unter seinem Kopfkissen immer ein Messer oder einen Stock liegen hatte. Jetzt hat er sie nachts nicht mehr bei sich.

Beobachtung 2

Ch. R., 16 Jahre alt, stolz, widerspenstig, flegelhaft, beschimpft Vater und Mutter, Trotzkopf, Widerspruchsgeist, der sagt: „Das tue ich nicht," tut es dann aber doch, unsauber und nicht elegant in seiner Kleidung.

6. März 1882. Platina 200. Er nimmt das Heilmittel am 7. März morgens in einer Tasse Schokolade. Vom 26. März an, also dem 20. Tag, beginnen seine Fehler immer weniger zu werden.
Er ist nicht mehr stolz, nicht mehr egoistisch, nicht mehr verschwenderisch, sondern zuvorkommend, gelehrig, einschmeichelnd; er macht Scherze, aber auf eine liebenswürdige Art. Diese Aktivität moralischer Entfaltung hat seine geistige und körperliche Entwicklung begünstigt. Er ist kein Gewohnheitsmensch mehr, er ist intelligenter geworden, sein Körper hat sich schnell entwickelt, er hat eine große Muskelkraft erworben.

Persönlich ist er sauberer geworden und auch elegant in seiner Kleidung, ohne Koketterie.

Beobachtung 3

Herr *B.*, 47 Jahre alt, an Hämorrhoiden leidend. Hysterie-Anfälle seit 2 Jahren als Folge des Todes eines Freundes und dann wegen einer Ungerechtigkeit, die ihn betraf.

Die Anfälle äußerten sich folgendermaßen:

1. Empfindung, als ob die Kehle zusammengeschnürt wird, Beklemmung in der Herzgrube, die fast zum Ersticken führt;
2. allgemeines Frösteln;
3. krampfhafte Bewegungen der vier Gliedmaßen;
4. schließlich allgemeine Erschöpfung.

Verdauungsschwäche mit Blähungen, schlechter Schlaf, Traurigkeit und schwermütige Konzentration, verschlossen, aufbrausend, schlägt auch seinen Sohn, wenig mitteilsam und so lieblos, daß er nicht einmal für erwiesene Dienste „Danke" sagt.

Von 8 Kindern konnten er und zwei seiner Brüder und Schwestern keine Eier vertragen, nicht einmal mit anderen Lebensmitteln gemischt, Windbeutel, usw. Zwei Eiweiß in Sauerampfer haben sie 4 Stunden lang krank gemacht.

Harter Arbeiter, steht um 4 Uhr auf.

8. Februar 1882, Nux vomica 12, 10/5: Besserung.

22. Februar 1882, Nux vomica 30, 6/6: leichte Verschlimmerung.

23. März 1882, Nux vomica 10000, allmählich fortschreitende Besserung, was die Verdauungsschwäche, die Blähungen und den Schlaf betrifft.

Die Hysterie-Anfälle sind seit Beginn der Behandlung nicht wieder vorgekommen. Die erdig-braune Gesichtsfarbe wird rosa-braun. Er verträgt jetzt Speisen, die Eier enthalten.

Beobachtung 4

Frau *R.*, 80 Jahre alt, ihr ganzes Leben lang anspruchsvoll, herrisch, brummiger Charakter, macht alle Leute herunter, die nicht ihrer Meinung sind, hält sich für unfehlbar oder glaubt wenigstens, immer recht zu haben; seit dem 32. Lebensjahr (1849)wurden ihre Charakterfehler immer deutlicher.

26. Juni 1882, Hydrastis 200, eingenommen am 27. Juni. Ende Juli hat sich ihr Charakter ganz plötzlich gebessert, ihre Fehler sind zu 3/4 verschwunden; heute (16. August) ist sie wohlwollender und zuvorkommender, es scheint, daß die Besserung weiter zunimmt.

Beobachtung 5

F., 45 Jahre alt, Heirat mit 31 Jahren, niemals liebevoll noch zuvorkommend gegenüber seiner Frau, seit 3 Monaten eifersüchtig, betrinkt sich von Zeit zu Zeit, zornig, daß er alles zerschlagen möchte. Geizhals, Lügner, Prahlhans, Heuchler, verschlossen gegenüber seiner Frau, freundlich gegenüber Fremden.

16. Januar 1883, Nux vomica machte ihn nur 8 Tage etwas ruhiger, danach bösartiger und noch mehr dazu geneigt, aus dem Hause zu laufen, seit dem 28. Januar hat die Eifersucht etwas nachgelassen.

31. Januar, *Lachesis 200,* am 5. Februar um 4 Uhr eingenommen.

Nachdem er am 4. Februar etwas getrunken hatte, bekam er am 5. Februar Kopfschmerzen, legte sich hin, seine Frau gab ihm Lachesis 200 in Lindenblütentee mit einem Orangenblatt; er schlief 3 Stunden lang, wachte um 10 Uhr auf, empfand einen unbestimmten, aber unwiderstehlichen Trieb. Dies war ihm bewußt, ohne die eigentliche Ursache zu begreifen; er machte gegenüber seiner Frau Annäherungsversuche und sagte zu ihr, fast als wenn er sich schämte: „Ist es möglich, ich als Mann mache einer Frau gegenüber Annäherungsversuche so was hat man doch noch nie gesehen." Mit diesen Worten gestand er klar und deutlich ein, daß er sich in den 14 Ehejahren niemals als Ehrenmann seiner Frau gegenüber verhalten hatte.

Er ermahnt seine Kinder, ihrer Mutter gegenüber Ehrfurcht zu erweisen, das hatte er früher niemals getan.

Eifersüchtig wurde er nur, als sein Neffe in das Haus einzog und eine Etage über ihnen wohnte.

Seit dem 12. Februar schläft er jede Nacht mit seiner Frau; vorher schlief er nur alle 30 oder 60 Tage einmal mit ihr.

Seit dem 21. Februar verlangt er auch Wasser zur Verdünnung seines Weins, früher trank er ihn pur.

22. Februar, Saccharum lactis.

22. Mai, er fängt wieder an, seine Frau zu beschimpfen, aber weniger heftig als früher.

Lachesis 200, das er am 28. März eingenommen hatte, hat nach 4 Tagen eine Besserung gebracht. Übrigens trinkt er jetzt Wein mit Wasser gemischt viel regelmäßiger als früher. Er ist weniger mißtrauisch und auch weniger geizig. Er überläßt seiner Frau Geld, ohne es nachzuzählen. Er ist aber immer noch ein großer Schwätzer, großer Aufschneider und erzählt den jungen Mädchen schmutzige Witze.

Vom 28. März bis zum 7. April ist er seiner Frau gegenüber zuvorkommend. Nach dem 7. April hört das wieder auf.

28. April, Lachesis 4000 zeigt überhaupt keine Wirkung.

31. Mai, Calcarea carbonica 6000, am 4. Juni gegeben, hat ihn wieder vom 15. Juni an seiner Frau gegenüber zuvorkommender gemacht.

Er hat kein Anzeichen von Eifersucht mehr gegeben, er ist intelligenter und sagt den jungen Mädchen auch immer weniger leichtfertige Dinge.

Wegen eines Konkurrenten in seinem Gewerbe ist er ein wenig eifersüchtiger geworden.

Er schläft mit seiner Frau alle 2 oder 3 Tage anstatt täglich. Aber die Ejakulation ist jetzt reichlicher.

Er ist mitteilsamer, geht mehr aus sich heraus, ist weniger geizig und mißtrauisch, gibt seiner Frau den Kassenschlüssel.

Die Antipathie gegen zwei Personen und auch die Eifersucht auf seinen Neffen sind verschwunden.

30. Juni, Sacch. lact. – 16. August, seit 2 oder 3 Tagen rechnet er besser, seiner Frau gegenüber ist er schlecht gelaunt. Seinen Kundinnen und den jungen Mädchen gegenüber führt er weniger schlüpfrige Reden.

Calc. carb. 20000 – Am 24. und 25. hat er einen Wutanfall. Dieses Heilmittel wurde ihm am 24. gegeben; vom 27. an: ruhiger und zuvorkommender als durch alle anderen Heilmittel, die er vorher bekommen hatte; er sucht seine Frau sogar auf, um mit ihr zusammen zu sein; das hatte er bisher nie getan.

31. August, Sacch. lact., zunehmende Besserung; er hat keine Antipathie mehr gegen seinen Hauswart, er spricht gern von den Eltern seiner Frau, das hat er früher nie getan.

8. Oktober, Sacch. lact.

30. November, Ars. 300 hat ihn erst nach einem Monat weniger bösartig und weniger verfolgungssüchtig gemacht. Er macht nicht mehr so viele schlüpfrige Scherze; diese Besserung hat einen Monat gedauert.

29. Februar 1884, Calc. carb. 20 000, wurde ihm am 2. März gegeben, sieben Tage lang eine geheime Verschlimmerung, 3 Tage lang spricht er überhaupt nicht mit seiner Frau; dann, am 14. März, eine zunehmende Besserung, aber er beginnt wieder schlüpfrige Reden zu führen. Vielleicht weniger?

1. April, Sacch. lact.

26. Mai, Nux-v. 10 000, Trieb zum Trinken, Geldgier.

4. August, Calc. carb. 6000.

Beobachtung 6

Frau *H.,* 52 Jahre alt, seit einem Jahr von Demenz befallen. Sie ist unsauber geworden, spuckt auf das Tischtuch und in die Schüsseln.

4. März 1875, Amm. carb.30 6/6 : 20 bis 25 Tage nach Einnahme des Heilmittels erlangt sie nach und nach die Sauberkeit wieder, die sie vor der Demenz besaß. Diese Sauberkeit hat bis zu ihrem Tode Bestand gehabt, der am 2. Juni 1875 nach einem plötzlichen Schlaganfall eingetreten ist.

Beobachtung 7

Frau *B.,* 58 Jahre alt, Demenz, nachlässig und läßt sich gehen, Gesicht einer Idiotin, Amm. carb.30 beseitigt all ihre Symptome in 4 Tagen.

Beobachtung 8

Herr *B.,* 73 Jahre alt, Demenz, völlig geistesschwacher Mensch, der 4- bis 5mal täglich seine Exkremente unter sich läßt: Amm. carb. 30, Heilung in 5 Tagen von der oben genannten Geistesschwäche; er bleibt bis zu seinem Tode sauber.

Beobachtung 9

Frau *B.*, 58 Jahre alt, Lähmung auf einer Seite als Folge eines Schlaganfalls, Schwachsinnigkeit, Idiotin und unsauber, läßt einmal am Tage die Exkremente unter sich, uriniert oft in der Nacht; 9. Oktober 1876, Amm. carb. 30, 5/5.

Am 13. Oktober hat sie ihre Fröhlichkeit, ihre Intelligenz, ihre frühere Sauberkeit und ihren Appetit wieder erlangt, ihre beiden gelähmten Gliedmaßen bewegt sie besser.

9. November, Bell. 300 5/5; sie weinte oft, wollte ihr Land wiedersehen.

15. November, seit dem 15. oder 16. November weint sie gar nicht mehr, sie spricht auch wenig davon, ihren Mann und ihren Sohn wiedersehen zu wollen.

Beobachtung 10

Frau *M.*, 79 Jahre alt, mittlerer Körperwuchs, mager, munter, kann sich seit mehreren Monaten nicht mehr an Geschehnisse erinnern, die kurz zurückliegen, aber an solche von früher.

5. September 1876, Sulf. 300 3/3; am 22. September beginnt sie sich zu erinnern, daß man sie kürzlich beleidigt hat. Am 16. Oktober kann sie sich an alle kurz zurückliegenden Geschehnisse erinnern. Am 3. November nimmt ihre Gedächtniskraft zu.

25. November: Sulf. 200 hat nur für 6 Wochen das Gedächtnis für kurz zurückliegende Geschehnisse wachhalten können, sagt mir ihr Dienstmädchen. Heute hat dieses Erinnerungsvermögen wieder ausgesetzt: Staph. 30 5/100.

Beobachtung 11

Erbfehler. – Ein verschlossener Ehemann, nicht liebevoll, sehr eifersüchtig. Besserung durch Nux-v. 200; Verschlimmerung durch Lach. 200, Antipathie gegen seine Frau seit 14 Jahren. Heilung durch Calc. carb. 300, das gleichfalls die Eifersucht und das Mißtrauen beseitigte.

18. März 1881: Eine Frau kommt zu mir; sie sucht ärztlichen Rat, um den Charakter ihres Mannes zu bessern; seit 17 Ehejahren ist er verschlossen, schwermütig, mißtrauisch, wenig liebevoll und dennoch sehr eifersüchtig. Ich empfehle, ihm ohne sein Wissen eine Einzelgabe von 6 bis 7 Körnchen Nux-v. 200 in eine Suppe zu geben.

Am 22. Mai sagt mir seine Frau, daß ihr Mann weniger verschlossen ist, eher mitteilsam, liebevoller und weniger eifersüchtig. Ich verschreibe Sacch. lact., das er auf einmal einnehmen soll. Da sich am 10. Juli der Charakter des Mannes nicht weiter gebessert hat, lasse ich ihm, immer ohne sein Wissen eine Einzelgabe Lach. 200, geben.

Am 7. August berichtet mir seine Frau, daß ihr Mann noch verschlossener, noch bösartiger und noch eifersüchtiger geworden ist. Ich erkenne, daß in diesem Fall eine medikamentöse Verschlimmerung eingetreten ist und verschreibe Sacch. lact.

Schon am Tage nach der Verabreichung des Medikaments, am 16. Oktober, erzählt mir seine Frau, daß die Antipathie ihres Mannes nachgelassen habe. Zur gleichen Zeit seien das Mißtrauen, die Eifersucht, der schwermütige, wenig liebevolle und wenig mitteilsame Charakter zurückgegangen. Nach und nach habe sich eine vielfache Besserung eingestellt.

Dieser Mann ist übrigens viel munterer und frischer geworden, so daß er zweimal mehr Arbeit in dem gleichen Zeitraum erledigen konnte. Das ist sicher für einen Mann sehr wichtig, der durch seine Arbeit das tägliche Brot für seine Familie verdienen muß.

Ich werde an anderer Stelle nochmals auf die Lebhaftigkeit in den Aktivitäten durch die Wirkung von *Calc. carb.* bei einem jungen Mädchen und durch Sulfur bei zwei Männern eingehen.

Die Besserung durch Calc. carb. hat nur drei Wochen gedauert. Am 16. Oktober: *Sacch. lact.*

Seine Frau gesteht mir, daß er sie nicht mehr geschlagen habe, seitdem ich ihn behandle.

30. Oktober 1881: der Mann hat fast alle Charakterfehler wieder aufgenommen, besonders die Antipathie und den Haß gegen seine Frau. Ich verschreibe Natrium mur. 200 ohne Erfolg.

Seine Frau ist entmutigt und gibt die Behandlung auf.

Am 14. Mai 1882 kommt sie erneut zu mir, um sich Rat zu holen; Nux-v. 10 000 bringt zunächst eine dreiwöchige größere Verschlimmerung mit sich als alle anderen Heilmittel; dann ist er mitteilsam, fröhlich, gesprächig, arbeitsam, nicht mehr gehässig, nicht mehr nachtragend.

18. Juni: Sacch. lact.

23. Juli: Sacch. lact.

10. September: Sacch. lact.

17. Dezember: 6 Monate lang hat die Besserung ununterbrochen angehalten; aber seit 2 bis 3 Wochen beginnt er wieder, in seinem Geist die unangenehmen Erinnerungen an seine Frau wachzurufen.

Zu Anfang des vergangenen Winters hatte sich diese Verschlimmerung schon einmal gezeigt.

11. Februar 1883: Nux-v. 10 000; die Verschlimmerung durch Nux-v. 10 000 hat nicht 2 Wochen gedauert, wie die vom 14. Mai 1882, sondern nur 2 Wochen. Sie ist erheblich stärker gewesen. Alle Fehler traten heftiger auf, dann sind sie vollkommen verschwunden. Jetzt geht es ihm sehr gut.

3. Mai 1883: die Besserung durch Nux-v. 200 vom 13. März 1881 hat länger als einen Monat angehalten.

Die Besserung durch Nux-v. 10 000 vom 14. Mai 1882 hat fast 2 Monate angehalten. Die Besserung durch Nux-v. vom 17. Dezember 1882 hielt 3 1/2 Monate an. Seit 14 Tagen ist er traurig, schweigsam, menschenscheu, ein wenig eifersüchtig und besonders sehr bösartig. Ich gebe ihm Nux-v. 10 000.

24. Juni 1883: das Heilmittel vom 3. Mai hat eine 8tägige Verschlimmerung hervorgerufen, dann ist er 14 Tage lang ruhig; danach treten alle Fehler wieder auf, gegen die ich Nux-v. 10 000 gebe: anhaltende Besserung.

1884: Nux-v.10 000 bewirkt eine fast einjährige Besserung.

1885, 14. Mai: vor 2 Monaten: Rückfall, der 14 Tage dauerte, dann spontan verschwand.

Seit 14 Tagen starker Rückfall in alle Fehler: Nux-v. 10 000.

Beobachtung 12

Unhöfliches junges Mädchen, in sich verschlossen, nicht liebevoll, Heilung durch Calc. carb. 300.

Beobachtung 13

Frau *X.*, Mutter des vorher genannten jungen Mädchens, hatte ein Dienstmädchen, das ihre Arbeit gut verrichtete, aber auf barsche Art, ohne ein Wort zu sagen, sie lachte niemals. Ich ließ ihr, ohne ihr Wissen, auf einmal 6 bis 7 Körnchen Calc. carb. 300 geben.

Zwei oder drei Wochen später zeigte sie sich mitteilsam, schäkerte, war munter, ohne barsch zu sein. Sie war freundlich und sprach mit mir über ihre kranke Herrin, begleitete mich auch zur Tür, was sie bis zu diesem Tage nie getan hatte.

Beobachtung 14

Tiefe Gleichgültigkeit bei einer jungen Frau, allem und allen gegenüber, Heilung durch Amm. carb.

Eine junge Frau war manchmal von einem mehr oder weniger langen Anfall tiefer Gleichgültigkeit gegen alle Menschen erfaßt, auch ihrem Mann, ihren Kindern und allen Sachen gegenüber:
Schmuck, den ihr ihr Mann schenkte, ließ sie gleichgültig.

Ihr Mann gibt ihr auf meinen Rat hin 6 bis 7 Kügelchen Amm. carb. 30, aufgelöst in 6 Eßlöffel mit frischem Wasser, einzunehmen einen Löffel täglich. Dieses Medikament beseitigte die Gleichgültigkeit; sie trat aber erneut noch zweimal in unterschiedlichen Zeitabständen auf, jedoch viel schwächer und wurde dann mit dem gleichen Medikament in verschiedenen Dilutionen geheilt.

Beobachtung 15

Ein junges Mädchen hat einen sehr verschlossenen Charakter, Heilung durch Pulsatilla.

Ein Mädchen von 20 Jahren bat um meinen ärztlichen Rat. In ihrem Leben war sie immer sehr verschlossen, im Gegensatz zu dem mitteilsamen Charakter ihrer 9 Brüder und Schwestern. Ihr krankhaftes Verhalten war übrigens weniger ernsthaft. So verschrieb ich ihr die nachfolgenden Heilmittel:
Am 28. August 1875: Ignatia 30;
am 7. September: Pulsatilla 12;
am 28. September: Pulsatilla 16 000;
am 12. Oktober: Pulsatilla 12;
am 24. Oktober: Pulsatilla 12.
Seitdem ist sie im Gegensatz zu ihrem früheren Verhalten sehr mitteilsam.

Beobachtung 16

Harnzwang und Mangel an Selbstvertrauen, Heilung durch Cantharis 15.

Herr *X.* hatte einen Harnzwang und eine große Furcht vor diesem Leiden; außerdem war er sehr schüchtern; deshalb wagte er nicht, zu einem gemeinsamen Essen oder einem Hochzeitsfest zu gehen bei Leuten, die einen höheren sozialen Rang hatten als er selbst.

Ich verschreibe ihm Cantharis 15, einzunehmen 3mal täglich.

Der Harnzwang verschwindet.

Am nächsten Tage nahm er an dem gemeinsamen Essen und dem vorher erwähnten Hochzeitsfest teil. Dort zeigte er sich voller Selbstvertrauen und Lebendigkeit.

Beobachtung 17

Große chronische Schüchternheit, Heilung durch Staphisagria 30. Fräulein *X.*, 40 Jahre alt, gab Klavier-Unterricht. Sie war ihr Leben lang sehr schüchtern: das hat ihr bezüglich der Erweiterung ihrer Kundschaft sehr geschadet; da sie sehr empfänglich für Eindrücke ist, auch sehr liebevoll und gegenwärtig unter häuslichen Sorgen leidet, verschreibe ich ihr Staphisagria 30, auf einmal einzunehmen.

17 Tage später nimmt sie an einem Essen und einem Hochzeitsfest teil mit Leuten, die aus einer höheren Gesellschaftsschicht kommen als sie selbst; sie zeigt dort ein ganz natürliches Selbstvertrauen, sehr zum Erstaunen derer, die ihre Schüchternheit und ihre Hemmungen von früher kannten.

Beobachtung 18

Psychische Wirkung der Heilmittel. – Klinische Beobachtungen. – Graphites 30.

1. Wenn Herr *P.* dieses Heilmittel nahm, wurde er seinen Angestellten gegenüber sehr reizbar und aufbrausend (Erstwirkung).

2. Wenn Frau *R.* dieses Mittel genommen hatte, ließ ihre Reizbarkeit im Vergleich zu der Zeit vorher erheblich nach (Nachwirkung).

Beobachtung 19

Thuja 30 hat bei Herrn *H.* eine Fröhlichkeit hervorgerufen, die sich sogar nach außen zeigte. Er begann, halblaut vor sich hinzusingen, was er vorher nie getan hatte.

Früher war er oft zu Hause, ein richtiger Stubenhocker, jetzt geht er gern aus und ist rege wie nie zuvor.

Am 9. September 1874 war er traurig und betrübt über die Krankheit seiner Frau; menschenscheu seit dem Hämorrhoiden-Leiden.

Dieses Heilmittel ist blennorrhagischen, betrübten Menschen zu geben.

14. März 1874: Thuja 1000 5/5 hat die verschwundene Fröhlichkeit für 8 bis 10 Tage wieder aufleben lassen, aber die Fröhlichkeit ist nicht mehr so offenherzig; er singt zwar noch vor sich hin, aber doch seltener. Wenn er ein junges Mädchen oder eine Frau sieht, kommen ihm Heiratsgedanken (ohne die geilen Gedanken von früher); seine Gedanken sind nicht platonisch, auch nicht wirtschaftlicher Art, sondern mehr freundschaftlich.

Könnte dieses Heilmittel die Leute auf den Gedanken bringen, eine Ehe einzugehen?

Kleiner Junge von 2 1/2 Jahren, Onanist, behält alles für sich, ist wenig gesellig: *Silicea 30;* seitdem hat er Vergnügen daran, seine Süßigkeiten und seine Spielzeuge mit seinen Kameraden zu teilen.

Nach *Dulac* ist Silicea das beste Heilmittel gegen Geiz.

Junge, Geistesstörung durch zu lebhafte und zu hitzige Freude, geheilt durch eine starke Dosis Coffea, Jusquiame, Nux-v. und Lachesis: vorübergehender Anfall von Eifersucht.

„In unserem Sozialstaat kommen mehr Menschen durch die Leidenschaften und ihre Folgen ums Leben als durch die Pest, den Krieg und die Hungersnot insgesamt, wenn man alles zusammenrechnen wollte; denn tausend gesundheitliche Schädigungen untergraben unablässig das Leben.

Schaut Euch doch ganz genau um, wie die Menschen jeden Tag sterben: der eine vor Kummer, der andere aus enttäuschtem Ehrgeiz oder aus Neid gegenüber seinem Nachbarn, wieder andere aus Eifersucht, aus Lebensüberdruß, aus Spielleidenschaft oder wegen Wutausbrüchen."

Dr. *Virey*

Der freie Wille wird durch die Krankheit geschwächt, verändert oder ganz aufgehoben (krankhafte Neigungen, die mehr oder weniger unwiderstehlich sind), ferner durch heftige Gemütsbewegungen (Angst, Zorn, Eifersucht, Ärger, Beleidigungen...) und schließlich durch den Alkohol oder andere Mittel.

Diese Beobachtungen haben nicht die Deutlichkeit und die Eleganz der vorangegangenen, aber sie sind ungekürzt abgedruckt.

Kapitel IX

Repertorium der psychischen Medizin*

Materia Medica aller psychischen Offenbarungen und Neigungen des menschlichen Wesens

Die nachstehend genannten 15 Arzneimittel sind indiziert, um den somatischen und psychischen Zustand des Patienten im Rahmen des Möglichen zu verbessern. Sie müssen in der angegebenen Reihenfolge und in der 200. Dilution verabreicht werden. Jedes Mittel muß man zwei Monate lang wirken lassen.

1. Sulf.
2. Lyc.
3. Sil.
4. Plat.
5. Calc.
6. Nat-m.
7. Carb-v.
8. Petr.
9. Graph.
10. Con.
11. Caust.
12. Alum.
13. Hep.
14. Nit.-ac.
15. Am-c.

* In diesem Repertorium folgt auf die Indikation *„nicht manifeste Befähigung für“* die Aufzählung der Heilmittel, die geeignet sind, eine latente Veranlagung zu wecken. Die Indikation *„manifeste Befähigung für“* führt diejenigen Heilmittel auf, die geeignet sind, bereits offenbarte natürliche Anlagen zu entwickeln oder zu stärken.

Alle diese psychischen Indikationen dürfen nicht wörtlich genommen und erst angewendet werden, wenn vorher auf das genaueste alle physischen und psychischen Symptome aufgenommen worden sind, wie *Hahnemann* dies vorschreibt.

„Handbuch der psychischen Indikationen"

Abergläubisch: Con.

Abscheu vor dem Alleinsein (→ *Alleinsein*)

vor der Gesellschaft (→ *Gesellschaft*)

Agitation (→ *Hetze*)

Agoraphobie (Platzangst): Ferr., Puls., Bar-c. (Hydr.), (Crot.)

Aktiv: sehr a. Menschen: Sep., Verat., Lach.

sehr a. und gleichzeitig sehr lebhafte/hastige Menschen: Lach., Nux-v., Verat.

Aktivität (Tätigkeitsdrang), zu große: *Hyos. (Dulac/Jahr)*

große, ohne Ausdauer: Lach. *(Dulac/Jahr)*

Drang, sich ständig zu beschäftigen und tätig zu sein: Lach., Bar-c., Verat. *(Dulac/Jahr)*

unternimmt bald das eine, bald das andere: Ign.

er ist ununterbrochen in Bewegung: Jod.

Alberner Schwätzer (Faselhans), albernes Zeug schwatzende Greise: Bar-c., Op., Con., Plb.

Albernes Benehmen (→ *Benehmen*)

Algebra, „nicht manifeste Befähigung für" das Studium: Alum., Caust., Graph., Staph., Alum.

Alkoholische Getränke, Wein, um sich A. und W. abzugewöhnen: Nux-v., Sulf., Ars., Lach., Op.

Folgen von: Nux-v., Lach.

Folgen des Mißbrauchs: *(Dulac/Jahr)* Nux-v., Op., Calc., Lach., Sulf., Ph-ac.

Folgen des Mißbrauchs von Wermut: Lach.

Allein, Wunsch a. zu sein: ALUM., Aur.

Alleinsein, Abscheu vor dem: Calc., Sulf., Con., Phos.

fürchtet das: *(Dulac/Jahr)* Puls., Lyc.

trachtet nach: *(Dulac/Jahr)* Bell., Chin., Staph., Verat., Op., Alum., Calc., Chin., Nux-v., Rhus-t., Sep., Sulf.

übertriebenes Verlangen nach: Lyc., Nux-v., Staph., Bell., Sep., Ign.

Amouröse Neigung: *(Dulac/Jahr) Verat.,* Bell., *Graph.,* Lyc., Nux-v., Ph-ac., Sil., Staph., Plb., Sulf., Sep., CAUST., Nit-ac.

Analytiker, keine Fähigkeiten zum: Sulf., Nit-ac., Calc-c.

Anarchist: Caust.

Alles **Anfangen,** die erste, zweite, dritte, vierte Arbeit, und nichts zu Ende führen: Petrol., Graph., Alum., Lach., Stann.

Angstgefühl, Beklemmung, Bangigkeit, innere Unruhe: Coff., Op., Chin., Calc-c., Nux-v., Nitri-ac., Puls. LYC., GRAPH. *(Dulac/Jahr)*

Angstgefühl mit der Befürchtung, verschiedene Krankheiten zu bekommen oder wahnsinnig zu werden: *Alum.*

mit Furcht: Staph., Calc.

Gewissensangst: *Coff.,* Nux-v., Sulf., Chin., Staph. *(Dulac/Jahr)*

Ängstlich/gewissenhaft (→ *skrupulös*)

Ängstlich/furchtsam (→ *furchtsam*)

Angsttraum während des Schlafs: *Silic.,* Staph., Nux

Anmaßend, insolent: Plat., Calc-c., Verat., Nat-m., Petr.

Immer nur **Anordnen** wollen, niemals gehorchen (→ *autoritär*): Verat., Cupr., Chin., Lyc., Plat.

Anorexie, fortschreitende Appetitlosigkeit bei jungen Mädchen oder Hysterikern: Ars., Chin., Rhus., Sulf., Verat.

Anschwärzung, üble Nachrede (Gesinnung (→ *üble Nachrede, Verleumdung*): Ars., Nux, Verat. *(Dulac/Jahr)*

Große **Ansprüche stellen** und wenig tun: Alum-m., Con.

Zu **Anspruchsvoll**: PULS. *(Dulac/Jahr)*

Anthropophobie: Nat-m., Puls., Lyc., Merc., Sulf., Staph., Chin., Anac., Aur. Bar-c., Cic., Cupr., Nat-c., Sep., Caust., Stann. *(Dulac/Jahr)*

Unbegründete **Antipathie** gegen eine Person: **Calc-c.,** Am-m., Nat-m., Nit-ac., Caust., Aur.

gegen Sachen: Sulf., Lyc., Hep., Nit-ac.

gegen Familienmitglieder: Crot., Nat-m.

gegen Verwandte und Hausangestellte: Fl-ac.

Anwalt, Sachwalter, „nicht manifeste Befähigung zum": Con., Mag-c.

Impuls, alles **anzuzünden, in Brand zu stecken: Bell.,** *Hep.,* Hyos., Stram.

Apathie, körperliche: Nux-v. + Calc-c. + Nat-m.

geistige: Sulf. + Lyc. + Sil. + Plat. + Carb-v.

sittliche (Gefühle): Anac. + Coloc. + Lyc.

sittliche (Willenskräfte): Petr. + Graph. + Caust. + Con.

Aphasie: Crot., Hydr.

Aphonie: Caust., Carb-v.

Appetitlosigkeit (→ *Anorexie*)

Arbeit, ernsthafte, Mangel an Arbeitsfreude und Unfähigkeit zu jeder ernsthaften: Alum., Caust., Coni. 1. Nat-c. + 30 Tage, 2. Solub. + 30

Tage, 3. Bell. + 30 Tage, 4. Calc-c. + 30 Tage

körperliche, Mangel an Arbeitsfreude und Unfähigkeit zu jeder körperlichen: Nux, Sulf., Calc-c.

geistige, Mangel an Arbeitsfreude und Unfähigkeit zu jeder geistigen: Alum., Caust., Nat-m., Nat-c., Ph-ac., Staph., Hydr., Nit-ac. (die psychischen Symptome von *Nit.* erscheinen im zweiten Monat).

irgendeine beliebige: starke Abneigung, sich auf irgendeine beliebige A. zu konzentrieren: Calc-c., Lyc. *(Dulac/Jahr) Nux,* Ph-ac., Staph., Calc-c., Nux, Plumb.

Widerwillen gegen die: *(Dulac/Jahr)* Caps., Nux, Alum., Chin., Graph., Nit-ac., *Phos.,* Anac.

nachts fällt geistige A. sehr leicht: *Lach.*

Ermüdung durch geistige: *Nux,* 1. Lach., Coff. 2. Lyc. Sulf., Staph. NAT-C., Sil.

Nicht **arbeiten** wollen, weil man sich für krank hält: Nux, Calc-c., Sep., Caust.

Arbeitsscheu (→ *faul*)

Archäologie, „nicht manifeste Befähigung für" das Studium der: Coloc., Solub., Sulf., Plat., Sil.

Architektur, „manifeste Befähigung für" die: Calc., Nat-m.

„nicht manifeste Befähigung für" die: Cupr., Zinc.

Ärger, sich ärgern, geneigt sein, sich über sich selbst und über andere zu: Nux, Staph.

Leiden und Aggravationen durch: Sep.

Zu **ärgern** suchen (→ *hänseln*)

Argwohn: Lyc., *Caust.,* Sep., *Bar-c.*

Argwohn und Verdacht: *(Dulac/Jahr) Puls.*

Sehr *argwöhnisch:* Caust., Bar-c., Sep., Lyc.

Sehr **arrogant:** Lyc., Calc-c., Plat.

Arroganz, Stolz: Lach., *Plat., Lyc.,* Caust., Alum., Chin., Hyos., *Verat.,* Staph. *(Dulac/Jahr)*

Arzneimittel, Heilmittel, Medikament, zu sensibel auf die Wirkung der: Acon., *Puls.,* Nux, Sulf., Sep., Lyc., Sil., Arn., Coff., Cham.

nicht sensibel genug auf die Wirkung der: Op., Carb-v., Alum.

keine Reaktion auf: Op., Carb-v., Alum.

Astronomie, „nicht manifeste Befähigung für" das Studium der: Calc-c., Nat-m., Carb-v., Staph., Aur.

Unterbrochene **Atmung:** 1. Nux, 2. Sep.

Aufbrausen: Jod.

leicht: Teucr.

Aufbrausend und gewalttätig: *(Dulac/Jahr)* Nux, Bry., Calc-c., Phos., **Hep.,** Nat-c.

Aufdringlich: Alum., Con., Lyc.

Schwieriges **Auffassungsvermögen** beim Lesen und Zuhören: Nat-c.

Aufschieben, immer auf den nächsten Tag verschieben, was man tun muß: Nux, Sil., Plat.

Aufschneider, Angeber: Lach., Ars., Nux

Aufständische und Revolutionäre, die keine Autorität anerkennen: **Vivus.**

Fehlende Sicherheit im **Auftreten:** Carb-v., Verat., Staph., Canth.?, Sulf., Ambr. gris.

zu große Sicherheit im: Platina, Verat. (→ *Sicherheit, Selbstvertrauen*)

Ausbessern, flicken, stopfen, reparieren, Frauen, die nur Neues machen, aber nichts a. wollen: Rhus, Verat., Stram.

Ausführung/Erledigung einer Arbeit/eines Unternehmens: gut, Organisation: schlecht: Sulf., Nit-ac., Calc-c., Solub., Am-c.

Ausdauer (→ *Standhaftigkeit*) (→ *Aktivität*)

Auslachen (→ *spotten*)

Ausschweifende Frauen/Männer: *Plat., Canth., Nux,* Orig., Chin., Phos., Staph., Sulf., Calc-c., Verat., Stram., Hyos., Lyc., Nat-m.

Aussprachefehler, Sprachstörung, spricht „sche" statt „se" aus, oder „schi" statt „si": Bry., Sulf., Calc-c.

spricht „se" statt „sche" aus, oder „si" statt „schi": Nat-m., Nat-c., Nat-m., Graph.

Kinder, die „schi" statt „si" aussprechen: 1. Sulf. + 40 Tage, 2. Lyc. + 60 Tage, 3. Sil. + 40 Tage, 4. Calc-c.

(→ *stottern, stammeln, Zischlaute verwechseln, Schnarren des R, Mogislabismus, Näseln, Lispeln*)

Autoritär, Menschen, die immer herrschen und sich nichts befehlen lassen wollen: Verat., Cupr., Chin., Lyc., Plat.

Neigung und allem Trotz zu bieten: Arn.

(→ *anordnen wollen*)

Keine **Autorität** anerkennen und immer unzufrieden: **Vivus**

Baden, kann kein kaltes B. oder Flußbaden vertragen: Nux-v., Sulf.

kann kein warmes B. vertragen: Acon., Bell.

Bangigkeit, dauernde Unruhe und Ängstlichkeit, als ob man sterben müßte: *(Dulac/Jahr)* **Ars.,** Op., *Nux-v., Graph.,* Nit-ac., Puls.

in der Nacht: Lyc.

(→ *Beklemmung*)

Barmherzig, wohlwollend, aus Mitleid und nicht verbunden mit der Erwartung auf eine Belohnung oder Entschädigung (b. aus Liebe zu Gott): Ign., Bell., Nux

b. verbunden mit der Hoffnung auf eine Belohnung oder Entschädigung: Sulf., Lyc., Calc-c., Nat-m.

nicht b.: Sepia 1. Lach. + 40 Tage, Caust. 2. Ars. + 40 Tage, Lach. 3. Nux + 40 Tage, 4. Plat. + 60 Tage, 5. Nat-m. + 60 Tage, 6. Caust. + 60 Tage

Barmherzigkeit, christliche Nächstenliebe, um sich einen guten Platz im Himmel zu sichern und so, wie die Juden Gott folgendes Rezept in den Mund gelegt haben: „Gebt mir die Saat, ich werde Euch die Ernte geben": Lyc., Calc-c.

Barscher Charakter, übelgelaunter Mensch und unangenehm für andere: **Calc-c.,** Nat-m., Sil., Sulf.

Liebevolle Ehemänner mit b. Benehmen. In einer Art falscher Scham wollen sie ihre Zuneigung weder durch Taten noch durch Worte zeigen: **Puls.,** Nux-v., Lyc.

Bedenken haben (→ *Skrupel*)

Beeindruckbar, zu sehr: STAPH., Nux, Aur., Zinc.

Beeindruckbarkeit, zu große moralische: Nux, Puls., Staph., Chin.

zu große physische: Chin., Nux, Sulf., Arn., Puls., Staph.

zu große B. aller Sinnesorgane: Bell., Nux, Cham.

zu große B. besonders des Geruchssinnes: Phos.

Befangenheit, Verlegenheit, Hemmungen in der Gesellschaft: Carb-v., Staph., Chin., Ph-ac. *(Dulac/Jahr)*
(→ *Benehmen, Gesellschaft, Schüchternheit*

Befehlen (→ *anordnen* und *autoritär*)

Den Ehrgeiz befriedigen (→ *Ehrgeiz*)

Befürchtungen, Besorgnisse: CALC-C., Staph., *Nux-v.,* Bry., Chin., Puls., Coff., *Graph.,* Caust., Verat., Acon., Gels.

B. um die Gesundheit geliebter Menschen: *(Dulac/Jahr)* Merc., Hep.

B., daß ein Unglück geschicht: **Nux**

B. mit Bangigkeit, dann Heiterkeit: Coff.

Begierde = Gier (→ *Gefräßigkeit, Habsucht, Sensualität, Verlangen*)

Begreifen (→ *Auffassungsvermögen*)

Beichten, Leute, die es geschickt verstehen, andere zum Geständnis zu bringen, sie selbst b. anderen nichts: Bell., Stram., Verat., Hyos.

auf sehr ungeschickte Art.: *(Dulac/Jahr)* Hyos.

Beißen, Impuls, Gegenstände zu: Bell., Hyos.

Impuls, Personen zu: Bell., Stram.

Beißender Spott (→ *kaustisch*)

Sich **beklagen, klagen, jammern,** Erwachsene, die sich immer: Sulf., Nux, Lach., Calc. c., Caust.

die sich immer und über alles: In nachstehender Reihenfolge: 1. Hep., 2. Solub., 3. Nit-ac., 4. Sulf., 5. Calc-c.; auch: *Solub.*, Nux, Lach., Ars., Caust.

Beklemmung, allgemein (→ *Angstgefühl*)

Brustbeklemmung, Herzbeklemmung: *Hep., Puls.*, Nat-m., *Am-c.*, Spig.

Magenbeklemmung: Nit-ac.

mit Verstopfung: Nit-ac.

Beklemmung im Unterleib: *Sulf.* + *Chin.* + *Staph.* + *Bry.* + Verat. + Graph. + Nux + Ars. + Calc-c.

Beleidigen und beschimpfen, immer geneigt sein, zu b. und zu besch.: Nux, Nit-ac., Hep.

Die Ehefrau – der Ehemann – b. und besch. den Ehepartner in Gegenwart der Kinder: Lach., Verat., Anac., Ars., Nux

Die Kinder b. und besch. Vater und Mutter: Plat., Lyc., Nat-m., Am-m., Hyos.

Beleidiger, ein gewohnheitsmäßiger: Nux, Lach.

Bellen, Schreie ähnlich wie das B. eines Hundes: Nux-m.?

Schreie ähnlich wie die einer Lokomotive: Nux-m.

Bemitleidet sich selbst: Staph., *Calc-c.*

Sich **bemühen, bemüht** sich sehr um das, was fertigzuschaffen ist und stellt anderen gegenüber geringe Ansprüche: Ign., Sep.

bemüht sich wenig um die Arbeit, die fertigzuschaffen ist, und stellt anderen gegenüber hohe Ansprüche: Alum. Con.
(→ *Ansprüche stellen*)

Benehmen, albernes, kindisches: *(Dulac/Jahr)* Anac.

Haltung: in der Gesellschaft befangen, unbeholfen, verlegen: Carb-v., Nux, Puls., Sulf.

feines B. (→ *Höflichkeit*)

Sich **berauschen,** sich betäuben mit Morphium (→ *Morphium*)

Opium (→ *Opium*)

Beschmutzen, barbarischer Impuls, alles zu beschmutzen: Am-c., Bry., *Nat-m.*

Beschränktheit, geistige (→ *Borniertheit*)

Besessen, glaubt vom Teufel b. zu sein: Stram., Hyos., Plat.

(→ *dämonisch*)

Besonnen, Besonnenheit (→ *gelassen, Gelassenheit*)

Besorgnis (→ *Befürchtung,* innere *Unruhe*)

Besorgt, peinlich sorgend für eine Person oder für etwas: STAPH., *Sulf.,* Sil., Puls., Lyc.

Bespitzeln, nachspionieren, auskundschaften: alle und alles: Sep., Verat., Lyc., Carb-v., Puls.

Beständigkeit (→ *Standhaftigkeit*)

Bestechlich, käuflich: Höherer Beamter: Puls., Sulf., Ars., Chin., Lyc.

Man glaubt, **bestohlen zu werden:** Sep., Caust., Bor. oder Bar.

Beten mit zu großer Anspannung der geistigen Kräfte, so daß sogar das kürzeste Gebet eine zerebrale Ermüdung verursacht: Alum., Graph., Lyc., Aur., Sulf., Ign.

still (→ *meditieren*)

tiefe **Betrübnis** (→ *Trostlosigkeit*)

Betrüger, Schurke: Bell., *Nux,* Ars.

Bett, ändert ständig seine Körperhaltung und Stellungen im: ARS.

Bewunderung, Gefühle einer übertriebenen B. für alles: Cic.

Bewußtlosigkeit/Ohnmacht: Bell., Nux, Verat. *(Dulac/Jahr)*

und Verlust des Sprechvermögens mit nicht fühlbarem Puls und leichenhaftem Gesicht.

Nach der B./O. zunächst Wiedererlangung der Verstandeskräfte, erst danach: Wiedereintreten des Sprechvermögens: Merc., Carb-v., Lyc.

Bewußtsein, seelisches (→ *Gewissen*)

Bewußtseinstrübung (→ *Delirium*)

Nicht **bezahlen** (→ nicht *zurückzahlen*)

Bildende Künste, „manifeste Befähigung für": Bell., Nit-ac., Sulf.

„nicht manifeste Befähigung für": Nux-v., Calc-c.

Borniertheit = geistige Beschränktheit, Engstirnigkeit, Dummheit.

Menschen, die geistige Fähigkeiten haben, sollten die Grenzen der allgemeinen und persönlichen Kenntnisse überschreiten, um neue Erkenntnisse zu studieren und anzunehmen.

Durch eine oder mehrere der sieben nachfolgenden Borniertheiten werden sie aber daran gehindert.

1. *Borniertheit:* Traditionelle Vorurteile in der Familie, in den Genossenschaften, in der Rassenzugehörigkeit, in der Nation: Lyc., Verat., Lach., Plat., Calc-c., Carb-v.

Routiniers, Gewohnheitsmenschen: Sulf., Alum., Lyc., Graph.

Systematiker: Lyc., Sil. Plat.

Skeptiker: **Carb-v.,** Graph., Petr.

Exklusive, sich gesellschaftlich absondernde Menschen: Calc-c., Plat., Nat-m.

Intolerante Menschen: Caust., Bar-c., Ars.

Theoretiker, Klugschwätzer: *Sulf.*, Ars., *Lach.*, *Verat.*

Unpraktische Menschen, gleichgültig in welcher Wissenschaft: Alum., Kali-c., Con. *Nat-c.*, Bell.

Unfähigkeit zum Beobachter: Alum., Bell., *Nat-m.*, Con., Kali-c.

Unfähigkeit zum Experimentator: Alum., Bell., *Nat-m.*, Zinc., Con., Kali-c., Bar-c., Stann.

Kein progressiver Geist: Chin., Verat.

Nicht progressiv genug: Petr., Con., Graph.

Stolze: Plat., Verat., Lach. Staph., Calc-c., Lach., Nux-v.

Starrköpfige: Calc-c., Nit-ac., Lyc., Sil.

Starrköpfige (wie ein Esel): Lyc., Verat., Plat.

Menschen ohne Pflichtgefühl: Lach., Nat-m., Solub. Ars., Sulf.

Gelehrte, Spezialisten; jeder sieht in seiner Wissenschaft wie durch ein Sondenloch nur einen begrenzten Teil des Ganzen. In diesen begrenzten Teil graben sie sich immer tiefer ein. Aber sie haben keinen Weitblick und keine Geistesgröße: Lyc., Calc-c., Verat., Plat., Nat-m.

2. *Borniertheit:* Persönliche Vorurteile; Stolz und Routinegeist nehmen bei diesen Vorurteilen die erste Stelle ein: Zu verabreichen sind die gleichen Heilmittel wie bei der 1. Borniertheit.

3. *Borniertheit:* Scheu vor dem Urteil der Welt: Puls., Nux, Cocc.

in religiösen Fragen: Puls., Hyos., *Stram.*

in sittlichen Fragen: Sulf., Lach., Nat-m.

in wissenschaftlichen Fragen: Petr., Con., Alum.

in literarischen Fragen: Zinc., Stann., Carb-ac.

in künstlerischen Fragen: Staph., Am-c., Am-m.

in Fragen der herkömmlichen Sitten und Gebräuche: Carb-c., Graph.

4. *Borniertheit:* Persönliche oder traditionelle Interessen. Man glaubt, daß man von ihnen abhängig sei, um seine Ehre, seine Stellung und seine Dienstbezüge zu erhalten: Ars., Nat-c., Phos., Carb-v., Caust., Nit-ac., Sep.

5. *Borniertheit:* Gleichgültigkeit, sei es aus Mangel an Wahrheitsliebe: Calc-c., Ph-ac., Chin., Bell.

sei es aus Mangel an leidenschaftlichem Streben nach der Erforschung der Wahrheit: Sulf., Sep., Jod., Nux-v., Ferr., Mag-c.

6. *Borniertheit:* Trägheit, Faulheit, um neue Wahrheiten zu erforschen oder um neue Entdeckungen zu studieren: Lyc., Sil., Kali-c., Hep., Nit-ac.

7. *Borniertheit:* Persönliche Ungeeignetheit oder Unfähigkeit. Ursachen dafür sind: Fehlende Intelligenz: Con., Hell., Alum., Op.

Nicht fortschrittlich genug im Denken: Petr., Graph., Con.

Völliges Fehlen des progressiven Denkens: Chin., Verat.

Mangel an eklektischen Fähigkeiten: Rhus, Ign., Graph.

Nicht eklektisch genug: Plat., Nat-c., Carb-v.

Das Unabhängigkeitsdenken fehlt: Puls., Lyc., Plat. Nux, Calc-c., Sil.

Der wissenschaftliche Geist fehlt: Calc-c., Olnd.

Der philosophische Geist fehlt: Sulf., Crot., Petr., Lach., Plat.

Der Scharfsinn zum Beobachten fehlt: Sulf., Lyc.

Die praktische Befähigung fehlt: Staph., Nat-m. (→ *1. Borniertheit*)

Boshaft, bösartig: ARS., *Lach.,* Nux, Calc-c., **Nat-m.,** Bell.

mit wütenden Zornausbrüchen: Petr.

Böswilligkeit und Trotz: *Nat-c.*

Botanik, „manifeste Befähigung für" die: *(Dulac/Jahr)* Staph., Graph., Mag-c.

„nicht manifeste Befähigung für" die: Sulf., Sil., Calc-c., Carb-v., Carb-am oder Arn.

Brustbeklemmung (→ *Beklemmung*)

Charakter, Gemütsart = fröhlich, der Körper leidet, und umgekehrt: *Plat.*

nicht stark genug: Calc-c., Bar-c., Am-c.

fest und stark bis zur Unerbittlichkeit: Hep., Nit-ac.

Charakterhärte: *(Dulac/Jahr)* Anac.

Chemie, „nicht manifeste Befähigung für" die: Alum., Caust., Nat-m., Puls., Nux, Petr.

Cholera (→ *Furcht vor*)

Dämonisch, glaubt von einem (bösen) Geist besessen und beherrscht zu sein: *Anac.,* **Hyos.** (→ *besessen*)

Sehr selten **dankbar,** und wenn sie es schon sind, dann nicht für lange Zeit; darüber hinaus trachten sie danach, daß ihre Dankbarkeit keinen Pfennig kostet: Puls., Sil., Bry., Sulf.

Delirium, Bewußtseinstrübung, Wahnideen:

man glaubt, Tiere zu sehen: Bell.

man glaubt, Bienen zu sehen: Puls.

man sagt: die Leute sollen aus dem Zimmer gehen, da sie Lärm machen: Puls., Bell., Bry., Verat.

furibundum: Bell., Bry., Verat.

geschwätziges: **Stram.,** Verat., Lach.

mit schrecklichen Visionen: Op., *Bell., Stram.,* Hep.

sieht viele Phantasiegebilde, Gespenster, den Teufel: *(Dulac/Jahr)* Op.

Demenz, Schwachsinn, Wahnsinn, bei den Greisen: 1. Nux, Nat-m., Bell., 2. Sep., Bry., 3. Sulf., Ign.

mit vollständiger Gliederlähmung: Lach., Ars.

mit oder ohne leicht fortgeschrittener Paralyse, mit moralischer Insensibilität: Anac.

Demolieren, zerstören, barbarischer Impuls, alles zu: Bell., Hyos., Verat.

Demütigung, Kränkung, Folgen einer: *(Dulac/Jahr)* Bell., *Coloc.,* Ign., Plat., Con., Puls., STAPH., Solub., Nux

Denunzianten, (Männer): Ars., Lach., Nat-c. oder m.

Devote Menschen, aufrichtig, aber ausschweifend: Phos., Sep. Plat.

aber unehrlich und diebisch wie Großhändler und Industrielle: Puls., Sulf., Plat., Bar., Sil., Calc-c.

aber ehrliche Scharlatane: Nux, Con., Caust.

aber unehrliche Scharlatane: Lyc., Sil.

und zu skrupulös: Sulf., Dig.

und bösartig: Lach., Anac.

und mit feindlicher Gesinnung: *Nat-c.*

und rachsüchtig: Nit-ac., Nat-m.

und verleumderisch: Sep., Phos.

und schmähsüchtig: Sep., Phos.

Dichten, Verse machen: *(Dulac/Jahr)* Agar., Lach., Carb-v., Staph., Lyc., Am-c., Nat-m.

Keine Eignung zum: Con.

Dickköpfigkeit (→ *Starrköpfigkeit*)

Dieb, diebisch: *Puls.,* Lyc., Ars., BELL., Calc-c.

Diebe (die gleichen Heilmittel wie für Lügner): 1. Sulf., 2. Lyc., 3. Sil., 4. Calc-c., 5. Nat-m., 6. Carb-v.

aber man hält sich nicht dafür: *(Dulac/Jahr)* ARS., Merc., Nat-c., Alum.

Diebstahl und List: Nux, Bry., *Sulf.,* BELL., Puls.

Diffus, Leute, deren Geist zerstreut und verschwommen ist wie das d. Licht, d.h. ihr Denkvermögen ist zersplittert, und sie sind oft unfähig, ihre Aufmerksamkeit auf irgendeine Sache zu lenken: 1. Nat-c., 2. Nat-m., 3. Calc-c., 4. Sulf.

d. Geist, das Gegenteil von konzentriert, wie das d. Licht, ist zerstreut und flattert wie ein Schmetterling: Merc., Nat-c., Calc-c., Nat-m., Staph.

Hohe **Dilutionen,** Leute, die die hohen D. heftig ablehnen: Caust., Sep., Lyc., Nux, Hep., Nit-ac.

Diplomatisch, schlau, gerissen: Nux, Alum., Hep.

nicht d. genug: Bovista, Bell., Stam., Verat.

Donner, (Donnerschläge), der die Menschen erschreckt, sie krank macht oder Rückfälle bei Krankheiten verursacht: Sep., Phos.

Dösend, – im Zustand der Schläfrigkeit – spazierengehen (→ *spazierengehen*)

Duckmäuserisch oder tückisch: Nux, Lyc., Sil., Calc-c.

Sich **duellieren,** Leute, die die Monomanie haben, sich zu: Lach., Ars., Hep., Bell.

Dumm und stolz, je stolzer um so dümmer: Plat., Lyc., Calc-c., Verat., Stram.

Dummheit (→ *Borniertheit* und *Einfältigkeit*/Schwachsinnigkeit)

Sehr **dünkelhaft,** überheblich: Plat., Staph.

Dunkelheit (→ *Furcht vor*)

Dyslalie (→ *Stammeln*)

Dyspepsie, Verdauung, Verdauungsstörung, Appetitlosigkeit

keine Verdauung, wenn klares Wasser getrunken wird: Sulf., Nux, Puls., Staph.

klares Wasser: Widerwillen + Unverträglichkeit: *Staph.,* Sulf-ac., Lach., Chin.

keine Verdauung, wenn man viel trinkt, gleichgültig welches Getränk: Bry., Calc-c., Lyc.

keine Verdauung, wenn man wenig trinkt, gleichgültig welches Getränk: *Ars.,* Nat-m., Sep.

nur Verdauung, wenn viel Zucker in den Magen gelangt: *Staph.,* Nux

nur Verdauung durch süße Getränke: **Lyc.,** Nux, Sulf., Plat.

nur Verdauung durch Wein und alkoholische Getränke: Acon., Nux, *Puls.,* Sulf., Lach.

nur Verdauung, wenn man wenig oder nichts trinkt: Nux, Nat-c., Lyc., Ars., Chin., Nat-m., Sulf.

nur Verdauung bei kalten Speisen, oder mit Hilfe von kalten Getränken und Eis: Verat., Chin., Staph., Calc-c.

nur Verdauung bei warmen Speisen, oder mit Hilfe von warmen Getränken: Puls., Sulf., Lyc.

nur Verdauung bei sehr gesalzenen Speisen: Carb-v., Lach.

nur Verdauung bei sehr sauren Speisen: Puls., Con.

Appetitlosigkeit, progressive Anorexie der Hysteriker. Zuerst können sie eine bestimmte Speise nicht verdauen, dann auch eine zweite, eine dritte und eine vierte nicht mehr. Schließlich gar keine mehr. Sie sterben an Entkräftung: Ars., Solub., Lach., *Sulf.*, Calc-c.

Egoismus: Puls., Sulf., Lyc., Calc-c. Sil., Solub.

Egoist, stellt das eigene Ich in den Mittelpunkt; unsoziales Verhalten anderen gegenüber: sucht seinen Vorteil und deren Nachteil: Bell., Nux, Calc-c.

Ehebrecher, um E. zum Entschluß zu bringen, ihre Mätressen zu verlassen und zu ihrer Ehefrau zurückzukehren: Staph., Puls., Plat., Verat., Calc-c., Canth., Lach., Caust., Phos.

Eheliche Pflichten, Frauen, die ihren Männern die e. Pf. verweigern: Lyc., Sep., Con.

Ehemann, will mit seiner Frau nicht spazierengehen: STAPH., Plat., Nux oder Con.

bei einem 46jährigen Ehemann wurden die Flitterwochen wiederhergestellt: Nux oder Con.

Ehrgefühl/Selbstachtung, zuviel: **Plat.,** Lyc., Verat., Staph.

maßloses E. und zuviel S.: *(Dulac/Jahr)* Staph., Calc-c., Nux-v., Verat., Lyc.

nicht genug: Puls., Rhus, Jod.

kein E. haben: Ars., Lach., Anac., Verat., Hyos.

Ehrgeiz, will seinen E. befriedigen und mit allen möglichen – auch arglistigen – Mitteln sein Ziel erreichen: 1. Lyc., 2. Plat.. 3. und besonders *Verat.*

Leiden, die durch enttäuschten E. verursacht sind: Plat., Merc. solub., Nux-v., Puls., Bell., Verat.

Ehrgeizig, allzu e. in dem Bestreben, (viel) Geld zu verdienen: Nux-v., Ars., Sulf.., Calc-c., Lyc.

nicht e. genug in dem Bestreben, Geld zu verdienen: Chin., Merc-solub., Nat-c., Kali-c., Sep.

sehr: Plat., Verat., Lyc., Lach.

zu e. nach Ansehen und Geltung (= Geltungssucht): Staph., Graph., Con., Alum., *Lach.*, *Nux-v.*

nicht e. genug, Mangel an Geltungsbedürfnis: Am-m., Ars., Sep.

Ehrlich: Ign., Nux

nicht e., nicht rechtschaffen: Sulf., Bry., Puls., Sil., Calc-c., Ars.

nicht e., Kaufleute, Industrielle, Finanziers: Ars., Lach., Sulf., Puls.

Ehrlichkeit der Händler und Kaufleute, die sehr wohl Kompromisse mit aufrichtigen und gewissenhaften Menschen zulassen: Sulf., Solub., Ars.

Eifersucht: Nux, Lach., Staph., Puls., Lyc., Hyos.

mit dem Verlangen, sich zu rächen: 1. Puls., 2. Lach., 3. Nux, 4. Hyos.

eines Mannes auf eine Frau: Puls., *Nux, Lach.,* Hyos.

einer Frau auf einen Mann: Puls., *Nux, Lach.,* Hyos.

eines Mannes auf einen Mann: Puls., Ars., Lach., Verat.

einer Frau auf eine Frau: Nux, Nat-m., Ars., Sep.

eines Kindes auf ein Kind: Nux, Nat-m., Ars., Sep.

auf ein Tier oder auf einen leblosen Gegenstand: Nux, Caust., Hyos., Lach.

krankhafter Zustand als Folge von: NUX, *Puls.,* Hyos., Apis

psychische Symptome besonders bei jungen Leuten: leicht empört, egoistisch, lügnerisch, charakterschwach, passionierte Spieler. Trotz bester Absichten lassen sie sich leicht hinreißen, empfinden danach großen Kummer: Anac., Verat., Ars., Puls., Lyc., STAPH.

Eifersüchtig: Nux, Hyos., Lach.

und große geschlechtliche Erregung: Caust., Nux, Phos., Con., Calc-c., Chin.

und männliche Impotenz: Nux, Ca.

und spricht unaufhörlich: Lach., Petr., Mag-c.

gutmütiger Mann wird brutal: Nux, Lach., Calc-c., Sulf.

schlägt seine Frau: Nux, Lach.

weint: *Caust.,* Petr., Nux

sagt und tut, was er nicht sagen und nicht tun wollte: Lach., Bell., Sulf.

und beleidigt gröblich: Nux

und zieht sich ganz nackt aus: Hyos.

und reißt sich die Haare aus: Lach.

der gleichgültige Mensch wird in Herzensangelegenheiten e. bis zum Verbrechen: Hyos., Lach.

Eigensinn (→ *Starrköpfigkeit*)

Große **Eile** (→ *Hast*)

Eilig, es immer e. haben, pressiert sein: Nux, Staph., Dulc., Sil.

Beschwerden, nachdem man sich sehr beeilt hat: *Bry., Arn., Acon.,* Rhus, Sulf.

Einbildungskraft (→ *Imagination*)

Einfältigkeit/Schwachsinnigkeit/ Dummheit: Bell., Stram., Verat., Hell., Puls.

Einsicht (→ *Unterscheidungsvermögen*)

Mit der **Eisenbahn** fahren (→ *furchtsam* und sich *getrauen*)

Eitel/putzsüchtig (→ *kokett*)

Eitelkeit: Lyc., *Puls., Bell.,* Solub., Nux, Plat.

Eklektisch, nicht e. genug: Plat., Nat-c., Carb-v.

fehlende e. Begabung: Rhus, Ign., Graph.

Elegant, im Sinne von: geschmackvoll, anmutig, fein: Keine Medikamente, wenn es sich bei der Persönlichkeit um einen natürlichen Zustand handelt.

Bei Krankheiten sind zu verabreichen: Acon. und vielleicht Puls., Bry.

Eleganz/Geschmack, fehlende E. der Persönlichkeit: Am-c., Am-m.

fehlende E. der Persönlichkeit, ihrer Gebärden und Bewegungen: Nux, Nat-m., Caps., Sulf., Nat-c., Sil.

Elektrizität, zu sensibel für die atmosphärische Wirkung der E.: Sep., und wenn dies nicht vorhanden ist, Sil.

Emotion(en), Folgen von moralischer Gemütsbewegung und seelischer Erregung: *Acon., Ign., Ph-ac., Staph., Bell. (Dulac/Jahr)*

seelische Erregung, daß Tränen vergossen werden: *Con., Lach.*

starke Neigung zu moralischen: Phos.

unangenehme, verdrießliche: Acon., Op., Ign.

angenehme E. (Erschöpfung, gänzliches Darniederliegen der Körperkräfte nach einer angenehmen E.): Coff., Puls., Caust.

Empfindlich/empfänglich für etwas, sehr e.: Plat., Nux, Lach., Nat-m., Lyc., *Jode (Dulac/Jahr)* Caust.

viel zu: *Staph., Nux, Calc-c.,* Sil., Sulf.

(Charakter): *(Dulac/Jahr)* Acon., Carb-v., *Caust.,* Lyc., Cocc., Hyos., Nat-m., IOD., Lach., Calc-c., *Nux,* Stann., Staph., ARS., Phos., Sep., Spig.

Empfindlichkeit, übermäßige: Cocc., Rana bufo (hinzugefügt durch *Jules Gallavardin*)

Empfindsam/sensibel (→ *sensibel*)

Empfindsamkeit/Sensibilität (→ *Sensibilität*)

Empfindungsfähigkeit/Empfindungsvermögen (→ *Sensibilität* und *Gefühle/Empfindungen*)

Empörung/Entrüstung, Folgen von: *(Dulac/Jahr)* Coloc., Staph.

Beschwerden nach einem Anfall: STAPH. (spezifisch), Nux

Folgen von E. und Erschrecken: Acon.

Energielos im Charakter, obwohl sehr intelligent: Petr., Graph., Con., Alum., Am-c.

Engstirnigkeit (→ *Borniertheit*)

Entfliehen von der Gesellschaft (→ *Gesellschaft*)

Enthaltsamkeit/Keuschheit, Menschen, die unter E. leiden: Con., Caust., Alum.

Entleihen/anpumpen, bei allen etwas entleihen und niemandem etwas bezahlen: Plat., Calc-c., Phos.

Entschlußkraft/Unternehmungsgeist, Mangel an (→ *Initiative*)

Enttäuschte Freundschaft (→ *Freundschaft*)

Enttäuschter Ehrgeiz (→ *Ehrgeiz*)

Enttäuschungen, Beschwerden nach E. irgendwelcher Art: Ign., Solub., Ph-ac., Puls., Lach.

Kein **enzyklopädischer Geist:** *Jod.,* Kali-c., Phos., Ph-ac., Staph.

Erdolchen, Impuls, sich zu: Ars., Nux

Furcht, **erdrosselt oder gehängt** zu werden: *Plat.*

Erfinderisch (→ *schöpferisch*)

Erhabenheit/Geistesgröße, Mangel an: Carb-v., Petr.

Erhängen, Impuls, sich zu: **Ars.,** Carb-v., *Bell.*

Kein genaues **Erinnerungsvermögen** haben. Oft bei Greisen. Sie verwechseln ihre eigene Persönlichkeit mit der anderer Menschen. Sie erzählen Geschichten, die sich niemals ereignet haben. Sie schreiben sich selbst Handlungen zu, die andere vollbracht haben.

Diese Kinder, Erwachsenen und Greise phantasieren und nähren Hirngespinste: Sep., Puls., Nux, Staph., Sulf., Calc-c.

Ermorden/umbringen, Manie, fixe Idee zu: *Stram.,* Ars., Vivus, Chin., Nux-v., *Hep.,* Nux, Hyos. *(Dulac/Jahr)*

Impuls, sein Kind zu: *Plat.*

Leute, die glauben, daß man sie e. will: Hep., Bell., Hyos.

er will alle e., die ihm begegnen: Hyos.

Ermüdung durch geistige Arbeit (→ *Arbeit*)

Ernsthafte Arbeit (→ *Arbeit*)

Ernsthafte/aufrichtige Menschen: Am-c., Am-m.

Ernsthaftigkeit/Wichtigkeit/Tiefe, übertriebene: *Ars.*

Erschöpfung (→ *Hast*)

Sich **erschrecken,** Neigung sich zu: *(Dulac/Jahr)* **Nux**, Sulf., Calc-c., Graph., Verat.

Sich **ertränken,** Impuls, sich zu: Puls., Nux, Staph.

Eruptionen, Folgen von reperkutiven: *Bell.,* Ph-ac., Stram., *Sulf.,* Lach., Merc. *(Dulac/Jahr)*

Schlecht **erzogen/ungezogen:** Lyc.

Essen, junge Mädchen sterben, weil sie nicht essen wollen: Ign., Ph-ac., Verat., Tarent.

Exaltiert/überspannt, viel zu: Lach., Nux, Bell.

was die Politik betrifft: Lach., Caust., Ars.

Exaltation, religiöser Art: Puls., Stram., Verat.

mit Glauben an Wunderdinge: *(Dulac/Jahr)* Ambr.

Exklusiv, gesellschaftlich sich abschließen: Plat., Calc-c., Nat-m.

Expansiv/mitteilsam, viel zu: Acon., Bar-c., Alum.

Falsche Anschuldigung (→ *Verleumdung*)

Fälscher, Urkundenfälscher: Lach., Sil., Lyc., Puls.

Entflieht der **Familie:** Sep., Staph., Phos., Nux

entflieht der F. und sucht Gesellschaft außerhalb der eigenen F.: Nux, Staph., Sep., Phos. Am-c.

(→ *Gesellschaft*)

Faselhans (→ *alberner Schwätzer*)

Faul/träge/arbeitsscheu: Nux, Sulf., Nat-m., Calc-c., Lyc.

(→ *indolent* und *untätig*)

Faulheit: *(Dulac/Jahr)* Lach., Calc-c., NUX, Sulf., *Chin.,* Ph-ac., Verat., Phos.

und dennoch Hang zu ernsthaften Überlegungen: *(Dulac/Jahr)* **Nat-m.**

F.: In dieser Reihenfolge: 1. Nux + 30 Tage, 2. Lach. + 40 Tage, 3. Solub. + 30 Tage, 4. Sulf. + 40 Tage, 5. Sep. + 50 Tage, 6. Puls. + 30 Tage, 7. Sil. + 60 Tage, 8. Calc-c. + 60 Tage

(→ *Indolenz, Müßiggang, Nichtstun, Untätigkeit*)

Feierlich, Leute, die sich den Anschein eines f. Biedermannes geben: Plat.

(→ *Natürlichkeit*)

Feige, wagt weder etwas in Angriff zu nehmen, noch sich zu verteidigen: Puls., Sil., Bry.

(→ *furchtsam*)

Feigheit: AM-C., Nux, **Op.**, Bar-c.

Memmenhaftigkeit/Verzagtheit: *(Dulac/Jahr) Bar.,* Staph., Am-c., Lyc.

Feigling/Hasenfuß, um sein Leben zu retten, läuft er weg, oder greift mit Verwegenheit an: Op., Hep.

(→ *feige*)

Feines Benehmen (→ *Höflichkeit*)

Feinfühlig (→ *sensibel*)

Feinheit (→ *Eleganz*)

Feinschmeckerei (→ *Gourmandise*)

Feminine Allüren von Junggesellen (von Männern): *Plat.,* Sil., Lyc., Calc-c.

Fenster, schaut stundenlang aus dem F., ohne an etwas zu denken: Mezereum

Fenster aufmachen/Kleidungsstücke loser machen/Ängstlichkeit/Bangigkeit/Luft holen: Puls., Nux

Fester/starker Charakter (→ *Charakter*)

Feuriger/leidenschaftlicher/schneller/sensibler/ergebener Charakter: Alum., Caust., Nux, Sulf.

viel zu f./l./sch./s./e. im Charakter: Nux-v., Caust., Stann.

Finanzwesen/Finanzwissenschaft, „manifeste Befähigung für" das: Puls., Lyc., Ars.

„nicht manifeste Befähigung für": Ars., Lyc., Sil., Puls.

Finesse/Scharfsinn, Mangel an: Nux, Sulf., Calc-c.

ohne: Calc-c., Nux

Mangel an **Fingerfertigkeit** (→ *Stickerei*)

Fischerei/Fischfang, „manifeste Befähigung für" die: Sel., Lyc.

„nicht manifeste Befähigung für" die: Staph., Nit-ac., Nux

Fixe Ideen, Zwangsvorstellungen, man kann sich von ihnen nicht lösen: *Puls.,* Lach., Hyos., Apis.

und unwiderstehliches Verlangen in bezug auf eine Person oder eine Sache: Ign., Bry., Puls.

Flegelei (→ *Frechheit*)

Flicken (→ *ausbessern*)

Flohstiche, sehr sensibel gegen: Vivus, Sulf., Sep., Nux.

Flüche ausstoßen: Staph., Calc-c., Nit-c., Nat-m., Caust., Bell.

F. + Gotteslästerer (→ *Gotteslästerer*)

Flüsterstimme, Stimmlosigkeit (→ *Aphonie*)

Flußbaden (→ *Baden*)

Fortschrittlich (→ *Progressist*)

Frau, Abneigung einer F. gegen Männer: *Caust.,* Lyc., Con.

Frech/unverschämt/ungehörig/flegelhaft in Handlungen: Stram., Verat.

f./unverfroren, hat weder Scheu noch Scham, um bei seinen Handlungen und in seinem Betragen zu erröten: Lyc., Anac.?

impertinent (→ *impertinent*)

schamlos (→ *schamlos*)

Frechheit = das Frechsein: Unverschämtheit, Ungehörigkeit, Flegelei: *(Dulac/Jahr)* Verat., Nat-m., Staph.

= als Handlung usw. (→ *Impertinenz*)

Freigebig, großzügig: Staph., Nux

gegenüber Fremden, geizig gegenüber seiner Familie: Nat-m., Carb-v., Nux, Hyos.

nicht: Ars., Lach., Caust., Calc.

nicht f., g., Patienten, die feilschen und um einen Gebührennachlaß bitten: Puls., Sil., Bry., Sulf.

Fremde Personen, man glaubt, man sei von f. P. umgeben: *(Dulac/Jahr) Puls.,* Nit-ac.,

Freude, Beschwerden nach überschwenglicher: Acon., Coff., Verat., Op., Caust.

Folgen von unerwarteter: *(Dulac/Jahr) Op.,* Verat.

Folgen von unerwarteter F. bei intuitiven Menschen , denen es am gesunden Menschenverstand fehlt: Sulf., Lyc., Calc-c.

Freundlich (→ *liebenswürdig*)

Freundschaft, enttäuschte F., Leiden, die durch enttäuschte F. verursacht sind: Ph-ac., Mag-c., Ign., Mag-m., Nux-v., Sulf., Sil.

Frivole, leichtfertige Menschen: Solub., Sulf., Sil., Bell., Con.

Frivolität, Leichtfertigkeit: *Arn.,* Sulf., **Solub.**

fröhlich, bald f. mit schallender Heiterkeit, bald traurig und schweigsam: Nux, Coff., Stram., Bell., Staph., Hyos.

Menschen, die nicht f. sind: Hep., Nit-ac.

Fröhlichkeit am Morgen, Kummer am Abend: Graph.

am Abend, Kummer am Morgen: Nux

unbekümmerte F., die mit sorgenvollem Kummer alterniert: *Op.*

übertriebene F. und maßloses schallendes Lachen über Nichtigkeiten: *(Dulac/Jahr) Am-c.,* Coff.

übertriebene F. und maßloses lautes Lachen über Nichtigkeiten; das geht bis zum Wahnsinn: Bar-c.

Frömmelnde Menschen (→ *devote/* scheinheilige)

Furcht vor dem Urteil anderer: „Was wird man dazu sagen?“: Nux, Puls.

vor Hunden: *(Dulac/Jahr)* Caust., Calc-c.

vor Cholera: *(Dulac/Jahr)* LACH., Ars., Verat.

vor ansteckenden Krankheiten und Seuchen: *(Dulac/Jahr)* CALC-C., Lach.

vor Geistern: Calc-c.

vor Gespenstern, besonders in der Nacht: Carb-v.

sich beim Rasieren zu schneiden: *(Dulac/Jahr)* **Calad.**

vergiftet zu werden: *(Dulac/Jahr)* Rhus.

vor dem Gewitter: Bry., Solub., Calc-c., *Phos.*

vor der Dunkelheit: *(Dulac/Jahr)* Calc-c., Lyc., Puls.

den Verstand zu verlieren: *(Dulac/Jahr)* CALC-C., Ambr., *Merc., Staph.,* Nat-m.

vor dem Alleinsein: *(Dulac/Jahr)* Ars., *Lyc.,* Con., Kali-c.

vor Dieben: *(Dulac/Jahr)* Ars., Lach. (nachts), *Con.,* Verat., Zinc.

(→ *Befürchtungen*)

Fürchtet, das Alleinsein (→ *Furcht* und *Alleinsein*)

erdrosselt oder erhängt zu werden, (→ *erdrosselt werden*)

furchtsam/ängstlich: *(Dulac/Jahr) Bell., Calc-c.,* Op., Caust., Puls., Graph., *Lyc.,* Merc., Anac., Staph.

f./ä.: Graph.

nachdenklich: *Puls., Hep., Sulf.*

bange, in der Nacht: Lyc., Sulf., Sil., Op., Petr., Puls., Sep., Graph.

das ganze Leben lang: 1. Puls., 2. Sulf., 3. Lyc., 4. Calc-c., 5. Sil., 6., Petr., 7. Am-m., 8. Am-c., 9. Zinc., 10. Stann.

man wagt nicht, einen Platz zu überqueren oder über eine Brükke zu gehen, mit einem Fahrzeug oder der Eisenbahn zu fahren: Ferr., Puls., Bar-c.

Mit den **Füßen** stampfen/trampeln wollen: VERAT.

Gebete, beten: Stram., Verat., Rhus., *(Dulac/Jahr)* Aur.

inbrünstige: *(Dulac/Jahr)* Alum., **Sep.**

(→ *beten*)

Geck, geckenhaft, eingebildet, stolz, obwohl sehr intelligent: *Plat.,* Verat., Nux, Lach.

(→ *intelligent*)

Geckenhafte Liebhaber, Männer, die viel zu eingebildete Liebhaber sind: Plat., Chin., Phos.

Gedächtnis/Gedächtniskraft, mühelose Aufnahmefähigkeit, aber kurzes G., lernt schnell, vergißt schnell: Staph., Sulf., Sil., Calc-c.

gutes G. für weit Zurückliegendes bei Greisen, die beim Schreiben zittern: *(Dulac/Jahr)* Coff.

Unfähigkeit, Prosa zu lernen: Lyc., Lach.

Unfähigkeit, Verse zu lernen: Nux, Puls., Sulf.

Gedächtnisschwäche = Mangel an Erinnerungskraft: *Sulf.*, Bell., Op., Verat., Gels. 15 24/1

für Daten: Staph., Nux

für Eigennamen: Staph., Alum., Caust., Tab., *(Dulac/Jahr)* Nat-m., Nux

für Farben: Staph., Sil., Lyc.

für allgemeine Formen: Staph., Ambr., Lyc., Sulf.

für Geschehnisse: Verat., Bell., **Calc-c.**

für ganz kurz zurückliegende Geschehnisse: Bell., Hyos., Verat., Calc-c., Sulf., Nux

für ganz kurz zurückliegende Geschehnisse, bei Greisen: Sulf., Lach.

für weit zurückliegende Geschehnisse: Sulf., Lyc., Calc-c.

für Gesichtsformen: Ambr., Staph., Lyc., Sulf.

für Ideen, Begriffe, Vorstellungen: Bell., Staph., Sulf.

für Melodien und Töne: Lyc., Staph.

für Orte: Sulf., Calc-c., Sil., STAPH.

für Worte: PULS., Lyc.

Gedächtnis- und Intelligenzschwäche bei jungen Leuten im Laufe ihrer Studien: *Nat-c.* (unübertrefflich)

Die **Gedankenfolge** fehlt beim Verhalten und bei Handlungen: ALUM., Con.

Gefahr, kein Gefühl für eine: Solub., Plat., Op., Hep.

Gefräßigkeit/Gier: *Chin., Calc-c., Solub.,* Cin., Caust.

Inneres **Gefühl** (→ *Gewissen*)

einer übertriebenen Bewunderung für alles (→ *Bewunderung*)

Gefühllosigkeit, Menschen, die kaltblütig und durch kein Gefühl zu irgendetwas zu bewegen sind: 1. Plat., 2. Sil., 3. Nat-m., 4. Alum., 5. Nit-ac., 6. Hep., 7. Lach., 8. Solub., 9. Bell.

Gefühlsschwankungen, oft wechselnde und sehr entgegengesetzte Gefühle: Härte und Sanftmut, Traurigkeit und Heiterkeit, sich über andere zu ärgern und sie herzlich umarmen: Croc.

Gefühlsschwärmerei = Sentimentalität: *(Dulac/Jahr) Ign., Nux,* Coff., Staph., Caust., Nit-ac., Plb.

Gehässig (→ *haßerfüllt* und *rachesüchtig*)

Kein **Geheimnis bewahren können** (→ *nicht verschwiegen*) sein können

Geheimniskrämer, will alles verstekken: Sep., Lyc., Bar-c., Caust., Zinc.

Gehemmt in der Gesellschaft: Carb-v., Staph., Chin., Ph-ac. *(Dulac/Jahr)*

(→ *Gesellschaft und Schüchternheit*)

Ein schlechtes **Gehör** haben: Staph., Puls., Lyc., Sulf.

kein musikalisches G. haben: Staph., Lyc., Nux, Plat.

Geil, unzüchtig, Männer, die kleinen Mädchen nachstellen: Plat., Verat., Phos.

(→ *unzüchtig*)

Geilheit, durch Sinnlichkeit: Phos., Bell., Verat., Caust., Stram., Canth.

durch Einbildungskraft: Psor., Con., Chin., Plat., Nux, Lyc.

(→ *Unzucht und Unzüchtigkeit*)

Geist/geistige Fähigkeiten,

Charaktereigenschaften,

Eignung für Berufe, bereits offenbarte natürliche Anlagen,

Eignung für Berufe, latente Veranlagungen und Begabungen,

Verstandeskräfte,

geistige Schwächen.

Vergl. auch die Fußnote auf der ersten Seite dieses Repertoriums in bezug auf die Indikationen: „Nicht manifeste Befähigung für“ und „Manifeste Befähigung für“.

Algebra, „nicht manifeste Befähigung für“: Alum., Caust., Graph., Staph.

Nicht *analytischer,* aber intuitiver G., abgestumpfter G.; schwieriges Auffassungsvermögen, wenn man sich beim Lesen und Verstehen anstrengt. Leichtes Auffassungsvermögen, wenn man sich überhaupt nicht anstrengt, um etwas zu verstehen: Olnd.

Kein *analytischer* und kein generalisierender G.: Sulf., Nitr. ac., Calc-c.

Anwalt/Sachwalter, „nicht manifeste Befähigung zum“: Con., Mag.

Arbeit(en), „nicht manifeste Befähigung für“ alle ernsthaften: Natr., Solub., Bell., Calc-c.

„nicht manifeste Befähigung für“ körperliche: Nux, Sulf.

„nicht manifeste Befähigung für“ geistige: *Nat-c., Alum., Caust., Nat-m.*

Ermüdung durch geistige: *Nat-c.,* Nux, Coff., Sulf., Staph.

Ermüdung durch geistige A.; Gedächtnis- und Intelligenzschwäche bei jungen Leuten im Verlauf ihrer Studienzeit: *Nat-c.* ist unübertroffen

Archäologie, „nicht manifeste Befähigung für“: Coloc., Solub., Sulf., Plat., Sil.

Architektur, „manifeste Befähigung für“: Calc-c., Nat-m.

„nicht manifeste Befähigung für“: Lyc., Nat-m.

Astronomie, „nicht manifeste Befähigung für“: Calc-c., Nat-m., Carb-v., Staph., Aur.

Beobachter/Forscher, keine Geistesgabe zum: Alum., Con., Bell., Kali-c., *Nat-c.,* Sulf., Graph., *Lyc.*

Geistig *beschränkt,* sieht nur eine Seite der Dinge: Con.

geistig b., sieht nur eine ganz kleine Seite der Dinge: Bar-c., Am-c., Alum.

Bildhauerkunst, „nicht manifeste Befähigung für“: Petr., Carb-v. oder Calc., Nux, Petr.

„manifeste Befähigung zur“: Arg-n., Ambra

Botanik, „nicht manifeste Befähigung für“: Sulf., Sil., Calc-c., Carb-v.

Chemie, „nicht manifeste Befähigung für“: Alum., Caust., Nat-m., Puls., Nux, Petr.

Eklektische Befähigungen, gar keine: Rhus, Ign., Graph.

nicht ausreichende Befähigungen: Plat., Nat-c., Carb-v.

Exklusiver/ sich absondernder G.: Calc-c., Nat-m., Plat.

Kein *experimentierender* G.: Alum., Con., Bell., Kali-c., *Nat-c., Bar-c.,* Zinc., Stram.

Feinsinniger/ kluger G.: Ign., Nux, Caust.

Feinsinnigkeit, Mangel an: Calc-c., Nux

Finanzwesen, „nicht manifeste Befähigung für“ das: Puls., Ars., Lyc.

Gartenbau, „nicht manifeste Befähigung für“ den: Nux, Calc-c., Caust.

Geistesgröße, Mangel an: Carb-v., Petr.

Geistlicher Stand, „nicht manifeste Befähigung für“ den: Con., Nat-m., Alum.

Geographie, „manifeste Befähigung für“: Staph., Sil.

„nicht manifeste Befähigung für“: Staph., Plat., Nat-m., Carb-v.

Geometrie, „manifeste Befähigung für“: Am-m., Am-c.

„nicht manifeste Befähigung für“: Caust., Con., *Alum., Calc-c., Ambr.*

Geschichtsstudium, „nicht manifeste Befähigung für“ das: Nux, Bell., Solub., Graph.

Gesunder Geist, kranker Körper: Chin., Nux

Gesunder Körper, kranker Geist: Sulf., Sep.

Grammatik, „nicht manifeste Befähigung für“: Bar-c., Nux, Con., Alum.

Handarbeiten/Männer, „nicht manifeste Befähigung für“: Nux, Sulf.

Frauen, „nicht manifeste Befähigung für“: Puls., Sulf.

Handel, „manifeste Befähigung für“ den: Nat-c., Kali-c., Solub., Sulf., Lyc., Calc-c.

„nicht manifeste Befähigung für“ den: Ars., Nux, Sil., Mag., Lyc., Am-c., Ferr.

Hinterlistiger Charakter, Intrigant: Verat., Bell., Hyos.

Homöopathie, heftige Abneigung gegen die H. und die hohen Dilutionen: Caust., Sep., Lyc., Nux, Hep., Nit-ac.

Kein *Improvisationsgeist,* weder für das Reden noch für das Schreiben: Puls., Sulf., Sulf., Nat-m., Con., Alum., Carb-v.

Industrie, „manifeste Befähigung für“ die: Calc-c., Mag-m., Sep., Phos., Nat-m.

„nicht manifeste Befähigung für“ das Studium der: Sulf., Con., Sep., Petr., Graph.

Ingenieur, „manifeste Befähigung zum“: Calc-c., Nat-m., Carb-v.

„nicht manifeste Befähigung zum“: Sil., Lyc., Con., Am-c.

Intoleranter Geist/Charakter: Caust., Ars., Bar-c.

Intrigant (→ *hinterlistig*)

Keine *intuitiven* Fähigkeiten/Gaben: Staph., Lach.

aber nicht analytisch (→ *analytisch*)

Irreligiös, gottlos/religionslos: *Lach.,* Merc., Coloc., Lyc., *Sulf.,* Lyc., Plat., Sil., Calc-c.; 1. Lach., 2. Merc., 3. Coloc., 4. Lyc., 5. Sulf., 6. Plat., 7. Sil., 8. Calc-c.;1. Sulf. + 40 Tage, 2. Solub. + 40 Tage, 3. Lach. + 40 Tage, 4. Coloc. + 40 Tage, 5. Sil. + 60 Tage, 6. Plat. + 60 Tage

Journalismus, „manifeste Befähigung für“ den: Sulf., Lyc., Sil.

„nicht manifeste Befähigung für“ den: Con., Caust., Bar-c.

Disposition für *katholische* Glaubenslehre: Sulf., Lyc., Sil.

Klosterleben, „nicht manifeste Befähigung für“ das: Con., Nat-m., Alum.

Klugschwätzer und Theoretiker (→ *Theoretiker*)

Kranker Geist, gesunder Körper und kranker Körper, gesunder Geist (→ *gesunder Geist*)

Geistige *Kultur,* „nicht manifeste Befähigung für“ geistige: Alum., Hep., Calc-c., Nux, Merc., Petr., Graph., Con.

Bildende *Künste,* „nicht manifeste Befähigung für“: Bell., Nitr-ac., Sulf.

Künstlerische Begabung: Ambr., Euph., Plumb. acet.

keine k. Begabung: Staph., Petr., Zinc., Mag-c., Bell., Hyos., Stram., Verat., Calc-c., Plat.

Landwirtschaft, „manifeste Befähigung für" die: Caust., Carb-v.

„nicht manifeste Befähigung für" die: Alum., Sulf., Plat., Calc-c., Sil.

Literarische Arbeit, „nicht manifeste Befähigung für" l. Arbeit: Sulf., Am-c., Am-m.

Literatur, „manifeste Befähigung für" die: Lyc., Staph., Puls., Nux

Gefallen (Geschmack) an L. mit Abscheu vor der Mathematik: Nux, *Puls.*

Abscheu vor der L. mit Gefallen (Geschmack) an Mathematik: Sil., Plat., Calc-c., *Nat-m.*

Kein *Logiker,* kein richtig und scharf denkender Mensch: ALUM., Con.

Meierei, „manifeste Befähigung für": Sulf.

„nicht manifeste Befähigung für": Calc-c., Nat-m., *Sil.,* Carb-v., Petr., Lyc.

Marinedienst, „manifeste Befähigung für" den: Con., Verat., Bell., Nat-m.

„nicht manifeste Befähigung für" den: Sulf., Calc-c., Lyc.

Mathematik, „manifeste Befähigung für" die: Cocc., Lach., Nux

„nicht manifeste Befähigung für" die: Calc-c., Bell., Kali-c., Lyc.

Abscheu (Horror) vor der: Sulf., Lyc., Sil., Calc-c., Nat-m.

Abscheu (Horror) vor der M. mit Neigung/Geschmack/Liebe für/an Literatur: Nux, *Puls.*

Abscheu (Horror) vor der M. mit Neigung/Geschmack/Liebe für/an Musik: Staph.

Neigung/Geschmack/Liebe für/an M. mit Abscheu (Horror) vor der Literatur: Sil., Plat., Calc-c., *Nat-m.*

Neigung/Geschmack/Liebe für/an M. mit Abscheu (Horror) vor der Musik: Lyc.

Mechanik, „manifeste Befähigung für": Aur., Plb.

„nicht manifeste Befähigung für": Petr., Carb-v., Caust., Sulf., Nux

Mechanische Handarbeiten, „nicht manifeste Befähigung für": Nat-m., Carb-v., Nux

Medizinische = ärztliche *Praxis,* „manifeste Befähigung für": Sulf., Lyc., Sil., Calc-c., Nat-m.

„nicht manifeste Befähigung für": Hep., Nit-ac., Am-c., Sel.

Medizinstudium, „nicht manifeste Befähigung für" das: 1. Sil., 2. Calc-c., 3. Plat., 4. Nat-m., 5. Carb-v.

Metallurgie, „nicht manifeste Befähigung für“: Am-c., Am-m., Con., Zinc., Magn.

Militärdienst, „manifeste Befähigung für“ den: Aur., Lach., Caust., Sep., Verat., Nux

„nicht manifeste Befähigung für“ den: Nat-m., Am-c., Am-m., Bar.

Disposition zum *Monarchisten*: Lyc., Calc-c.

Musik, „manifeste Befähigung für“ die: Lyc., Agar.

„nicht manifeste Befähigung für“ die: Staph., Lyc., Sil., Sulf.

Abscheu (Horror) vor der: Alum., Caust., Hep., Nit-ac.

Abscheu (Horror) vor der M. und Neigung/Geschmack/Liebe an/für Mathematik: Lyc.

Neigung / Geschmack / Liebe an / für M. und Abscheu (Horror) vor der Mathematik: Staph.

Notar, „nicht manifeste Befähigung für“: Alum., Caust.

Obstbaumzucht = Beschneiden der Obstbäume, „nicht manifeste Befähigung für“ die: Lyc., Sil.

Pharmazie, „nicht manifeste Befähigung für“ die: Bry., Lyc., Sil.

Philosophische Begabung: Lach., Sulf., Nit-ac., Hep., Anac.

keine ph. Begabung: Sulf., Lach., Crot., Plat., Petr., Alum., Caust., Solub., Lyc., Sil., Calc-c.

Photographie, „nicht manifeste Befähigung für“ das Studium der: Calc-c.

Physik, „nicht manifeste Befähigung für“ die: Carb-v., Petr., Graph.

Praktische und keine theoretische Begabung: Calc-c., Sulf.

Theoretische, aber keine p. Begabung: Olnd., Arg-n., Sel.? oder Aur.

Keine p. Fähigkeiten: Staph., Nat-m.

Völlig unpraktischer Mensch: Alum., Con., Bell., Kali-c., *Nat-c.*

Progressist, nicht p. genug: Petr., Graph., Con.

Überhaupt kein: Chin., Verat.

Prosaschriftsteller, „nicht manifeste Befähigung für“: Nux, Nat-m.

hat keinen klaren und konzisen Stil. Die Sätze sind gewunden und verschachtelt. Diesen Stil findet man sogar bei Persönlichkeiten mit Originalität: *Sep., Chin., Solub.*

Disposition zur *protestantischen* Glaubenslehre: Caust., Sep., Coloc., Anac., Sulf.

Rechtsanwalt, „nicht manifeste Befähigung für“: Nat-m., Carb-v.

Studium der *Rechtswissenschaft,* „nicht manifeste Befähigung zum“ Studium der: Alum., Staph., *Nat-m.,* Caust.

Disposition zum *Republikaner*: Lach., Caust., Lyc., Nat-m., Verat.

Retrograder Geist: Lyc., Plat., Nat-m.

Routinier: Sulf., Lyc., Alum., Graph.

Scharfsinn (→ *Finesse*)

Keine *schöpferische*/erfinderische Begabung: Stram., Verat., Rhus, Calc-c.

Skeptiker: CARB-V., *Graph.*, *Petr.*

Spezialisten/Wissenschaftler: Jeder sieht in seiner Wissenschaft wie durch ein Sondenloch nur einen begrenzten Teil des Ganzen. In diesen begrenzten Teil graben sie sich immer tiefer ein. Aber sie haben keinen Weitblick und keine Geistesgröße: Lac., *Plat.*, Calc-c., Nat-m., Verat.

(→ *Borniertheit*)

Spiele/Denksport, „nicht manifeste Befähigung für": Solub., Sulf.

Studium der lebenden oder toten *Sprachen,* „nicht manifeste Befähigung für" das Studium der: Lyc., Olnd., Rhus, Sulf.

Kein *sympathischer* Charakter und kein generalisierender Geist: Alum., Caust., Hep.

Systematiker, will alles in ein System bringen: Lyc., Plat., Sil.

Theologie, „nicht manifeste Befähigung für": Plat., Lyc., Alum., 1. Sulf., 2. Coloc., 3. Plat., 4. Nat-m., 5. Sel.

Theoretiker und *Klugschwätzer:* (angesichts neuer Tatsachen): *Sulf.*, *Lach.*, Ars., *Verat.*

Theoretische und nicht praktische Begabung (→ *praktisch*)

Uhrmacherei, „nicht manifeste Befähigung für" die: Sulf., Sil.

Mangelnde Fähigkeit für *umfassendes Denken,* in bezug auf Raum, Zeit, Umfang, Bedeutung: Puls., Sulf., Nat-m.

Kein *Unabhängigkeitsdenken:* Puls., Nux, Lyc., Calc-c., Plat., Sil.

zu starkes (und zuviel): Nux, Bell., Sulf.

Nicht *unparteiisch* genug: Ars., Lach.

Verskunst, „nicht manifeste Befähigung für" die V.: Nux, Puls.

Verwaltung (Administration) „nicht manifeste Befähigung für" die: Staph., Alum.

Höherer *Verwaltungsbeamter/Richter,* „nicht manifeste Befähigung zum" höheren: Petr., Graph., Bell., Hyos.

Wissenschaftler und Spezialisten (→ *Spezialisten*)

Befähigung für *Wissenschaftlichkeit:* Staph., Puls., Arg-n., Tart., *Sulf.*, *Lyc.*

keine Befähigung für: Sel., Nicc-c., *Solub.,* Nit-ac., Hep.

Zeichenkunst, „manifeste Befähigung für" die: Sulf.

„nicht manifeste Befähigung für" die: Calc-c., Nat-m., Carb-v., Petr.

Geister, glaubt mit G. zu sprechen: Nat-m., *Plat.*

Furcht vor G. (→ *Furcht*)

Geistesabwesenheit, die Sinne schwinden: *(Dulac/Jahr)* Bry., Ph-ac., Calc-c., Staph.

(→ *Unachtsamkeit* und *Zerstreutheit*)

Geistesbildung (→ *Geist, geistige Kultur* und *Kultur*)

Geistesgröße (→ *Erhabenheit*)

Geisteskranke, Impuls von G. zu ständigem Orts- und Platzwechsel, ziellos herumzuwandern: *(Dulac/Jahr)* 1. Nux-v., 2. Bell., 3. Bry., 4. Puls., 5. Chin., 6. Verat., 7. Stram., 8. Hyos.

mit Arroganz, Stolz, Furcht: Stram.

mit Verlangen zu fliehen: Stram.

streckt die Arme aus, als ob er etwas sucht: Stram.

in lichten Augenblicken bittet er, ihn festzuhalten, da er zu fallen fürchtet: Stram.

trampelt mit den Füßen: Stram.

hält Reden im Wahnsinn: **Lach.**

Impuls, die Arme auszustrecken: Sep.

die sich die Haare ausreißen: Verat., Canth., Stram.

stöhnen und wiederholen unaufhörlich die gleichen Klagen und Worte: Hyos., Stram.

Gefräßigkeit der: **Verat.,** China

geschwätzig, murmelt etwas vor sich her: Hyos.

unbeweglich wie eine Statue auf seinem Bett: Analgesie, Anästhesie: Hyos.

Raserei und Wutausbrüche mit unermeßlichen Kräften: Hyos.

Gefräßigkeit ein oder zwei Tage lang, an den folgenden Tagen wollen sie gar nichts essen: Hyos., Stram., Verat., Ip.

als Folge von Ärger, Demütigungen, sexuellen Exzessen: *Lach.,* Staph.

als Folge von Trunkenheit, Demütigungen und übermäßigen geistigen Anstrengungen: **Nux**

die nichts essen wollen: Verat. (Wechselwirkung), *(Dulac/Jahr)* Bell.

mit wütenden, neidvollen Reden, Vorwürfen, Anmaßung, Befehlston: **Lyc.**

wütend, wollen fliehen; müssen angebunden werden: Ars.

wütend, mit Distorsion des Mundes: *Op.*

strecken die Zunge aus, schnalzen mit der Zunge, verzerren das Gesicht: Bell.

glauben, daß der Teufel sie holen will: Bell.

glauben, daß Soldaten sie festnehmen wollen: Bell.

glauben vom Teufel besessen zu sein: Hyos.

knien nieder und beten mit frommen Gebärden: **Stram.**

als Folge von Kummer, Erschrekken, Trunksucht: **Ars., Bell.**

als Folge von Trunksucht: Op.

als Folge von Demütigungen und tiefer Kränkung: Plat.

mit allgemeiner Analgesie und Anästhesie: Hyos., Stram., **Hydr-ac.**

die sich die Kleider zerreißen: Verat., Nux

die sich mit den Fingernägeln die Haut zerfleischen: Verat., Canth., Stram.

völlig geistesschwache Menschen , die den Unrat unter sich lassen: Bell., Op., *Am-c.*

(→ *Delirium* und *Demenz*)

Geistestätigkeit (→ *Aktivität*)

Geistige Arbeit, Ermüdung durch g. Arbeit: *Nat-c., Nux,* Coff., Sulf., Staph.

„nicht manifeste Befähigung für“: *Nat-c.,* Alum., Caust., Nat-m., *(Dulac/Jahr) Ambr.*

Folgen von zu großen **geistigen** Anstrengungen: *(Dulac/Jahr)* Calc-c., *Nux,* Bell., Sep., Lyc., STAPH.

Geistlicher, „nicht manifeste Befähigung für“ den geistlichen Stand: Con., Nat-m., Alum.

(→ *Nonne*)

Geiz: 1. *Sil.,* 2. Calc-c., 3. Sulf., Lach., Hyos.

wenn dieser erst vor kurzem in Erscheinung getreten ist: 1. Sulf., 2. **Sil.,** 3. Puls., 4. Calc-c.

1. Puls. 30 Tage wirken lassen, 2. Sulf. 40 Tage wirken lassen, 3. *Sil.* 60 Tage wirken lassen, 4. Lyc., 60 Tage wirken lassen, 5. Plat. 60 Tage wirken lassen, 6. Calc-c. 60 Tage wirken lassen, 7. Nat-m. 60 Tage wirken lassen, 8. Carb-v. 60 Tage wirken lassen, 9. Petr. 60 Tage wirken lassen, 10. Graph. 60 Tage wirken lassen, 11. Con. 60 Tage wirken lassen, 12. Alum. 60 Tage wirken lassen, 13. Hep. 60 Tage wirken lassen, 14. Nit-ac. 60 Tage wirken lassen.
Für jeden einzelnen Patienten zunächst das für ihn am besten indizierte Heilmittel geben, dann die Serie fortsetzen.

Geizige, die gleichen Heilmittel wie für die Lügner: 1. Sulf., 2. Lyc., 3. Sil., 4. Calc-c., 5. Nat-m., 6. Carb-an.
Eine Nation, in der es überhaupt keinen Geiz mehr gäbe, wäre ein Volk von Brüdern. Dort würde wahre Brüderlichkeit und Generosität der Reichen gegenüber den Armen herrschen.

aber für sich selbst Verschwender: Calc-c., Hyos., Nux-v., Sep.

durch Sorge um die Zukunft geizig geworden, Haß und Rache sind die Folgen: *Ph-ac.*

gegenüber der Familie, großzügig und freigebig gegen Fremde: Nat-m., Hyos., Carb-v., Nux-v.

bald geizig, bald verschwenderisch: Lach., Merc.

Niemals **gelassen,** besonnen, schicksalsergeben: Bry., Nat-m., Nit-ac.

Mangel an **Gelassenheit,** Besonnenheit, Schicksalsergebenheit: Nit-ac., Hep., Staph., Coloc., Calc-c.

Geld, der Wahnsinnige tut nur so, als ob er G. zählt: *(Dulac/Jahr)* Staph., Nux-v., Calc-c.

Geldgier (→ *Habsucht*)

Geldverlust, Leiden als Folge von G.: 1. Ign., 2. Rhus, 3. Verat., 4. Calc-c., Puls., Nux-v., *Ign., Rhus*

Nicht **geliebt** werden; Leute, die glauben, von ihren Eltern, Ehepartnern oder Freunden nicht g. zu werden: Sep., Sulf., Lyc., Sil., Calc-c., *Ars.*

Geltungsbedürfnis, Geltungssucht (→ *ehrgeizig*)

Gemütsbewegung (→ *Emotion*)

Heftige **Gemütsbewegung** (→ *Hetze* [*Agitation*])

Gemüts- und Geisteskranke (→ *Geisteskranke*)

Um den Geschmack von **Genußmitteln** zu beseitigen: Alkoholische Getränke, Wein: Nux, Ars., Op., Sulf., Lach.

(→ *Alkoholische Getränke, Kaffee, Tabak, Tee, Wein*): Kaffee: 1. Nux, 2. Chin., 3. Chin-s., 4. Sulf.; Tabak: 1. **Staph.,** 2. Nux, 3. Sulf.; Tee: *Chin.,* Nux

Fürchtet **Geräusche;** kann keinen Lärm ertragen: Nux, Chin., Sulf., Phos.

Gerede (→ *Klatschereien, klatschsüchtig*)

Gerissen, schlau (→ *diplomatisch*)

Starke **Gerüche** sind unerträglich: Merc., Caust., Phos.

Geschenke, ein Ehemann macht seiner Frau und seinem Sohn keine: **Lach.**

Viel zu große **Geschicklichkeit, Gewandtheit,** bis zum Intriganten: Plat., Calc-c., *Nat-m.*

nicht genügend: Puls., Lyc., Nat-m.

Geschlechtliche Liebe (→ *Liebe*)

Simulation von **Geschlechtskrankheiten:** *(Dulac/Jahr)* Verat.

Geschlechtstriebe, zu starke und zu häufige: CAUST., Chin., Nux, *Staph.,* Phos., Mag-c.

unwiderstehliche: Caust., Nux, Verat.

Geschlossener Wagen, man kann nicht in einem g. W. bleiben oder weit weg vom Schiebefenster, ohne daß man blaß wird: Puls., Staph., Sulf.

ohne daß man ohnmächtig wird: Puls., Nux

ohne daß man sich übergeben muß: Tab., Staph., Cocc.

Geschmack, Frauen, die in ihrer Kleidung samt Zubehör keinen G. haben: Nux oder Staph. oder Lyc., Sulf., Caust., *Calc-c., Nat-m.*

(→ *Eleganz*)

Geschwätzigkeit, Schwatzhaftigkeit: *(Dulac/Jahr) Hyos.*

im Wahnsinn: LACH.

Gesellschaft, übertriebenes Verlangen nach: Calc-c., Sulf., Con., Phos.

Abscheu vor der: Lyc., Nux, Staph., Bell., Sep., Ign.

Leute, die vor der G. fliehen: Staph., Lach., Puls., Sulf.

Leute, die vor ihrer Familie fliehen: Sep., Phos., Staph., Nux

Leute, die vor ihrer Familie fliehen und G. außerhalb ihrer Familie suchen: Nux, Phos., Staph., Am-c., Sep.

Befangenheit in der (→ *Befangenheit und Benehmen*)

Gespenster (→ *Geister*)

Gestikulieren, Leute, die beim Sprechen viel mit den Armen: Nux, Sep.

mit dem Kopf: Puls., Sulf., Lyc.

Der **gesunde Menschenverstand** fehlt – Mangel an intuitiven Fähigkeiten; so kommt es, daß sie ohne Syllogismus Entscheidungen treffen: Sulf., Bell., Lyc., Aur., Calc-c., Hyos., Op., Thuj.

Ihnen fehlt dieser intuitive Geist. Sie werden dazu verleitet, gleich ohne weiteres die Schlußfolgerung des Syllogismus auszusprechen: „Diese Katze ist böse."

Menschen, denen das analytische Urteilsvermögen fehlt: Nat-m., Carb-v.

Menschen, die nicht syllogistisch urteilen können. Beispiel: Sie sagen: die schwarzen Katzen sind böse. Diese Katze ist schwarz, also ist sie böse: Staph., Nat., Sep., Merc., Petr., Graph.

Sich nicht **getrauen,** über eine Brücke, über einen Platz zu gehen, mit der Eisenbahn zu fahren: Ferr., Puls., Bar-c.

Gewalttätig (→ *heftig*)

Gewandtheit (→ *Geschicklichkeit*)

Gewissen, zartfühlendes, empfindsames, sensibles: Ign.

Gewissenhaft und ängstlich (→ *skrupulös*)

Ängstliche **Gewissenhaftigkeit** (→ *Skrupel*)

Gewissenhaftigkeit und Pflichtgefühl (→ *Pflichtgefühl*)

Gewissenlosigkeit oder Mangel an Pflichtgefühl: Ars., Sulf., Nat-m., Nat-m., Anac., Lach., Ars., Solub., Coloc.

Gewissensangst, Gewissensnot (→ *Angstgefühl*)

Sofortige, schnelle **Gewissensbisse** *(Dulac/Jahr)* Sulf.

ohne: Ars.

Disposition, gar keine G. zu haben: Anac., Hep. (→ *Gewissen*)

Gewitter, Menschen, die sich wohl fühlen, werden nach dem G. krank: Acon., Nux, Chin.

stark elektrisch geladene G., Kranke erleiden einen Rückfall: *Chin.*, Sep., Phos.

Furcht vor G. (→ *Furcht*)

Geziert, affig, feierlich, majestätisch alberner Mensch, Mangel an Natürlichkeit: Nat-m., Carb-v., Petr., Graph., Plat. (→ *Natürlichkeit*)

Gier (→ *Gefräßigkeit* und *Habsucht*)

Religiöser **Glaube,** Menschen fürchten, ihren religiösen G. zu verlieren: Nux, Staph., Coloc., Merc., Sulf.

Glauben, Kinder und Erwachsene, die persistent an etwas denken, es sagen und wiederholen, gl. schließlich, daß es auch geschehen ist: Staph., Nux, Sulf., Calc-c.

Unerbittliche **Gläubiger:** Nux, Hep.

Gleichgültigkeit (→ *Indifferenz*)

Gotteslästerer: *(Dulac/Jahr)* Nat-m., Nat-c., Nit-ac., Staph., Calc-c.?

Flüche ausstoßen: *(Dulac/Jahr)* Anac., Nat-m., Nit-ac., Am-m.?, Lyc., Staphys.

Gottlos: Lach., Merc., Coloc., *Lyc.*, Sulf., Plat., Sil., Calc-c.

In dieser Reihenfolge: 1. Lach., 2. Merc., 3. Coloc., 4. Lyc., 5. Sulf., 6. Plat., 7. Sil., 8. Calc-c.

In dieser Reihenfolge: 1. Sulf. + 40 Tage, 2. Solub. + 40 Tage, 3. Lach. + 40 Tage, 4. Coloc. + 40 Tage, 5. Sil. + 60 Tage, 6. Plat. + 60 Tage

Gourmandise, Feinschmeckerei: VERAT., Chin., Nat-c.

1. Chin. 40 Tage wirken lassen,
2. Verat. 40 Tage wirken lassen,
3. Nat-c. 40 Tage wirken lassen,
4. Ip. 40 Tage wirken lassen,
5. Calc-c. 60 Tage wirken lassen,
6. Mag-c. 60 Tage wirken lassen,
7. Merc. 60 Tage wirken lassen

Gourmet, Feinschmecker, Menschen, die Qualitäten und Geschmackseigenschaften der Nahrungsmittel und Getränke in keiner Weise unterscheiden können und auch keinen sinnlichen Genuß spüren: Staph., Chin., Nat-c., Nat-m.

Grausamkeit: HEPAR, Hyos., Nitr-ac., Sel., Ars., Lach., Nic-c.

Greise, alte Leute, Heilmittel, die für G. indiziert sind: *Bry., Op.,* Sulf., Lyc., Sil., Solub., Con., Nit-ac.

(→ *alberner Schwätzer*)

schwachsinnige G. (→ *Demenz*)

Großsprecher, Prahlhans, Angeber, Aufschneider: Nux, Bell., Stram., Solub., Plat., Arn., Nat-m.

Großzügig (→ *freigebig*)

Gutmütiger Mensch wird streitsüchtig und bösartig: Puls.

Gutmütig und unbesonnen: Nux

Habsucht, Geiz, Neid: *(Dulac/Jahr)* Sulf., Nit-ac., Puls., Ars., Rhus, *Chin.,* Ph-ac., Nux-v., Stann., Staph.

Habsucht, Geldgier. Er will alles für sich selbst haben: *Puls.*

man sammelt sorgfältig die Überreste seines Vermögens zusammen: *(Dulac/Jahr)* Stann., Staph.

Halluzinationen, Sinnestäuschungen, Geschmack: Staph.

Geruch: Puls., Lach.

Gehör: Cham., Stram.

Sehen: Bell., Hyos., Hep.

Gegenstände erscheinen kleiner: *Plat.,* Staph.

Visionen von fremden Personen: *Puls.,* Nit-ac.

glaubt, daß der Körper in zwei Teile zerschnitten sei: Stram., Bell.

Vision von Geistern und Gespenstern: *Bell.,* Lach., Sep.

Illusion, im Ausland zu sein: Verat.

glaubt, zwei Köpfe, zwei Paar Arme, zwei Paar Beine zu haben: Sulphonal.

Katzen, Ratten, Skorpione: Op.

betrachtet wirklich vorhandene Personen als Phantome oder glaubt Personen dort zu sehen, wo nichts ist: Bell., Hyos., Stram.

Zustand, als ob zwei Willenskräfte in einem seien: die eine bedauert, was die andere verlangt. Empfindung, als ob der Geist vom Körper getrennt sei: Anac.

Halsstarrigkeit, Sturheit: Caust.

gegenüber den Wünschen von anderen: NUX

Handarbeit; „nicht manifeste Befähigung für" bei Männern: Nux, Sulf.

bei Frauen: Puls., Sulf.

Handel, „manifeste Befähigung für" den: Nat-c., Sulf., Kali-c., Lyc., Solub., Calc-c.

„nicht manifeste Befähigung für" den: Ars., Nux, Ferr.?, Sil., Mag., Lyc., Am-c.

Hänseln, necken, zu ärgern suchen: Caust., Nux

Hart und verächtlich gegenüber Untergebenen, aber freundlich und gefällig gegenüber Vorgesetzten oder gegenüber Menschen, die man fürchtet: Plat., Lyc., Lach., Verat.

Hartnäckigkeit: Phos. (→ *Starrköpfigkeit*)

Hast und Überreizung (Überanstrengung) – somatisch oder psychisch – sind die Ursachen für: Herzklopfen und Herzneurosen, konsekutive Prostration: *Puls., Nit-ac.,* Am-c., Acon., Nux.

und überstürztes Handeln: *(Dulac/Jahr)* Nat-m., Lach., Puls., Ph-ac., Calc-c., DULC., Sep., Verat.

und überstürztes Handeln, große Eile: SIL., Dulc.

Haß gegen Personen, die ihn beleidigt haben: 1. Calc., 2. Merc., 3. Nux, 4. Staph., 5. Nat-m.

und Neid: Puls., Calc-c., Nat-m., Am-m., Nit-ac.

und Neid, aus dem Hinterhalt arbeitet sie mit gehässigen Kränkungen, sie denkt nur an Böses: *Lach.*

(→ *Rivalität*)

Haßerfüllt, gehässig, habsüchtig: *(Dulac/Jahr)* Nat-m., Am-m., Nit-ac. oder: Am-m., Calc., Nit-ac.

Haßerfüllt und rachsüchtig: Calc-c., Nat-m., Nit-ac., Am-c.

Hausangestellte, Hauspersonal: ungebührliches Benehmen gegenüber ihren Hausherren: Nux, Nat-m.

rüpelhaftes, rücksichtsloses Benehmen gegenüber ihren Hausherren: Lyc., Nat-m.

Haushaltsführung, Frauen, die „nicht manifeste Befähigung für" die H. besitzen: Nux, Sulf., Lyc., Sil.

Heftig bis zum Begehen von Tätlichkeiten (= gewalttätig): *(Dulac/Jahr)* Bell., Hyos., Nat-c., Anac., Chin., *Hep.,* Lyc., Nux

bis zum Töten (= gewalttätig): *Hep.,* Plat., Nux, Ars.

und aufbrausend: HEP., Nux, Bry., Calc-c., Phos.

Heilmittel (→ *Arzneimittel*)

Heimtückisch (→ *perfide*)

Heiraten (sich verheiraten), Unentschlossenheit, sich zu verheiraten: Nux, Lach., Staph.

um einen Junggesellen zum Entschluß zu bringen, seine Mätresse zu verlassen und zu: Staph., Verat., Plat., Phos., Lach.

um einen Junggesellen zum Entschluß zu bringen, eine Frau zu h., mit der er ein Kind hat: Plat., Sil., Nat-m., Carb-v., Ign., Nux

Frauen, die aus übermäßigem Geschlechtstrieb von dem Wunsch besessen sind, zu heiraten: Plat., Bell., Verat., *Caust.*

obwohl sie kein geschlechtliches Verlangen haben: Lyc.

aus Ehrgeiz, eine soziale Stellung zu erreichen: Sulf., Nux

um einem Mann die Lust zu nehmen, eine solche Frau zu: Lyc., Sep. Caust.

um einer Frau die Lust zu nehmen, einen solchen Mann zu: Lyc., Sep., Caust.

um die Liebe einer Person für eine andere schwinden zu lassen: *Caust.*

Heiterkeit, Mangel an: *Calc-c., Sil.*

absolute oder sorgenvolle: Op.

dann Traurigkeit: Plat.

vorher Bangigkeit: Coff.

Hemmungen (→ *Befangenheit und Gesellschaft*)

Herzbeklemmung (→ *Beklemmung*)

Herzklopfen und **Herzneurosen** (→ *Hast*)

Hetze = Agitationen, körperliche Unruhe, heftige Gemütsbewegungen, unstetes Leben: *(Dulac/Jahr)* Merc., *Nux-v., Lach.,* Staph., Puls.

Heuchelei: *Puls., Sulf.,* Nux, *Sil.,* Lyc., Solub., Bar-c., Sep., Caust.

Hinabstürzen, Trieb (Impuls), sich von oben: **Bell.,** Hyos., Stram. *(Dulac/Jahr)* Ign., Sec., Nux, Aur.

Sich **hinreißen** lassen, durch übertriebene Begeisterung (sich ereifern), in bezug auf Gedanken, Meinungen, Handlungen: Con., Alum., Hep.

Hinterlistig (→ *Intrigant und perfide*)

Hitze (grade), Personen, die keine große H. ertragen können: *Lyc.,* Puls.?. *Calc-c.,* Jod.?, *Nat-c.*

Personen, bei denen durch einen überheizten oder zu hell erleuchteten Raum Blutandrang zum Kopf verursacht wird: Calc-c., Lyc.

Hitziger, leidenschaftlicher Charakter (→ *feurig*)

Hochfahrender, schroffer Charakter: Hep., Nux, Lach., Caust.

Hochmut, hochmütig (→ *Stolz*)

Hochzeitsfeier, Hochzeitsgesellschaft; man glaubt in der Phantasie oder im Traum eine H. zu sehen. *(Dulac/Jahr)* Alum.

Hoffnung, schwache H. als Dauerzustand: Nux, Puls., Staph., Plat.

Hoffnungslosigkeit: Verat., Arn., *Carb-v.*

kein Glauben mehr an die Zukunft, man zweifelt an allem: Carb-v.

absolute: 1. *Staph.,* 2. Plat., 3. Sil., 4. Carb-v. oder aber: 1. Graph., 2. Alum., 3. Sep., 4. Staph.

Mangel an **Höflichkeit** und Zuvorkommenheit: *Hep.,* Lyc., Plat., *Merc.*

Hohe Dilutionen (→ *Dilutionen*)

Homöopathie, Leute, die eine Abneigung gegen die H. haben: Hep., Nit-ac., Caust., Sep., Lyc., Nux

Männliche **Homosexualität** (→ *Päderastie*)

Hortung von Gold, Edelmetallen, Kunstschätzen usw. (→ *Thesaurierung*)

Hunde, Furcht vor (→ *Furcht*)

Schreie wie **Hundegebell** (→ *bellen*)

Hypochondrie: 1. Nux + 40 Tage + 2. Sulf. = 50 Tage, Nux, Sulf., Calc-c.

die zum Selbstmord führt: *Nat-m.,* STAPH., Calc-c., Graph., Alum., Sep., Sulf. *(Dulac/Jahr)* Chin., Con., Staph.

Hysteralgie, heftige Gebärmutterschmerzen während der Menstruation oder in der Zeit zwischen den Menstruationen: *Ign.,* Plat., Nux, Cham. (*Jousset,* 2. Ausg. Bd II, S. 468–9)

Hysterie: *Ign., Nat-m.,* Mag-m.

Idealität, einen ausgesprochenen und lebendigen Sinn für Formen und Farben haben: Lyc.

Illusionen, Menschen voller: Sep., Plat., Sulf.

Menschen voller I. mit dem Glauben, daß es Realitäten seien: *Staph.*

Menschen voller I. mit dem Glauben, daß es Realitäten werden könnten: Phos., Kali-c.

Mangel an – oder fehlende – **Imagination,** Einbildungskraft, Phantasie: In nachstehender Reihenfolge: 1. Con., 2. Nux, 3. Staph., 4. Solub., 5. Sil., 6. Petr., 7. Graph., 8. Caust., 9. Alum.

Gesteigerte **Imagination** und Intelligenz: Op.

Impertinent, ungehörig, frech, unverschämt: Nux, *Nat-m.,* Hyos., Verat., Lach.

Impertinenz, Unklugheit, Frechheit: *(Dulac/Jahr)* Verat., Nat-m., Staph.

Impotent (→ *unvermögend*)

Impressionabilität (→ *Beeindruckbarkeit*)

Mangel an **Improvisation:** Puls., Sulf., Con., Alum.

verwendet unpassende Worte, vergißt die Bezeichnung von Buchstaben: *Lyc.*

und fehlerhafte Verskunst: *Con.*

Improvisieren, „nicht manifeste Befähigung zum“ I. beim Sprechen und Schreiben: Sulf., Nat-m., Puls., Carb-v., Verat.

sucht mühsam seine Worte, gebraucht unpassende Ausdrücke: *(Dulac/Jahr)* Nux, Ph-ac., Staph., Calc-c.

Indifferenz, Gleichgültigkeit: Am-c., *Con.,* Caust., *(Dulac/Jahr)* ALUM., *Calc-c.,* Petr., Merc., Nit-ac., Sep., Staph., *Puls.,* NAT-M.

bei Kindern: Phos.

Indiskret, Mangel an Verschwiegenheit: Arn., Bov., Hyos., Stram., *Bar-c.,* Solub., Op.

viel zu: Arn., Spong., Bov., Stram., Hyos., Verat.

Indolenz, Gleichgültigkeit und Trägheit, Unempfindlichkeit gegen alle Eindrücke und Schmerzen: *Puls.,* Lyc., Nux, Sulf., Bry.

körperliche I.: Puls., Sulf., Lyc.

geistige I.: Staph., Calc-c., Alum.

moralische I., Willensträgheit: *Petr.,* Lach., Nux, Sulf.

Inhuman, unmenschlich, rücksichtslos: Anac., Nat-m.

Keine **Initiative** haben, Mangel an Entschlußkraft: Rhus, Sulf., Lyc., Jod., Aur.

Insomnie, Schlaflosigkeit der Geisteskranken: 1. Hyos., 2. Bell.

Intellektuelle Kultur, „nicht manifeste Befähigung für“ die: Alum., Calc-c., Hep., Nux, Calc-c., Merc., Nux, Petr., Merc., Graph., Petr., Con., Con.

„manifeste Befähigung für“ die i. K. und „nicht manifeste Befähigung für“ die moralische (sittliche) Kultur; z. B. die Türken und Ägypter: Ign., Nux, Bell., Solub., Sulf. (→ *moralische Kultur*)

Sehr **intelligent,** aber eingebildet und stolz: *Plat.,* Nux, Verat., Lach.

aber naiv und zu offenherzig: Stram., Hyos., Verat., *Chin., Sulf.*

aber leichtgläubig bis zum Puerilismus: *Bell., Puls.,* Staph., Bar-c.

aber energie- und charakterlos: *Petr.,* Graph., *Con., Alum.,* Am-c.

Intelligenz- und Gedächtnisschwäche bei jungen Leuten im Laufe ihrer Studien: NAT-C. ist unübertrefflich

Intoleranter Geist/Charakter: Caust., Ars., Bar-c.

Intrigante, hinterlistige Menschen (durch Umwelteinflüsse): Ars., Lach.

Intriganter Geist/Charakter (Wesenszüge): Verat., Bell., Hyos.

Mangel an **intuitiven** Fähigkeiten: Staph., Lach.

irreligiös (→ *gottlos*)

Irresein (→ *Wahnsinn*)

Irrsinnige (→ *Geisteskranke*)

Jagd, „manifeste Befähigung für" die: Sulf., Staph.

„nicht manifeste Befähigung für" die: Am-c., Calc-c.

Jäger, ungeschickte und unbeholfene Menschen sind schlechte J., da sie zu hastig und oft in Eile sind: Ambr., Alum. oder Nat-m., Sulf.

Jähzornig (→ *aufbrausend*)

Jammern, wehklagen über seine Krankheit, über seinen Schmerz: LACH., Nux

(→ *sich beklagen*)

Junge Leute haben oft das Bedürfnis, überschüssige Kraft zu verschwenden: Nux, Calc-c., Sulf.

Bei ihnen treten folgende psychische Symptome oft in Erscheinung:

Charakterschwäche: Lyc., Sil., Caust.

Sie lassen sich zu Tafelfreuden hinreißen: Ip., *Natr.,* Kali, Nux

Sie lassen sich zum Nichtstun verleiten: Nat-m.

Sie lassen sich zur Spielleidenschaft verleiten: Nux, Staph., Vivus, Bell., Verat., Lyc., Sulf.

Sie lassen sich durch Frauen verführen: Plat., Sulf., Calc-c., Canth., Phos., Chin., Staph., Nux, Stram., Hyos., Verat., Orig.

Nachträglich bedauern sie, daß sie sich haben hinreißen/verleiten/verführen lassen: *Staph.*

Jungenhafte/burschikose Allüren von Mädchen: Plat., *Nat-m.,* Carb-v., Petr.

Jura studieren (→ *Rechtswissenschaft*)

Um den **Kaffeegeschmack** zu beseitigen: 1. *Nux-v.,* Puls., 2. Chin., 3. Chin-s., 4. Sulf. (→ *Genußmittel*)

Um sich das **Kaffeetrinken** abzugewöhnen: Nux-v., Cocc.?, Calc-c., Vivus?, Sulf.

Kälte, Menschen, die die große K. nicht ertragen können: **Nux,** Camph., Sulf., *Staph.* (→ *sich eine Kopferkältung zuziehen*)

Kaltes Bad (→ *Baden*)

Kapriziös (→ *launenhaft*)

Disposition für die **katholische** Glaubenslehre: Sulf., Lyc., Sil.

Käuflich (→ *bestechlich*)

Kaustisch = spöttisch/scharf, beißender Spott: Lach., *Ars.,* Caust., Sep.

Keuschheit (→ *Enthaltsamkeit*)

Kinder, Heilmittel, die für K. indiziert sind: CALC-C., Acon., Ip., Solub., *Sulf.,* Sil., Cham., Acon., Bell., Coff. (→ *Zerstreutheit bei Kindern*)

die sehr unsauber sind und überall urinieren und ihre Notdurft verrichten: Sulf., *Sep.*, Sil.

Großeltern, die ihren K. und Nachkommen in unvernünftiger Weise zugetan sind und sie schlecht erziehen und verwöhnen: Bar-c., Op., Am-c., Lyc., Sulf.

Kindisches Benehmen (→ *Benehmen*)

Kindlich, naiv, zu offenherzig, aber sehr intelligent: Stram., Hyos., Verat., Chin., Sulf. (→ *naiv*)

Klagen, herzergreifende K.: *(Dulac/Jahr)* Nux, Caust., Staph.

Klagen, Jammern, Lamentieren: *(Dulac/Jahr) Nux*, Alum., Lach., Anac., Sulf., Chin., Verat., *Puls.*

Klatschereien, Leute, die die Gewohnheit angenommen haben zu klatschen und zu tratschen: Ars., Caust., Lach., Calc-c.

Klatschsüchtig, aber nicht prahlerisch: **Lach.,** Nux-v., *Stram.*

Kleidet sich unschicklich: Hell.

Kleidungsstücke lösen, Fenster aufmachen, wegen Beklemmungen: Puls., Nux (→ *Angstgefühl, Beklemmung*)

Kleiner, Gegenstände erscheinen: *(Dulac/Jahr)* Plat., Staph.

Kleinigkeitskrämer (→ *Pedant*)

Kleinmut, Verzagtheit: Am-c., Am-m.

Mangel an Selbstvertrauen: *(Dulac/Jahr) Bry., Puls.,* Bar-c., Calc-c., Staph., Am-c., Chin., Alum., Nit-ac., Phos.

Kleinmütig = Zaghaftigkeit, die dazu führt, sich selbst zu mißtrauen. Man wagt nicht, sich zu äußern oder etwas zu unternehmen: Puls., Lach., Am-c., Alum.

Klug (→ *intelligent*)

Klugheit (→ *Unterscheidungsvermögen*)

Klugschwätzer, Theoretiker, Leute, die neue Tatsachen lesen und nur flüchtig wahrnehmen: *Sulf., Lach.,* Ars., *Verat.*

Knabenliebe, Knabenschändung (→ *Päderastie*)

Kochkunst, Küche, „nicht manifeste Befähigung für“ die: Nux, Nat-m., Lyc., Carb-v., Sil.

„nicht manifeste Befähigung für“ die K., wenn dies von der Geschicklichkeit der Hände und einer rein praktischen Eignung abhängt: Am-c., Nat-m., Am-m., Carb-v., Zinc., Nux, Mag-c.

oder wenn der Grund darin besteht, daß man weder Gourmand noch Gourmet ist (→ *Gourmand und Gourmet*)

Kokett, Frauen, die zu kokett, zu eitel sind: Puls., Bell., Nux, Sulf., Lyc.

Frauen, die nicht k., nicht eitel genug sind: Bell., Puls., Staph., Lyc.

Komische Sonderlinge (→ *schrullenhaft*)

Immer **kommandieren** wollen (→ *autoritär*)

Komödianten, Spaßmacher: Croc., Bell., Verat.

Übertreibender **Komplimentemacher,** Schmeichler: Puls., Nux, Plat., Lyc., Sil., Sulf., Sil.

Konservativ, nicht k. genug: Caust., Ars., Lach.

Konversation (→ *Unterhaltung*)

Sich **konzentrieren,** heftige Abneigung, sich geistig zu: Calc-c., Lyc.

Geistig **konzentriert:** Caust., Sulf., Alum.

Konzentrierter, verschlossener Charakter: *(Dulac/Jahr)* Puls., **Phos.,** Nux, *Staph.*

Konziliant, verträglich, versöhnlich. Menschen, die diese Eigenschaft nicht haben: Nit-ac., Hep., Sulf., Nux, Lach.

Fürchtet, sich eine **Kopferkältung** zuzuziehen: Staph., Nux, Sulf., Chin.

Beschwerden nach einer: Staph., Nux, Sulf., Chin.

(→ *Kälte*)

Kopfläuse (→ *Läuse*)

Kopfschweiß: *Chin.,* Sulf.

Der **Körper** leidet, das Gemüt ist heiter – und umgekehrt: *Plat.*

Körperliche Arbeit (→ *Arbeit*)

Krank, sich für sehr k. halten: CALC-C. (spezifisch), Caust.

und deshalb will man nicht arbeiten: Nux, Calc-c., Sep., Caust.

Kranke, die jede Behandlung ablehnen, obwohl ein dringendes Bedürfnis dafür besteht: Nux, Caust., Ars.

die zu Unrecht jede Behandlung ablehnen: Plat., Bell., Lach., Caust.

glauben, nicht zu Hause zu sein: Op., Nux

Übelkeit, Brechgefühl, Erbrechen, hervorgerufen durch Empfindungen des Widerwillens und Ekels bei der Pflege der Kranken und angesichts ihrer Wunden und Exkremente. Das kommt sogar bei barmherzigen Brüdern und Schwestern vor: **Nux,** Staph.

Furcht vor **Krankheiten** (→ *Furcht*)

Kränkung (→ *Demütigung*)

Kriecherisch: Lyc., Sil., Sulf.

Disposition, **kriminell** zu sein: Ars., Hep., Bell., Solub., Lach. (→ Impuls, alles *anzuzünden* und *Mörder*)

Kritiker, kritischer Geist: Vivus, Staph., Calc-c., *Nux, Ars., Lach., Verat.,* Chin., Sulf. *(Dulac/Jahr),* Sep., *Caust.* Lyc.

Kritischer und verleumderischer Geist: Ars., Vivus (→ *kaustisch*)

Kultur = geistige und künstlerische Lebensäußerungen und Zivilisation = durch Fortschritt verbesserte Lebensbedingungen.

moralische (sittliche) K. und Z.: „manifeste Befähigung für" die moralische K. und Z. und „nicht manifeste Befähigung für" die materielle K. und Z., Staph., Puls., Lyc.

geistige (intellektuelle) K. und Z.: „manifeste Befähigung für" die geistige K. und Z. und „nicht manifeste Befähigung für" die materielle Z.: Coff., Chin-s., Chin., Phos.

materielle K. und Z.: „manifeste Befähigung für" die materielle K. und Z. und „nicht manifeste Befähigung für" die moralische und geistige K. und Z.: Con., Caust., Alum., Hep., Nit-ac.

Kummer, untröstlicher K.: Nux, Ars., Caust., Nat-m.

als Folge von früher erlittenen Beleidigungen: Calc-c., Staph.

und Sorgen: *(Dulac/Jahr)* Coff.

= ständiger und chronisch/seelischer Schmerz: *Graph.*

tiefe Betrübnis durch Widerwärtigkeiten: Caust.

Folgen von K. und Widerwärtigkeiten: *(Dulac/Jahr)* Ph-ac., Bell., Lach., *Nux,* Verat., Nat-m., Dros.

Kummervoll, mißgestimmt, vergrämt (Charakter): *(Dulac/Jahr)* Ign., *Staph.,* Caust., Ph-ac., Sep., Graph., Nat-m., Op., Nux, Nit-ac., Calc-c., Chin.

vergrämte Menschen, die nicht weinen können: Ign. (spezifisch)

Kunst (→ *bildende Künste*)

Künstlerische Begabung, schon offenkundig: Ambr., Euph., Plb-ac.

latent: Staph., Bell., Calc-c., Petr., Hyos., Plat.., Zinc., Stram., Mag-c., Verat.

Lachen oder Weinen bei jeder Gelegenheit: *Caust.*

über Lappalien (das sind Schwachsinnige): Stram., Hyos.

über ernsthafte Dinge: *(Dulac/Jahr)* Anac.

niemals: Am-m., Hep.

Widerwillen gegen L. und Unterhaltung: *Ambr.*

spasmodisches: *(Dulac/Jahr)* Calc., Con., Ign., Caust.

Lakonismus, sträubt sich gegen eine Unterhaltung, antwortet nur einsilbig: Bell., Merc., **Verat.,** PH-AC.

Landleben, heftige Abneigung gegen das Leben auf dem Lande: Nux, Bell., Sulf., Solub., Ign.

Landwirtschaft, „manifeste Befähigung für" die: Caust., Carb-v.

„nicht manifeste Befähigung für" die: Alum., Sulf., Plat., Calc-c., Sil.

Langeweile: LYC., Nat-c.

ständig L., nicht amüsierbar, nicht amüsant: SOLUB., Nux, Con.

alles langweilt ihn mit stiller Konzentration in sich selbst: *Plb.*

Langsam, träge, schwerfällig: Bell., Hyos., Sulf.

zu: Nux, Nat-m., Lach.

Fürchtet **Lärm** (→ *Geräusche*)

Laszivität, physische: Phos., Plat., Puls., Caust., Nat-m.

nur in der Vorstellung: Staph., Nux, Chin.

Laune = Stimmung, Gemütsart, Temperament (→ *Stimmung*)

Launen = Kapricen = launenhafter Charakter: *(Dulac/Jahr)* 1. Sep., 2. Caust., 3. Alum., 4. Hep., 5. Chin.

Launenhaft, kapriziös: Puls., Nux, Bell.

bei Entscheidungen und Entschlüssen: Solub., Puls., Lyc., Alum.

Läuse, Neigung, Körperläuse zu haben: Sulf., Ars.

Kopfläuse in der Menstruationsperiode: Puls.

neigt dazu, Filzläuse zu haben: CAUST.

neigt dazu, Kopfläuse zu haben: *Staph.*

Lebensüberdruß: *(Dulac/Jahr) Nux,* Puls., Lach., Chin., Sulf., Staph.

Zu **lebhaft:** Nux, Hep., Nit-ac.

Lebhaftigkeit, Heftigkeit: *(Dulac/Jahr)* Alum., Sep. Nux

Empfindung einer **Leere im Kopf:** Puls., *Calc-c.*

Empfindung einer **Leere unter den Füßen** beim Gehen: Stram., Verat.

Leichtgläubigkeit bis zur Puerilität, obwohl sehr intelligent: *Bell., Puls.,* Staph., Bar-c. (→ *intelligent*)

Leichtfertig (→ *frivol*)

Leichtfertigkeit (→ *Frivolität*)

Leichtsinnige, unüberlegte Person: Arn., Puls., Sulf., Agar.

Leiden, ertragen, dulden. Er kann keinen Menschen in seiner Nähe: Sulf., Staph., Nux, Vivus

Leiden lassen, Leute, die Menschen und Tiere gern leiden lassen: ARS., Bell.

Mangel an **Leidenschaft** bei der Suche nach der Wahrheit: Sulf., Nux, Sep., Ferr., Jod., Mag-c.

Leidenschaftlich, hitzig (Charakter) (→ *feurig*)

Leidenschaftlich, begeistert, hingerissen (→ *passioniert*)

Lektüre, hat überhaupt keinen Geschmack an: Con., Alum., Lach., Puls.

Lesbische Frau (Tribade): *Plat.*

Lesen, Kinder, die „nicht manifeste Befähigung" haben, zu lernen und zu: Alum., Mag-c.

Kranke, die die Manie haben, Heilkundebücher zu: *Nux, Puls.,* Staph., Sulf., *Calc-c.*

Liebe, Verstandesliebe durch Vorstellungen: Carb-v., Con.

von Herzen: Staph., Agar., Puls.

sinnliche: Phos., Plat., Chin., Caust. (→ geschlechtliche *Sensualität, Geilheit, Laszivität* und *Ausschweifende*)

Beschwerden durch eine enttäuschte L. verursacht: *Staph., Ign.,* Nux-v., Ph-ac.

Folgen einer unglücklichen: Hyos., Bell. (mit geschlechtlicher Exaltation), Ign., Ph-ac., Staph., Caust. *(Dulac/Jahr)*

verliebt, verzweifelt, liebeskrank: Caust.

närrische L. eines jungen sittsamen Mannes zu einem sittsamen Mädchen. Kein Erfolg durch Staph. 200. Heilung durch Causticum. Verabreichung der Dosen im Abstand von 21 Tagen

glauben, nicht geliebt zu werden (→ *geliebt werden*)

die L. zu den Tieren ist größer als zu den Menschen: Sil., Lyc.

Liebenswürdige Menschen: Puls., Lyc.

nicht l. = unfreundliche Menschen: Ars., Caust., Sep., Nux-v.

Leute, die Fremden gegenüber sehr l. sind. Zu Hause und in der Familie aber sind sie unfreundlich und widerwärtig: Puls., Lyc., Nux-v., Verat.

aus Zurschaustellung. Es fehlt aber an aufrichtiger Zuneigung: Merc., Puls., Nux-v., Calc-c., Nat-m., Carb-v., Graph.

Lispeln, Sprachstörung, fehlerhafte Aussprache der s-Laute: Sulf., Lyc., Sil. (→ *Aussprachefehler*)

Sehr **listig,** gerissen, schlauer Fuchs, gerissene Person: Lach., Puls.

in keiner Weise: Nux, Sulf., Calc-c.

und dennoch mit einer Intelligenz unter dem Durchschnitt: Sulf., Lach., Sep., Nux

und diebisch: Nux, Bry., Sulf., BELL., Puls.

Luft (→ *Stubenluft*)

Lügen, nicht offensichtlich l., sondern sich zweideutig ausdrücken. Geneigt sein, die Wahrheit zu verstellen, damit die Lüge nicht erkennbar ist. Diese Art zu lügen ist besonders häufig, wenn es um das eigene Interesse geht, oder wenn man seinem Ehrgeiz Genugtuung verschaffen will: Nux

Lügner, die gleichen Heilmittel wie für Diebe: Nux, Staph., Solub., Con., Caust., Calc-c., 1. Sulf., 2. Lyc., 3. Sil., 4. Calc-c., 5. Nat-m., 6. Carb-v.

Sich **lustig machen** über (→ *spotten*)

Lypemanie, übersteigerte Melancholie: Hyos., Bell., *Petr.,* Ph-ac.

und Tick, auf irgendetwas zu kauen: *Stram.,* Verat.

Magenbeklemmung (→ *Beklemmung*)

Magnetisieren, Menschen , die leicht zu m. sind, um sie einzuschläfern: Caust., Lach., Sep.

Männer, die eine Abneigung gegen Frauen haben: LYC., Con.

die eine Abneigung gegen Frauen haben und sich sexuell zu anderen Männern hingezogen fühlen: *Plat.*

Unzüchtige M., die kleinen Mädchen nachstellen: Plat., Verat., Phos.

Masturbation: STAPH., Chin., Nux, Sulf., Origan., Caust. (→ *Onanie*)

Mauerarbeiten, Manie, M. ausführen zu lassen, d.h. ständig Maurer zu beschäftigen: Cupr., Stann., Mag-c., Mag-m.

Medikament (→ *Arzneimittel*)

Meditieren, nachdenken, Betrachtungen anstellen, (still) beten. Keine Kraft zum: Petr.

Meineid: Nat-m., Nit-ac., Hep.

Melancholie, finstere M.: *Ars.,* Lach., *Verat.*

finstere M. mit dem Verlangen nach Gesellschaft und hellem Sonnenschein: Stram.

Schwermut, Trübsinn: Sep., Ign., Caust., Graph., *(Dulac/Jahr)* Ant., Chin., Croc., HYOS., OP.

Schwermut, Trübsinn mit Seufzen und Klagen: Lach., Nux

religiöse M. als Folge von Gewissensbissen: Aur., Con.

Menschenfeind (→ *Misanthrop*)

Menschenscheu (→ *Anthropophobie*)

Menstruationsstörungen: *(Dulac/Jahr)* Plat., Verat., Calc-c.

Messer, Trieb, mit dem M. zuzustechen: **Lyc.**

Zu **minuziös,** peinlich genau: Sulf., Lyc., Sil.

nicht m. genug: Calc-c., Nat-m.

Misanthrop: Phos., Nat-m., Staph., Vivus, NAT-C., *(Dulac/Jahr) Calc-c.,* Kali-c.

Mißerfolg in der Industrie, morbide Zustände als Folge von M. in der Industrie: Rhus, Puls., Verat., Nux, Calc-c., Sulf., Calc-c., Sep.

morbide Zustände nach literarischem: Nux, Lyc., Puls., Sulf., Calc-c., Ign.

morbide Zustände nach wissenschaftlichem: Nux, Sulf., Lyc., Puls., Calc-c., Ign.

Mißgestimmt (→ *kummervoll*)

Mißtrauisch, ständig: Sep., Bar-c., Caust., Verat., Puls.,*Lach., Hyos.* (→ *Argwohn*)

Mitteilsam (→ *expansiv*)

Mogislabismus, kann die Lippenbuchstaben: B, P, M nicht aussprechen: Stram., Verat., Bell. (→ *Aussprachefehler*)

Disposition zum **Monarchisten:** Lyc., Calc-c.

Mondsüchtiger (→ *Somnambule*)

Moralische, sittliche (gute) Kultur, „manifeste Befähigung für" die: Sulf., Lyc., Lach., Staph., Alum.

„nicht manifeste Befähigung für" die: Ars., Lach., Anac., Ambr., Alum., Calc-c., Solub.

Mörder: Bell., Hep., Lach., Plat.

Sich mit **Morphium** berauschen/betäuben: Bell., Vivus, Nux, Passiflora

Mückenstiche oder Flohstiche, sehr sensibel gegen: Vivus, Sulf., Sep., Nux

Murren, er murrt: Alum., Nux, Caust.

Mürrisch/unfreundlich/schweigsam (Charakter): Stann.

m./brummig (Charakter): Hydr., Lyc., Fl-ac., Nux (S. Biblioth. Hom. 16, S. 322)

übelgelaunt (Charakter): Vivus, Nux, Sep.

grämlich / kratzbürstig (Charakter): Staph., Sep., Caust.

zänkisch / griesgrämig: *(Dulac/Jahr)* Sep., Caust., Lyc., Merc., Hep., Staph., Caust., Anac., Ars., Lach., Nux-v.

Neigung zum **Müßiggang**/Nichtstun: Nux, Sulf., Calc-c., Lach.

Hat keinen **Mut**, seine eigene Meinung zu vertreten: Ign., Graph., Petr.

Mutiger und resoluter Mensch wird unentschlossen und kleinmütig: Nux

Bald **mutig,** bald furchtsam/ängstlich: *(Dulac/Jahr) Alum.*

Bald **mutlos,** bald ganz muterfüllt/mutbeseelt: Staph., Vivus, Op.

Mutlosigkeit: *(Dulac/Jahr)* Acon., *Lach.,* Puls., Calc-c., Nux-v., Chin., Ip.

Verzweiflung: Ign., Rhus, VERAT., Acon., Calc-c., *Carb-v.*

Mut-Manie, wie durch Trunkenheit/Rausch: Agar.

Zu **mystisch:** Sulf., Con.

Nachgiebigkeit: *Puls.,* Sil.

leichtfertige: *(Dulac/Jahr)* Lyc., Sil., Staph.

Nachlässig in allem: Bar-c., Caust., Am-c.

Nachspionieren (→ *bespitzeln*)

Christliche **Nächstenliebe** (→ *Barmherzigkeit*)

Nachtragende Gehässigkeit (→ *Rachsucht*)

Nachts arbeiten (→ *Arbeit*)

Nachtwandler (→ *Somnambule*)

Tick, sich **nackt** auszuziehen, wenn man schläft: Sulf., Merc.?, Puls.?

Tick, sich ganz n. auszuziehen, wenn man aufgewacht ist: *Hyos.*, Phos.

Näharbeiten, Stickereiarbeiten, „nicht manifeste Befähigung für" *N., St. (im allgemeinen)*

Mangel an Fingerfertigkeit und praktischer Veranlagung: Am-c., Am-m., Con., Zinc., Mag-c.

„nicht manifeste Befähigung für" *Näharbeiten (im besonderen):* Nat-m., Carb-v., Nux

„nicht manifeste Befähigung für" *Stickarbeiten (im besonderen):* Nat-m., Carb-v., Nux, *Petr.*, Con.

Nahrungsmittel: *Unverträglichkeit, Verdauungsstörung, Widerwillen*

Äpfel, Unverträglichkeit: Ars., Chin., Sulf.

Aprikosen, Unverträglichkeit: Nat-c., Solub.

Bier, kein Widerwille gegen Bier, aber Verdauungsstörung: Rhus.

Birnen, Unverträglichkeit und Ursache für ein eigentümliches Fieber: Bor. (spezifisch)

Bohnen, auch *dicke Bohnen,* Unverträglichkeit: Puls., Lyc.

Brot, Unverträglichkeit: Chin., Phos., Sulf.,

Begierde nach Brot: Ars., Plb., Nat-m., Bell., Nat-c., Puls., Stront.

Widerwillen gegen Brot: Chin., Puls., Sulf., Kali, Nux, Rhus, Nat-m., Lach., Lyc., Nit-ac., Phos., Con., Mag.

Eier, oder Speisen, die Eier enthalten, Unverträglichkeit: Colch., Puls., Calc-c., Carb.

kein Widerwille, aber Verdauungsstörung: Colch., Puls.

Widerwille gegen Eier: Colch., Puls.

Erbsen, Unverträglichkeit: Puls., Lyc.

Erdbeeren, Widerwillen gegen: Sulf., Chin.

Feigen, Unverträglichkeit: Sep.

Feinbackwaren (→ *Konditorwaren*)

Fette Speisen, Widerwillen gegen: Puls., Carb-v., Ip.

Unverträglichkeit von f.: Puls., Carb-v.

Unverträglichkeit von irgendwelchen Fetten und Ölen: In dieser Reihenfolge zu verabreichen: 1. Puls., 2. Chin., 3. Ferr.

Fleisch, Unverträglichkeit: Sil., Sulf., Lyc.

Widerwillen gegen Fleisch: Sil., Sulf., Lyc., Nit-ac.

Fleischkost, täglicher Genuß von, Unverträglichkeit: Mag-c., Mag-m., *Sil.,* Lyc.

Früchte, Unverträglichkeit von: Chin., Ars.

Widerwillen gegen: Chin., Ars., *Puls.*

Kalte Speisen, *kalte* Getränke, Eis: Verdauung nur bei kalten Speisen, kalten Getränken oder Eis: Verat., Chin., Staph., Calc-c.

Kakao, Unverdaulichkeit: *Puls.,* Lyc.

Kartoffeln, Unverträglichkeit: Sulf., Sil., Alum.

Käse, Widerwillen gegen: Nit-ac., Arg-n., Staph., Chel., Olnd.

Widerwillen gegen stark gewürzten: Hep., Nit-ac.

Widerwillen gegen Schweizer Käse: Merc., Sulf.,

Widerwillen gegen Roquefort: Hep.

keinen Widerwillen, aber Verdauungsstörung durch: Arg-n., Staph.

Kohl, Unverträglichkeit: Bry., Sulf., Chin.

Kohlrabi, Widerwillen und Unverträglichkeit: Bry., Sulf.

Konditorwaren, Feinbackwaren, Kuchen, keinen Widerwillen, aber Verdauungsstörung: Puls., Carb-v.

Linsen, Unverträglichkeit: Puls., Lyc.

Mais, Unverträglichkeit: Sulf., Chin., Kali., Puls.

Melonen, Widerwillen gegen: Chin., Verat., Ars.

Milch, Widerwillen gegen: STAPH., *Sep.,* Sulf.

keinen Widerwillen, aber Unverträglichkeit von: Sulf., **Sep.,** STAPH.

Öle und Fette (→ *fette Speisen*)

Pfirsiche, Unverträglichkeit: Verat.

Pflaumen, Unverträglichkeit: Puls.

Reis, Unverträglichkeit: Sulf., Puls., Bry.

Rüben, Unverträglichkeit: Bry., Sulf.,

Salate, Grüner Salat, Unverträglichkeit: Puls., Nux, Sulf.

mit mehlhaltigen Stoffen zubereitete Salate, ferner Kartoffelsalat, Bohnensalat, Rote Rübensalat, Unverträglichkeit: Bry., Sulf., Lyc.

Salzige Speisen (→ *Dyspepsie*)

Saure Speisen (→ *Dyspepsie*)

Schokolade, Unverträglichkeit: *Puls.,* Lyc.

Suppen, Widerwillen gegen: Staph., Puls., Nat-m., Chin., Carb-v.

Unverträglichkeit von: Staph., Chin.

Unverträglichkeit von Hafergrützensuppe: Sulf., Chin., Kali, Puls.

Süße Speisen, Widerwillen gegen: Puls., Nux, Sulf.

Unverträglichkeit von: Puls., Nux, Sulf.

Süße Speisen und Getränke, Unverträglichkeit, aber keinen Widerwillen: Puls., Nux, Hep. (→ *Dyspepsie*)

Trauben (→ *Weintrauben*)

Warme und kalte Speisen (→ *Dyspepsie*)

Wasser, klares W., Widerwillen gegen klares Wasser: Staph., Sulf-ac., Lach., Chin. (→ *Dyspepsie*)

Wein, keinen Widerwillen gegen, aber Verdauungsstörung durch Wein: Puls., Petr., Con. (→ *Dyspepsie*)

Weintrauben, Unverträglichkeit: Verat., China

Zucker (→ *Dyspepsie*)

Zwiebeln, Begierde nach Zwiebeln: Thuj.

Widerwillen gegen Zwiebeln: Thuj., Nit-ac.

Unverträglichkeit von Zwiebeln: Thuj.

Naiv: Bovista, Bell., Stram.

kindlich, zu offenherzig, aber sehr intelligent: *Stram.,* Hyos., Verat., Chin., Sulf.

Näseln, durch die Nase sprechen: Lach., Nux, Merc., Caust., Lyc.

Mangel an **Natürlichkeit** im Benehmen. Leute, die sich den Anschein eines majestätischen Biedermannes geben: Nat-m., Carb-v., Petr., Graph., Plat.

Mangel an N. in der Denkart: Alum., Caust.

Mangel an N. in Redensarten, im Ausdruck, in Gesten, in Gefühlen, in Handlungen: Alum., Caust., Con.

Leute, die sich vor allem mit **Nebensächlichkeiten** beschäftigen und keinen Blick für wichtige und bedeutende Angelegenheiten haben: Alum., Con.

Necken (→ *hänseln*)

Neid und Haß: Puls., Am-c., Calc-c., Nit-ac., Nat-c. (→ *Rivalität*)

Neidisch: Ars., *Puls.,* Lyc., Staph., *Lach.,* Sulf., Nux. In nachstehender Reihenfolge zu geben: 1. Ars. 40 Tage wirken lassen, 2. Lach. 40 Tage wirken lassen, 3. Lyc. 60 Tage wirken lassen, 4. Puls., 30 Tage wirken lassen, 5. Sulf. 40 Tage wirken lassen, 6. Calc-c. 60 Tage wirken lassen

Zu **neugierig:** Sulf., Sep., Puls., Lyc.

über alle Maßen: Verat., Hyos., Puls.

Nichtstun (→ *Müßiggang*)

Nonne, Ordensschwester, Frauen, die „nicht manifeste Befähigung" haben, N. zu werden: Con., Nat-m., Alum. (→ *Geist: Geistlicher Stand*)

Nörgler, brummiger Charakter (→ *mürrisch/brummig*)

Nostalgie: Ign., Staph., Solub., Aur. *(Dulac/Jahr)* Ign., Staph., Nit-ac., Puls., Merc., Ph-ac.

Obstruktion (→ *Beklemmung,* Magenbeklemmung)

Ohnmächtig, impotent (→ *unvermögend*)

Onanie: STAPH., Chin., Nux, Sulf., Orig.

Sich mit **Opium** berauschen/betäuben: Calc-c., Solub., Stram.

Oppositionsgeist: Caust., Ars., Lach., Sep.

Optimist: Puls., Lyc., Sil.

Zu **optimistisch:** Nux, *Calc-c., Sulf.*

Ordnung, Ordnungssinn, übertriebene O. bis zur Monomanie: Puls., Lyc.

Übertreibungen bis zur Kleinigkeitskrämerei und Manie: Sulf., Puls., Lyc., Sil., Calc-c.

Mangel an O. bei Frauen in der finanziellen Führung ihres Hauswesens: Caust., Lyc., Calc-c.

Mangel an O. bei Frauen in der Haushaltsführung: Sulf., Sil., Alum., Staph.

Frauen, bei denen es an O.sinn fehlt in bezug auf ihre Kleidung samt Zubehör: Puls., Nux, Graph.

Männer, die bei ihren wissenschaftlichen Arbeiten keine O. haben: Alum., Hep., Nit-ac.

Männer, die in ihren finanziellen, kommerziellen und industriellen Geschäften keine O. haben: Staph., Nux, Verat.

Männer, die in der Führung ihrer häuslichen Angelegenheiten keine O. haben : Calc-c., Nat-m., Carb-v.

Männer, die bei ihren literarischen Arbeiten keine O. haben: Lyc., Puls.

Die **Organisation** für ein Unternehmen ist gut, aber die Ausführung (Durchführung der Pläne) ist schlecht: Agar., Nux, Nat-m., Ars.

Orthographie, es sind gebildete Menschen, aber mit der O. kommen sie nicht zurecht: 1. Lach. + 40 Tage + 2. Lyc. + 40 Tage (spezifisch). Lach., Lyc., Sil., Sulf., Tab., Crot., Con., Hydr.

Päderastie, Knabenliebe, Knabenschändung, Homosexualität bei Männern, die einen Widerwillen gegen Frauen empfinden und sich sexuell zu Männern hingezogen fühlen: *Plat.*

Päderastie, Tribadie: PLAT., Calc-c.

Passioniert, leidenschaftlich für etwas begeistert: Lyc., Plat., Calc-c.

bis zur Erschöpfung: NAT-C.

Pedant, Kleinigkeitskrämer: Plat., Puls., Sil.

Peinlich genau (→ *minuziös*)

Perfide, hinterlistig, heimtückisch, falsch, treulos: LACH., *Ars.*, Sep.

Viel zu **persönlich**/eigennützig, beschäftigt sich ausschließlich mit sich selbst und in keiner Weise mit anderen: Plat.

Pessimist, sieht alles schwarz und mit Mißtrauen: Lach., Sep., Bar-c., Caust., Ars., Hyos.

Zu **pessimistisch:** Sep., Caust., Lach.

Pessimistischer Geist: Ars., Caust., Sep.

Petzer (Schüler): Ars., Lach., Nat.

Pflichtgefühl, Menschen, die Pf. haben und gewissenhaft sind: Ign., Aur.

Menschen, die kein Pf. haben und gewissenlos sind: Ars., Sulf., Nat-m., Anac., Lach., Solub., Coloc.

Stimulierung des Pf., Entwicklung der Willenskraft, um seine Pflicht zu erfüllen: **Calc-c.,** Sulf., Solub., Sil. (→ *Gewissenlosigkeit*)

Phantasie (→ *Imagination*)

Phantast, Mensch mit überspannten Ideen, launenhaft, ändert ständig seinen Geschmack und seine Neigungen: Verat., Ip., Ign., Verat., Chin., Nat-c. (→ *unbeständig/wechselhaft*)

Phantome, betrachtet wirklich vorhandene Personen und Schatten als Ph. und glaubt, Personen dort zu sehen, wo nichts ist: Bell., Hyos., Stram. (→ *Halluzinationen*)

Platzangst (→ *Agoraphobie*)

Pollutionen: *Phos.* + *Ph-ac.* + *Caust.* + *Staph.* + Sep. + Sulf. + Con. + Chin.

Viel zu **positiver Geist:** Solub., Calc-c., Nat-m., Carb-v., Alum., Sulf., Am-c.

Prädestiniert, glaubt verloren zu sein, weil Gott es p. habe: *Lach.*

Prahlhans, Angeber, Aufschneider: Nux, Bell., Stram., Solub., Plat., Arn., Nat-m. (→ *Aufschneider*)

Prätentiös, eingebildet, anmaßend in der Denkart, mit Worten und Ausdrücken: Plat., Lyc., Verat.

Gesten, Handlungen: Hyos., Stram., Verat.

Immer **pressiert** sein (→ *es immer eilig haben*)

Prinz, glaubt ein P. zu sein: *(Dulac/Jahr)* Verat.

Prodigalität, Verschwendungssucht: Sulf., Agar., Nux, Calc-c., SOLUB.

Kein **Progressist:** Carb-v., Petr., Con.

nicht P. genug: Petr., Graph., Con.

Disposition für die **protestantische** Glaubenslehre: Caust., Sep., Coloc., Anac., Sulf.

Prozeßsüchtig, führt unaufhörlich Prozesse, mit oder ohne (vernünftige) Begründungen: Nux, Caust., Lach., Ars.

Rachsucht = nachtragende Gehässigkeit, Groll + Haß: Ph-ac., Nit-ac.

Rachsüchtig (Charakter): *(Dulac/Jahr) Anac., Lach.,* NAT-M., Staph., Fl-ac., Lyc., Nux

Rachsüchtige Menschen: Am-m., Am-c., Lach., Ars.

Rachsüchtig und gehässig: Calc-c., Nat-m., Nit-ac., Am-c.

Raserei (Anfälle), Wutanfälle im Wahnsinn: 1. Bell., 2. Hyos., 3. Stram., 4. Verat.

Furcht, sich beim **Rasieren** zu schneiden (→ *Furcht*)

Rauchen (→ *Tabak*)

Real = wirklich, tatsächlich vorhanden (→ *Halluzinationen und Phantome*)

Zu **realistische Schriftsteller:** Am-c., Am-m.

Rechthaberisch: *Caust.,* Solub., Lach., Ars., Sep.

Rechtsanwalt, „nicht manifeste Befähigung zum“: Nat-m., Carb-v.

Rechtschaffen (→ *ehrlich*)

Rechtschreibung (→ *Orthographie*)

Studium der **Rechtswissenschaft,** „manifeste Befähigung für“ das: Petr., Graph.

„nicht manifeste Befähigung für“ das: Staph., Nat-m., Alum., Caust.

Es **regnet,** man glaubt, daß es nachts r., man glaubt den Regen zu hören: *(Dulac/Jahr)* Verat., Chin., Calc-c., Sulf., Staph., Ph-ac.

Reich, wohlhabend; bestrebt sein, für r. gehalten zu werden: Verat., Lach., Lyc.

Reimen, Verse machen, dichten; „manifeste Befähigung für“ das: Lach., Chin., Coff.

„nicht manifeste Befähigung für“ das: Carb-v., Petr., Sulf., Calc-c.

Reinlichkeit (→ *Sauberkeit*)

Reisen = umherreisen; „nicht manifeste Befähigung für" das: Staph., Puls., Sulf., Nux, Nat-m., Am-c., Lach.

Häufiges R. ohne Ziel und Zweck = Monomanie des Umherreisens: Calc-c., Bell., Solub., Bar-c., Caust.

Reisen = fahren (→ *sich nicht getrauen zu fahren*)

Reiten, Reitkunst; „nicht manifeste Befähigung für" das: Puls., Sil., Calc-c.

Reizbar, leicht erregbar, überempfindlich: Nux, *Vivus*, Acon., Chin., Puls., Sulf., Phos., Plat.

Reizbarkeit (→ übermäßige *Empfindlichkeit*)

Religionsgemeinschaften (→ *Rivalität*)

Religionslos (→ *gottlos*)

Mangel an **religiösen Gefühlen** oder gar keine: *(Dulac/Jahr) Anac.*

Disposition, **Republikaner** zu sein: Lach., Caust., Lyc., Nat-m., Verat.

Retrograder Geist: Lyc., Plat., Nat-m.

Revolutionär (→ *unzufrieden*)

Rivalität, Eifersucht, Neid und Haß zeigen sich zwischen Mitgliedern der gleichen Religionsgemeinschaften oft heftiger und schärfer als in anderen Gemeinschaften. Beispiele: Im 17. Jahrhundert kam es durch die Rivalität zwischen Jesuiten und Dominikanern zur Austreibung aus China. Groß ist die Rivalität zwischen ultramontanen und liberalen Katholiken, zwischen den zahlreichen Glaubensgemeinschaften des Protestantismus und zwischen den muselmanischen Sekten.
Diese vier Leidenschaften treten viel häufiger zwischen Glaubensgemeinschaften der gleichen Religionszugehörigkeit auf als zwischen Anhängern von unterschiedlichen Religionen: Puls., Lach., Solub., Nit-ac., Nux, Nat-m., Hyos., Verat., Chin., Ars.

Zu **romanhaft**/schwärmerische Schriftsteller: Plat., Nat-m., Carb-v.

Sich **rufen hören;** man glaubt, sich nachts rufen zu hören: Sulf.

Ruiniert; Leute, die sich für r. halten: IGN., Verat., Calc-c.

Zu **sachlich/nüchterne** Schriftsteller (→ *realistisch*)

Sachwalter (→ *Anwalt*)

Mangel an **Sanftmut**/Freundlichkeit/Milde: Nicc-c., Calc-c., Nux, Hep., Lyc., Nat-m.

Sanftmut/Nachgiebigkeit/Schüchternheit/Geduld: *Puls.*

Nicht **sanftmütig** genug: Calc-c., Nux, Ars.

Sänger, nach dem Singen tritt Aphonie ein: Acon., Nux, Caust.

die heiser sind oder einen Frosch im Hals haben: Nux, Sep.

die die hohen Töne nicht hervorbringen können: Carb-v., Nat-m., Hep., Nit-ac., Petr.

die die tiefen Töne nicht hervorbringen können: Graph., Caust., Con., Alum.

die die Mittelstimme nicht hervorbringen können: Nit-ac., Sel., Sulf.

mit zu schneller Ausatmung; sie gehen mit der eingeatmeten Luft nicht sparsam um: Acon., Nux, Sep.

Sarkasmus, sarkastisch, beißender Spott (→ *kaustisch*)

Satirischer Geist: Stann., Lach., Ars.

Übertriebene **Sauberkeit** / Reinlichkeit, Monomanie der: Sulf., Sil.

Schäkern/scherzen/ausgelassen sein: **Stann.**

Kein **Schamgefühl** haben: Hyos., Bell., Phos. oder: Phos., Nat-m., Anac., Plat.

Schamlos, kein Gefühl der Sittsamkeit und Ehrbarkeit: Anac., Lyc.? (→ *frech*)

Scharlatan: Sulf., Calc-c., Plat.

und Lügner: Puls, Calc-c., Nat-m.

aber offen: Sulf., Lyc.

Scheinheilig (→ *devot*)

Scherz/Spaß, versteht keinen: **Jod.,** Staph., Nux

kann keinen Sch. ertragen: **Jod.,** Solub.

Widerwillen gegen Scherze: *(Dulac/Jahr) Merc.,* Nat-m., Staph.

macht zu schlüpfrige Scherze: Bell., Nux, Hyos., Calc-c.

Trieb/Reiz, über andere zu **scherzen,** andere aufzuziehen oder zum besten zu haben: *Lach.*

Scheu vor dem Urteil der Welt (→ *Borniertheit, 3. Teil*)

Sich **scheuen** (= fürchten) vor der Meinung der andern: Sulf., Puls., Nux, Plat., Sil., Nat-m., Cocc.

in religiösen Fragen: Puls., Lach., Ars., Carb-v.

in philosophischen Fragen: Sulf., Calc-c.

in moralischen Fragen: Sulf., Ars., Sil., Plat., Calc-c.

in literarischen Fragen: Staph., Lyc., Con., Alum., Nit-ac., Hep.

in künstlerischen Fragen: Nit-ac., Sel.

in industriellen Fragen: Puls., Sulf., Lyc., Sil.

in Fragen der Sitten und Gebräuche: Con., Graph., Hep., Alum.

in der Art, sich zu kleiden: Staph., Lyc., Caust., Sulf., Solub.

und nicht wagen, mit seinem kranken Bruder auszugehen: Caust.

und nicht wagen, mit seinem Ehepartner (Gattin) auszugehen: Plat.

Mangel an **Schicksalsergebenheit** (→ *Gelassenheit*)

Schiffahrt/Seefahrt, „nicht manifeste Befähigung für" die: Bar-c., Am-c., Carb-v.

Schlaf, kein erholsamer: Sulf., *Calc-c., Caust.*

Zu großes/langes **Schlafbedürfnis:** Nux, *Staph.,* Chin., *Sulf., Caust.*

Schlafen, kann nicht in Fahrzeugen: Alum., Calc-c., Sel.

kann nicht neben einer hell erleuchteten Lampe schl.: *Puls.,* Sulf., Staph.

kann nur bei vollständiger Dunkelheit und nicht in einem hellen Raum schl.: **Staph.,** Nux, Lach.

beichtet ganz laut im Schlaf: Bell., **Hyos.,** Stram.

spricht im Schlaf: *Calc-c.,* Bell., Nux

schreit im Schlaf: Bell., Hep., Sil.

weint im Schlaf: Ign., Nux, Puls., Kali-c.

streitet sich im Schlaf: Solub., Caust., Hep., Alum.

lacht laut auf im Schlaf: Sulf., Bell., Hyos.

wirft sich im Schlaf aus dem Bett: Nux, Bry., Bell

Schlaflosigkeit der Geisteskranken (→ *Insomnie*)

Zustand – eine Art von **Schläfrigkeit** (= dösen) beim Spaziergang: CON.

Schlafwandler (→ *Somnambule*)

Mangel an **Schlagfertigkeit** oder Improvisation: Puls., Sulf., Con., Alum.

Schlau/gerissen (→ *diplomatisch* und *listig*)

Schlauer/kluger/gescheiter Kopf: Ign., Nux, Caust.

Zu **schlüpfrige** und zotige Scherze machen: Bell., Nux, Hyos., *Calc-c.*

Schlußfolgerung, Menschen, die die Prämisse einer Überlegung kennen, daraus aber keine Sch. ziehen können: Alum., Mag-c., Zinc.

Schmähsucht, üble Nachrede und Verleumdung: Lach., *Ars.,* Verat.

nicht offen geäußerte: Helonias, Pathogen. *(Pichet)*

und Anschwärzung: *(Dulac/Jahr)* Ars., Nux, **Verat.,** Helon.

Schmähsüchtig: Caust., Ars., Nux, Lach.

Schmeicheln, Leute, von denen man alles bekommt, wenn man ihnen: Puls., Lyc., Sulf.

Schmeichler (→ *Komplimentemacher*)

Zu **schmeichlerisch:** Staph., Puls., Carb., Arn., Petr., LYC.

Schmerzen, physische und moralische Erregbarkeit durch: *Op.*

Schmollen (→ *Trotzkopf*)

Schnarren des R-Lautes: = das R mit der Kehle aussprechen; auch „l" statt „r": Sulf., Merc., Calc-c. oder Sulf., Sil., Calc-c.

Schneiderarbeiten (→ *Näharbeiten*)

Kein **schöpferischer** / erfinderischer Geist: Stram., Verat., Rhus, Calc-c.

Ängstlicher **Schreck/Schrecken,** morbide Zustände als Folge von: Acon., *Ign.,* Op., Hyos.

und Beschwerden während der Menstruation: Acon. oder Op., *Ign.,* Nux oder *(Dulac/Jahr)* Acon., Ign., Op., Bell., Ph-ac., Staph., Lach., Verat., Nux, Staph., Phos. Op.

beim Anblick von Blut: *Alum.*

Schreckhaftes Auffahren mit Angst in den Gesichtszügen: 1. Bell., 2. Hyos., 3. Stram., 4. Verat. (→ *sich erschrecken und Empörung*)

Schreiben, Kinder, die „keine manifeste Befähigung" haben zum Sch. und zum Lernen: Sil., Caust.

Schreiben; „nicht manifeste Befähigung für" das:

in Prosa: Nux, Nat-m.

in Versen: Nux, Puls.

zu reimen: *Carb-v.,* Petr., Sulf.?, Calc-c.?

beim Sch. zu improvisieren: Sulf., Nat-m., Puls., Carb-v.

Schreie: *Bell.,* Nux, Caust., Puls., Acon., Verat. *Bry. (Dulac/Jahr)*

der Kinder, denen man das nicht gibt, was sie verlangen; und wenn sie es bekommen haben, wollen sie es nicht mehr: Cham.

Schreien = laut tadeln/beschuldigen; Menschen, die andere immer laut tadeln: die Vorgesetzten ihre Untergebenen, die Eltern ihre Kinder und umgekehrt: 1. Solub., 2. Lach., 3. Ars., 4. Caust., 5. Sep.

Schreihälse (Kinder): *Cham.,* Chin., Ip., Coff.

und Flenner (Kinder). Cham., Nux

Schriftsteller (→ zu *realistisch* und zu *romanhaft/schwärmerisch*)

Schroffer, barscher Charakter: Hep., Nit-ac., Nat-m.

Schrullenhafte Menschen (Sonderlinge, überspannte, komische und launenhafte Menschen): Bell., Stram., Hyos., Calc-c., Verat., Puls., *Lach.*

in bezug auf Gedanken, Meinungen, Werturteile, Handlungen: Verat., Calc-c., Sulf.

in bezug auf die Armhaltung: Stram., Sep., Hyos.

in bezug auf die Kopfbewegungen: Sulf., Agar.

in der Gangart: Sep., Nux-v.

in der Art sich zu kleiden: Sulf., Sil. (→ *Ticks*)

Schüchtern (Charakter): Puls., Carb-v.

sehr sch., aber nicht ängstlich/furchtsam: Puls., Lyc., Calc-c., Nat-m., Carb-v., Petr.

Schüchternheit, die mit ungeschicktem Benehmen verbunden ist. Dies führt dazu, daß man nicht weiß, was man mit seinen Händen tun soll. Man bleibt an allem hängen, wirft Gegenstände um und macht sich lächerlich: Nat-m., Nat-c., Calc-c., Sil., Sulf., Nux

und Hemmungen in der Gesellschaft: *(Dulac/Jahr) Ambr.*

Schuldner, wollen ihre Schulden nicht bezahlen: Solub., Calc-c., Bell.

Schülerstreiche: Schüler, die ihren Kameraden oder ihren Lehrern Streiche spielen: Lach., Zinc.

Schurke (→ *Betrüger*)

Schwachsinn (→ *Demenz*)

Schwachsinnigkeit (→ *Einfältigkeit*)

Schwatzhaftigkeit (→ *Geschwätzigkeit*)

Schwerfällig (→ *langsam*)

Schwermut (→ *Melancholie* und *Hypochondrie*)

Schwimmen, Schwimmsport, „manifeste Befähigung für" den Schwimmsport: Calc-c., Sil.

„nicht manifeste Befähigung für" den Schwimmsport: Merc., Bell.

Seelische Erregung (→ *Emotion*)

Sehergabe (durch die Imagination); fehlende S. während des Schlafes: Lach., Phos., Alum., Con., Caust.

fehlende S. im wachen Zustand: Graph., Con., Petr.,

fehlende S. im magnetisierten Schlafzustand: Graph. Con.

Selbstachtung (→ *Ehrgefühl*)

Selbstbemitleidung (→ *bemitleidet* sich selbst)

Selbstmord, Suizid, Trieb/Impuls zum: *(Dulac/Jahr) Ars.,* Puls., *Bell.,* Graph., Carb-v., Nat-m., *Nux,* Aur., Chin., Rhus, Alum., Sep., Staph., Op.

die fünf Heilmittel in dieser Reihenfolge und jedes 40 Tage lang: 1. *Bell.* (spezifisch), 2. Nux, 3. Puls., 4. Aur., 5. Ars.

Hypochondrie, die zum S. treibt: *(Dulac/Jahr) Nat-m.,* STAPH., Calc-c., Graph., Alum., Sep., Sulf., Caust., Aur.

Trieb/Impuls zum S. durch Schußwaffen: STAPH. *(Dulac/Jahr)* Nux, Carb-v., Calc-c., Nat-m., Sep., Alum., Op., Sulf., Chin.

Trieb/Impuls zum S.; sich überfahren lassen: Ars., Lach.

Trieb/Impuls zum S.; sich ertränken: Puls., Nux, Lach., *(Dulac/Jahr)* Bell., Sec.

Trieb/Impuls zum S.; sich erhängen: ARS., Carb-v., *Bell.*

Trieb/Impuls zum S.; sich erdolchen: Ars., Nux, *(Dulac/Jahr)* Bell.

Trieb/Impuls zum S.; sich vergiften: Ars., Puls., *Bell.*

Trieb/Impuls zum S.; sich von oben herabstürzen: BELL., Hyos., Stram., Sec., Nux, Aur., Ign., *(Dulac/Jahr)* Sil.

Trieb/Impuls zum S.; sich durch Kohlendampf ersticken: Nux, Ars.

Trieb/Impuls zum S.; sich mit einem Rasiermesser den Hals durchschneiden: Acon.

Trieb/Impuls zum S. mit Todesfurcht: *Chin.*, NIT-AC., Plat., *Staph.*

er bittet getötet zu werden: *(Dulac/Jahr)* Bell.

Selbsttäuschung/Selbstbetrug (→ *Illusion*)

Selbstvertrauen, viel zu wenig S. haben: *Bar.*, *Petr.*, Rhus, *Anac.*, *Lyc.*, Nux, Staph. *(Dulac/Jahr)*

Selbstvertrauen/Zuversicht/sichere Hoffnung/Sicherheit:

Mangel an: Carb-v., Ambr-gri., Op., Olnd., Verat., Staph., Canth.?

zuviel: Plat., Verat.

Seltsame/wunderliche/launenhafte Menschen (→ *schrullenhaft*)

Zu **sensibel:** CAUST., Staph., Ign., Ph-ac.

Überreizte **Sensibilität** – Empfindung(svermögen): COFF., *Nux*, *Caust.*, Alum., Hep., *Nit-ac.*, Puls., ANAC., Jod., Phos. *(Dulac/Jahr)* Plat., Zinc., Staph.

Sensibilität, zu große moralische: Ign., Staph., Nux

zu große physische: Puls., Acon., Nux, Arn., *Chin.*

Sensualität – Sinnlichkeit, stark gastrische: Chin., Nat-c., Verat., Ip.

die gastrische S. ist stärker als die geschlechtliche S.: Ip., Nat-c., Verat., Chin.

stark geschlechtliche: *Caust.*, *Plat.*, Solub., Sulf., Calc-c., Hyos., Verat., Ph-ac., Nat-m.

die geschlechtliche S. fehlt gänzlich: LYC., Calad. seguinum.

die geschlechtliche S. fehlt gänzlich bei der Frau: Caust., Sulf., Lyc.

die geschlechtliche S. fehlt gänzlich beim Mann: LYC., Con.

Sentimentalität (→ *Gefühlsschwärmerei*)

Zu **servil –** unterwürfig – im Charakter: Lyc., Sil., Sulf.

Seuchen (→ *Furcht vor*)

Seufzen, ächzen (→ *stöhnen*)

Folgen von **sexuellen Exzessen:** *(Dulac/Jahr) Calc-c.,* CHIN., *Ph-ac.,* Staph., Nux

Fehlende **Sicherheit im Auftreten** (→ *Auftreten und Selbstvertrauen*)

Singen, „nicht manifeste Befähigung für“ das: Lyc., Sil., Staph., Caust., Lach.

falsch singen: Plat., Caust., Carb-v.

häufig s., Lust haben, zu s. und zu trällern: Acon., Chin., Lyc. Sulf.

Heiserkeit, nachdem man gesungen hat: Caust., Lach., Carb-v.

einen Frosch im Halse haben, nachdem man gesungen hat: Puls., Sep. (→ *Sänger und Aphonie*)

Sinnesorgane, abgestumpfte: *(Dulac/Jahr)* Anac.

die zeitweise schwinden: *(Dulac/Jahr)* Anac.

Sinnestäuschung (→ *Halluzination*)

Sinnlichkeit (→ *Liebe* und *Sensualität*)

Sittlichkeit (→ *moralische Kultur*)

Folgen der **sitzenden** (und zurückgezogenen) Lebensart: *(Dulac/Jahr)* Nux, *Bry., Calc-c., Lyc.,* Alum., Rhus, Staph.

Skeptiker und besonders diejenigen, die ihr Vertrauen aus vergangenen Zeiten verloren haben und mutlos geworden sind: CARB-V.

Skeptisch: CARB-V., Petr., Graph., *(Dulac/Jahr)* Lach. (→ *Borniertheit, 1. Teil*)

Skrupel = Bedenken, Gewissenszweifel: *(Dulac/Jahr)* Sulf., Cham.

übertriebene religiöse: Puls., Lyc., SULF., Nux, Ars., Ign., Staph.

Skrupellose = gewissenlose Menschen: Puls., DIG., Ars.

Skrupulös: *Digit.*

zu sk. in allem: Ign., STAPH., Ph-ac., Sulf., *Lyc.*

zu sk. in der Gewissenhaftigkeit: SULF., *Puls.,* Staph.

als ob man alle Menschen beleidigt hätte: ARS., HYOS., Nit-ac.

zu sk. in religiösen Andachtsübungen: Ign., **Staph.,** Ph-ac., Sulf., *Lyc.,* Übertriebene **Skrupulosität** = Ängstlichkeit/Bedenklichkeit/Unschlüssigkeit: Bar-c., 12.000 (*Nebel,* Revue Hom. Jan. 07) (hinzugefügt von *Jules Gallavardin*)

Soldaten, man glaubt von S. umringt zu sein: *(Dulac/Jahr)* Nat-c.

Somnambule, steht nachts auf und geht spazieren: *Phos.,* Nat-m., Lyc., Bry., Sulf.

steht nachts auf, um seine körperlichen Tagesarbeiten zu verrichten: Bry., Sulf., Nat-m.

steht nachts auf, um – aus Rache – schlafende Personen zu schlagen: NAT-M., Nit-ac.

steht nachts auf, um seine geistigen Tagesarbeiten zu verrichten: Phos., Sep.

stehts nachts auf, steigt auf Dächer, Brückengeländer und Balkone: Phos., Sulf., Lyc.

Zu große **Sorgfalt**/Fürsorge für die Angehörigen: Spig.

extreme: *Caust.*, Zinc., Lach.

Sorglos/unbekümmert/leichtsinnig: Arn., Bar-c., Sep., Op., Stram.

Angenehmer, liebenswürdiger **Spaßvogel**: *(Dulac/Jahr)* Lach., Staph.

Sie kommen immer zu **spät,** glauben aber, immer Zeit zu haben: Puls., Plat., Sil., Calc-c.

Spezialisten/Wissenschaftler (→ *Geist, Spezialisten*)

Spiele, „nicht manifeste Befähigung für“: Solub., Sulf.

Widerwillen der Kinder gegen: *(Dulac/Jahr)* Bar-c.

Spielleidenschaft, eingewurzelte Sp., um Geld zu gewinnen. Sie verschwenden aber nach und nach ihr ganzes Vermögen. In dieser Reihenfolge zu geben: 1. Puls., 2. Sulf., 3. Lyc., 4. Plat., 5. Calc-c., 6. *Solub.*, 7. *Nat-c.*

Spielleidenschaft, um Geld wetten: Vivus, Mag-m., Staph.

an der Börse; auch andere gewagte Spekulationen: Vivus, Mag-m., Calc-c.

in der Lotterie: Vivus, Mag-m., Staph.

um Geld oder auch nicht um Geld, sondern aus Charakterschwäche. Sie folgen dem ersten besten, der sie zum Spielen einlädt: Solub., Sulf., Nux, Chin., Ars., Caust.

man spielt nicht um Geld, man verliert nur seine Zeit: Bell., Verat., Sulf., Lyc., Caust.

Spitzes Werkzeug, Trieb/Reiz zum Zustechen, beim Anblick eines: Nux, Merc., Plat.

Spleen, Verschrobenheit, ständig Langeweile, nicht amüsierbar, nicht amüsant: **Solub.,** Nux, Con.

Spott, kann keinen Sp. ertragen: Nux, Puls., Lyc., Sulf., Jod. (→ *Scherz und satirischer Geist*)

Spotten, verspotten, auslachen; verspottet andere: **Lach.**

glaubt, daß man über ihn: Ign., Ph-ac., Nux, Sep.

spöttisch, beißend-spöttisch (→ *kaustisch*)

spöttisch-tadelnd (→ *satirisch*)

Lebende und tote **Sprachen,** „nicht manifeste Befähigung für“: Lyc., Olnd., Rhus, Sulf.

Sprachstörung (→ *Aussprachefehler*)

Sprechen, spricht stets in Gesellschaft: LACH.

spricht in Gesellschaft immer nur von ihnen: Lach., Staph.

spricht, wenn er allein ist: Nux

spricht zu laut: LACH.

spricht viel, ohne etwas zu sagen; Wortschwall, Gedankenarmut: *Lach.,* Nux, Staph., Crot.

spricht sehr zögernd (Kinder): Nat-m., 1. Caust., 2. Bell.

spricht durch die Nase (→ *näseln*): Caust., Lach., Lyc., Nux, Merc.

„nicht manifeste Befähigung", in der Öffentlichkeit zu: *Carb-v.,* Petr.

nervöse Unruhe, wenn er in der Öffentlichkeit spr. soll: 1. Lyc., 2. Lach.

Stadtleben, Widerwillen gegen das: Graph., Caust., Puls., Sulf., Sil.

Stammeln, Dyslalie; schnell, undeutlich und schlecht artikuliert sprechen; Wiederholung der gleichen Silben: Bell., Caust., *Stram.,* Lyc., Lach.

Mangel an **Standhaftigkeit**/Ausdauer/Beharrlichkeit in Grundgedanken, Meinungen, bei Arbeiten und Unternehmungen: Sulf., Lyc., Sil., Plat.

Starrköpfig wie ein Esel: Verat., *Lyc.,* Plat.

Starrköpfigkeit/Dickköpfigkeit/Eigensinn: Lyc., Sil., Calc-c., Nit-ac., Arn.

Gesellschaftliche **Stellung** – Stelle, Amt –; Folgen des Verlustes einer: *Plat., Ign.,* Staph.

düstere Melancholie, Lebensüberdruß und Verzweiflung aus Furcht, eine lukrative St. zu verlieren: Alle 10 Tage eine Dosis von: 1. Ign., 2, Rhus, 3. Verat., 4. Calc-c., 5. Staph., 6. Puls., 7. Sulf.

Stickereiarbeiten (→ *Näharbeiten*)

Stil, Ausdrucks- und Darstellungsweise (→ *Geist*/Prosaschriftsteller)

Stimmen hören, glaubt unbekannte/seltsame St. zu hören: *(Dulac/Jahr) Cham.,* Bell.

Stimmlosigkeit (→ *Aphonie*)

Stimmung/Laune, schlechte St. bei schlechtem Wetter: Am-c.

St. in der Abenddämmerung: Phos.

mürrisch/unfreundliche: 1. Rhus, 2. Solub., 3. Am-c.

weinerliche: Ip., *Lyc., Merc.,* Ph-ac.

sorgenvolle St. am Morgen, Gemütsruhe am Abend: Staph., Nux

ernsthafte, schweigsame: Staph.

Die **Stirn runzeln,** er runzelt die Stirn und verschränkt die Arme: NUX

Stöhnen/Seufzen, ächzen, unfreiwilliges: *Alum.*

der Geisteskranken; wiederholen unaufhörlich die gleichen Klagen und Worte: Hyos., Stram.

Zu **stolz:** *Staph.,* Plat., Verat.

Stolz und dumm, je stolzer, um so dümmer: Plat., Calc-c., Bell., Lyc., Verat., Stram.

Stolz/anmaßend (→ *arrogant*)

Stolz/Überheblichkeit: *Plat.,* Nux, Verat., Calc-c., Lyc., Staph., Lach. St.: In dieser Reihenfolge: 1. Plat., 2. Sil., 3. Calc-c., 4. Nat-m. – jedes 60 Tage wirken lassen. 5. Verat., 6. Lach., 7. Cupr., 8. Chin. – jedes 40 Tage wirken lassen

(Dulac/Jahr) Plat., Alum., Caust., Verat., Staph., Calc-c. (→ *intelligent,* aber eingebildet und stolz)

Störrischer / barscher Charakter: Hep., Sulf., Nit-ac.

Stottern: Caust., Bell., Stram. (→ *Aussprachefehler*)

Leute, die zu unüberlegten **Streichen geneigt** *sind:* Nux, Stram., Bell., Hyos., Staph. oder aber: *Stram., Hyos.,* Verat., Bell.

Streitsüchtig: Nux, Hep.

manchmal mutwillig: *Staph.,* Lach.

leicht st., st. Stimmung: *(Dulac/Jahr) Lach., Lyc., Nux, Merc., Bry.,* Caust., Sep. (→ *zänkisch* und *mürrisch/zänkisch*)

Stubenhocker (→ *sitzende Lebensart*)

Stubenluft, Menschen, die es in der St. nicht aushalten können (in Kirchen, im Theater, in der Schule): *(Dulac/Jahr)* LYC., PULS., Staph.

Stupidität, Stumpfsinn/Stumpfsinnigkeit: *(Dulac/Jahr)* Alum., Calc-c., Staph., Ph-ac.

Suizid (→ *Selbstmord*)

Syphilophobie: Solub., Hyos.

Tabak, danach streben, die Gewohnheiten des Rauchens zu überwinden (ebenso: Kautabak, Schnupftabak): *Caust., Staph.,* Nux, Sulf., Lach., Petr., Calc-c., Calad., Plan., Ign., 1. Staph. (spezifisch). 2. Nux, 3. Sulf. Camph. (Homoeopathie Populaire, 1891, S. 13).

Tabakgeschmack beseitigen (→ *Genußmittel*)

Verlangen, Lustempfinden zu **tadeln,** Vorwürfe zu machen: *(Dulac/Jahr) Vivus,* Staph., Calc-c., *Nux-v., Ars., Lach., Verat., Chin.,* Sulf.

Mangel an **Taktgefühl** bei Frauen und Männern in ihren gesellschaftlichen Beziehungen: Staph., Graph., Con., Alum., Caust.

Tanzen, „nicht manifeste Befähigung für" das T.: Nux, Nat-m. *(Dulac/Jahr)* Ph-ac. (→ *ungeschickt*)

Tätigkeitsdrang (→ *Aktivität*)

Taubstummheit: Caust., Lyc., Sep., Manc.

Teegeschmack beseitigen (→ *Genußmittel*)

Teilnahmslosigkeit (→ *Apathie*)

Testament, Leute, die kein T. machen wollen: Nat-m., Hep., *Calc-c.*

Zu **teuer,** Leute, die alles zu t. finden: *Sil.,* Sep. (→ *Geiz*)

Vom **Teufel** besessen (→ *besessen*)

Theoretiker (→ *Klugschwätzer*)

Thesaurieren, Gold, Edelmetalle und Schätze sammeln und horten: Puls., Lyc., Sil.

Thesaurierung, Gewinnsucht, Geizhälse, und als Folge davon: Egoisten: Staph., Puls., Nux

Bei den Bewohnern von Lyon stehen die kommerziellen und industriellen Fähigkeiten an erster Stelle. Danach kommen die künstlerischen Befähigungen. Aber diese Leute behalten die Kunstsammlungen für sich. Das ist eine andere Art von Thesaurierungspolitik

Ticks, verschiedene T., die in der *Plastischen Medizin* aufgezählt sind: Bell., Hyos., Stram., Verat.

Tick, zu spucken: Nux, *Sulf.,* Lyc., Solub.

mit dem Kopf nach vorne, nach hinten zu balancieren, oder auf alle vier Seiten: Lyc., Cham.

mehrere Tage hintereinander stürmisch zu tanzen: *(Dulac/Jahr)* Phos.

mit den Augen zu blinzeln: Spig., Solub., Bell.

die Kleider zu zerreißen: Verat., Nux

mit offenem Mund zu schlafen: Hep., Op., Nux, CALC-C.

mit offenen Augen zu schlafen: Bell., Op., Sulf., Hyos., Calc-c.

mit den Fingern in der Nase zu bohren: Ph-ac.

zu trällern/trillern: Staph., Lyc., Nux *(Dulac/Jahr)* Cocc., Nat-c.

sich an den Nasenlöchern zu kratzen: Ph-ac., Sulf.

immer auf etwas zu kauen: Stram., Verat.

mit den Fingern ans Kinn, an den Bart oder an die Nasenspitze zu fassen: Cina, Ph-ac., Bell., Hyos., Stram.

Personen zu beißen: Bell., Stram.

auf Gegenstände zu beißen: Bell., Hyos.

der Säuglinge, nicht an der Mutterbrust saugen zu wollen: *Sil.,* Cin.

der Säuglinge, am Finger zu saugen: Calc-c., Lyc.

zu sprechen, wenn man allein ist: Lach., Stram., Nux

die Passanten an der Nase herumzuführen: *(Dulac/Jahr)* MERC.

durch die Nase zu schnüffeln, die Nase hochzuziehen: Lyc., Caust., Hep., Nit-ac.

an den Fingernägeln zu kauen: Hyos., Sulf., Sil.

im Schlaf Speichel aus dem Mund laufen zu lassen: *Solub.*, Puls., Staph., Sulf., *Nux*

zu pfeifen: Sulf., Calc-c.

einer schrullenhaften Gangart und Körperhaltung: Sep., Nux

sich schrullenhaft zu kleiden (→ *schrullenhaft*): Sulf., Sil.

ungeschickte Haltung beim Gehen und dabei an alle Möbel anstoßen: Nux, Nat-m.

den Kopf beim Gehen von links nach rechts und von rechts nach links balancieren; Zeichen von Grausamkeit und Bösartigkeit: Bell., Hyos., Stram.

mit nach vorn gebeugter Stirn und ganz nachdenklich gehen: Sulf., Lach., Alum., Calc-c., Caust.

die Fußspitzen beim Gehen nach außen kehren: Sil., Colch., *Lyc.*, Led., Calc-c., Puls.?, Bry.

oder auch: Graph., Petr., Carb-v.

die Fußspitzen beim Gehen nach innen zu kehren, und zwar derart, daß die Fußspitzen übereinander greifen und aneinander hängen bleiben: Nux, Sil., Calc-c., Lyc., Rhus, Sulf.

beim Gehen nicht auf den mittleren Teil der Fußsohle auftreten, sondern auf den inneren seitlichen Teil: Staph., Puls., Lyc., Chin., Sulf.

beim Gehen nicht auf den mittleren Teil der Fußsohle auftreten, sondern auf den äußeren seitlichen Teil: Nux, Rhus, Calc-c., Solub., Lyc., Sulf.

beim Gehen die Knie zu spreizen wie Matrosen und einige Frauen: Nux, Sulf., Calc. c.

langsam und gebeugt wie ein Greis zu gehen: Ter.

mit krummem Nacken zu gehen: Sulf., Lyc.

mit krummen Schultern zu gehen: Sulf., Lyc., Sil., Calc-c.

mit zusammengedrückten Knien gehen (wie die Reiter beim Reiten): Nux, Lach., Bar-c.

auf den Fersen zu gehen: Lyc., Sil.

mit hocherhobenem Kopf zu gehen, auf so hochmütige Art, als ob man die Sonne loshaken wollte; Zeichen eines gewaltigen Stolzes: Lyc., *Plat.*, Verat.

beim Gehen den Himmel mit Ekstase betrachten, wie beim Beten: Puls., Aur., Stram., Verat.

beim Gehen den Kopf nach hinten werfen, Zeichen von Streitsucht und Kampflust: Solub., Hep., Nit-ac., Caust., Nat-m.

sich nackt auszuziehen (→ *nackt*)

Tod, er findet Gefallen an dem Gedanken an den: Zinc., Puls., Nux

er wünscht und fürchtet den: Nit-ac.

traurige Gedanken, so daß man sich den T. wünscht: *Sulf.*, Sep., Alum., Staph. *(Dulac/Jahr)* Bell.

sich vom nahebevorstehenden T. bedroht fühlen: Nux, Staph., Sep., Acon., Cupr. *(Dulac/Jahr)* Ars., BELL., Bry., Lach., MERC.

mit Abscheu vor dem: *Plat.*

Leiden nach dem T. von Verwandten oder Freunden: Ign., Nux, CAUST., Staph.

Leiden nach dem T. eines Kindes: bei der Mutter: Ign.

bei dem Vater: Nux 30 + 8 Tage + Caust. 200

oder bei dem Vater: Nux 12 + 4 Tage + Staph. 200

oder Lach. 200 + 12 Tage + Ph-ac. 200 + 12 Tage + Ign. 200 oder Caust. 30 + 8 Tage + Graph. 200 oder Ign. 200 + 20 Tage + Nux 200 + 20 Tage + Sulf. 200

Furcht, **Tollwut** zu bekommen: Staph., Chin., Calc-c., *Nux*

Tolpatschigkeit (→ *Unbeholfenheit*)

Töten, Impuls zu: HEP., Nux, Ars. (→ *Mörder und Selbstmord*)

Träume, hellseherische T., die Auflösungen von Tagesproblemen enthalten: *Acon.*

Zu **träumerisch,** verträumt: Sep., Staph.

Traurig/trübselig/melancholisch: *(Dulac/Jahr)* Ars., Hell., Staph., Aur., Hep., Ign., Lyc., Nat-m., *Nit-ac., Puls., Caust.*, Nux

bald traurig und schweigsam, bald fröhlich mit schallender Heiterkeit (→ *fröhlich*)

Traurigkeit, stille/stumme: Ars., Ign., Puls., Ph-ac.

die sich sehr laut äußert: Hyos., Verat., Bell.

Tribadie (→ *Päderastie*)

Trödeln/Trödelei: Staph., Sulf., Tab. *(Dulac/Jahr)* Nat-c., Stann.

Trostlosigkeit, tiefe Betrübnis: *Ambr.*, Chin. *(Dulac/Jahr)* Nux

Trotzkopf, schmollen: **Solub.,** Nux, Sulf.

sehr schmollen: Lyc., *Solub.*, Calc-c.

Trübsinn (→ *Melancholie und Hypochondrie*)

Trunkenheit/Rausch, *während der Trunkenheit:*

redet unvernünftig, faselt: Petr.

schläfrig: Op.., Bell.

schreit: Stram., Hyos., Ign., Caust.

stumpfsinnig: Op., Stram.

traurig: Puls., Nux, Staph.

sehr fröhlich: Op., Staph.,

kann sich gut verstellen: Stram., Bell.

intelligenter: Sulf., Calc-c.

Sehergabe im Schlaf: Lach.

Zerstörungswut: Verat., Bell.

schlagen: Verat., Hyos.

andere zu töten: *Hyos.,* Bell., Hep.

Selbstmord zu begehen: Ars., Nux, Bell.

Trunksucht: Nux, Vivus, Caust., Lyc., Hep., Calc-c., Con., Mag-c., Ars., Passiflora, Sulf., Bell., Calc-c., Hyos., Op., Rhus, Petr., Staph. Die erworbene Trunksucht ist leicht heilbar; die erbliche Trunksucht ist schwer heilbar

Trunksüchtige, Grund: Nichtstun/Müßiggang, sie trinken mit dem ersten besten: Nux, Lach., Sulf.

Grund: Charakterschwäche: sie trinken mit dem ersten besten: Puls., Ars., Petr.

sichere Heilmittel: 1. Nux 200 + 40 Tage, 2. Lach., 200 + 60 Tage

weinen oder bemitleiden sich selbst, nachdem sie getrunken haben: *Caust.*

Palpitation: Stroph. (J. Belge d'Hom. IV 5, S. 344)

Trunksüchtige: In dieser Reihenfolge: 1. Sulf. + 40 Tage, 2. Nux + 40 Tage, 3. Ars. + 40 Tage, 4. Vivus + 40 Tage, 5. Op. + 40 Tage, 6. Lach. + 40 Tage, 7. Puls. + 40 Tage, 8. Petr. + 60 Tage, 9. Con., + 60 Tage, 10. Caust. + 60 Tage, 11. Mag-c. + 60 Tage, 12. Staph. + 40 Tage, 13. Calc-c. + 60 Tage, die Kinder der Alkoholiker sind gleichfalls mit den 13 oben genannten Medikamenten zu behandeln

durch Wein: Sulf., Lyc., Calc-c., Solub., Caust.

durch Bier: Nux, Sulf., Caust.

durch Cidre (Apfelwein): Puls., Calc-c.

durch Liköre: Mag-c., Staph.

durch Branntwein: *Ars., Lach.,* Op., Caust.

durch Rum: Nux, Caust.

durch Wermut (Absinth): Lach., Calc-c., Nux, Caust., Petr., Plat., Arn., Hyos. (→ *alkoholische Getränke,* Folgen des Mißbrauchs)

Tückisch/widerspenstig/sich gegen etwas sträuben (Charakter): Calc-c., Sulf., Lyc., Nux

Überanstrengung (→ *Hast und Überreizung*)

Überheblich (→ *dünkelhaft*)

Überschwenglich/überspannt (→ *exaltiert*)

Überstürztes Handeln (→ *Hast und überstürztes Handeln*)

Üble Nachrede (→ *Schmähsucht*)

Umbringen (→ *ermorden*)

Umringt sein, man glaubt, von fremden Personen u. zu sein: *Puls.*, Nit-ac.

man glaubt von Soldaten u. zu sein: Nat-c.

Sich **umsehen,** er sieht sich um, als ob jemand ihm folge: Staph.

Übertriebene **Umsicht**/Vorsicht/Behutsamkeit: Nux, Puls., Lyc., Sulf., Calc-c.

Unabhängig, geistig und charakterlich zu: Nux, Bell., Sulf.

kein u. Geist: *Lyc.*, Calc-c., Plat., Sil.

Mangel an **Unabhängigkeit:** *(Dulac/Jahr)* 1. Calc-c., 2. Natr. m.

Unachtsamkeit/Zerstreutheit/Unvorsichtigkeit/Versehen: *(Dulac/Jahr)* Cham., *Alum.*, Nux, Am-c., Staph.

Unannehmlichkeiten/Ärger, Beschwerden als Folge von: *(Dulac/Jahr)* Acon., *Nux*, Staph., Lach., Anac., Coff.

Unaufmerksam, Kinder während des Unterrichts: Bar-c.

und versunken/vertieft, wenn man mit ihm spricht: Ambr., Am-c., Am-m., Bar-c.

Unbeholfenheit/Tolpatschigkeit/linkisches Benehmen: veranlaßt durch große Schüchternheit. Man weiß nicht, was man mit seinen Händen machen soll. Man bleibt überall hängen, wirft Gegenstände um und macht sich lächerlich: Nat-m., Nat-c., Calc-c., Sil., Sulf., Nux

(→ *Benehmen und ungeschickt*)

Unbekümmert (→ *sorglos*)

Unbesonnen = kopflos: *Nux*

= unklug (→ *Unklugheit*)

Unbeständigkeit/mangelnde Folgerichtigkeit/Haltlosigkeit: Arn., Ign., Graph., Verat., Zinc. *(Dulac/Jahr)* Plat.

Wankelmut/Veränderlichkeit/Launenhaftigkeit: *(Dulac/Jahr)* 1. Sep., Plat., 2. Caust., Staph., 3. Alum., Chin., Hep., Lyc.

Undankbar: 1. Lach. + 40 Tage, 2. Ars. + 40 Tage, 3. Nux + 40 Tage, 4. Plat. + 60 Tage, 5. Nat-m. + 60 Tage, 6. Caust. + 60 Tage

Undankbarkeit: Staph., PLAT., Lyc., Sulf., Calc-c.

Unehrlich (→ nicht *ehrlich*)

Unentschlossen: PETR., Lach., Lach., Petr., Graph., Op., Puls. *Gastier*, Journal der Lehre von Hahnemann, 1840 I. I., S. 473: Arg-n.

Unerbittlich: Ars., Nat-m., Nit-ac. (→ *Charakter*)

Unfreundliche/nicht anmutige/graziöse Frauen: Nux, Nat-m., Calc-c., Plat., Sil.

Menschen: Lach., Ars., Caust., Sep.

Unfrieden (→ *Zwietracht*)

Ungastlich: Sil., Staph., Sulf., Verat., Lach.

Ungeduld: SIL., Dulc., Staph., Jod.

Immer **ungeduldig:** Merc., Sil.

Ungefällig, das heißt: nicht hilfsbereit sein oder jemandem einen Dienst erweisen: Calc-c., Sil., Plat.

Ungehörig (→ *frech* und *impertinent*)

Ungehorsam: Am-c., *Lyc.,* Staph., Caust. *(Dulac/Jahr)* Lyc., Am-c. (→ *unzufrieden*)

Ungerechtigkeit, Menschen, die keine U. ertragen können: Ign., *Staph.,* Nux

Ungeschickt, linkisch, unbeholfen, mit den Gliedmaßen: **Nux,** Nat-m., Lach., Calc-c. *(Dulac/Jahr)* Nat-c.

weil man sich zu sehr beeilt: Ambr., Alum., Sulf., Nat-m. (→ *Unbeholfenheit,* ungeschicktes *Benehmen,* ungeschickt beim *Tanzen*)

Ungesellig/nicht menschenfreundlich: *Nat-c.,* Staph., Phos. Chin.

Ungeziefer, das man am Körper zu haben glaubt: *(Dulac/Jahr)* Nux, Sulf.

Ungezogen (→ schlecht *erzogen*)

Ungleichmäßig = unausgeglichen, unbeständig (Charakter): Alum., Caust., Sep.

= wechselhaft, veränderlich (Meinungen, Überzeugungen): Lyc., Petr., Bell., Plat., Kali-c., Graph.

Sich für sehr **unglücklich** halten: Staph., Graphites

Unklugheit und Frechheit (→ *Impertinenz*)

Unmenschlich (→ *inhuman*)

Nicht **unparteiisch** genug: Ars., Lach.

Übertriebene **Unruhe**/Besorgnis/Befürchtung: Nux, Puls., Lyc., Sulf., Calc-c., Staph., Merc.

wegen der Zukunft: *Spig.,* Caust., Stann.

in bezug auf die Kinder, Geschäftsangelegenheiten: Rhus (→ *Angstgefühl, Befürchtungen, Hetze*)

Sehr **unruhig**/hastig/heftig/lebhaft: Acon., Merc. solubilis, Cham., Nux-v., Staph.

und sehr aktiv: (→ *aktiv*)

Unsauberkeit/Unreinlichkeit: AM-C., Nux, Staph., Petr., Sulf., Crot.

Kinder, die überall urinieren und defäkieren: Sulf., Sil., *Sep.*

Unsauber und schmutzige Haut: Am-c., Nux, Ars., Lyc.

Unschlüssig sein (→ *zögern*)

Unsittlich, unzüchtig, hemmungslos: Phos., Plat., Hyos., Verat.

Unstetes Leben (→ *Hetze*)

Disposition, **untätig** zu sein: Nux, Nat-m., Sulf. (→ *faul, Indolenz, Müßiggang*)

Unterhaltung/Gespräch/Plauderei, Antwort nur einsilbig: Bell., Merc., *Verat.,* **Ph-ac.**

Unterhaltung/Gespräch/Plauderei, die geringste U. ermüdet: *(Dulac/Jahr)* Sil.

Starrköpfigkeit, sich nicht zu unterhalten, bleibt sitzen wie eine Statue: Cham.

glaubt, sich mit Geistern zu unterhalten: Nat-m., Plat.

mit seiner verstorbenen Schwester: Bell.

spricht überhastet: *Hyos. (Dulac/Jahr)* HEP.

Widerwillen gegen: Ph-ac.

man spricht derart lebhaft und ununterbrochen, daß kein anderer zu Wort kommt: *(Dulac/Jahr)* **Jod.**

Unternimmt bald das eine, bald das andere: Ign.

Mangel an **Unterscheidungsvermögen,** Einsicht, Klugheit: Alum., Hep., Con., Alum.

Unterwürfig (→ *servil*)

Untröstlich: Aconit., Stram., Sulf., Verat., Caust., Nux

mit fortdauerndem Weinen, wenn man ihn tröstet: Nat-c.

Unüberlegte Person (→ *leichtsinnig*)

Unvermögend, ohnmächtig, impotent: LYC., *Calad.*

Unvernünftige Erwachsene, wie Kinder: Alum., Caust., Con.

Unvernünftig sind die Leute, wenn sie gesund sind, vernünftig werden sie, wenn sie krank sind. So hat auch die Krankheit ihren Sinn und erzeugt eine Heilwirkung. In diesem Fall sollte man folgende Medikamente verabreichen: Bell., Verat., Calc-c.

und gegen die hypochondrische Krankheit: Nat-c., Nux, Calc-c., Puls., Staph.

Unverschämt (→ *frech, impertinent, schamlos*)

Unversöhnlich, unverträglich (→ nicht *konziliant*)

Unverträglichkeit von Speisen (→ *Dyspepsie* und *Nahrungsmittel*)

Unvorsichtig: Nat-m., Alum., Caust.

Unzucht, Wollust: 1. Canth. + 30 Tage, 2. Plat. + 60 Tage, 3. Chin. + 30 Tage, 4. Puls. + 30 Tage, 5. Nux + 30 Tage, 6. Staph. + 30 Tage, 7. Phos. + 30 Tage, 8. Carb-v. + 60 Tage (→ *Geilheit, Laszivität, sinnliche Liebe, unsittlich*)

Unzufrieden mit der ganzen Welt, weil man sich in die Enge getrieben vorkommt: *Plat.*

immer: HEP., VIVUS, Nit-ac., Lach.

ungehorsam, streitsüchtig, beklagt sich über alle und über alles, erkennt keine Autorität an; Aufständische, Revolutionäre: VIVUS

Unzuverlässigkeit (→ *launenhaft* und *Unbeständigkeit*)

Mangel an analytischer **Urteilskraft:** Nat-m., Carb-v.

Mangel an **Urteilsvermögen,** das heißt: sie treffen Entscheidungen ohne Syllogismus. Beispiel: Sie sagen: die schwarzen Katzen sind böse: Diese Katze ist schwarz, also ist sie böse: Staph., Nat., Sep., Merc.

Vagabundierende Kinder: 1. Bell. + 60 Tage + 2. Nux + 60 Tage + 3. Bry.

Kann die **vegetarische Kost** nicht vertragen: Staph., Nux, Sulf., Calc-c.

Verächtlich und hart (→ *hart und verächtlich*)

Sehnsucht/Lust haben, sich zu **verbergen**/verstecken: *(Dulac/Jahr)* Staph.

Verbrecherisch (→ *kriminell*)

Sich für **verdammt** halten: Puls., Bell., Nat-m.

und Verzweiflung am ewigen Seelenheil, ständige Gebete: **Puls.**

Verdauungsstörung (→ *Nahrungsmittel* und *Dyspepsie*)

Verderbtheit/Verdorbenheit/Verkommenheit: *(Dulac/Jahr)* Anac.

Verdrießlichkeit (→ *mürrisch*)

Sich für **verfolgt** halten: *Lach.*, Bell., Hyos., Rhus, *Ign.*, Nux, Sulf. *(Dulac/Jahr)* Anac.

Verfolgungssüchtige Menschen: **Ars.,** Calc-c., Lach., Verat., Caust.

Verfolgungswahn/sinn, halten sich für bespitzelt und verfolgt: 1. Rhus + 40 Tage, 2. Verat. + 40 Tage, 3. Hyos. + 40 Tage, 4. Stram. + 10 Tage, 5. Lach. + 40 Tage, 6. Ars. + 40 Tage, 7. Nat-m. + 60 Tage, 8. Calc-c. + 60 Tage, 9. Solub. + 40 Tage

glauben, daß man sie ermorden will: Hep., Bell., Hyos.

glauben, daß man sie vergiften will: *Rhus,* Hyos.

glauben, daß man sie bestehlen will: Sep., Caust., Bor. oder Bar.

glauben, daß man sich über sie lustig machen will: Ign., Ph-ac., Nux, Sep.

Leicht **vergeßlich:** *(Dulac/Jahr)* Lach., Staph., Graph., Verat.

Vergiften, Impuls zu: Nux, Lach., Ars.

Impuls, sich zu: Ars., Bell., Puls.

Furcht, **vergiftet** zu werden: *Rhus,* Ph-ac., Verat., Hyos., Ign.

Furcht, **verhaftet** zu werden: *(Dulac/Jahr)* Bell.

Verheimlichen (→ *verbergen*)

Sich **verheiraten** (→ *heiraten*)

Etwas **verlangen**/sich etwas wünschen: bald das eine, bald das andere. Und wenn er es hat, will er es nicht mehr: Puls., Ign. *(Dulac/Jahr)* Bry., Cham.

Verleumder: Ars., Caust., Lach., Verat.

Verleumdung und üble Nachrede: Lach., *Ars.,* Verat.

Verliebt und verzweifelt (→ *liebeskrank*)

Verlust von Geld, morbide Zustände als Folge von: 1. *Ign.,* 2. *Rhus,* 3. Verat., 4. Calc-c.

Verlust einer Stellung, einer Stelle, eines Amtes, morbide Zustände als Folge des: *Plat., Ign.,* Staph.

Verpflichtet, sie tun nicht gerne das, wozu sie verpflichtet sind: Sulf., Nat-m., Carb-v.

sie tun gerne das, wozu sie nicht verpflichtet sind: Sulf., Nat-m., Carb-v.

Verrechnet sich leicht: *(Dulac/Jahr)* Lach., Lyc.

verschreibt sich leicht: *(Dulac/Jahr)* Lach., Nux, Hep.

verspricht sich leicht: *(Dulac/Jahr)* Nux, Calc-c.

Sie halten sich für gefährdet, **verrückt** zu werden: *Calc-c.,* Solub., Ambr., Alum.

Verrücktheit (→ *Wahnsinn*)

Verschlossen/schweigsam/wortkarg: Ign., Puls., Ph-ac.

Stimmung: *(Dulac/Jahr) Staph., Puls., Stann.,* Bell., Verat., Chin., Nit-ac., Hell., Merc.

Verschlossen und duckmäuserisch: Nux, Lyc., Sil., Calc-c.

Verschlossen und hinterhältig, falsch, mißtrauisch, unklar: Coca, Rana bufo (hinzugefügt von *Jules Gallavardin*)

Verschreibt sich (→ *verrechnet sich*)

Verschwenden = verbrauchen, Furcht, Geld zu v., aus Furcht, in der Zukunft Mangel zu haben: *Nux,* Stann.

Arbeiter, die viel verdienen, v. ihr Einkommen in entsprechendem Maße. Sie verstehen es nicht, Kapital zu erarbeiten: Solub., Bell., Verat., Stram.

Verschwenderisch, sehr: Alum., Caust., Hep.

sehr v. aus Mangel an Ordnung: Lyc., Plat., Sil.

sehr v. aus Mangel an Wirtschaftlichkeit und Sparsamkeit: Sulf., Agar., Alum., Nux

aus Großtuerei: Puls., Nux, Calc-c., Plat.

für sich selbst, geizig gegenüber anderen: Calc-c., Sep., Nux, Caust.

bald v., bald geizig: Lach., Merc.

Nicht **verschwiegen** sein können, nichts geheim halten können: Plat., Calc-c., Nat-m., Alum.

Verschwommen (Geist, Charakter) (→ *diffus*)

Versponnen/grillenhaft/verschroben/schimärisch (Geist): Arn., Bell., Sep., Stram., Chin., Verat., Vivus

Alles **versprechen,** und kein einziges Versprechen halten: Bell., Solub., Sulf., Sil., Calc-c., Lyc., Con., Op.

Verspricht sich (→ *verrechnet sich*)

Furcht, den **Verstand zu verlieren** (→ *Furcht*)

Vertieft, versunken, unaufmerksam, wenn man mit ihm spricht: Ambr., Am-C., Am-m., Bar-c.

Verwaltung, Administration, „nicht manifeste Befähigung für" die: Staph., Alum..

Verwandter, nicht wünschen, nicht einverstanden sein, daß ein solcher V. ständig bei ihnen sei: Calc-c.

Verzagt, Verzagtheit (→ *Kleinmut, kleinmütig*)

Verzählt sich (→ *verrechnet sich*)

Verzweiflung: *(Dulac/Jahr)* **Lyc.** oder: Acon., Lac., **Calc-c.,** Staph., **Verat.,** Ars., Lach., Tart., **Sulf.,** Nat-c., Graph.

an der Genesung: **Alum.,** Nux, Merc.

mit Wut, Fluchen, Verwünschungen: **Nit-ac.**

Mutlosigkeit: Ign., Rhus, **Verat.,** Acon., Calc-c., Carb-v.

in der Liebe, liebeskrank: Caust.

mit albernen, linkischen oder schwerfälligen Manieren: *(Dulac/Jahr) Anac.*

häufig im Rückblick auf die Vergangenheit. Man weint leicht bei der Rückerinnerung an ein vergangenes schmerzvolles Erlebnis. Das Gehirn neigt zur Ermüdung und zur zerebralen Kongestion. Furcht vor einer nahe bevorstehenden Apoplexie, vor der Zukunft, in allem zu versagen, die Familie nicht ernähren zu können: Staph.

Vorsehung, Gott; gegen die V. murren und Neigung, Gott zu verfluchen: Op., Nux

Übertriebene, minuziöse **Vorsichtsmaßnahmen ergreifen,** in allem: Puls., Sulf., Sil., Lach.

bis zur Manie: Bar-c., Puls., Am-c., Lyc., Sulf.

Waghalsigkeit/Tollkühnheit: Agar., Op., Staph. (→ kein *Gefühl* für eine Gefahr haben)

Wahnideen (→ *Delirium, Geisteskranke, Halluzinationen*)

Wahnsinn, Irresein, Verrücktheit, Wutanfälle im: 1. Bell., 2. Hyos., 3. Stram., 4. Verat.

und Lypemanie: Hyos., Bell., *Petr.*, Ph-ac.

W. und düstere Melancholie, Verzweiflung, Lebensüberdruß aus Furcht vor Mortifikation oder eine lukrative Stellung zu verlieren: Alle zehn Tage eine Dosis von: 1. Ign., 2. Rhus, 3. Verat., 4. Calc-c., 5. Staph., 6. Puls., 7. Sulf.

nach einem Vermögensverlust. Alle zehn Tage eine Dosis von: 1. Ign., 2. Rhus, 3. Verat., 4. Calc-c.

nach dem Gewinn eines großen Vermögens: Bell., *Caust.*, Puls., Verat., Stram.

Wahrheit, geradeheraus die W. sagen, selbst auf die Gefahr hin, andere zu verletzen: Bov., Alum., Verat., Hyos.

Wechselhaft wetterwendisch, launisch, oft w. im Verhalten, bei Meinungen und Gefühlen: Alum., Bar-c.

im Denken und Handeln: Alum., Caust., Hep., Nit-ac. (→ *unbeständig*)

Wein, Unverträglichkeit von: Puls., Petr.

Folgen von übermäßigem Weingenuß: Nux, Sulf., Calc. c., Op. (→ *alkoholische Getränke, Dyspepsie, Genußmittel, Nahrungsmittel*)

Weinerlichkeit, weint bei jeder Gelegenheit: CAUST.

sehr vergrämte Menschen, die nicht weinen können: IGN. (spezifisch)

weint bei dem geringsten Anlaß wegen übermäßiger Sensibilität: Nat-m., Ign., Nux, Puls., Coff.

weint grundlos: Graph., *Nat-m.*, Puls., Nit-ac.

weint bei Erinnerungen an frühere Beleidigungen: Caust., Staph., Ign., Lach. (wenn betrunken)

Greise, die wegen Lappalien weinen. Eine zerebrale Kongestion steht kurz bevor: Caust.

weint leicht. Weinerliche Stimmung = Gemütsart: *(Dulac/Jahr)* Caust., Coff., Alum., *Op.*, Chin., Lyc., Nat-m., Staph.

wird durch Trost verschlimmert: **Nat-m.**

spasmisches Weinen: *(Dulac/Jahr)* *Caust.*, Ign., Alum., Nat-m., Lach.

weint, wenn man mit ihr spricht: **Staph.**

weint und lacht gleichzeitig: Lyc.

weint oder lacht bei jeder Gelegenheit: *Caust.*, **Puls.**, Staph., Sep.

Weltmännisches und wenig gewissenhaftes Verfahren von Händlern und Industriellen, das sich mit religiösen Gefühlen und Kultübungen verbündet: Plat., Nat-m. (→ *religiöse Gefühle*)

Widerspenstig (Charakter) (→ *tükkisch*)

Widersprechen, Vergnügen daran finden, zu w. und andere zu ärgern: **Ars.,** Caust., Lyc., LACH., Sep., Bar-c., *Merc.,* Alum. *(Dulac/Jahr)*

Kann keinen **Widerspruch** ertragen: Olnd.

Widerspruchsgeist: *(Dulac/Jahr)* **Caust.,** Merc., Ars., Hep., Lach., Staph., Sep., Caust., Anac., Ars., Lach. Nux

Widerwillen gegen Nahrungsmittel (→ *Nahrungsmittel*)

Willenlosigkeit: Petr.

absolute W.: 1. *Calc-c.,* 2. Solub., 3. Bar-c., 4. Am-c., 5. Am-m.

Willenskraft, um die W. und das Pflichtgefühl anzuregen: CALC-C., Sulf., Solub., Sil.

Willensschwäche: Sulf., *Calc-c.,* Lyc., Nat-m.

Ohne **Willensstärke** (→ *energielos*)

Willenszwiespalt, man scheint zwei Willenskräfte zu haben, die eine lehnt das ab, was die andere tut: *(Dulac/Jahr)* Anac.

Wissenschaftler/Spezialisten (→ *Geist, Spezialisten*)

Wollen/wünschen, sie wünschen etwas, und wenn sie es haben, wollen sie etwas anderes: Puls., Ign.

Wollust (→ *Unzucht*)

Wucherer, Halsabschneider: Puls., Sulf., Lyc.

Zänkisch (→ *mürrisch*/zänkisch)

Zärtlich, liebevoll, nicht z. genug: Plat., Nux-v., Staph., Calc-c.

zu z., Bry., Bar-c., Alum.

aber mit einem barschen Benehmen (→ *barscher* Charakter)

Zärtlichkeit: *(Dulac/Jahr)* Ign., Staph., Ph-ac., Lach., Verat., Graph., Plat., Nux, Aconit., Caust., Nit-ac., Lyc.

übertriebene: Ars., Nux

Zeichenkunst, „manifeste Befähigung für" die: Sulf.

„nicht manifeste Befähigung für" die: Nux, Calc-c., Sulf., Nat-m., Carb-v., Petr.

Zeit haben, sie glauben immer, Zeit zu haben, kommen aber immer zu spät: Puls., Plat., Sil., Calc-c. (→ *zu spät*)

die Z. erscheint zu lang: *(Dulac/Jahr)* Nux, Hep., Lyc., Alum.

Zerstörungssucht, zerschlägt Porzellangeschirr: *(Dulac/Jahr)* Sulf., Staph.

zerreißt Kleider usw.: Nux

Zerstreutheit, Geistesabwesenheit, sehr große: Olnd., Staph., Alum., Cham.

bei kleinen und großen Kindern. Sie lassen ihre Gedanken abschweifen. Sie wissen nicht, wieweit sie mit ihren Vorstellungen gehen sollen, worauf sie sich konzentrieren sollen und wie sie ihre Gedanken irgendwie anwenden können: Am-c., Zinc., Bar-c., Graph., Lach., Ph-ac.

und Unachtsamkeit: Cham., Am-m., *Alum.*, Staph., Nux (→ *Geistesabwesenheit* und *Unachtsamkeit*)

Keine **Zeugungskraft,** obwohl nicht zeugungsunfähig: Solub., Caust., Sulf., Staph.

Zischlaute verwechseln, „s“ statt „sch“, oder „sch“ statt „z“, auch „z“ statt „g“ usw.: Calc-c., Nat-m., Sep. (→ *Aussprachefehler*)

Zivilisation (→ *Kultur*)

Zögern, zaudern, unschlüssig sein: Puls., Staph., Graph.

immer zögern: *Petr.* (spezifisch)

skrupulöses Z.: *Graph.* (→ *Skrupulosität*)

Zorn/-anfall/-ausbruch, Impuls zu Z.: 1. Nux + 30 Tage, 2. Hep. + 60 Tage, 3. Nit-ac. + 60 Tage, 4. Sulf. + 40 Tage, 5. Bry. + 30 Tage, 6. Calc-c. + 60 Tage, 7. *Nat-m.* + 60 Tage

mit Veränderung der Gesichtsfarbe: *rot:* Nux, Bell., Bry., Hyos., Stram., Calc-c., Puls.; *blaß, bleifarben:* Staph., Plat., Nat-m., Ars., Carb-v., Petr.

und Weinerlichkeit wegen Schmerzen: Op., Merc., Staph.

und schlägt seine Freunde: Plat.

morbide Zustände als Folge von: *(Dulac/Jahr)* ACON., Calc-c., Bry., *Coloc.,* Nux, Phos.

Zornwütig, streitsüchtig, beleidigend, neigt zum schlagen: *Nux*

Zufriedenheit, man möchte alle Menschen umarmen: Plat.

innere Z.; alles Böse und alle Schmerzen werden vergessen; stärkende Empfindung einer großen Glückseligkeit: Op.

Keinem etwas **zurückzahlen,** aber alle anpumpen: Plat., Calc-c., Phos.

Zwangsvorstellungen (→ *fixe Ideen*)

Immer **zweifeln;** infolgedessen kann man nicht die Wahrheit finden: Carb-v., Sep., Staph., Bar-c.

Zwietracht, Unfrieden, krankhafter Zustand als Folge von Zw. zwischen den Hausherren und ihren Hausangestellten oder zwischen Hausangestellten und ihren Hausherren: Graph., Lach., Nux, Solub., Sulf., Nat-m., Nit-ac.

morbide Zustände als Folge von Z. zwischen Verwandten oder Freunden: Ars., Lach., Lach., Solub., Hep., Nat-m., Nit-ac.

Psychische Symptome der Tiere

Schafböcke, Ziegenböcke, Ziegen, Stiere, die mit den Hörnern stoßen: Nux, Lach., Agar., Bell., Ars.

Pferde, die beißen: Bell., Cham.

die durchgehen: Nux, Bell.

ängstliche: Puls., Sulf., Lyc., Nat-m.

störrische: Nux, Calc-c.

störrische, die nach hinten ausschlagen, beißen und durchgehen: Nux, Bell., Hyos., Verat., Calc-c.

Krippenbeißer, während sie an der Krippe beißen, ziehen sie in einer Art Masturbation den ganzen Körper krampfhaft zusammen: Plat., Lyc. 5000*, Sulf., Chin., Nux, Sep.

Hunde, die beißen, ohne zu bellen: Bell.

die bellen und beißen: Stram., Verat., Bell., Canth.

Kaninchen, die ihre Kleinen töten: Ars., Hep., Plat.

die ihre Kleinen fressen: Lach., Ars., Verat.

Milchkühe, die sich nicht melken lassen, oder die nur einen Teil ihrer Milch geben: Nux, Calc-c., Puls., Sil., Caust.

die dann nach hinten ausschlagen: Nux, Calc-c., Bell., Hyos.

und die dann – ohne nach hinten auszuschlagen – ihre Milch nicht laufen lassen: Nux, Calc-c., Bell., Caust.

---

* Im Jahre 1893 wollte mein Vater bei Herrn *Carbonel* ein Pferd kaufen. Ich höre Herrn *Carbonel* immer noch, wie er meinen Vater davon in Kenntnis setzte, wie man einen Krippenbeißer heilen kann. Darüber war mein Vater nicht informiert.
Einen Hinweis über diesen Vorgang fand ich in einem der kleinen Konsultations-Notizbücher meines Vaters aus dem Jahre 1885 oder 1887: „Carbonel, Krippenbeißer, Lycopode 5000" *Eduard Gallavardin*

Kapitel X

Plastische Medizin

Die plastische Medizin ist eine neue Wissenschaft, die ich seit 18 Jahren neben der psychischen Medizin erforsche und praktiziere. Beim Verabreichen der psychischen Medikamente habe ich auch plastische Arzneimittel gefunden, ganz zufällig und ohne mich darum besonders zu bemühen.

Nach den bildenden Künsten, die von Malern und Bildhauern geschaffen werden, verdanken wir der Allopathie die körpergestaltende Formung des Menschen, das heißt die plastische Chirurgie. Sie ermöglicht uns, eine Nase, ein Gesicht oder Gliedmaßen nachzubilden.

Durch die Homöopathie sind wir nun auch zur Wissenschaft der plastischen Medizin gekommen.

Auf den ersten Blick erscheint es unwahrscheinlich, daß man durch Medikamente gewisse Körperteile in der Form und in der Färbung verändern kann. Aber nach der Lektüre der folgenden physiologischen Erklärungen wird man die Modifikation von Körperteilen durch Medikamente als durchaus realisierbar erkennen können.

Um entsprechende Ergebnisse zu erreichen, muß man durch die Arzneimittelprüfung am gesunden Menschen diejenigen Medikamente herausfinden, die bei ihm Wirkungen an jenem Körperteil hervorrufen, den man beim kranken Menschen verändern will.

Wenn eines dieser Medikamente die Ernährung des betreffenden Körperteils fördert, wird dieser Teil dicker. Die Gewebe werden kräftiger und besser durchblutet. Runzeln und Falten verschwinden. Wenn ein anderes Medikament die Ernährung dieses Körperteils verringert, nimmt auch die Obesität ab.

Auf diese Weise finden Sie Medikamente, die Körperteile vergrößern oder abmagern lassen.

Das erste Heilmittel verursacht einen Andrang des Blutes in diesen Körperteil und bringt eine mehr oder weniger starke Rosa-Färbung mit sich.

Das zweite Medikament vermindert den Zustrom des Blutes in diesen Körperteil und führt zu einer Entfärbung, manchmal sogar zu einer gewissen Blässe.

Mit geeigneten Medikamenten kann man also einen bestimmten

Körperteil ernähren und ihm eine gesunde Farbe geben; mit anderen Medikamenten kann man die Obesität und die Färbung des gleichen Körperteils vermindern.

Alle homöopathischen Ärzte können plastische Medikamente finden, wenn sie die Wirkungen aufmerksam beobachten, die ein Heilmittel besonders in der 200. Dilution hervorruft. Man muß es allerdings in einer einzigen Dosis geben und drei, fünf oder acht Wochen wirken lassen. Bei dieser Arbeit können die Ärzte besonders durch die Frauen tatkräftig unterstützt werden. Diese haben großes Interesse daran, zunächst sich selbst, dann aber auch ihre Ehemänner und ihre Kinder zu beobachten.

Bei der plastischen Behandlung werden die Ärzte zunächst nur bei 20 bis 30% ihrer Fälle Erfolg haben. Später werden es wie bei mir heute 50% sein.

Der diesbezügliche Beitrag der Ärzte zum ehelichen Frieden und zur Sittlichkeit ist nicht zu unterschätzen. Gerade älter werdende Frauen werden von Männern, die kein Pflichtgefühl haben, oft im Stich gelassen. Diese Frauen haben ja meist die Anziehungskraft ihrer Jugend verloren. Durch plastische Behandlung könnte man immerhin bei einigen Frauen in einem gewissen Maße ihre Jugend „verlängern".

Übrigens schadet die plastische Medizin der Gesundheit in keiner Weise. Im Gegenteil: sie fördert die Langlebigkeit und trägt zur besseren gesundheitlichen Verfassung bei.

Nach diesen physiologischen Erläuterungen möchte ich nun einige Beispiele für plastische Heilungen bringen.

Beobachtung I

Fast völlig zurückgebildeter Busen.

Vor ungefähr 18 Jahren konsultierte mich eine junge Frau wegen einer Drüsengeschwulst unter dem Kinn. Bei ihrem zweiten Besuch berichtet sie mir, daß mein erstes Heilmittel keinen Erfolg hatte. Außerdem erzählt sie mir, daß sich beim Auftreten des Drüsengeschwulstes fast gleichzeitig ihr Busen nahezu vollständig zurückgebildet habe.

Darauf sagte ich zu ihr: „Ich werde Ihnen ein Arzneimittel geben, das das Drüsengeschwulst beseitigt und gleichzeitig Ihren Busen wieder in den früheren Zustand zurückversetzt." Diese doppelte Wirkung wurde durch Jod in der 300. Dilution erzielt.

Beobachtung II

Vollständig zurückgebildeter Busen.

Eine Frau kommt zu mir und sagt: „Ich bin 49 Jahre alt und Witwe. Man hat mir einen Heiratsantrag gemacht. Ich möchte aber noch keine Zusage geben, bevor Sie nicht meinen Busen vergrößert haben, der sich vollständig zurückgebildet hat". „Wer hat Sie denn zu mir geschickt"? frage ich. „Frau X., der Sie einen ähnlichen Dienst erwiesen haben". Staphisagria 200 oder Iodium 300.

Beobachtung III

Nicht entwickelter Busen.

Eine meiner Patientinnen bittet mich, eine 19jährige Schneiderin unentgeltlich zu behandeln, die an einer schweren Anämie leidet. Ich gebe ihr dreimal nacheinander Ignatia 200. Wenig später erzählt mir meine Patientin: „Innerhalb von zwei Monaten ist der Busen der jungen Schneiderin durch Ihre Medikamente ganz hervorragend entwickelt worden."

Ich hatte ein Heilmittel gefunden, das ich vorher nicht kannte.

Beobachtung IV

Nicht entwickelter Busen.

Eine hübsche brünette Musiklehrerin von 24 Jahren erbittet meinen ärztlichen Rat, um ihr Gedächtnis für Musik und die Fähigkeit für musikalische Kompositionen zu entwickeln. Ich gebe ihr zwei Medikamente. Von diesen scheint Staphisagria 200 zu wirken. Darauf gebe ich ihr ein drittes Mittel, das noch stärker wirken soll. Ich bitte sie, auf dieses dritte Heilmittel – Graphites 600 – ganz besonders zu achten, weil es wahrscheinlich Veränderungen in ihrem Körper mit sich bringt. Einige Wochen später berichtet sie mir, daß sich ihre Brüste innerhalb von zwei Monaten stark entwickelt hätten. So groß sei ihr Busen vorher nie gewesen.

Sie hatte in der Tat Brüste wie die einer schön modellierten Statue. Zwei Monate später kommt sie zu mir und beklagt sich, daß ihre Brüste zu hart seien. Haben Sie jemals eine Frau gehört, die sich darüber beklagt, daß ihre Brüste zu hart seien?

Ich gebe ihr ein viertes Mittel. Dieses machte die Brüste weniger hart, aber sehr fest. Sie braucht kein Korsett zu tragen. Ihr Busen ist nun geformt wie der einer schönen Statue.

So hatte ich zufällig ein neues plastisches Heilmittel gefunden.

Beobachtung V

Zu starke Schultern und Hüften, zu kleiner Busen.

Eine Frau schrieb mir einen Brief aus Paris und bat mich um ein Heilmittel, um ihre mit dem Alter zu stark gewordenen Schultern und Hüften zu verkleinern. In meinem Antwortbrief schicke ich ihr einige Körnchen Calcarea carbonica in der 200. Dilution. Vier Wochen später erfahre ich von ihr, daß ihre Schultern und ihre Hüften an Umfang abgenommen haben und ihr Busen größer geworden ist.

Beobachtung VI

Zurückgebildeter Busen. Bis aufs Skelett abgemagerter Thorax. Übermäßig starke Hüften. Schwarze Hautfärbung am Hals. Rote Flecken auf den Wangen.

Bei einer 28jährigen Frau hatte sich eine Heirat im Alter von 22 Jahren zerschlagen. In diesen sechs Jahren hatte sich ihr einst schöner Busen vollständig zurückgebildet. Ihr Thorax magerte bis auf ein Skelett ab. Ihre Hüften nahmen gewissermaßen als Ausgleich enorm an Umfang zu. Die Haut am Hals wurde fast schwarz. Auf beiden Wangen bildeten sich große rote Flecken.

Sie war bloß wegen einer Ozaena als Folge einer Diphtherie zu mir gekommen.

Zwei-, drei- oder viermal täglich nahm sie eine Woche lang Mercurius cyanatus in der 3. Dilution. Dann folgte eine Woche Ruhe. Darauf wieder eine Woche das Mittel. Diese Wechselfolge von Medikamenteneinnahme und Ruhepausen wurde drei Monate lang fortgesetzt. Danach war die Ozaena verschwunden. Die Haut am Hals war weiß geworden. Die Wangen waren nicht mehr rot, sondern rosafarben. Die Schlüsselbeingegend und der Busen waren wieder so geworden wie vor sechs Jahren. Die übermäßig starken Hüften hatten einen normalen Umfang angenommen.

Beobachtung VII

Busen, der seine Form verloren hat; Folge der Entbindung oder des Stillens.

Bei neun von zehn Frauen gerät der Busen nach der Entbindung oder nach dem Stillen aus seiner früheren Form. Seit zwölf Jahren gebe ich ihnen Medikamente, die den Milchstrom in acht bis zwölf Tagen zum Stillstand bringen. Dadurch wird verhindert, daß der Busen seine Form verliert. Ich habe sogar bei einer Frau Erfolg gehabt, die nach einem früheren Stillen entstellte Brüste hatte.

Ich weiß nicht, ob ich auch in Zukunft immer diesen Erfolg haben werde. Aber ich kann versichern, daß die folgenden Medikamente bis zum heutigen Tage gute Wirkungen erzielt haben: Pulsatilla, Bryonia, Belladonna, Mercurius vivus.

Beobachtung VIII

Viel zu großer Busen.

Man schickte mir eine 38 Jahre alte Nonne, die so beleibt war, daß sie keinen Unterricht mehr in ihrer Schule erteilen konnte. Zunächst gelang es mir, daß sie in drei bis vier Monaten zwanzig Kilogramm abnahm. Darauf gab ich ihr acht bis zehn Körnchen Nux vomica 200 auf die Zunge. Ich machte sie darauf aufmerksam, daß dieses Medikament besonders ihren enorm großen Busen verkleinern würde. Fünf Wochen später berichtete sie mir tatsächlich, daß ihr Busen um zwei Drittel kleiner geworden sei. Gleichzeitig hatte sich ihr Gesundheitszustand gebessert.

Beobachtung IX

Zu starkes Wachstum der Wangen, des Halses, der Brüste, des Hüftumfangs. Abmagerung der vier Gliedmaßen.

Eine große brünette Dame bittet mich, sie von einer Dyspepsie zu heilen.

Dreimal gebe ich ihr einige Körnchen Nux vomica im Zeitraum von vier bis fünf Wochen auf die Zunge. Dann stelle ich folgende Ergebnisse fest: Die Dyspepsie ist geheilt. Das Gesicht ist nicht mehr dick und rund, es ist länglich geworden. Der Hals ist nicht mehr so dick, sondern etwas schlanker. Der Busen ist kleiner und fester geworden. Die große Taillenweite ist verschwunden. Die Taille ist schlank. Und was ich nicht erwartet hatte: Die vier Gliedmaßen sind stärker geworden. Ich hatte ein neues plastisches Arzneimittel gefunden.

Beobachtung X

Zu kurzer und zu dicker Hals. Enormes Doppelkinn.

Einer kleinen untersetzten, aber eleganten Dame, die stets eine sehr gerade Körperhaltung hatte, gebe ich einige Körnchen einer 200. Dilution auf die Zunge. Dieses Heilmittel macht ihren apoplektischen Hals schlank.

Im Alter von 60 Jahren kommt sie mit einem enormen Doppelkinn wieder zu mir. Das Doppelkinn war durch eine ein Zentimeter breite Furche getrennt. Ich gebe ihr einige Körnchen Nux vomica in der 200. Dilution auf die Zunge. Zwei bis drei Monate später waren das Doppelkinn und die häßliche tiefe Furche fast vollständig verschwunden.

Der Erfolg hält seit mehreren Jahren an.

Beobachtung XI

Rote, übergroße Wangen bei Adoleszenten und manchmal auch bei Erwachsenen.

Ich gebe diesen Patienten 6 bis 8 Kügelchen Sulfur 5000 auf die Zunge. Das rundliche Gesicht nimmt dann eine längliche Form an. Die großen dunkelroten Wangen werden rosafarben.

Bei den genannten Symptomen habe ich mit Sulfur 5000 immer Erfolg gehabt.

Beobachtung XII

Obesität des Bauches.

Ein brünetter, magerer Herr von großer Gestalt hatte eine Obesität des Bauches. Sie wurde durch Nux vomica 10 000 beseitigt.

Bei mehreren Frauen konnte ich die Obesität des Bauches durch die 200. Dilution zum Verschwinden bringen.

Wenn die Obesität des Bauches nach der Schwangerschaft auftritt und durch Ruptur der Linea alba entstanden ist, ist die plastische Medizin machtlos. In solchen Fällen müssen die Frauen, die ihre schönen Formen wiederbekommen wollen, zur plastischen Chirurgie Zuflucht nehmen und es auf eine aufwendige Operation ankommen lassen.

Beobachtung XIII

Keine weiße Gesichtshaut.

Bei jungen Franzosen, die einen häßlichen Teint hatten, habe ich innerhalb von zwei bis fünf Monaten mit Hilfe von Mercurius cyanatus in der 3. Dilution oft eine weiße Gesichtshaut entwickeln können.

Beobachtung XIV

Runzeln unter den Augen.

Eine junge hübsche Frau verlor nach der Schwangerschaft ihren schönen Teint. Unter dem linken Auge bildeten sich Krähenfüße, die man wegen der Streifenformen im Volksmund so nennt. Nach der Einnahme einiger Heilmittel bekam der Teint seinen früheren Glanz wieder. Die Runzeln verschwanden. Die Indikation des Heilmittels wurde nicht gefunden.

Beobachtung XV

Blaue Ringe um die Augen.

Vor etwa 20 bis 25 Jahren behandelte ich jahrelang eine 33jährige Frau. Sie war blond und blaß und hatte scheußliche blaue Ringe unter den Augen. Ich fand schließlich ein Heilmittel, nach dessen Verabreichung die blauen Ringe um die Augen verschwanden. Über diese Heilung war ich damals sehr erstaunt, denn ich kannte zu jener Zeit noch nicht die Wirksamkeit der plastischen Behandlung. Das Repertorium enthält folgende Indikation: Staphisagria, China, Phosphori acidum.

Herrn Dr. *Charles Labrunne* aus Besançon bat ich, mir mitzuteilen, aus welchen Gesellschaftsschichten sich seine Patientenschaft zusammensetze. Er antwortete mir: „Bei meiner Patientenschaft sind alle Gesellschaftsklassen vertreten. Es kommen Personen, bei denen die Beschwerden anfangen, Kranke im reifen Alter und Greise. Die Öffentlichkeit hat aufmerksam festgestellt, daß die homöopathische Behandlung Beschwerden und Gebrechen mildert oder heilt. Bisweilen bewirkt sie ein weites Hinausschieben des menschlichen Verfalls."

Dazu möchte ich ergänzend hinzufügen, daß diese Behandlung die körperliche, moralische und geistige Senilität mehr oder weniger hinausschiebt. Das hängt jedoch von den Anlagen der einzelnen Menschen ab.

Fest steht, daß die plastische und psychische Medizin ein vorzeitiges Altern in körperlicher, sittlicher und geistiger Hinsicht verhindert. Wenn die Öffentlichkeit dieses Resultat mit allem Ernst konstatiert hat, wird es einen großen Zustrom von Männern und besonders von Frauen zur Homöopathie geben. Sie wird dann volkstümlich werden.

Um diese vielfältigen Ziele zu erreichen, ist diese Denkschrift dem internationalen homöopathischen Kongreß von Chicago im Jahre 1843 von seinem Verfasser zur Kenntnis gebracht worden*.

Andere Beobachtungen

1. Graphites 600 – Busen, Schulterhöhe, Waden, Gesicht, Epheliden. Frau *C. R.*, 28 Jahre, Kupferrose, Akne auf Nase, Lippen, Kinn, Wangen. Ihr Leben lang Epheliden. Jähzornig, nicht mitteilsam.

1883, 23. April: Graphites 600. Allmähliches Zurückgehen der Kupferrose. Die Epheliden verschwinden nach und nach und zwar, seitdem sie mit dem Weintrinken aufgehört hat.

Am 9. Oktober hat sie fast gar keine Epheliden mehr. Sie ist nicht mehr jähzornig. Sie ist mitteilsam geworden. 9. Oktober. Ihr Busen, der vorher gar nicht vorhanden war, ist größer als vor der Hochzeit und der Schwangerschaft, aber maßvoll. Die Schulterspitze, die vorher knochig war, ist jetzt fleischig. Ihre Waden, die bis dahin sehr dünn waren, sind seit drei Wochen besser entwickelt.

2. Graphites 600 und 2000 – Busen.
Fräulein *B.*, 48 Jahre alt, leidet seit ihrem 28. Lebensjahr an einem Gebärmutterfibrom, das mit starken Metrorrhagien verbunden ist. Dadurch ist sie oft entkräftet und erschöpft. Durch Graphites haben die Blutungen nachgelassen. Der Bauchumfang ist in der Taille um 15 cm zurückgegangen. Ihr schlaffer Hängebusen hat ein wenig an Umfang zugenommen. Er ist vor allem fester geworden.

3. Pulsatilla 200 – Busen, Bauch, Hals, Teint.
Fräulein *F.*, ein hübsches Mädchen von 15 Jahren, hatte das Aussehen einer Achtzehnjährigen. Hals und Bauch zu dick, Busen zu klein. Pulsatilla 200 – 6 bis 8 Kügelchen auf die Zunge. Nach einem Monat sind Hals und Bauch dünner und ganz normal geworden. Der Busen ist größer und vorspringend. Blick und Teint, bisher glanzlos, haben ein frisches Aussehen bekommen.

4. Sodium 300 – dicker Hals, kleiner Busen.
Bei mehreren Frauen verschwand durch Sodium 300 der dicke Hals, der Kropf und Drüsengeschwulste unter den Kinnbacken. Der Busen wurde größer.

* Der Artikel enthielt keine Heilmittel-Indikation. Die angegebenen Indikationen sind teilweise in den Manuskripten gefunden worden.

Bei einer großen, korpulenten 43jährigen Frau mit stark durchbluteter Gesichtsfarbe wurde die Aufgedunsenheit am Hals beseitigt. Ihr Busen wurde etwas größer und fester.

5. Ignatia 200 – Busen, Hüften.

16jähriges Mädchen, keine Menstruation. Bleichsuchtsanfall, Heilung durch Eisenoxalat. Ignatia 200 entwickelt Busen und Hüften. Nach einem zweiten Bleichsuchtsanfall ist Eisenoxalat nicht mehr wirksam. Eine nochmalige Gabe von Ignatia 200 ist ohne Erfolg.

6. Herr *X.*, 53 Jahre, sehr fettleibig, lymphatisches Temperament. Zahlreiche „wunderbare" Mittel hat er ausprobiert, um abzunehmen. Ohne Erfolg. Gewicht: 98 kg. Hüftumfang: 1,28 m. Taillenweite: 1,08 m.

Am 26. Juli 1896 nimmt der Patient eine einzige Dosis Calcarea carbonica 200, etwa 15 Körnchen trocken auf die Zunge.

Am 21. August hat der Patient 6,5 kg an Gewicht verloren. Der Hüftumfang ist um 16 cm, die Taillenweite um 5 cm zurückgegangen.

25. August: zweite Gabe Calcarea carbonica 200.

Am 6. Oktober hat der Patient 12 kg an Gewicht verloren. Hüftumfang: 24 cm weniger; Taillenweite: 10 cm weniger.

In den vergangenen Wochen hat der Patient geistig viel gearbeitet. Wegen der großen Hitze hat er mehr als gewöhnlich gegessen und getrunken.

23. Oktober: Dritte Gabe Calcarea carbonica 200.

30. Oktober: Der Patient hat 15 kg an Gewicht verloren. Hüftumfang: 29 cm weniger; Taillenweite: 13 cm weniger.

28. November: Der Patient hat 16 kg an Gewicht verloren. Hüftumfang: 31 cm weniger; Taillenweite: 14 cm weniger.

3. Dezember: Vierte Gabe Calcarea carbonica 200.

20. Januar 1897. Da die letzte Dosis keinen Erfolg gebracht hat, bekommt der Patient als Einzeldosis Calcarea carbonica 6000.

19. Februar: gleichbleibender Zustand. Sulfur 5000 als Einzeldosis.

1. März: Hüftumfang: 3 cm weniger; Taillenweite: 2 cm weniger. Das Gewicht ist jedoch das gleiche geblieben. Darüber ist er sehr erstaunt.

19. April: Baryta carbonica 600 als Einzeldosis.

4. Mai: Der Patient hat nochmals 2 kg an Gewicht verloren. Hüftumfang: 5 cm weniger; Taillenweite: 4 cm weniger.

17. Juni 1897: Der Patient ist elf Monate lang behandelt worden.

Insgesamt hat er in diesem Zeitraum 18 kg an Gewicht verloren. Sein Hüftumfang ist um 39 cm, seine Taillenweite um 19 cm geringer geworden.

Der Patient hat keine besondere Diät bekommen.

Der beobachtende Arzt, der die Behandlung elf Monate lang registriert hat, stellt fest, daß alle Gewichtsabnahmen bei abnehmendem Mond erfolgt sind. Ich brauche auf diesen Zusammenhang nicht nochmals ausführlich einzugehen.

Bei meinem Engagement für die sittliche und geistige Kultur des Menschen habe ich nach plastischen Medikamenten geforscht. Ich habe sie gefunden und in den gegebenen Fällen praktisch zur Anwendung gebracht. So konnte ich sowohl für die körperliche als auch für die ästhetische Kultur des Menschen meinen Beitrag leisten.

Die plastischen Medikamente können Mängel an Körperteilen verbessern. Sie können Fettleibigkeit oder Magerkeit auf einen normalen Zustand bringen. Schließlich können auch Mängel in der Hautfarbe korrigiert werden.

Nach der Veröffentlichung einiger Ergebnisse der psychischen Medizin in „MEDICAL ADVANCE“ wollte ein bedeutender Herausgeber homöopathischer Schriften mein ganzes Manuskript der plastischen Medizin aufkaufen.

Mit vollem Recht vertrat er folgende Meinung: Da bereits die Wirksamkeit der hohen Dynamisierungsgrade der Medikamente in der psychischen Behandlung nachgewiesen sei, würden nun die Erfolge in der plastischen Behandlung eine doppelte Wirksamkeit der homöopathischen Medikamente deutlich machen.

Es ist in der Tat so: Die Patienten verheimlichen ihre Charakter- und Intelligenzfehler. Selbst wenn die psychische Behandlung die Fehler beseitigt hat, sprechen sie nicht darüber.

Die Wirkungen der plastischen Behandlung aber sind sichtbar und fühlbar. Wenn körperliche Mängel bei Männern und Frauen beseitigt sind, so sieht jedermann die Ergebnisse. Auf diese Weise kann die plastische Behandlung einen *Beweis* für die Wirksamkeit der hohen Dilutionen erbringen. Aus dieser Überlegung heraus habe ich mich entschlossen, einige Ergebnisse der plastischen Behandlung zu veröffentlichen. Man möge sie nach Belieben abdrucken.

Repertorium der plastischen Medikamente

Wenn man einen Körperteil stärker werden lassen will, muß man das Heilmittel bei zunehmendem Mond geben, das heißt am zweiten, dritten und vierten Tag nach dem Neumond.

Wenn man einen Körperteil abmagern bzw. schwächer werden lassen will, muß man das Arzneimittel bei abnehmendem Mond geben, das heißt am zweiten, dritten und vierten Tag nach dem Vollmond.

Wenn man bei Vollmond ein bis zwei Pfund mehr wiegt, dann verliert man dieses Gewicht bei abnehmendem Mond. Bei zunehmendem Mond erreicht man das frühere Gewicht wieder.

Arm, zu mager: Graph.

zu rot: Puls., Sulf.

Augen, Ringe um die A., blasses Gesicht: Stann.

blaue Ringe um die A.: Staph., Chin., Ph-ac.

gelbe Ringe um die A.: **Nit-ac.,** Spig.

schwarze Ringe um die A.: Chin., Verat., Staph., Nit-ac., Ph-ac.

trübe, glanzlose A.: Ph-ac., Op., Verat.

zu stark eingesunkene A.: Chin., Calc. c., Ph-ac., Staph., Nux, Sulf.

zu stark hervorstehende A.: Bell., Hyos., Jod.

Augenlid, oberes, Erschlaffung des o. A.: Sep., Phos.

Lähmung des o. A.: Verat., Stram., Bell.

Augenlider, nicht weit genug geöffnet: Bell., Hep., Agar.

Aussehen, zu jung a., 24jährige Frauen scheinen 16 Jahre alt zu sein: Bell., Bry., Natr., Sulf.

Bauch, zu dick: Puls., Nux, Calc. c., Nat-m.

Becken, Hüften, Hinterbacken, Gesäß, zu fett: Bar-c., Calc. c., Antim.

zu mager: Sil., Lyc., Sulf.

Brüste, Busen, zu klein, zu mager: (s. Archiv und Journal der Homöopathischen Medizin, 1836, V, S. 297): Coni (art. Med. 41, S. 181). Nit-ac., Ars., Sulf., Jod., Calc. c., Ign., Puls., Carb-v., Graph., Staph.

B., bei einer 24jährigen jungen Frau überhaupt nicht entwickelt: **Staph.**

B., nicht fest genug bei einer 46jährigen Frau: Graph., Jod.

B., zu klein mit Kropf: Calc. c., Jod.

B., zu stark, zu umfangreich: **Calc. c.,** Sulf., **Nux,** Nat-m.

s. Handbuch des Apothekers *W. Schwabe,* Medizin, S. 102: Bell., Bry., Phosph., Hep.

s. *Siffert,* Volkshomöopathie

Doppelkinn (→ *Kinn*)

Dreifachkinn (→ *Kinn*)

Epheliden, Sommersprossen (Zusatz von *Jules Gallavardin,* Journal Belge, „Die Homöopathie“, 1901, VIII-6-323): Ars.

Falten im Gesicht (→ *Runzeln*)

fett, eher f. als mager: Calc. c., Ars., Bar-c., Ip.

Fettleibigkeit, Fettsucht (→ *Obesität*)

Follikel (→ *Talgfollikel*)

Geburtshilfe (→ *Obstetrik*)

Gehen, Haltung beim Gehen, mit O-Beinen gehen wie Greise: Sulf., Lyc., Sil., Calc. c.

Beim G. werden die Knie zu weit gespreizt und die Füße kommen zu nahe zusammen: Sulf., Calc. c., Silic., Nat-ac.

Beim G. berühren sich die Knie und die Füße werden gespreizt: Sulf., Calc. c., Nit-ac.

(→ Repertorium der Psychischen Medizin, *Ticks beim Gehen*)

Gesäß, Hinterbacken, zu fett (→ *Hinterbacken*): Nux

Becken, Hüften, Hinterbacken, zu fett, zu mager (→ *Becken*)

Gesicht, farblos: Nat-c., Carb-v., Graph., Petr., Con.

eher aufgedunsen als fett, gelbliches Fett: Ars., Chin., Ip.

dunkelrotes: Acon., Nux, Fe., Sulf., Calc. c., Bell.

trübe und glanzlos: Mag-c., Ars.

geschwollenes, bläuliche und angeschwollene Lippen: Op.

zu fett: Bry., Phos., Op., Sulf., Puls.

Hals, Busen, Bauch zu fett und die vier Gliedmaßen zu dünn: Nux

gelbes: Chin., *Solub.*, Sulf., Ars.

gelbliches, fahles, erdfarbenes: Ars., China, Nux, Solub., Bell.

zu abgemagertes: Veratr., Chin., Ars., Lach.

blasses: Puls., Nit-ac., Mag-c., Zinc., Lach.

zu rotes: Acon., Nux, Bell., Sulf., Calc. c., Hep.

zu blasses: Chin., Puls., Sulf.

runzliges, faltiges: Lyc., Sil., Sulf.

mit schmutziger Haut und geringer Empfänglichkeit für Sauberkeit: Am-c., Am-m.?, Nux?, Ars.

variköse Dilatationen der oberflächlichen Blutgefäße der Wangen: Lyc.

vorzeitig alt aussehendes: Chin., Sulf., Ars., Morph., Ter.

Gesicht, leichter Sonnenbrand auf der Gesichtshaut: Sep., Nux, Sulf., Nit-ac.

braun gewordenes G. durch Sonnenbrand: Nit-ac., Sep.

gelb gewordenes G. durch Sonnenbrand: Sulf., Nux

Gesichtsflecken, rote G., nur im Sommer: Sulf.

rote G., das ganze Jahr über: Lyc., Puls., Sulf., Graph., Merc-cy.

Gestikulieren, seltsames G. mit den Armen: Stram., Sep.

seltsames G. mit dem Kopf: Sulf., Agar.

beim Gehen: Sep., Nux-v.

Gürtel (→ *Taillenweite*)

Hände, zu dick, aufgedunsen: Puls., Sulf., Silic.

H., zu stark vaskularisiert, zu dunkelrot: Puls., Sulf.

H., zu rot: Phos.

Hände und Finger, zu fett: Calc. c., Solub., Bar-ac.

zu mager: Ars., Sulf., Lyc., Alum.

Haltung beim Gehen (→ *Gehen*)

Hängebacken, Hängewangen, bei den Greisen: Sulf., Lyc., Silic., Bell., Nux, Ign., Rhus. (Bulletin der S. H. von Paris, 1848 S. 395)

Hals, zu dick, apoklektisch: Calc. c., Ip., Bar-c., Nux, Ign.

zu mager: Sulf., Sep.

Hinterbacken, Gesäß, zu fett: Nux

Becken, Gesäß, Hüften (→ *Becken*)

Hüften, Becken, Gesäß, Hinterbacken (→ *Becken*)

Jugendliche, Wachstum bei J., zu schnelles Längenwachstum, nicht genügendes Breitenwachstum: Sulf., Nat-m.

Kinn, zu mager unter dem K.: Sep., Sulf.

Doppelkinn, Dreifachkinn, zu fett: Calc. c., Antim., Baryta, Puls., Nux

Klavikula, Schlüsselbein, zu stark hervortretend, Magerkeit des vorderen und oberen Teils des Thorax, sogar bei Frauen, die einen schönen Busen haben: Graph., Con., Alum.

Klumpfuß, die Fußsohle ist nach innen gekehrt: Lyc.?

die Fußsohle ist nach außen gekehrt: Graph.

die Ferse ist nach unten, die Fußspitze nach oben geneigt: Caust.?

die Ferse ist nach oben, die Fußspitze auch nach oben geneigt: Calc. c.?

Kopfhaltung, nicht gerade: Puls., Bell.

Lippen, fehlende Rosafärbung: Solub., Nit-ac., Ars.

rosafarben, aber runzelig und faltig: Lyc., Con.

Magerkeit: Sulf., Nat-m., Graph., Alum., Mag-c.

Magerkeit der vier Gliedmaßen, Obesität im Gesicht, am Hals, Busen, Bauch, an den Hüften: Nux

Nase mit Knötchen, krankhaft vergrößert bei Trunksüchtigen: Hep., Alum., Caust.

krankhaft vergrößert bei Nichttrunksüchtigen: Sil., Caust., Sulf.

Nasenspitze, zu rot: Aur., Caust., **Alum.,** *Natrum m.* 200, 3/21

Obesität, Fettsucht, Fettleibigkeit: Sulf., Nux, Calc. c., Nat-m.

am Bauch bei Männern: Calc. c., Staph., Sulf., Alum., Nux

am Bauch bei Frauen: Sep., Calc. c., Nat-m.

Obstetrik, Geburtshilfe: Sep., Sulf., Lyc.

Ohren, zu rot: Lyc., Chin.

Rücken, zu fett: Calc. c., Bar-c., Nux?

zu mager: Lach., Tab.

Rumpf, zu mager: Graph.

Rumpfhaltung, nicht gerade: Sulf., Calc. c.

Runzeln, Falten, im Gesicht: Lyc., Sil., Sulf.

waagerechte R. auf der Stirn: Lyc., Sep., Sulf.

senkrechte R. auf der Stirn zwischen den beiden Augen: Nat-m.

von der Nase zum Mundwinkel: Staph., Sulf., Calc., Stram.

beider Lippen, wie beim Mund einer Meerkatze: Ars., Lach.

an den Schläfen: Lyc.

vor oder hinter dem Ohr: Lyc.

Runzeln, vom inneren Augenwinkel zur Wange: Am-c., Am-m., Stram.

vom äußeren Augenwinkel zur Schläfe; hängt vom Alter ab, schwer zu heilen: Sulf., Calc. c., Arn.

vom äußeren Augenwinkel zur Wange: Sulf., Calc. c., Lyc., Arn.

Eine Runzel oder besser gesagt, eine herabgehende Furche vom Backenknochen zum leichtgeneigten Mundwinkel ist ein Hinweis auf eine Nierenerkrankung oder Nierenkolik.
– **Lycop.** 3 hat eine konkomitante Taubheit geheilt. (Entdeckt durch einen hom. Arzt aus Agen, übermittelt und überprüft von Dr. *Labisque*)

Schlüsselbein (→ *Klavikula*)

Schwangerschaftsstreifen: Sep.?, Nat-m.?

Sommersprossen (→ *Epheliden*)

Sonnenbrand (→ *Gesicht*)

Taillenweite, Gürtel, zu umfangreich: Sulf., Nat-m.

Talgfollikel im Gesicht: Sulf., Nit-ac., Hep., Corros.

auf der vorderen Rumpfpartie: Corros., Nit-ac., Sulf.

auf der Rückenpartie des Rumpfes: Corros., Nit-ac.

Thorax, vorderer Teil fettleibig: Sulf.

Rückenpartie fettleibig: Calc. c.

Wachstum bei Jugendlichen (→ *Jugendliche*)

Waden, fehlende W. bei einem 30jährigen jungen Mann und bei einer 28jährigen Frau: **Amm. c.** + *Graph.* 600

Wangen, Backen, zu fett: Calc. c., Sulf., Puls.

zu mager: China, Ph-ac., Ars., Ter.

zu rot: Nux, Sulf., Calc. c.

Zahnfleisch, beim Lachen erscheint das untere: Sulf., Calc. c.

beim Lachen erscheint das obere: Sulf.

beim Lachen erscheint das vom Ober- und Unterkiefer: Sulf., Lyc.

Kapitel XI

Psychische Pathogenesen der Arzneisubstanzen

Die Manuskripte umfassen zwei Gruppen von Pathogenesen:
Die einen scheinen aus den zahlreichen Repertorien homöopathischer Ärzte entnommen zu sein.
Die anderen sind teilweise durch persönliche Erfahrung überprüft worden. Die letzteren stehen am Anfang.

Medikamente und ihre Abkürzungen*

	Kent	
Aconitum Napellus (Eisenhut, Sturmhut)	Acon.	 332
Agaricus muscarius (Fliegenpilz)	Agar.	 334
Alumina (Tonerde)	Alum.	 334
Ambra (Amber)	Ambr.	 335
Ammonium carbonicum (Ammoniumcarbonat)	Am-c.	 336
Ammonium muriaticum (Ammoniumchlorid)	Am-m.	 336
Anacardium (Ostindische Elefantenlaus)	Anac.	 337
Antimonium crudum (Schwarzer Spießglanz)	Ant-c.	 338
Apis (Honigbiene)	Apis	 338
Arnica montana (Bergwohlverleih)	Arn.	 338
Arsenicum album (Weißes Arsenik)	Ars.	 340
Aurum (Gold)	Aur.	 342
Baryta carbonica (Bariumcarbonat)	Bar-c.	 343
Belladonna (Tollkirsche)	Bell.	 343
Bryonia (Zaunrübe)	Bry.	 345
Calcarea carbonica (Calcium carbonicum)	Calc.	 347
Camphora (Kampfer)	Camph.	 351
Capsicum annuum (Spanischer Pfeffer)	Caps.	 352
Carbo vegetabilis (Holzkohle)	Carb-v.	 353
Causticum (Ätzstoff Hahnemanns)	Caust.	 353
Chamomilla (Kamille)	Cham.	 355
China (Chinarinde)	Chin.	 358
Cicuta virosa (Wasserschierling)	Cic.	 359
Cocculus (Kockelskörner)	Cocc.	 359
Coffea (Kaffee)	Coff.	 360
Conium maculatum (Schierling)	Con.	 360
Crocus sativus (Safran)	Croc.	 362
Crotalus horridus (Nordamerik. Klapperschlange)	Crot-h.	 362
Cuprum metallicum (Metallisches Kupfer)	Cupr-m.	 362
Graphites (Reißblei)	Graph.	 363
Helleborus niger (Schwarze Nieswurz)	Hell.	 364
Hepar sulfuris (Kalkschwefelleber)	Hep.	 364
Hydrocyani acidum = Acidum hydrocyanicum (Blausäure)	Hydr-ac.	 366
Hyoscyamus niger (Bilsenkraut)	Hyos.	 366
Ignatia (Ignatiusbohne)	Ign.	 368
Ipecacuanha (Brechwurzel)	Ip.	 370
Jodum (Jod)	Jod.	 370
Kalium carbonicum (Kaliumcarbonat)	Kali-c.	 371
Lachesis (Klapperschlangengift)	Lach.	 371
Lycopodium (Bärlappsporen)	Lyc.	 374
Mercurius solubilis (Quecksilber)	Merc.	 377
Mercurius vivus (Quecksilber)	Merc.	 380
Mezereum (Seidelbast)	Mez.	 380
Natrium carbonicum (Natriumcarbonat)	Nat-c.	 380

* (Zusatz für die deutsche Übersetzung: Abkürzungen der Medikamente nach *Kent*)

Aconitum Napellus

(Eisenhut, Sturmhut, sehr giftige Pflanze)

Moral

Es ist genau das Gegenteil von einem bedächtigen, gelassenen und ruhigen Charakter.
Die Stimmung ändert sich von Stunde zu Stunde; leidenschaftliche alternierende Wünsche, sich mitzuteilen.
Abwechselnd heiter und geschwätzig oder traurig und mürrisch.
Lacht, tanzt, singt, weint oder ist zänkisch und zornig, macht Vorwürfe, ist ärgerlich über Bagatellen. Starrköpfig, Menschenfeind oder gut gelaunt und gefällig. Weint und nimmt Scherze übel, dann wieder große Heiterkeit.
Das geringste Geräusch regt ihn in unangenehmer Weise auf. Musik reizt seine Nerven und bringt ihn zum Weinen.
Er fürchtet ein Unglück und den nahen Tod, klagt und jammert diesbezüglich, ist verzweifelt.
Hegt Hoffnungen und ist dann wieder hoffnungslos. Große Neigung, sich zu erschrecken.

Intellekt

Alternierende Effekte.
Abwechselnd große geistige Aktivität, dann wieder Schwierigkeiten im Denken, Schreiben und Sichausdrücken.
Lebhafte Gedächtniskraft oder Gedächtnisschwund.
Unbeständigkeit der Gedanken: Will sie bei einem Gedanken verweilen, dann jagt sie schon ein zweiter, dritter oder vierter. Schließlich ist alles in ihrem Kopf verworren.
Manchmal ist er zerstreut, hat Halluzinationen, das Delirium furibundum, läuft in den Zimmern herum oder aus ihnen heraus. Dann ist er wieder ganz vernünftig.
Er neigt dazu, Intuitionen, Ahnungen oder einen Seherblick am Vorabend oder während des Schlafes zu haben. So sind seine Gedanken am Morgen sehr lebhaft. Er findet die Lösung in einer Angelegenheit, über die er sich im wachen Zustand nicht klar werden konnte.

Reine Indikationen

Sanguinisch arteriöses Temperament in jedem Alter, aber besonders bei Kindern und Adoleszenten.
Häufiger bei erwachsenen Frauen als bei erwachsenen Männern.
Heftige alternierende Impulse. Wankelmütiger Charakter. Aktive Menschen, mitteilsam, selten konzentriert und dann auch nur für kurze Dauer.
Lebhafte, glühende Wünsche, die wegen der schnellen Erschöpfung der Kräfte niemals befriedigt werden.
Charaktere mit gesundem Menschenverstand (intuitiv), aber ohne Urteilskraft (Unfähigkeit, logisch zu denken, etwas ausführlich darzulegen oder Schlußfolgerungen vom Einzelnen auf das Ganze zu ziehen).
Ärgerliche Folgen durch Erschrecken oder heftige Emotionen bei arteriösen Sanguinikern.
Todesfurcht und Verzweiflung.
Hohes Fieber mit Wechsel von Lachen und Weinen, vernünftigem Verhalten und Delirium.
Suppression der äußeren Sekretion (Ausbleiben der Menstruation, der Lochien, Harnverhaltung und zu geringe Schweißabsonderung), gefolgt von heftigen Emotionen.

Klinische Indikationen

Todesfurcht, Verzweiflung, Seekrankheit + Fieberkrankheiten.
- Fortwährendes Fieber mit Delirium, Lachen und Weinen (*Hermel*, Geisteskrankheit, S. 134).
- Wochenbettfieber mit Delirium, Unruhe, Todesfurcht. Schweigsamkeit und starrer Blick. Schläfrigkeit und aus dem Schlaf auffahren. Suppression der Lochien *(Hermel)*.
- Wochenbettfieber mit Ohnmacht, Konvulsionen der oberen Extremitäten, Todesfurcht *(Hermel)*.
- Delirium tremens mit Fieberwahnsinn und Halluzinationen *(Hermel)*. Ängstliche Befürchtung, zu taumeln oder zu Boden zu fallen. Furcht, daß der Tod nahe bevorsteht mit Klagen.

Agaricus muscarius

(Fliegenpilz)

Mutmanie wie durch Rausch mit kühnen und rachesüchtigen Plänen. Wutanfälle mit deutlichen Drohungen und Entwicklung einer großen Kraft.

Alumina

(Tonerde, Aluminiumoxyd)

Trübe Stimmung.
Inbrünstige Gebete
Mangel an Heiterkeit, Niedergeschlagenheit, manchmal wie durch einen Ärger. Lebensüberdruß.
Unfreiwillige Seufzer.
Verlangen nach Alleinsein.
Abends fühlt man sich von einem Unglück *bedroht.*
Ängstlichkeit mit Benommenheit im Kopf und Empfindung eines Drukkes auf der Stirn.
Ängstliche *Befürchtung,* einen epileptischen *Anfall* oder einen *Schlaganfall* zu bekommen oder den *Verstand zu verlieren.*
Große Mutlosigkeit wegen der Krankheit. Verzweiflung wegen der Genesung.
Neigung, sich beim Anblick von Blut zu *erschrecken.*
Schreckliche **Gedanken** an **Selbstmord,** den man dennoch verabscheut.
Sehr wechselvolle Stimmung, bald *mutig,* bald *ängstlich.*
Verzweiflung.
Neigung, böse zu werden oder vor sich her zu brummeln.
Neigung, sich zu streiten, und **widerwärtige** Stimmung.
Verächtliches Lachen über alles.
Ernsthafte Stimmung, manchmal mit Unruhe und Ärger.
Langeweile und Widerwillen gegen jede Art von Beschäftigung und ernsthafte Arbeit.
Große Gleichgültigkeit.
Große Zerstreutheit und *Unentschlossenheit.*
Unbeständigkeit der Gedanken.
Schwindelanfälle.

Unfähigkeit, folgerichtig nachzudenken.
Stumpfsinnige Geistesverfassung und *Unfähigkeit* für geistige Arbeiten.
Unachtsamkeit und Seh- und Gehörschwäche.
Benommenheit im Kopf, als ob man ohnmächtig würde.

Ambra

(Amber, fettige Darmausscheidung des Pottwals)

Erregung wie durch nervöse Schwäche oder durch Ungeduld.
Hast bei geistigen Arbeiten.
In der Vorstellung entstehen viele Grimassengesichter.
Unzüchtige Vorstellungen bei der geringsten Erregung des Geistes und der Geschlechtsorgane.
Ängstlichkeit mit Zittern.
Große Niedergeschlagenheit.
Tiefe Betrübnis (Nux vomica).
Überströmende Fülle von traurigen Gedanken mit dem Gefühl der *Fadheit* im Herzen.
Trübe Stimmung.
Verzweiflung. Lebensüberdruß.
Neigung, böse zu werden, sich zu streiten und zu weinen. Die Stimmung wird leicht verbittert.
Wechsel von moralischer Niedergeschlagenheit und *leidenschaftlichen Gewalttätigkeiten.*
Widerwillen gegen Lachen und Unterhaltung.
Hemmungen in der Gesellschaft, man ist immer wie im Traum oder wie betäubt.
Schwierigkeit nachzudenken.
Schwaches Gedächtnis, geschwächte Intelligenz. Man versteht nur schwer, was man liest *(Staphisagria).*

Ammonium carbonicum

(Ammoniumkarbonat, Hirschhornsalz)

Reichlicher Zufluß von beunruhigenden Gedanken wegen vergangener Unannehmlichkeiten.
Üble Laune während des **schlechten Wetters.**
Verdrießliche Stimmung, gereizt, zornig, mit Widerwillen gegen die Unterhaltung.
Jeder Widerspruch ist unerträglich.
Jedes Geräusch stört.
Diesbezüglich schlechte Laune, nichts ist recht.
Die Stimmung ändert sich manchmal nach dem Abendessen, Kopf- und Magenschmerzen hören auf.
Außerordentliche Überspanntheit.
Große Neigung, sich zu erschrecken *(Lachesis).*
Übertriebene Fröhlichkeit oder übermäßiges Lachen wegen einer Kleinigkeit.
Haßerfüllt. Rachsüchtig. Neidisch.
Gleichgültigkeit. **Feigheit,** Kleinmut.
Unsauberkeit. Lacht nie. Ungehorsam. Versunken und unaufmerksam.
Untauglich für den Militärdienst.
Ergreift in allen Dingen außergewöhnliche Vorsichtsmaßnahmen, die bis zur Manie gehen.
Untauglich für die Seefahrt. Kurzsichtigkeit. Runzeln gehen vom inneren Augenwinkel zur Wange. Krähenfüße im Augenwinkel.
Mangel an Eleganz für seine Person.
Die Wärme in einem überheizten Zimmer und das Licht in einem zu hell erleuchteten Raum sind *unerträglich.* Sonst kommt es zu einer Kongestion im Kopfe.

Ammonium muriaticum

(Ammoniumchlorid, Salmiak)

Neigung, *sehr* ernsthaft zu sein.
Mürrische Stimmung.
Mürrische, apathische Stimmung, manchmal als Folge eines inneren Widerstreits, besonders morgens.

Reizbarkeit und Neigung, sich morgens zu erschrecken. Besserung nach dem Abendessen.
Große Lebhaftigkeit, wenn über wichtige Dinge gesprochen wird.
Unfreiwillige Abneigung gegen *gewisse Personen.*
Runzeln gehen vom inneren Augenwinkel zur Wange. Krähenfüße im Augenwinkel.
Mangel an Eleganz für seine Person.

Anacardium

(Ostindische Elefantenlaus)

Furcht *und* Unruhe wegen der Zukunft.
Innere Unruhe sogar beim Spaziergang an der frischen Luft. Man *fühlt sich verfolgt.* Alles um einen herum erscheint *suspekt.*
Unzufriedenheit mit allem.
Misanthropie.
Mißtrauen in die eigene Kraft und Mutlosigkeit.
Verzweiflung mit *albernen, linkischen* und *plumpen Manieren.*
Mangel an Heiterkeit und Traurigkeit.
Anthropophobie.
Mürrisches Wesen und Reizbarkeit mit dem Verlangen, an der frischen Luft spazierenzugehen.
Große Empfindlichkeit.
Neigung, sich leicht aufzuregen und zu widersprechen.
Rasche Zornausbrüche, die dazu führen, daß es bei der geringsten Beleidigung zu Tätlichkeiten kommt.
Mangel an moralischem *Gefühl.*
Pietätlosigkeit, Hartherzigkeit, Grausamkeit, Verkommenheit, Perversität, Niederträchtigkeit, Verwünschungen.
Übertriebene Fröhlichkeit.
Neigung, über ernsthafte Dinge *zu lachen* und ernst zu bleiben, wenn es etwas zu lachen gibt.
Zustand, als wenn man *zwei* Willenskräfte hat, die eine *bedauert,* was die andere *fordert.*
Empfindung, als ob der Geist vom Körper getrennt sei.
Man vergißt, was man im gleichen Augenblick gedacht hat.
Große Gedächtnisschwäche.
Zunehmende Gedächtniskraft, besonders am Nachmittag (Reaktion?).

Antimonium crudum

(Schwarzer Spießglanz)

Melancholische Stimmung mit Kurzatmigkeit und Schwierigkeit bei der Respiration.
Traurige Überlegungen über seine Person und sein *Schicksal.*
Neigung, sich zu erschrecken.

Apis

(Honigbiene)

Ahnungen, Furcht, Todesverlangen, schikanöser Charakter.
Ungeschickt, zerbricht alles, Spötter, leichtsinnig, vergißt jede Ermahnung.
Kann seine Aufmerksamkeit auf keinen bestimmten Gedanken fixieren.
Zustand der Idiotie.
Pferde, die nach hinten ausschlagen, gehen durch, werden scheu.
Spat und Fußgalle bei den Pferden (Heilung), Ausfallen des Hufes nach dem Bienenstich.
Anmerkung: Reine Arzneimittellehre Soc. Gall. de Moor, 1859.

Arnica montana

(Bergwohlverleih)

Moral

Außerordentliche seelische Empfindlichkeit, die zu angenehmen oder unangenehmen Bewegungen und Leidenschaften führt, ohne oder mit Sensibilität des Körpers.
Überreizbarkeit: grundloses Lachen, und wenn man ihr etwas Unangenehmes sagt, wird sie böse und fängt aus vollem Halse zu schreien an.
Launenhaft: will eine Menge Dinge, die dann aber verschmäht werden.
Streitet sich mit jedem, ärgert sich über jeden.
Hartnäckige Gegenwehr *(Jahr).*
Er will alles besser wissen als andere, er nimmt keine Lehre an, hochmütige Selbstgefälligkeit. Neigung, Befehle zu erteilen.

Mürrisch, in sich selbst vertieft, er sagt kein Wort. (Ganz das Gegenteil des heiteren, ruhigen und geschwätzigen Menschen.)
Besorgnis wegen der Gegenwart und wegen der Zukunft. Verzweiflung. Gleichgültigkeit in allen Dingen. Faulheit, Widerwillen und Unfähigkeit bei allen Arbeiten.
Erschreckt bei dem geringsten durch Inspiration hervorgerufenen Anlaß.
Närrische Fröhlichkeit, Leichtfertigkeit, Bösartigkeit.
Frivolität, Sorglosigkeit, Unbeständigkeit.
Zu große physische Sensibilität.
Zu sensibel gegen Medikamente.
Physische Beeindruckbarkeit.
Beschwerden, nachdem man sich zu sehr beeilt hat.

Intellekt

Körperliche Unruhe und heftige Gemütsbewegung, zu allem unfähig.
Gedankenlosigkeit.
Er kann nicht denken und auch nicht schreiben.

Klinische Indikationen

- Hypochondrische Ängstlichkeit mit übler Laune *(Jahr)*
- Hartnäckige Gegenwehr *(Jahr)*
- Bewußtlosigkeit *(Jahr)*
- Delirien *(Jahr)*
- Närrische Fröhlichkeit, Leichtfertigkeit, Bösartigkeit *(Jahr)*

Reine Indikationen

Arteriöses, sanguinisches Teperament.
Indiziert bei denjenigen Kindern, Heranwachsenden und Erwachsenen, die diesen Charakter haben.
- Bei Kindern, die widerspenstig, starrköpfig, launisch, leichtfertig, streitsüchtig, necksüchtig und widerspruchsvoll sind.
- Bei mürrischen, in sich verschlossenen, anmaßenden und selbstgefälligen jungen Leuten, die glauben, alles besser zu wissen als andere, und die dazu neigen, eher zu befehlen als zu gehorchen.
- Bei gleichgültigen, trägen Kindern und jungen Leuten, die zu keiner Arbeit etwas taugen.
- Bei Menschen, die nach einem Existenzverlust oder einem Schicksalsschlag die vorher erwähnten Charakterzüge angenommen haben.

Arsenicum album

(Weißes Arsen oder Arsenige Säure)

Heftig schmerzendes Bedauern und Gewissensbisse.
Ein heftiger Schmerz löst Ohnmacht aus.
Außerordentlich schwere Angstzustände mit *Klagen* über *Bauchschmerzen* und über *Atembeschwerden.* Man muß sich *zusammenkrümmen, aufrichten* und *umhergehen.*
Zittern und *Furcht,* daß man dazu getrieben wird, jemand zu *ermorden.* (China, Nux vomica).
Hitze verhindert das Einschlafen oder ist Ursache dafür, daß man gegen drei Uhr aufwacht.
Ständige Veränderung der Position im Bett.
Quälende Angst mit Brustbeklemmung und Atembeschwerden.
In Todesängsten schweben.
Herzensangst mit Ohnmachtsanfällen und kaltem Schweiß auf dem Gesicht.
Unruhe und Hast mit **Seufzen** und **Reizbarkeit.**
Furcht, manchmal mit außerordentlicher *Bangigkeit* und *Schweißausbrüchen.*
Furcht vor Ungeziefer. Man glaubt zu sehen, wie es auf das Bett kriecht.
Unentschlossenheit und plötzliche Änderung von getroffenen Entscheidungen.
Übermäßige Ernsthaftigkeit.
Übertriebene Todesfurcht. Man **glaubt,** daß der Tod **nahe bevorsteht.**
Manchmal mit Weinerlichkeit. Man fürchtet, daß einem die Nase abgeschnitten wird.
Überreizung und übertriebene **Zärtlichkeit,** begleitet mit *Sorgen, Ärger, Traurigkeit, Weinen.*
Gewissensbisse, als ob man alle Menschen **beleidigt hätte.**
Wenig Worte – außer den Klagen, die man empfindet.
Ungeduld, manchmal mit Bangigkeit, man ist mit sich selbst **unzufrieden** und **macht sich Vorwürfe.**
Ärger, man will niemand sehen und nichts hören (Vivus).
Lustempfinden, jeden zu kritisieren und von den Fehlern anderer zu sprechen (Vivus).
Außerordentliche Sensibilität bei *Geräuschen,* bei der *Unterhaltung* und bei *Licht.*
Sehr **empfindlich** für **Beleidigungen.**

Man gerät in Zorn, wenn man antworten oder ohne Appetit essen soll.
Neigung zu **boshaftem Spott.**
Wünsche, die die Bedürfnisse überschreiten.
Große Gleichgültigkeit und Apathie, sogar dem Leben gegenüber (Vivus).
Lebensüberdruß und *Neigung* zum *Selbstmord.*
Geisteskrankheit durch den Mißbrauch von *Wein* und **Branntwein.**
Schwindelanfälle und mürrisches Wesen.
Benommenheit im Kopf wie durch einen Schnupfen mit der Empfindung, als ob man nicht genug geschlafen hätte.
Stumpfsinn, manchmal hartnäckiger Stumpfsinn.
Von einem schlechten Gewissen gequält bittet man für alles um Verzeihung.
Krankhafte Aktivität der Sinnesorgane. Man ist bettlägerig, ohne Bewußtsein, Unmöglichkeit, artikulierte Laute hervorzubringen, starre Augen, kalter Schweiß auf der Stirn, niedriger, harter, beschleunigter Puls.
Hydrozephalie (Schädelvergrößerung durch Gehirnwasservermehrung).
Insensible und erweiterte Pupillen.
Gefühllosigkeit.
Ohnmacht.
Sprachlosigkeit.
Delirium mit geöffneten Augen.
Geisteskrankheit mit Kopfschmerzen.
Ängstlichkeit, Ohrensausen, Vision von Verstorbenen.
Verlangen, sich aufzuhängen.
Unmöglichkeit, leserliche Buchstaben zu schreiben.
Zittern (Calcarea carbonica).
Angstschweiß auf der Stirn, macht demütig bittende Gesten beim Hinknien mit erhobenen Händen.
Wutausbrüche mit dem Verlangen, zu fliehen. Er muß angebunden werden.
Mangel an Pflichtgefühl, Gewissenlosigkeit.
Neid. Trunksucht. Rechthaberei.
Üble Nachrede. Verleumdung. Treulosigkeit.
Grausamkeit. *Kaustisch.* Unfreundlich.
Düstere Melancholie. Nicht sanftmütig genug.
Bösartig. Verfolgungssüchtig. Hochfahrender Charakter.
Liebt es, Menschen und Tiere leiden zu lassen.

Ungeeignet für das Finanzwesen und den Handel.
Widerwillen gegen Früchte, besonders gegen Melonen.
Eifersucht eines Mannes auf einen Mann.
Eifersucht einer Frau auf eine Frau.
Eifersucht eines Kindes auf ein Kind.
Zu mageres Gesicht.
Zu magere Hände.
Die beiden Lippen sind faltig wie beim Mund einer Meerkatze.
Impuls zu einer Mordtat, zu vergiften, zum Diebstahl, zum Selbstmord, **sich aufzuhängen,** sich von einem Wagen überfahren zu lassen, sich zu erdolchen.
Indigestion durch süße Speisen, um sich Wein und andere alkoholische Getränke abzugewöhnen.

Aurum

(Aurum metallicum, Gold)

Moralische Niedergeschlagenheit und **Traurigkeit,** mit *Verlangen nach Alleinsein.*
Glaubt, die Liebe seiner Freunde verloren zu haben. Darüber grämt er sich und bricht in Tränen aus.
Religiöse Melancholie als Folge von Gewissensbissen nach einem begangenen Fehler.
Weinen. **Gebete.**
Man träumt, man sei wegen Untreue angeklagt.
Man fürchtet immer, seine Pflichten zu verletzen und sich deswegen Vorwürfe zuzuziehen.
Angstvolle Sorgen.
Anthropophobie.
Schüchternheit, Kleinmut.
Man glaubt, in nichts Erfolg zu haben.
Furcht, verloren zu sein, mit Schreien und Heulen.
Mürrische Ernsthaftigkeit und Schweigsamkeit.
Üble Laune und Widerwillen gegen die Unterhaltung.
Zänkische Stimmung.
Aversion gegen bestimmte Personen.
Neigung, sich zu streiten, rachesüchtig.
Empfindlicher Charakter und leicht zu beleidigen.

Zittern, wenn man seinen Zorn nicht loswerden kann.
Hysterische und *hypochondrische* Stimmung.
Verlangen, die Angehörigen wiederzusehen wie aus Nostalgie.

Baryta carbonica

(Bariumcarbonat)

Mangel an Selbstvertrauen.
Furcht, Feigheit, Kleinmut, fehlender Mut.
Abscheu vor fremden Personen und der Gesellschaft.
Verdacht, daß man von Menschen kritisiert wird verbunden mit Ängstlichkeit und Schweißausbrüchen.
Reizbarkeit, wegen Kleinigkeiten braust man auf. Das führt zu Wutausbrüchen bis zu Tätlichkeiten.
Die Kinder verabscheuen Spiele.
Fröhlichkeit, die bis zum Irresein geht.
Unaufmerksamkeit der Kinder während des Unterrichts.
Zu mitteilsam. Zu zärtlich.
Sorglos. *Indiskret.* Mißtrauen.
Feigheit.
Untauglich für den Militärdienst.
Ergreift in allen Dingen außerordentliche Vorsichtsmaßnahmen, die bis zur Manie gehen.
Intoleranter Charakter. Albernes Zeug schwatzender Greis.
Ungeeignet für die Schiffahrt.

Belladonna

(Tollkirsche)

Geisteskrankheit als Folge einer Erysipel (Rose), von Meningitis (Hirnhautentzündung), von Nervenfieber und Schlaganfällen.
Geisteskrankheit der Trunksüchtigen.
Geisteskrankheit der schwangeren Frauen und der Wöchnerinnen.
Geisteskrankheit als Folge von **Kummer,** Unannehmlichkeiten oder einer **Angst.**
Melancholie, besonders als Folge einer **unglücklichen Liebe** mit exaltierter venerischer Begierde.

Lebensüberdruß, besonders während des Spaziergangs an der frischen Luft. Weinerliche Stimmung und Verlangen, sich zu ertränken (Pulsatilla).
Verlangen nach dem Tod wegen der Angst, die man erleidet.
Der Kranke bittet, daß man ihn töte.
Er stürzt sich von oben herab oder wirft sich ins Wasser (Secale).
Er ergreift alles, was spitz ist, um sich damit zu verwunden.
Häufiges grundloses Seufzen und Stöhnen.
Der Kranke schleicht sich bald hierhin, bald dorthin.
Ängstlichkeit und große Beklemmung, besonders in der Herzgegend, mit Kopfschmerzen.
Rotes Gesicht und bitteren Geschmack im Munde, Schweißausbrüche, große Hast.
Furcht und leichtes Erschrecken, wenn sich jemand nähert.
Manische Furcht vor imaginären Dingen.
Angst, bald zu sterben oder noch zu Lebzeiten zu verkümmern.
Gleichgültigkeit.
Apathie, nichts macht mehr Eindruck.
Unmöglichkeit, sich zu freuen.
Schweigsame und ernsthafte Stimmung.
Verlangen nach Alleinsein und Ruhe, weil jedes Geräusch und jede Gesellschaft stören.
Außerordentliche Beeindruckbarkeit aller Sinne (Nux vomica).
Der Kranke antwortet nur mit Unwillen und mit Geschrei.
Schreie und starrköpfiges Heulen für die geringste Kleinigkeit. Es wird schlimmer, wenn man versucht den Kranken zu trösten.
Neigung, alles übelzunehmen, sogar wenn man dabei lacht.
Fluchen mit starren Blicken.
Wutausbrüche und Schäumen vor Wut mit starren Augen und großer List, Unfähigkeit, die eigenen Angehörigen zu erkennen.
Schäkerei, besonders am Abend.
Wechselnde Stimmung, Ängstlichkeit mit Todessehnsucht, Angriff auf die Assistenten, ängstliches Sichzurückziehen, Apathie, reizbare Sensibilität, Singen, Weinen.
Ohnmacht mit Konvulsionen in den Armen.
Der Kranke kann nicht mehr sehen und hören.
Er erkennt niemand, nicht einmal seine Angehörigen, höchstens ihre Stimmen.
Der Kranke glaubt, daß der Teufel ihn holen will, daß Soldaten kommen, um ihn festzunehmen.

Delirium mit starrem Blick.
Der Kranke sitzt schweigsam und unbeschäftigt in einer Ecke, er verweigert Essen und Trinken.
Er schüttelt den Kopf und hat Schaum vor dem Mund.
Er streckt die Zunge aus, schnalzt mit der Zunge und verzerrt sein Gesicht.
Er unterhält sich auf dem Friedhof mit seiner verstorbenen Schwester.
Geisteskrankheit der Trunksüchtigen.
Geistige und körperliche Niedergeschlagenheit.
List und **Diebstahl.** *Eitelkeit.* Großsprecherei.
Einfältigkeit. Gedächtnisschwäche für Gedanken und Geschehnisse.
Zu überspannt. Launenhaft. Langsam.
Liebt es, Menschen und Tiere leiden zu lassen.
Tick, mit offenen Augen zu schlafen.
Naivität. Nicht diplomatisch genug.
Versunken und unaufmerksam, wenn man mit ihm spricht.
Hat eine schlechte Aussprache und verschluckt Wörter.
Ungeeignet für Mathematik.
Ungeeignet für künstlerische Berufe.
Zu stark hervorstehende Augen. Zu rotes Gesicht.
Impuls, etwas **in Brand zu stecken,** zum **Diebstahl,** sich **herabzustürzen.**
Zu kokette Frau.
Kann die Wärme in einem überhitzten Raum oder zu helles Licht nicht ertragen. Sonst kommt es zu einer Kongestion im Kopf.
Die Augenlider sind **nicht weit genug** geöffnet.
Paralyse des oberen Augenlides.
Heilmittel für Kinder.
Wahnsinnige, Geisteskranke, geistesschwache Menschen, die den Unrat unter sich lassen.
Insomnie der Geisteskranken: Hyoscyamus niger, dann Belladonna.

Bryonia

(Zaunrübe)

Verzweiflung, daß man geheilt wird und *Todesfurcht.*
Ängstlichkeit, innere Unruhe und *Furcht* vor der Zukunft.
Übelgelauntheit und streitsüchtige *Stimmung.*
Reizbarkeit, jähzornig, mit *großer Eile* und Druck im Vorderkopf.

Große *Neigung* zum Zorn.
Verlangen nach Dingen, die gar nicht da sind. Dinge, die man bekommen hat, weist man wieder zurück.
Stumpfsinnigkeit und Schwierigkeit beim Nachdenken. Zu leicht vergeßlich.
Der Kranke weiß nicht, was er tut, und läßt alles aus den Händen fallen.

Reine und klinische Indikationen

× Heftige und aufbrausende Menschen *(Dulac).*
× Reizbarkeit und Zornesausbrüche *(Jahr).*
Menschen, die zu schlechter Laune, zu bitterem Spott, zu Streit und zum Zorn neigen.
Menschen, die leicht erschrecken, ängstlich sind, Skrupel haben und zu Launen neigen.
Menschen, die zu einer physischen und geistigen Überaktivität neigen, wahrscheinlich durch Ängstlichkeit oder innere Unruhe hervorgerufen.
Stumpfsinnige Menschen, wenig intelligent, träge, die zu albernem Geschwätz, Delirium, Halluzinationen und Somnambulismus neigen.
× Delirium und albernes Geschwätz über Tagesereignisse *(Jahr).*
× Puerperalmanie mit Suppression der Milch, Agitation, Geschwätzigkeit, starrem Blick *(Hermel).*

(Die × -Zeichen verweisen auf die klinischen Indikationen)

Bryonia

(Weiße Zaunrübe)

(7. August 1871)
Reine Arzneimittellehre
Hahnemann, 1.572.

Niedergeschlagenheit	773-4	
Schlechte Laune	775-9	
Weinen	775-6	670
Ängstlichkeit	768-70	665-61
Ängstliches Erschrecken	771	671-4
Entrüstung	771	
Skrupel	768	

Launisch	27-8			
Reizbarer Charakter	771-2			
Streitsüchtig	778			
Kaustisch	779			
Zorn	772	774	776	
Überaktivität	769	780		
Stumpfsinnigkeit	21	23,9	33-5	641
Schwieriges Auffassungsvermögen		21	26	
Gedächtnisschwund		23	29	
Faulheit	626	637	639	
Halluzinationen	22	679		
Delirium und albernes Geschwätz	24-5	766-7	690-3	
Somnambulismus	682			

Calcarea carbonica

(Calciumcarbonat, Austernschalenkalk)

Moralische Niedergeschlagenheit mit Melancholie, manchmal mit Beklemmungen.
Mangel an Heiterkeit.
Man ist *traurig, schwermütig,* fühlt sich *bedrückt.* Große Neigung zu Weinerlichkeit, besonders abends.
Weinen wegen einer *Lappalie* bei der geringsten Ermahnung.
Kummer und Klagen über Beleidigungen, die einem vor langer Zeit zugefügt wurden. (Staphisagria)
Beklemmungszustände bei der geringsten Gelegenheit mit Neigung zu weinen, innere *Unruhe* treibt zu einer fortwährenden Aktivität, besonders abends in der Dämmerung mit Frösteln.
Leicht entstehen Angstzustände, die durch Gedanken hervorgerufen wurden, oder nachdem man grausame Geschehnisse erfahren hat. Man fürchtet, Wunden zu sehen.
Angstschweiß, der durch Beklemmungen verursacht wurde. Mit Übelkeit.
Zustände innerer Unruhe mit schwermütiger Stimmung und Bangigkeit.

Das Alleinsein ist unerträglich.
Eine Art von *Angstgefühl* mit Schrecken, als ob man verrückt werden sollte.
Furcht und Besorgnis.
Große **Neigung** zu Furcht und zu Angstgefühlen.
Ahnungen, furchtsam, als ob ein Unglück geschehen würde.
Furcht, krank zu werden oder in eine große **Not** zu geraten, daher Geiz.
Furcht, eine ansteckende Krankheit zu bekommen oder den Verstand zu verlieren.
Verzweiflung, daß man gesund wird. Man glaubt, sterbenskrank zu sein, manchmal mit Traurigkeit, Weinen und vorübergehender Hitze.
Nervöse Ermüdung.
Gereizte Zustände mit Angstgefühlen. Man empfindet das Bedürfnis, sich zu erzürnen und sich bei Dingen zu ereifern, bei denen man sich sonst beherrschen kann.
Beim geringsten Geräusch erschreckt man, es verursacht Übelkeit mit Kälte und Blässe der Zunge, der Lippen und der Hände.
Innere Unruhe (Arsenicum album).
Zittern der Hände, Schlaflosigkeit und Bedürfnis, sich hinzulegen.
Schlechte Laune.
Ungeduld und Verzweiflung.
Mürrisches Wesen mit Schlafsucht und Widerwillen gegen alles.
Empfindlichkeit und **Neigung**, sich zu erzürnen und alles übel zu nehmen, häufiges Ausspucken und große Reizbarkeit.
Schwindelgefühl, Bedürfnis, sich hinzulegen und Schlaflosigkeit *am Morgen* vor dem Stuhlgang. Allein die Erinnerung an ärgerliche Geschehnisse führt zu *Zornesausbrüchen.*
Gleichgültigkeit, Lakonismus, Schweigsamkeit.
Widerwillen gegen fast alle Menschen.
Willensschwäche, obwohl man sich stark *fühlt.*
Abscheu vor der Arbeit mit Schwere in den Füßen.
Gedächtnisschwäche, *leichte Vergeßlichkeit,* die Erinnerung an Orte scheint verlorengegangen zu sein.
Schwierigkeiten beim *Nachdenken.*
Schwindelanfälle beim *Spaziergang* am *Abend,* mit *Furcht* zu fallen.
Misanthropie.
Neigung, sich zu verschreiben und Zahlen zu verwechseln.
Schwindelanfälle, wenn man sich nach vorn *überbeugt* oder bei Bewegungen des Kopfes, mit *Stumpfsinnigkeit* und Taumel, als ob man sich im Kreise herumgedreht hätte.

Schwindelanfälle mit Zittern im Kopf und einem Gefühl, als ob man den Verstand verloren hätte.

Reine und klinische Indikationen

Niedergeschlagenheit, Traurigkeit, Melancholie, innere Unruhe, **Bangigkeit, Angstgefühl.**
Neigung, um Lappalien *zu weinen.*
Große Neigung, sich zu erschrecken.
Verzweiflung in bezug auf die Gesundheit und das ewige Seelenheil.
Neigung zum Selbstmord.
Hypochondrie, Egoismus, Gleichgültigkeit. Abscheu vor dem Alleinsein.
Unbegründete *Antipathie* gegen gewisse Personen.
Mürrisches Wesen und Pessimismus.
Große *Empfindlichkeit, Reizbarkeit. Heftig, aufbrausend, haßerfüllt, rachsüchtig, egoistisch (Dulac).*
Schwierigkeiten bei geistigen Arbeiten.
Zerebrale Ermüdung, auch geistige Arbeit verursacht.
Gedächtnisschwäche, Aphasie.
Halluzinationen, Delirien, Furcht, den Verstand zu verlieren, Gemüts- und Geisteskrankheit.
Lypemanie, körperliche und geistige Untätigkeit aus Trägheit.
Verminöse *Geisteskrankheit,* Halluzinationen und Gedanken an Selbstmord.
Delirium tremens, Halluzinationen, Insomanie *(Hermel).*
Geisteskrankheit nach einem Schicksalsschlag *(Dulac).* (Ignatia, Rhus Toxicodendron, Veratrum album, Calcarea carbonica)

Hahnemann I.
Reine Arzneimittellehre

Niedergeschlagenheit	1,32				
Melancholie	1				
Traurigkeit	3,	4,	24,	30,	1451
Mürrisches Wesen	38,	44,	46		
Schweigsamkeit	36-7				
Mürrisches Wesen und Unruhe am Tage, Heiterkeit und Fröhlichkeit am Abend	60-1				
Weinerlichkeit	3	4-8	10	30	

Bangigkeit	11,	14–16			
Beklemmungen	1,28				
Verzweiflung	29,	30,	35		
Innere Unruhe	3,	10,	12–13	22–5	1505–9
Empfindlichkeit	7–9,	53			
Reizbarkeit	8,	31–2	53	58	
Widerwärtigkeiten	7,	9,	40–1	45,	55
Zorn, Aufbrausen			47–52,	54	
Hast	17,20		1505		
Launisch	38				
Ungeduld	35				
Hypochondrie	26–30				
Gleichgültigkeit	12,	36,	41		
Skrupel	13				
Erschrecken	33–4	1509,	1516,	1580–3	
Pessimist	46,	29,	21–30		
Abscheu vor dem Alleinsein	21,	62			
Abneigung gegen gewisse Personen	56				
Untauglichkeit für Arbeit	57				
Aversion gegen die Arbeit	58				
Gedächtnisschwund	63–4				
Schwieriges Auffassungsvermögen	65–6,	78,	113,	118	
Konfusion der Gedanken	73–4				
Aphasie	66				
Furcht, den Verstand zu verlieren	26–7,	1517			
Delirium	69				
Bewußtlosigkeit	70,2,	1445			
Somnambulismus	1519,	1544–5			

Egoismus	*Mutlosigkeit*
Stolz	*Verzweiflung*
Faulheit	Verfolgungssüchtig
Haßerfüllt und rachsüchtig	Nicht sanftmütig genug
Geiz	Verzweiflung
Heftig	Ungehorsam
Aufbrausend	Zu positiv

Neid und Haß	Nicht genau genug
Verschlossen oder heuchlerisch	Widerspenstig
Unverschämt	Ungeeignet
Starrköpfigkeit	für Mathematik
Zu *empfindlich*	für Bildhauerkunst
Verschwendungssucht	für bildende Künste

Nicht standhaft genug. Arrogant. Schnarrt das R beim Sprechen, d.h. spricht das R mit der Kehle aus.
Unbegründete Antipathie gegen Personen.
Nicht genügend erholsamer Schlaf. Obesität.
Geht mit krummen Schultern.
Geht mit den Fußspitzen nach innen gekehrt.
Unverträglichkeit von süßen Speisen und Getränken.
Gehörlosigkeit und Erblindung.
Gefräßigkeit.
Beim Gehen berühren sich die Knie, und die Füße sind zu weit gespreizt.
Beim Gehen berühren sich die Füße, und die Knie sind zu weit gespreizt.
Geht mit O-Beinen wie Greise.
Vertikale Stirnfalten zwischen den Augen.
Falten gehen von der Nase zu den Mundwinkeln.
Zu rotes Gesicht. Zu umfangreicher Busen. Zu tiefliegende Augen.
Es ist das wirksamste Heilmittel bei *Mutlosigkeit, Verzweiflung, Lebensüberdruß.*
Heilmittel für Kinder und Frauen.
Man kann sich nicht in einem zu stark erwärmten oder zu hell erleuchteten Raum aufhalten, ohne daß es zu einer Kongestion im Kopf kommt.

Camphora

(Kampfer)

Moral

Träge und schlechte Laune. Ängstlich. Alles ärgert ihn. Das Kind versteckt sich in einer Ecke, wo es schreit und weint. Alles, was man ihm sagt, hält es für strenge Befehle. Es wird böse und fühlt sich beleidigt. Sehr reizbar, zornig, empfindlich, streitsüchtig, will immer recht haben. Eifersüchtige Gedanken. Erschrecken und heftiges Zusammenzucken. Wutausbrüche mit Schaum vor dem Mund. Unfreiwilliges Weinen, von dem er erkennt, daß es grundlos ist.

Folgesymptome.
Heiterkeit, Hast, Unbesonnenheit.

Intellekt

Geistig schwerfällig und träge. Zerstreutheit. Gedächtnisschwund. Geistige Arbeit unmöglich. Konfuse Gedanken. Delirium. Er begeht Absurditäten.

Folgesymptome?

Seine Gedanken werden durcheinandergejagt. Er kann nicht mehr bei einem bestimmten Thema verweilen. Er verliert das Bewußtsein seiner Persönlichkeit.
Intellektuelle, fast ekstatische Erregung.
Erregung des Gehirns mit Kongestion, Errötung des Kopfes, des Gesichtes und der Wangen. Leichtes und schnelles Auffassungsvermögen.
Fröhlichkeit und Lebendigkeit des Geistes.
Hast, Leichtsinn.

Reine Indikationen

Indiziert bei Kindern. Ferner bei Frauen und Erwachsenen, die den Charakter von Kindern haben.
Indiziert bei denen, die eher einen gesunden Menschenverstand als Urteilsvermögen haben.
Indiziert bei Hysterikern.

Capsicum annuum

(Spanischer Pfeffer)

Gereiztheit und Empfindlichkeit.
Man wird über den geringsten Scherz böse.
Paralytische Schwäche der Intelligenz. Dadurch ist man unfähig, seine Gedanken klar zu entwickeln.

Carbo vegetabilis

(Holzkohle)

Kleinmut.
Verzweiflung mit Weinerlichkeit. Das geht manchmal so weit, daß man dazu getrieben wird, sich zu erschießen.
Man fühlt sich so unglücklich, daß man sterben möchte.
Beklemmung, Vollgefühl, Ängstlichkeit.
Furcht vor Gespenstern, besonders nachts.
Übertriebene Fröhlichkeit mit leichtem Stimmungswechsel, besonders nachts.
Übertriebene Fröhlichkeit mit leichtem Stimmungswechsel, besonders nach dem Abendessen.
Gedächtnisschwäche und Vergeßlichkeit in Dingen, die sich im selben Augenblick ereignet haben.
Langsam und schwerfällig in der Gedankenfolge. Man kann nur ein einziges Thema erfassen, mit Benommenheit und Druck im Kopf.
Schüchtern.
Mangel an Sicherheit im Auftreten.
Unfähigkeit, *in der Öffentlichkeit zu sprechen* und zu *reimen.*
Nicht eklektisch genug.
Zu positiv.
Mutlosigkeit, Verzweiflung.
Nicht sensibel genug für die Wirkung der Heilmittel.
Widerwillen gegen fette Speisen.
Indigestion durch fette Speisen.
Indigestion durch Kuchen und Konditorwaren.

Causticum

(Ätzstoff Hahnemann)

Sorgenvolle Gedanken bei Tag und Nacht.
Düstere Traurigkeit und Weinen um die geringste Kleinigkeit.
Extreme *Müdigkeit* und Gebrechlichkeit.
Tiefe Betrübnis (Stannum).
Mit innerer Unruhe und großer Sorge denkt man immer an den Tod.
Mutlosigkeit.

Man bildet sich ein, nicht mehr gesund zu werden (Aurum).
Angstzustände, innere Unruhe und große Bangigkeit **während** körperlicher Leiden, insbesondere in der Herzgegend. Man befürchtet ein Unglück.
Fortwährende *Ängstlichkeit* **mit** Feuchtwerden der Epidermis.
Bei allem, was geschieht: **Furcht, Bangigkeit,** *Befürchtungen* (Stannum).
Furcht am Abend und in der Nacht, zahlreiche mit Gefahren verbundene Geschehnisse gehen einem durch den Kopf. Man sieht sich von einem Hund angegriffen. Furcht und Angstgefühle verursachen ein Zittern am ganzen Körper.
Bei jedem Geräusch auf der Straße erschrickt man entsetzlich. Man befürchtet, daß andere einem etwas Böses zufügen.
Aus Furcht **möchte man nicht** mehr leben.
Mangel an Vertrauen in die Zukunft.
Große Neigung, sich zu erschrecken.
Unzufriedenheit mit sich selbst, mit trauriger **Miene.**
Mürrisches Wesen mit Konzentration auf sich selbst und hartnäckige Schweigsamkeit.
Übelgelauntheit. Man ist schlecht ansprechbar.
Alles beeindruckt in unangenehmer Weise.
Hypochondrische **Traurigkeit.**
Neigung, böse zu werden, außerordentliche Reizbarkeit, manchmal mit Gleichgültigkeit gegen Musik und Weinerlichkeit.
Empfindlichkeit (Aurum).
Neigung, alles übel zu nehmen. Wegen einer Kleinigkeit braust man auf.
Streitsüchtige Stimmung, Rechthaberei, **Eigensinn.**
Wechsel von Heiterkeit und moralischer Niedergeschlagenheit.
Man ist wie berauscht.
Stumpfsinnigkeit, man fühlt eine Schwere im Kopf wie durch einen Rausch. Das Gesicht errötet (Sepia, Stannum).
Viel zu sensibel.
Zu leidenschaftlich.
Gleichgültig.
Hochfahrend.
Mürrisch.
Zänkisch.
Unfreundlich.
Sucht andere zu ärgern.
Kaustisch.
Rechthaberisch.

Oppositions- und *Widerspruchsgeist.*
Intolerant.
Nicht konservativ genug.
Pessimist.
Lügner.
Mißtrauen.
Untauglich für Philosophie und Maschinenwesen.
Untröstlicher Kummer.
Extremes Alleinsein.
Tick, durch die Nase hochzuziehen.
Um sich das Rauchen abzugewöhnen.
Zu starker, zu häufiger und zu unwiderstehlicher Geschlechtstrieb.
Abneigung einer **Frau** gegen Männer.
Fehlen der geschlechtlichen Sinnlichkeit bei der Frau.
Sensible, leidenschaftliche, hitzige, gutmütige, eifrige und ergebene Menschen.

Chamonilla

(Echte Kamille)

Übertriebene Angstgefühle durch wiederholte Anfälle, Empfindungen, als ob man zu Stuhle gehen müsse, mit Jaktation (Gliederzucken), Unruhe, Stöhnen und Verzweiflung.
Stumpfheit der Sinne und heftige Kopfschmerzen mit Verbitterung, Stöhnen, Transpiration.
Man spricht und man antwortet nur, wenn man dazu gezwungen ist, aber widerwillig und lakonisch. Man setzt es sich in den Kopf, kein einziges Wort zu sprechen.
Man sitzt unbeweglich wie eine Statue auf einem Stuhl, als ob man nichts um sich herum sehen würde.
Schlechte Laune mit Klagen über die Schlaflosigkeit. Letztere ist auch die Ursache für Schmerzen in den Gliedmaßen durch blaue Flecke.
Hypochondrische Gedanken und Ärger über alles. Man glaubt, daß Obstipation und Kopfschmerzen die Ursachen seien.

Man glaubt, man sei beleidigt worden.
Gewissensbisse über die geringsten Kleinigkeiten.
Endloses Reden über unangenehme Dinge aus der Vergangenheit.
Neigung, sich zu ärgern und zu streiten.
Sehr cholerische und streitsüchtige Stimmung.
Übertriebene Gereiztheit. Übermäßige Sensibilität aller Sinne; die Gerüche, das Geräusch, sogar die Musik sind unerträglich.
Jämmerliches Geschrei der Kinder, wenn man ihnen verweigert, was sie verlangen. Aber wenn man es ihnen gibt, wollen sie es nicht mehr.
Man balanciert den Kopf nach vorne und nach hinten.

Reine Indikationen

1. Übermäßige Sensibilität bei Schmerzen und zu starke Einwirkungen der Schmerzen auf die Moral.

Folglich sollte man dieses Heilmittel nicht anwenden bei Personen, die den Schmerz mit Geduld und Gelassenheit ertragen.
Vielmehr ist es indiziert bei Kindern und bei jenen Erwachsenen, die sich wie Kinder verhalten, den Schmerz ungeduldig ertragen, Seufzer, Schluchzer und Schreie ausstoßen und ängstlich und unruhig sind.

2. Bei jenen, die Beleidigungen und Ärger nur schwer ertragen.
3. Bei Menschen, die reizbar, schlecht gelaunt, mürrisch, schweigsam und hypochondrisch sind und zu heftigem Zorn und Streitigkeiten neigen.

Bei bösartigen Kindern, die für Schmerzen zu sensibel und launenhaft sind.

4. Bei unentschlossenen, zaghaften und launischen Menschen.
5. Bei Menschen, die nach einem Erschrecken einen gewissen Schock erlitten haben und infolgedessen leicht erschrecken.
6. Bei Menschen, die wenig intelligent sind (oder vorübergehend ein schlechtes Auffassungsvermögen haben).

Menschen, die stumpfsinnig, dumm, faul, apathisch, gleichgültig, aphasisch im Normalzustand sind, ferner jene, die zerstreut sind und Halluzinationen, Delirien und Katalepsien (Starrkrämpfe der Muskeln?) haben.

7. Bei apathischen und wenig intelligenten Menschen, die insgesamt wenig gelassen, zu sensibel bei Beleidigungen, Unannehmlichkeiten und beim Erschrecken sind, die reizbar sind und leicht zu Zorn und zu Streitigkeiten neigen.

Klinische Indikationen

+ Streitsüchtige und zornerfüllte Stimmung *(Jahr)*.
+ Neigung, zu weinen und böse zu werden *(Jahr)*.
+ Große Angstzustände, als ob das Herz zerspringen müßte, mit vollständiger Mutlosigkeit, außerordentlicher Unruhe, Agitation und Jaktation (Gliederzucken), Stöhnen und Weinen *(Jahr)*.

Reine Arzneimittellehre von *Hahnemann* II, S. 1–30
Reine Arzneimittellehre von *Proth* II, 278

Beeindruckbarkeit				451-2		
Bangigkeit	424-6,	430,	436,	361,	375,	377
Unfreiwilliges Seufzen	423,	457,	369,	382		
Schluchzen und Schreie	430-1,	370				
Ruhelosigkeit	428,	374				
Schlechte Laune	445-6,	448,	450			
Staphisagria	29,	18-19		*(Roth)*		
Mürrisch	446,	448,	450,	454		
Schweigsam	458,	460,	30-3	Staphisagria		
Hypochondrie						
Reizbarer Charakter	453,	15		*(Roth)*		
Streitsüchtig	454-6					
Zorn	444,	447				
Ärgerlichkeit	440-2,	448-9				
Launisch	443,	435				
Unentschlossenheit	434,	436				
Zaghaft	436					
Ängstliches Erschrecken	437-9,	373-4				
Faulheit	343					
Gleichgültigkeit, Apathie		13-15,	2	Staphisagria		
Schwieriges Auffassungsvermögen			16-17,	19		
Zerstreutheit	18,	20-2				
Aphasie	20-12					
Halluzinationen	361-3					
Delirium	365,	461				
Somnambulismus	368					
Katalepsie (Starrkrampf der Muskeln)			31	Staphisagria		

China

(Chinarinde)

Moralische Niedergeschlagenheit, manchmal hypochondrischer Art.
Melancholie, schwache Hoffnung, Mutlosigkeit.
Man hält sich für *unglücklich,* in Fesseln gelegt und von allen Menschen *gequält.*
Weinerliche Zustände.
Bangigkeit.
Ängstliche Sorgen um *Geringfügigkeiten.*
Die Angstgefühle während der Nacht um zwei Uhr sind unerträglich.
Das Angstgefühl treibt ihn aus dem Bett und zum Selbstmord, aber er scheut sich vor der Ausführung. Der ganze Körper ist heiß.
Verbitterung und Verzweiflung mit fortwährender Jaktation.
Jämmerliche Schreie und Seufzer.
Neigung zur Ernsthaftigkeit.
Verlangen nach Alleinsein.
Gleichgültigkeit, Apathie, Widerwillen gegen die Unterhaltung.
Verlangen, weit fortzugehen und allein zu leben, so sehr fürchtet man, Zielscheibe von Mitleid und Ekel für andere zu werden.
Mürrische Schweigsamkeit und **Konzentration** auf sich selbst.
Hartnäckiges Schweigen, man will auf nichts antworten.
Schlechte Laune mit Klagen, Seufzen und Widerwillen gegen die Unterhaltung.
Absolutes Fehlen von Heiterkeit.
Mürrisches Wesen und Ekel vor der Arbeit und dem Nachdenken, ferner vor *allen körperlichen* und *geistigen* Anstrengungen.
Verachtet alles, alles erscheint **fade** und **wertlos,** selbst das, was früher einmal **sehr angenehm** war.
Innere Reizbarkeit. Man erzürnt sich über die geringste Kleinigkeit.
Reizbarkeit mit *Empfindlichkeit.*
Streitsüchtige Reizbarkeit.
Cholerischer Ärger. Es geht soweit, daß man andere erdolchen möchte.
Ungehorsam.
Außerordentliche Gereiztheit.
Nervöse Überreizung, manchmal mit *Kleinmut* und *Unerträglichkeit* aller *sensorieller* Eindrücke, besonders des Geräusches.
Das *Nachdenken* ist durch die Unterhaltung anderer *gestört.*
Langsame *Gedankenfolge,* manchmal mit außerordentlichem *Widerwillen* gegen jede Bewegung.

Ständiges Verlangen, zu *sitzen* oder *sich hinzulegen.*
Widerwillen gegen jede *körperliche* und *geistige* Anstrengung, manchmal mit *Somnolenz.*

Cicuta virosa

(Wasserschierling)

Traurigkeit mit ängstlichen Gedanken wegen der Zukunft.
Seufzen.
Anthropophobie und *Verlangen* nach *Alleinsein.* Man glaubt, in seinen gewöhnlichen Verhältnissen nicht mehr leben zu können.
Man ist wie ein Kind und findet alles schön und reizend.
Gefühl, das zur Bewunderung anregt.
Manie: nachts tanzt der Kranke, lacht, klatscht in die Hände, und das ganze mit heißem Körper und Hitze im Gesicht.
Ohnmacht: man denkt an nichts mehr.
Unbesonnenheit und Neigung zu starrem Blick.
Vollkommene Bewußtlosigkeit mit Sehtrübung.

Cocculus

(Kockelskörner)

Sehr große Neigung, böse zu werden und sich wegen allem beleidigt zu fühlen.
Man nimmt die geringsten Schwächen und die kleinsten Lügen anderer sehr übel.
Fast närrische Lust, zu trällern und zu singen.
Das Überlegen strengt den Kopf sehr an.

Coffea

(Kaffee, gerösteter Kaffee scheint für die Therapie vorteilhafter zu sein als roher Kaffee)

Man *zittert* und kann *beim Schreiben* die Schreibfeder nicht mehr *halten.*
Schreie und Schlaflosigkeit bei den Säuglingen.
Tiefe Betrübnis. Besserung an der frischen Luft.
Weinerlichkeit, reizbar und sorgenvoll.
Große Erregung mit großer Agilität in allen Bewegungen.
Fortwährende Sentimentalität und Ekstase.
Größte Heiterkeit der Seele.
Scharfsinn bei den Überlegungen.
Erinnerung an längst vergangene Geschehnisse.

Conium maculatum

(Schierling)

Traurigkeit, Mutlosigkeit, *Gedanken* an den Tod.
Weinen und Kummer über seinen Zustand.
Angstgefühle mit innerer Unruhe.
Hypochondrische Stimmung und moralische *Niedergeschlagenheit* während des *Spaziergangs* an der frischen Luft.
Hysterische Anfälle, manchmal mit Frösteln.
Trunkenheit nach ganz wenig Alkoholgenuß.
Ängstliche Überlegungen über die *Gegenwart* und *Zukunft*, mit Trachten nach Alleinsein.
Weinerlichkeit, Mutlosigkeit.
Angst vor Dieben. Nachts bildet man sich ein, daß jemand durch die Tür gekommen sei.
Abergläubische Vorstellungen.
Neigung, sich zu erschrecken.
Man wird leicht zu Tränen *gerührt.*
Fortwährend üble Laune mit Reizbarkeit und dem Gefühl, als ob man sich sehr schuldig gemacht habe.
Paralyse aller Gliedmaßen.
Gleichgültigkeit, Apathie und *Langeweile.*
Üble Laune; alles bringt einen unangenehmen Eindruck mit sich.

Reizbarkeit und *Unzufriedenheit* wegen Belanglosigkeiten. Man *erinnert* sich an vergangene *ärgerliche* Dinge, ist intolerant und leicht zum *Zorn erregt.*
Anthropophobie und gleichzeitig Furcht vor dem Alleinsein.
Die Nähe und die Unterhaltung von Passanten flößt derartigen Widerwillen ein, daß man über sie herfallen und sie mißhandeln möchte.
Ausfall aller angenehmen Gefühle.
Insensibilität und Trägheit.
Abscheu vor der Arbeit.
Unbesonnenheit.
Schwieriges Auffassungsvermögen beim Lesen, manchmal mit Benommenheit im Kopf. Man hat das Gefühl, betäubt zu sein.
Abstumpfung aller Sinne. Den *Spaziergang macht* man in einem Zustand der *Schläfrigkeit.*
Konfuse Gedanken.
Halluzinationen des Gehörsinnes. Man wacht morgens mehrfach auf und glaubt Klingelzeichen zu hören.
Nicht konservativ genug.
Um sich das Rauchen abzugewöhnen.
Tick, zu schnarchen.
Lügner. Gleichgültigkeit. Zu mystisch.
Kein guter Beobachter.
Kein Progressist.
Albernes Zeug schwatzende Greise.
Keine Folgerichtigkeit bei Gedanken, Handlungen und im Benehmen.
Mangel an Schlagfertigkeit oder Improvisation.
Ungeeignet für die Industrie.
Spleen, ständige Langeweile, nicht amüsant und auch nicht amüsierbar.
Abneigung einer Frau gegen Männer.
Kann den Wein nicht vertragen.
Zu kleiner und zu magerer Busen einer Frau.
Der Schlaf ist nicht erholsam genug.
Heilmittel für Frauen.

Crocus sativus

(Safran)

Melancholische Traurigkeit und hypochondrische Stimmung.
Bei interessanter Lektüre kommen einem plötzlich traurige Gedanken.
Ständiger Wechsel von Aufbrausen und Sanftmütigkeit.
Auffallender Wechsel von völlig gegensätzliche Neigungen.
Wechsel von Heiterkeit und Traurigkeit.
Bald ist man über die anderen erzürnt, bald möchte man sie umarmen.
Bei dem Wechsel von Schroffheit und Sanftmut scheint die letzte Eigenschaft zu überwiegen.
Empfindlichkeit für Musik. Eine gehörte Melodie wird immer erneut gesungen, obwohl man sich zu etwas anderem entschlossen hat.
Gleichgültigkeit gegen alles, Ekel vor jeder Arbeit.
Religiöse Melancholie.

Crotalus

(Nordamerikanische Klapperschlange)

Man verschreibt sich und macht orthographische Fehler.
Jahr: Streitsüchtige Stimmung (zwei feindliche Katzen werden die besten Freunde nach der Verabreichung dieses Heilmittels; übermäßige Lebendigkeit, laute Freude, gefolgt von Trägheit, Somnolenz und Frösteln bei der Katze).

Cuprum metallicum

(Metallisches Kupfer)

Melancholie und Anthropophobie.
Todesangst. Man glaubt, daß der Tod nahe bevorsteht und unvermeidlich sei.
Angstgefühl, in Todesängsten schweben.
Man glaubt, man sei ein Befehlshaber.
Furcht und Verlangen zu fliehen.
Mürrisches Wesen, Somnolenz und Müdigkeit.

Geistig wie betäubt und Gleichgültigkeit, sowohl für Angenehmes als auch für Unangenehmes.
Jedesmal, wenn man gestört wird, kommt man zum Bewußtsein wie beim Aufwachen aus einem Schlaf.

Graphites

(Reißblei)

Wechsel von Niedergeschlagenheit am Abend und Fröhlichkeit am Morgen.
Große *Neigung* zu *Kummer,* **besonders** am Abend.
Neigung, **sich** für unglücklich **zu halten.**
Traurigkeit, manchmal mit **Gedanken** an den Tod oder mit Melancholie **und** Weinen.
Große Neigung zum Weinen, wenn man Musik hört, oder Reizbarkeit bei den Kindern.
Übertriebene Ängstlichkeit, so daß man herumläuft mit Schweißausbrüchen und Übelkeit.
Zittern am ganzen Körper, mit *Kopfschmerzen, Schwindelgefühl* und schlechter *Laune.*
Besorgniserregende **Ängste** mit der Befürchtung eines **Unglücks,** manchmal mit heißem Gesicht und kalten Händen und Füßen.
Bangigkeit, als ob man **sterben** müßte.
Unruhe und *Unbeständigkeit.*
Bangigkeit, wenn man im Sitzen arbeitet.
Neigung, Angst zu bekommen.
Skrupelhaftes Zögern. Man *kann* sich zu nichts entscheiden.
Mürrisches Wesen mit Ärger und Zorn auf alles.
Man möchte immer allein sein, weil jede Störung ärgert.
Traum von reichen Landschaften und bewunderungswürdigen Architekturen.
Man sagt oft, daß das Leben bitter sei.
Reizbarkeit, manchmal mit heftigem Aufbrausen. Man ist leicht erzürnt, aber auch leicht getröstet.
Nervös und leicht erregbar.
Allein die *Unterhaltung* verursacht *heiße* Hände.
Geistiger Kummer.
Die zur Reife gebrachte Persönlichkeit beschäftigt sich mit Botanik.

Ängstliches Erschrecken, Reizbarkeit und Unruhe.
Leicht *erschreckbar,* und ermüdete Nerven.
Äußerste Vergeßlichkeit.
Man erinnert sich nur vage an Dinge, die soeben geschehen sind.
Nervliche Ermüdung durch Kopfarbeit.
Stumpfsinn am Morgen.
Man versteht nur mit großer Mühe.
Kein guter Beobachter.
Zwietracht mit dem Hauspersonal.

Helleborus niger

(Christwurzel, schwarze Nieswurz)

Traurige Stimmung, wenn man an seine gegenwärtige Lage denkt.
Unfreiwilliges Seufzen und Stöhnen.
Hartnäckige *Schweigsamkeit.*
Man kleidet sich unschicklich.
Gedankenlosigkeit mit starren Blicken vor sich hin.
Einfältigkeit.

Hepar sulfuris

(Kalkschwefelleber)

Traurigkeit mit Unruhe über die Zukunft.
Man will seine Eltern töten und das Haus in Brand stecken; acht Männer können den Kranken kaum halten.
Moralische Niedergeschlagenheit und Bangigkeit.
Außerordentlich großes Angstgefühl am Abend, als ob man verloren sei, mit Traurigkeit, die zu Selbstmordgedanken führen.
Man denkt daran, seinen Beruf aufzugeben aus Furcht, entstellt zu werden.
Äußerste Reizbarkeit, man möchte allein sein, man betrachtet die Zukunft mit Schrecken und fürchtet, von einer Kurtisane verunstaltet zu werden.
Große Besorgnis wegen der Gesundheit **der Familienangehörigen.**
Sehr hypochondrische Stimmung.
Zänkische Stimmung, man mag die Angehörigen nicht *ansehen.*

Sehr unzufrieden und mutlos wegen der Schmerzen, die man empfindet.
Widerwillen gegen alles.
Alles, was man sich *vorstellt,* erscheint unangenehm *und* ohne jeden Reiz.
Große Reizbarkeit, die geringste Kleinigkeit ärgert ihn.
Mit Vergnügen empfundene Reizbarkeit über eine Lappalie; erzürnt über helle Geräusche; Verlangen nach Alleinsein.
Aufbrausen bei der geringsten *Gelegenheit.* Das kann bis zum *Mord* führen.
Aufbrausen und Zorn.
Schnelles, überhastetes Reden.
Man brüskiert die Menschen.
Vision einer verstorbenen Person oder eines in Brand gesteckten Nachbarhauses.
Die Sinne schwinden leicht, besonders während des Spaziergangs in der frischen Luft.
Vollständige Stumpfsinnigkeit mit der Unmöglichkeit, etwas zu verstehen oder zu behalten.
Mutlosigkeit, nicht mehr gesund zu werden.
Heftig und **aufbrausend** bis zum Impuls, zu töten.
Grausamkeit.
Zu lebhaft.
Barsch und hochfahrend.
Streitsüchtig.
Standhaft bis zur Unerbittlichkeit.
Störrisch.
Meineid.
Nicht fröhlich.
Lacht niemals.
Immer unzufrieden.
Mangel an Gelassenheit.
Veranlagung, keine Gewissensbisse zu haben.
Unmotivierte Antipathie gegen eine Sache.
Zwietracht zwischen Verwandten.
Tick, mit offenem Munde zu schlafen.
Impuls zum **Mord,** zum *Inbrandstecken.*
Die rosa Fleischfarbe der Lippen fehlt.
Hasenfuß.
Die Augenlider sind nicht weit genug geöffnet.

Hydrocyani acidum = Acidum hydrocyanicum

(Blausäure)

Abgestumpfte Sinne und Insensibilität für äußere Eindrücke.
Alle Schmerzen vergehen.
Allgemeine Anästhesie.

Hyoscyamus niger

(Bilsenkraut)

Traurigkeit mit mürrischer Stimmung.
Melancholie. Extreme Ruhelosigkeit. Er begibt sich ständig von einem Ort zum anderen.
Gewissensskrupel. Er macht sich selbst **Vorwürfe.**
Alternieren von ängstlichem Erschrecken mit Zittern und Konvulsionen.
Große *Neigung* zu *starker* und *hartnäckiger* Furcht. Furcht, vergiftet zu werden.
Leidenschaftliche Ungeduld. Man hält sich für verloren, wenn man auf etwas warten muß.
Er hält sich für stärker und gesünder, als er in Wirklichkeit ist.
In seiner Wut entwickelt er ungeheuer große Kräfte.
Der Kranke verbringt Tag und Nacht ganz *nackt* und *stößt* Schreie *aus.*
Alternative von Wutanfällen und Ruhepausen.
Insensibilität, Apathie, Trägheit.
Er empfindet überhaupt kein Bedürfnis. **Ausgenommen** ist der **Durst.**
Insensibel für Kneifen und Stiche.
Vollständiger Verlust der Sinne und des Verstandes, Stupor und völlige Bewußtlosigkeit. Er erkennt die Angehörigen nicht mehr. Aller Sinne beraubt sitzt er im Bett, unbeweglich wie eine Statue.
Brummeleien und *unvernünftiges Geschwätz.*
Geisteskrankheit mit großer Geschwätzigkeit.
Manie, als sei er vom Teufel besessen.
Er tastet **mit den Händen um sich.**
Er **befühlt** sich den **Kopf** und die **Nase** wie in der **Karpologie** (Lehre von den Früchten der Gewächse).
Er **zieht sich ganz nackt aus.**

Er will ganz **nackt zu Bett gehen.**
Feierliche Gesten.
Heftiges *Gestikulieren* mit den *Händen.*
Dyspnö.
Ständig brennende Körperhitze.
Gedankenleere im *Kopf* mit *starrem Blick vor sich hin.*
Stumpfsinnigkeit, Insensibilität und Trägheit.
Stumpfsinn, manchmal mit fortwährender *Somnolenz.*
Dummheit, die sich in *Worten* und *Taten* manifestiert.
Zu große Aktivität.
Geschwätzigkeit. Man spricht mehr als gewöhnlich, und zwar in einer sehr lebhaften und überstürzten Art.
Divagationen (Faseleien der Irrsinnigen): der Kranke *schwatzt* und *bringt Dinge unter die Leute,* über die ein vernünftiger Mensch in seinem ganzen Leben *geschwiegen* hätte.
Verwünschungen, Streitereien, Gepolter, Vorwürfe und Klagen in bezug auf eingebildete Ungerechtigkeiten.
Neigung, alles übelzunehmen und andere zu beleidigen.
Er erhebt die Hand gegen andere. *Er wirft sich auf andere,* ein *Messer* in der Hand.
Er will alle, die ihm begegnen, schlagen und ermorden.
Eifersucht.
Grausamkeit.
Impertinenz.
Trägheit.
Untauglichkeit für künstlerische Berufe.
Tick, an den Nägeln zu kauen.
Eifersucht eines Mannes auf eine Frau.
Eifersucht einer Frau auf einen Mann.
Zu stark hervorstehende Augen.
Beschwerden als Folge von ängstlichem Erschrecken.
Beschwerden als Folge von häufig krankhafter Eifersucht.
Tick, sich am Kinn oder am Bart zu ziehen.
Tick, sich **ganz nackt** auszuziehen, **wenn man erwacht ist.**
Insomnie der Geisteskranken: Hyoscyamus niger, dann Belladonna.

Ignatia amara

(Ignatiusbohne)

Unmöglichkeit, ihn zum Sprechen zu bringen oder zu erheitern.
Starrer Blick vor sich hin, wie in seine Gedanken versunken. Man vermeidet ängstlich, den Mund zu öffnen und zu sprechen.
Mißtrauen gegen sich selbst. Man glaubt, alles sei verloren.
Man *bildet sich ein, nicht mehr gehen und sich bewegen zu können.*
Verzweiflung wegen der Genesung.
Mürrisches Wesen und Unzufriedenheit, oft auch wegen Kopfschmerzen.
Kummer wegen des Verlustes eines lieben Menschen.
Kummer wegen des Verlustes der Stellung oder wegen eines Schicksalsschlages. Ignatia + Rhus Toxicodendron + Calcarea carbonica.
Die geringste Kleinigkeit verbittert ihn in hohem Grade, er schreit und weint.
Weinen und Schluchzen, wenn man die Wünsche des Kranken unerfüllt läßt und seinen Launen nicht nachgibt. Erfolgt die Ablehnung auf sehr freundliche Art und Weise, wird es fast noch schlimmer.
Große Gleichgültigkeit und Apathie gegen alles.
Ruhelose Aktivität. Der Kranke unternimmt bald das eine, bald das andere.
Neigung zu großer Eile, manchmal mit Stumpfsinn.
Überstürzte Willensäußerungen, besonders mit der Neigung, schnell zu sprechen und zu schreiben, *alles schneller zu machen,* als man *kann.* Die *Folge ist,* daß man sich *verspricht, verschreibt* und fehlerhafte *Handlungen* begeht. So ist man unaufhörlich *gezwungen,* seine Schnitzer *wiedergutzumachen.*
Sehr gewissenhafter, zarter und *sensibler* Charakter.
Sehr feinfühlige **Gewissenhaftigkeit.**
In seinem Denken verfolgt den Kranken unaufhörlich eine fixe Idee. Sie kommt ihm bei seinen Reden immer wieder in den Sinn.

Ignatia amara

(Ignatiusbohne)

Hahnemann II, 424-6
Reine Arzneimittellehre.

Hyperästhesie	765-7,	776-9	
Verlust der Fröhlichkeit und Heiterkeit	781-2		
Traurigkeit	792,	795	
Mürrisches Wesen	768-70		
Schweigsamkeit	753,	783-9	
Weinen	775-6		
Lamentieren, Schluchzen, Schreie	772	776-7	
Bangigkeit	750-3,	754	
Hypochondrie	758-9		
Schüchternheit	760-1		
Ängstliches Erschrecken	761-3		
Verwegenheit (Folgewirkung)	764		
Alternierende, veränderliche Stimmung	766,	769,	771-3
Launisch	769,	775-8	
Unbeständigkeit	771		
Ungeduld	771		
Unentschlossenheit	771		
Streitsüchtig	770-1		
Kaustisch	770		
Gerechte Entrüstung	765		
Boshaftigkeit	766,	768	
Widersprüche (er kann nicht die geringsten W. ertragen)	765-7		
Zorn	755-6		
Scherze (er macht Sch.)	772-4		
Stumpfsinn	753,	757	
Geistige Ruhelosigkeit	756,	771	
Große Eile	755,	757	

Schnitzer (er begeht Schn.)	755		
Fixe Ideen	790-2,	794,	679-80, 688
Unfähigkeit zu denken und zu sprechen	4,	685-7	
Gedächtnisschwund	3,	5	
Religiöse Gedanken	794		
Geistige Klarheit (Folgewirkung?)	793		

Ipeca

(Brechwurzel)

Neigung, sich unglücklich zu machen.
Nichts wirkt *ausgleichend, nichts gefällt.*
Alles ekelt ihn an.
Den ganzen Tag über schlechte Laune mit Widerwillen gegen alles und *Weinerlichkeit.*
Erregbarkeit, reizbar, große Neigung, böse zu werden und sich zu erzürnen.

Jodium

(Jod)

Schlechte Laune und Reizbarkeit während der Digestion mit dem *Gefühl* in der *Kehle* und in der *Brust,* als ob man *weinen* müsse.
Herzbeklemmung.
Unruhe. Er ist gezwungen, sich ständig zu bewegen, und läuft ununterbrochen hierhin und dorthin.
Extreme Empfindlichkeit bei der geringsten Gelegenheit. Furcht vor einem großen Unheil, das über einen kommen könnte.
Phlegmatisches Temperament.
Sensibilität bei *Geräuschen* und allen *äußeren Eindrücken.*
Nervliche Erschöpfung und große *Übererregung* in *moralischen* Fragen und Überreizung des *Nervensystems.*
Man spricht **dergestalt,** daß **niemand** ein Wort **dazwischensagen** kann.
Unentschlossenheit und Schwierigkeiten beim Nachdenken.

Kalium carbonicum

(Kaliumcarbonat)

Weichlicher Charakter.
Traurigkeit mit Verlangen nach Gesellschaft oder mit *Furcht zu sterben.*
Befürchtungen, *besonders* in bezug auf seine *Krankheit.*
Sehr schlechte Laune, die sich auch auf dem Gesicht abzeichnet.
Veränderliche Stimmung, bald Zorn und Aufbrausen bei der geringsten Gelegenheit, bald Sanftmut und Gemütsruhe.
Geistige Benommenheit wie durch eine Beschwerde im Hinterkopf.
Ohnmachtsanfälle mit Verlust aller Sinne und Furcht zu fallen.
Delirium Tag und Nacht.

Lachesis

(Klapperschlangengift)

Niedergeschlagenheit, manchmal auch mit Kurzatmigkeit und Frösteln.
Melancholische Stimmung (mit Seufzen und Klagen = Nux vomica).
Besserung **nach** dem Seufzen.
Sorgenvolles Grübeln.
Widerwillen gegen eine Unterhaltung.
Große *Neigung* zu Kummer, der *alles* schwarz *erscheinen* läßt.
Neigung, an allem **zu zweifeln.**
Mutlosigkeit und *Verzweiflung.*
Innere Unruhe; man kann nirgends bleiben und verlangt ins Freie zu gehen (Staphisagria).
Innere Unruhe, Bangigkeit beim Fahren **im Wagen.**
Heftig auftretende Hitze im Kopf wie durch einen Schlaganfall.
Todesfurcht, man hat **große Angst** sich **schlafen zu legen,** weil man **fürchtet,** daß man einen Anfall bekommt, der zum Tode **führt.**
Große Besorgnis hinsichtlich seiner Krankheit.
Anwandlung von *Angst vor der Nacht,* man fürchtet sich vor *Cholera-anfällen* und *Dieben.*
Mißtrauen und Argwohn.
Man glaubt sich von jedermann verletzt und *beleidigt.* Die harmlosesten Dinge interpretiert man widerwärtig und gehässig.

Streitsüchtig.
Unsinnige Eifersucht am Abend.
Neigung, alle Dinge in Zweifel **zu ziehen,** von deren **Wahrheit** man **begeistert** war.
Langeweile (Mercurius).
Große Gleichgültigkeit.
Trägheit und Widerwillen gegen Arbeit, manchmal mit mürrischem Wesen oder mit Gleichgültigkeit und Niedergeschlagenheit.
Widerwillen gegen Abwechslung.
Große geistige Trägheit mit *körperlicher Müdigkeit.*
Willensschwäche und Unentschlossenheit.
Neigung, Fehler bei anderen zu *suchen* und sie *ihnen vorzuwerfen.*
Äußerst rechthaberisch und Lust, sich zu *streiten* aus reiner Freude am *Widerspruch.*
Aufbrausen und Zornausbrüche, selbst wenn man gar nicht geärgert wurde.
Bösartigkeit und *Falschheit.*
Sie kränkt und beleidigt *Menschen* aus dem Hinterhalt und mit Hinterlist.
All ihre Gedanken *trachten* nach Bösem.
Hast und Unruhe; alles muß sehr schnell getan werden. Man kann nicht sitzen bleiben. Das Essen wird hastig heruntergeschlungen.
Großer Tätigkeitsdrang. Er will viel und alles mögliche tun. Keine Ausdauer. Große **Reizbarkeit.**
Beim Lesen ergreifender Gedichte ist man seelisch so erregt, daß Tränen vergossen werden.
Die geringste Berührung bringt ihn in Wut.
Übertriebenes **Jammern** und **Weinen** über seine **Krankheit** und über die empfundenen **Schmerzen** (Nux vomica).
Je mehr sein *Zustand* der Unzufriedenheit und der *Schwäche* im Mittelpunkt der Betrachtung stehen, um so mehr ist er zur Satire, zu witzigem Spott und zu Scherzen **bereit.**
Abends *große Erregung* und *Schwatzhaftigkeit,* manchmal mit *Irrereden während* des Fiebers.
Manische **Geschwätzigkeit.**
Er liest nicht gern längere Zeit, obwohl ihn das Thema interessiert.
Innere Unruhe, wenn er in der Öffentlichkeit sprechen soll (nach Lycopodium).
Zeitweiliges Schwinden der Gedanken mit Verdunkelung des Gesichtsfeldes.

Schwindel-*Gefühl* bei **kalten** Füßen und **Besserung,** wenn die Füße wieder **warm** werden.
Unfähigkeit, mit klarem Verstand nachzudenken.
Geistige Arbeiten ermüden und gelingen nicht.
Vergißt die rechte Schreibweise.
Man fühlt sich *verpflichtet,* nachts zu wachen, um beim Nachdenken mit großer *Leichtigkeit* geistige Arbeiten zu *verrichten.*
Ständiges Zuströmen von Gedanken. Große Überlegenheit des *Geistes* über den Körper ohne die geringste Ermüdung.
Delirium besonders nachts, auch mit **großer Geschwätzigkeit.**
Verschiedene Gemütskrankheiten als Folge von **Unannehmlichkeiten** und **Demütigungen** (Staphisagria), auch nach *übermäßigem* Studieren.
Bei den Trunksüchtigen: sie glaubt verloren zu sein, weil Gott sie dafür *prädestiniert* habe.
Neid.
Stolz.
Eifersucht.
Grausamkeit.
Bösartig.
Üble Nachrede.
Verleumdung.
Gottlosigkeit.
Schroffer Charakter.
Spöttisch.
Satirisch.
Rechthaberisch.
Zu überspannt.
Schwatzhaft.
Oppositions- und Widerspruchsgeist.
Immer unzufrieden.
Düstere Schwermut.
Pessimist.
Extrem besorgt.
Nicht unparteiisch.
Nicht konservativ.
Unfreundlich.
Mangel an intuitiver Empfänglichkeit.
Beschwerden nach Zwietracht unter Verwandten.
Beschwerden nach irgendwelchen Unannehmlichkeiten.
Mangel an Pflichtgefühl und Gewissenhaftigkeit.

Um sich das Rauchen, Wein und alkoholische Getränke abzugewöhnen.
Eifersucht eines *Mannes* auf eine *Frau.*
Eifersucht einer *Frau* auf einen *Mann.*
Eifersucht eines *Mannes* auf einen *Mann.*
Zu hageres Gesicht.
Lippenfalten wie beim Mund einer Meerkatze.
Unverträglichkeit von Wasser.
Widerwillen gegen Wasser.
Verzagt.
Impuls, zu vergiften.
Leute, die glauben, bespitzelt und verfolgt zu werden.

Lycopodium

(Bärlappsporen)

Paßt für brummige Charaktere.
Trübe Stimmung, besonders am Abend, und Furcht vor schrecklichen Ereignissen, Sintflut, Weltuntergang.
Traurige Gedanken, üble Laune mit weichen und häufigen Stühlen.
Verzweiflung und *tiebe Betrübnis.*
Kummer, *Traurigkeit,* Lebensüberdruß und Neigung, **sich** unglücklich zu **fühlen.**
Kleinmut mit abenteuerlichen und dichterisch ausschmückenden Träumereien.
Lebhafte sinnliche Empfindungen für Idealität, Formen und Farben, mit Zärtlichkeit und gar keiner Furcht.
Weinerlichkeit mit **Frösteln,** sogar ganz **in der Nähe der Heizung.**
Schluchzen und Weinen.
Man ist ernst, ruhig, gebieterisch, arrogant und würdevoll, selbst bei Wutanfällen.
Geistiger Kummer.
Es gelingt nicht, eine lange Additionsaufgabe zu lösen.
Eine Art von Erschöpfung, durch geistige Ermüdung hervorgerufen.
Befürchtung einer schweren Krankheit.
Weinen und Schluchzen, zuerst wegen der Vergangenheit und dann wegen der Zukunft.
Weinen und **große Verzweiflung.**
Mangel an Selbstvertrauen.

Innere Bangigkeit mit Zittern und Frösteln.
Sehr furchtsamer Charakter.
Abends Angst vor abenteuerlichen Vorstellungen.
Die Furcht ergreift ihn am Abend, wenn er eine Tür öffnen will, die nur schwer aufgeht.
Ängstliche Erwartung.
Furcht am *Tage*, weil man jemand im Zimmer zu hören glaubt.
Furcht vor dem **Alleinsein.**
Tiefe Langeweile.
Mißtrauen, Argwohn, Empfindlichkeit.
Große Bangigkeit in der Magengegend, wenn sich jemand *nähert.*
Sie flieht vor ihren *eigenen* Kindern.
Der Kopf ist voll von Gedanken des Mißtrauens und der Eifersucht.
Angsterfüllte Träume, Eifersucht.
Innere Unruhe.
Ungeduld und *Sensibilität.*
Leicht zu Emotionen geneigt.
Weinen, wenn man Undankbarkeit **erlebt.**
Große Erregbarkeit zum **Zorn** und zu ängstlichem Erschrecken.
Übererregung mit Bangigkeit.
Viele unangenehme und widerwärtige Gedanken kommen ihr, besonders wenn man sie nachts weckt.
Starrköpfigkeit, manchmal mit innerem Zorn, den man kaum verbergen kann.
Das Kind ist ungehorsam (auch Ammonium).
Halsstarrigkeit.
Starrköpfiger und **eigenwilliger** Charakter.
Heftigkeit mit Reizbarkeit und leichter Erregung zum Zorn.
Bei dem geringsten **Widerspruch** ist er außer sich vor **Zorn.**
In Gedanken streite er sich mit Personen, die nicht anwesend sind.
Manische Wut. Sie äußert sich mit **neidischen, vorwurfsvollen, arroganten und gebieterischen** Schimpfreden, ferner mit **Verwünschungen** und der Lust, die Person zu **schlagen,** mit der man sich streitet.
Neigung, mit einem Messer zu stechen. Man ist rüpelhaft, ungehobelt und schlecht erzogen.
Sehr große Langeweile mit Energielosigkeit und schwacher Wahrnehmung.
Große *Indifferenz* und vollständige *Insensibilität* für äußere *Eindrücke.*
Langeweile. Trällern.
Neigung, gleichzeitig zu lachen und zu weinen.

Zerstreutheit *in* seinen Handlungen.
Vergißt die Bezeichnung von Buchstaben.
Gebraucht unpassende *Wörter.*
Die geistige Aktivität ist behindert. Der Kopf ist wie leer.
Unmöglichkeit, eine längere Additionsaufgabe zu lösen.
Er kann nichts mehr denken und tun und beschäftigt sich nur mit Bedeutungslosigkeiten, ohne sich entschließen zu können, seine Pflichten zu erfüllen.
Der Geist **ist wie** paralysiert und **steif,** ärgerliche Folgen von **Kopfarbeiten,** die den Geist zu sehr **ermüdet** haben (danach Lachesis).
Stolz.
Egoismus.
Neid.
Eifersucht.
Verschlossen oder heuchlerisch.
Indolenz.
Mangel an Initiative.
Zuviel Ehrgefühl.
Mißtrauen.
Starrköpfigkeit.
Eitelkeit.
Irreligiosität.
Furchtsam, besonders nachts.
Autoritärer Charakter.
Zänkisch.
Heuchelei.
Widerspenstig.
Zu servil.
Zu kriecherisch.
Undankbar.
Arrogant.
Spricht durch die Nase.
Zu kleinlich.
Kein unabhängiger Geist.
Untauglich für die Musik.
Hat schlechtes Gehör.
Ungeeignet für den Gesang.
Untauglich für den Handel und das Finanzwesen.
Kein gutes Gedächtnis für Töne und Melodien.
Unmöglichkeit, in einer Stubenluft zu verweilen (Theater, Kirche).

Presbytie.
Geht mit krummem Nacken.
Geht mit krummen Schultern.
Geht mit den Fußspitzen nach innen gekehrt.
Verlust des *Geruchs*- und Gehörsinnes.
Abneigung eines **Mannes** gegen **Frauen.**
Abneigung einer **Frau** gegen **Männer.**
Fehlen der Sensualität **bei dem Manne.**
Fehlen der Sensualität **bei der Frau.**
Horizontale Hautfalten auf der Stirn.
Horizontale Hautfalten an den Schläfen.
Geht mit O-Beinen wie ein Greis.
Zu kokette Frau.
Impuls zum Diebstahl.
Er kann es nicht ertragen, sich in einem überheizten oder zu hell erleuchteten Raum aufzuhalten, ohne daß es zu einer Kongestion im Kopfe kommt.
Heilmittel für Greise.
Magerkeit des Beckens, der Hüften, der Hinterbacken.
Wankelmütig in seinen Meinungen.
Taubstummheit.
Unverschämt in seinen Handlungen und in seinem Verhalten. (Er hat weder Scham noch Scheu zu erröten).
Rote Gesichtsflecken, das ganze Jahr über.
Zu rote Ohren.
Falten vor oder hinter den Ohren.
Ausgesprochenen Appetit auf Süßigkeiten.

Mercurius solubilis

(Quecksilber)

Schweigsamkeit mit dem Bedürfnis, im Bett zu bleiben.
Er **glaubt** Höllenqualen zu **erleiden,** ohne sich darüber **verständlich ausdrücken** zu **können.**
Unfreiwilliges Weinen; es erleichtert.
Große Neigung zu Weinerlichkeiten.
Große innere Unruhe. Sie läßt ihn weder auf den Beinen bleiben noch im Bett.
Er ist wie *verrückt* oder als ob er *ein großes Verbrechen begangen* hätte.
Extreme Unruhe, die ganze Nacht, vom Abend bis zum Morgen. Bald

muß er aufstehen, bald muß er sich wieder hinlegen. Das Gehen ist unerträglich.
Agitation und Unruhe treiben ihn weit weg wie in der Befürchtung eines Unglücks.
Ständige Angstgefühle und *Unruhe.*
Schweißausbrüche an den Händen und *Hitze* im Gesicht.
Nachts großes Angstgefähl mit Wallung des Blutes.
Während der Angstzustände Ekel gegen jede ernsthafte Arbeit.
Hat Befürchtungen wegen der Gesundheit geliebter Menschen (auch Hepar sulfuris).
Furcht, **den Verstand zu verlieren.**
Furcht **zu sterben.**
Große *Neigung,* sich am Abend zu schrecken.
Nach einer kleinen Überraschung extremes *Erschrecken* mit *Zittern* am ganzen Körper.
Paralytischer Schwächeanfall. Die Hitze steigt in die rechte Wange hoch, das Gesicht schwillt bläulich an, große nervliche Erschöpfung.
Die Gliedmaßen sind wie zerquetscht.
Schwanken mit den Knien und Bedürfnis, *sich hinzulegen.*
Gleichgültigkeit in allen Dingen, selbst im Essen (auch Staphisagria), obwohl die Speisen ohne jeden Nachteil vertragen werden können.
Große Gleichgültigkeit, ernste *Stimmung,* mit *Neigung,* böse zu werden, wenn man die gute Laune der anderen **sieht.**
Müdigkeit nach weichem Stuhlgang, und zwar derart, daß man mit Schweißausbrüchen ohnmächtig würde, wenn man einige Zeit gehen müßte (Arsenicum album).
Gleichgültigkeit den angenehmsten Dingen gegenüber, alles widert an, selbst die Musik.
Widerwillen gegen Scherze und Unterhaltungen.
Mürrisches Wesen mit *Bangigkeit,* als ob man ein Unglück *befürchtet.*
Mürrische Stimmung, **lakonisch, ernsthaft.** (1. Rhus Toxicodendron, 2. Solubilis, 3. Ammonium carbonicum)
Neigung, in einen *Wortwechsel zu kommen* und sich zu *streiten.* Dabei will man um jeden Preis **recht haben.**
Reizbarkeit, Zorn.
Schmachtende Nostalgie.
Unwiderstehliche Neigung, lange Reisen zu **machen.**
Übereiltes Sprechen.
Geisteskrankheit der Trunksüchtigen.
Man **weiß nicht,** wo man ist.

Ohnmacht und Verlust des Sprechvermögens mit *nicht wahrnehmbarem* Puls (Carb. v.)., Leichengesicht. Das Sprechvermögen setzt *erst nach* der Aufhellung des Verstandes wieder ein.
Zerstreutheit. Ein Gedanke jagt ständig den anderen. Das Nachdenken ist laufend durch nicht zum Thema gehörige Gedanken unterbrochen.
Große *Neigung* zu Weinerlichkeit.
Während des **Spaziergangs** bekommt man **unwiderstehliche** Lust, die Passanten an die Nase zu *fassen.*
Er heizt das Zimmer bei großer Sommerhitze.
Die Kranke **entblößt sich** nachts (Pulsatilla).
Erkennt die Angehörigen nicht.
Heftige Einsprüche bei der geringsten Berührung.
Insensibilität *bei jeder* Ermahnung.
Schwäche des *Intellekts* mit **Benommenheit.** Man kann weder lesen noch schreiben und auch keine ernsthafte Arbeit verrichten.
Die Unterhaltung ist mühsam mit *Leere im Kopf* und *Somnolenz.*
Man kann nichts *überlegen* oder *berechnen.*
Kein Pflichtgefühl, keine Gewissenhaftigkeit.
Frivolität.
Verschwendungssucht.
Eitelkeit.
Trotzkopf.
Indiskret.
Heuchelei.
Egoismus.
Rechthaberisch.
Streitsüchtig.
Spleen.
Ständig Langeweile.
Nicht amüsierbar.
Nicht amüsant.
Zu positiver Geist.
Verständnisvoll, aber versteht keinen Spaß.
Untauglich für Philosophie und Spiele.
Tick, auszuspucken.
Der Speichel fließt während des Schlafes aus dem Mund.
Gefräßigkeit.
Zu gelbes Gesicht.
Den Lippen **fehlt die rosa Fleischfarbe.**
Heilmittel für Greise und Kinder.

Mercurius vivus

(Quecksilber)

Sehr erregbar. Immer unzufrieden.
Irreligiosität.
Trunksucht.

Mezereum

(Seidelbast)

Schweigsamkeit.
Der Kranke schaut stundenlang aus dem Fenster, ohne an etwas zu denken.
Jahr: Geisteskrankheiten.
„Große Traurigkeit und Gleichgültigkeit in allem; alles ekelt an. Reizbarkeit, mürrische und empfindsame Stimmung. Neigung, Vorwürfe zu machen und sich zu streiten. Heftiger Zorn wegen Bagatellen. Es folgt ein schnelles Bereuen. Unentschlossenheit. Große Zerstreutheit: Jede Unterbrechung trübt die Gedankenfolge. Geistige Benommenheit. Weiß nicht, was er will und was er tut. Eine Art Rausch durch unüberlegte Worte, aber mit guter Laune und großer Heiterkeit.

Natrium carbonicum

(Natriumkarbonat, Soda)

Man ist nur mit traurigen Gedanken beschäftigt.
Neigung, tagelang zu weinen mit **Langeweile** und dem Gefühl gänzlicher **Verlassenheit** (auch Mercurius).
In der Phantasie ist man fast immer mit der Zukunft, mit trüben Gedanken und dem Trachten nach Alleinsein beschäftigt.
Ängstliche Sorgen um die eigene *Person.*
Anthropophobie und Abscheu vor der Gesellschaft mit ängstlichem Charakter.
Unruhezustände mit der Furcht, daß man nichts tun kann, was Erfolg bringt.

Verwünschungen und Gotteslästerungen nach dem Spaziergang. Schmerzen in den Gliedern dauern drei Stunden an.
Phlegmatische Stimmung.
Langeweile und Konzentration auf sich selbst.
Widerwillen und *Trödelei* in bezug auf Geschäfte, obwohl die Arbeit erfolgreich ist, wenn man sich daranmacht.
Apathie und Interessenlosigkeit.
Erschöpfe Nerven.
Das geringste *Ereignis ermüdet* die Nerven sehr. Der Eindruck ist *so stark,* daß man das *Gefühl* einer Ohnmacht hat.
Unzufriedenheit und tiefe Betrübnis.
Schlechte Laune mit Unruhe, Reizbarkeit und Unzufriedenheit mit allem.
Ärger und **Böswilligkeit.**
Respektlosigkeit gegenüber den Angehörigen.
Heftig, er zittert und möchte Fußtritte austeilen.
Unzufriedenheit und *Neigung,* böse zu werden mit Lust, alle zu *schlagen.*
Unruhe wegen der **Zukunft,** was zu großer **Verzweiflung** führt.
Große Neigung zum Zorn.
Lust, *sich zu schlagen* und zu *streiten.* Ein *Widerspruch* ist *unerträglich.*
Heftiges **Aufbrausen** bei der geringsten Gelegenheit. Das führt zu einem feurigen *ungestümen* **Sprechen.**
Leidenschaftlich bis *zur Erschöpfung.*
Am Abend *nach dem Essen* große Neigung, zu *singen* und zu *trällern.*
Ungeschicklichkeit und *Unmöglichkeit,* die einfachsten Dinge zu Ende zu führen.
Auffassungsschwierigkeiten beim Lesen und Zuhören.
Unfähigkeit, klar nachzudenken. Schwindelanfälle.
Stupide. Er schaut vor sich hin, ohne *an etwas zu denken.*
Häufig Benommenheit der Sinne.

Natrium muriaticum

(Natriumchlorid)

Großer Kummer.
Viele unangnehme **Gedanken** wegen **früherer** Beleidigungen gehen durch den Kopf.
Mißtrauen in seine eigenen Kräfte.
Ständige Palpitationen.

Fortwährende Neigung, unangenehmen Dingen der Vergangenheit nachzugehen, um sich darüber zu grämen.
Wenn sie allein ist, verliert sie sich in ihren Gedanken und weint.
Der Kranke *glaubt,* daß alle ihn beklagen *und er* weint.
Unglaublich großes Verlangen zu weinen.
Es genügt, daß man *ihn anschaut,* damit er weint.
Trost **verschlimmert** die Neigung zum Weinen.
Der Kranke *ist stundenlang* in traurige Gedanken über *seine Zukunft* vertieft.
Ängstliche Sorgen und Unruhe über die *Zukunft.*
Anfälle von vollständiger Mutlosigkeit und Verzweiflung.
Furcht, den Verstand zu verlieren oder zu **sterben.**
Sie *schaut sich* oft im Spiegel *an* und *bildet sich ein,* schlecht auszusehen.
Anfälle von Bangigkeit mit Herzklopfen, als hätte man ein Verbrechen begangen.
Große **Gleichgültigkeit** und **Interesselosigkeit.**
Unmöglichkeit, sich zu freuen.
Schroffheit **im** Benehmen.
Lakonismus.
Der Kranke antwortet nur unwillig.
Trägheit und *Abscheu* vor der **Arbeit.** Dieser Zustand wird **hinausgezögert.**
Man *hat* zu nichts *Lust* und **möchte** nur schlafen.
Trotz des Abscheus gegen die Arbeit mag man dennoch gern ernsthafte Betrachtungen anstellen.
Der Sinn für *Unabhängigkeit* fehlt (danach Calcarea).
Große *Reizbarkeit.*
Nach einem *ängstlichen Erschrecken* am Abend sind die Glieder wie *gelähmt.* Darauf folgen *ängstliche und schreckliche Befürchtungen.*
Scherze werden übelgenommen (Staphisagria).
Der Widerspruch ist unerträglich, abends mit gereizter Stimmung und leicht beleidigt.
Er meidet die *Gesellschaft,* weil er voraussieht, daß er anderen *Unannehmlichkeiten* verursachen *könnte.*
Leidenschaftliche **Bösartigkeit** und **Zorn.**
Die geringste Kleinigkeit macht ihn böse und führt dazu, daß er sich leidenschaftlich ereifert.
Haß gegen Personen, von denen er **beleidigt** wurde (danach Calcarea carbonica, Vivus, Nux vomica und Staphisagria).

Selbst ganz geringfügige Dinge bringen ihn zum Lachen, so daß ihm die Tränen kommen.
Alternative zwischen mürrischer Müdigkeit und Leichtigkeit der Glieder mit Fröhlichkeit.
Ungeschicklichkeit, die dazu führt, daß man *überall* anstößt und alles aus den Händen fallen läßt (Nux vomica und Staphisagria).
Er erinnert sich nicht mehr an das, was er gerade schreiben wollte.
Gedächtnisschwäche für Eigennamen.

Nitri acidum = Acidum nitricum

(Salpetersäure)

Mangel an *Heiterkeit* und *depressive Traurigkeit* wie bei einer **Brustbeklemmung.**
Er kann seine traurigen Gedanken *nicht loswerden.*
Nostalgie.
Weinerliche Stimmung, leicht zu Emotionen geneigt.
Das Kind weint heftig bei der geringsten Ermahnung.
Sehr *trübe* Stimmung mit **Angstzuständen.**
Traurigkeit und Angst am Abend vor der Menstruation.
Mit seinen Gedanken ist er ganz in traurige *Geschehnisse vertieft* und kann sich *von ihnen* nicht lösen.
Empfindlichkeit.
Gewissensskrupel.
Häufige *Angstzustände* mit großer Brustbeklemmung *während* des ganzen Tages.
Illusionen wie bei unsinnigem Geschwätz.
Körperkälte und **Neigung** zu fallen.
Angstgefühl, als ob man einen Prozeß zu bestehen habe, der zu großer Sorge Anlaß gibt.
Angst während des Gewitters.
Besorgnis *über* seine Gesundheit.
Übererregung.
Mißtrauen *in* seine eigenen Kräfte.
Mutlosigkeit und Verzweiflung, manchmal in höchstem Grade.
Er denkt sich aus, bald sterben zu *wollen.*
Lebensüberdruß, manchmal mit Unzufriedenheit.
Er *wünscht sich* den Tod und hat *dennoch* Angst vor ihm.

Gleichgültigkeit.
An nichts Vergnügen finden.
Interessenlosigkeit.
Lakonismus.
Schweigsamkeit.
Man will nur sprechen, wenn man von anderen angesprochen wird.
Starke Konzentration auf sich selbst während der Traurigkeit.
Unzufriedenheit mit sich selbst. Erleichterung nach *heftigem Tränenstrom.*
Große *Ungeduld,* auch *nachmittags,* mit Traurigkeit und Eigensinn.
Befürchtungen lassen ihn nirgends in Ruhe verweilen.
Große Reizbarkeit schwächt die Nerven nach einem Wortwechsel. Der ganze Körper zittert.
Die *geringste Bagatelle* regt ihn derart auf, daß er *über* sich selbst lacht.
Wutanfälle und Verzweiflung mit **Flüchen** und **Verwünschungen.**
Rachegedanken wegen geschäftlicher Angelegenheiten.
Hartnäckige *Rache, Gefühlskälte:* man kann sich nicht *entschuldigen* und um *Verzeihung bitten.*
Wechselnde Stimmung, bald heiter, bald traurig.
Große Gedächtnisschwäche, besonders in dem Maße wie die körperliche Schwäche zunimmt.
Man versteht nur mit Mühe, was man hört, als ob man schwerhörig sei.
Gedankenlosigkeit im Kopf als ob man das *Bewußtsein* verloren hätte.

Nux vomica

(Brechnuß)

Physische und moralische Reizbarkeit.
Ängstlich, unruhig, untröstlich.
Große Angst vor der Zukunft.
Schweigsame Gemütsverfassung, Konzentration in sich selbst.
Drückender Kummer.
Verstört aussehen.
Ausfall des Bewußtseins für Orte, für das Wohnhaus.
Niedergeschlagenheit und mürrisches Wesen.
Stirnschweiß während der Koliken und Empfindung von innerer Hitze.
Angstgefühle, als ob ein *Unglück* zu befürchten sei.
Unentschlossenheit und Furcht.
Unruhe und Wehklagen, die einen zwingen, viel an die frische Luft zu gehen.

Herzbeklemmung und **Gefühl der Trunkenheit** beim **Gehen.**
Große Angst am Nachmittag, als ob man ein Unglück **befürchtet.**
Ängstliche und argwöhnische Sorgen, besonders am Nachmittag.
Träume von Fahrzeugen und Katzen.
Schwindelgefühl, als ob das Bett umkippt.
Lebensüberdruß und **Neigung zum Selbstmord.**
Große geistige Trägheit.
Schlaflosigkeit nachts und Schlaftrunkenheit am Tage.
Starke Schweißausbrüche folgen auf Angstzustände.
Leichtes Erschrecken **mit** Schwindelanfällen wie durch **Trunkenheit.**
Wenn man *etwas Unangenehmes* sieht, *erschrickt* man sofort. Beine und der ganze Körper werden von dem Schreck so stark in Mitleidenschaft gezogen, daß man *fast bewußtlos* wird (Staphisagria, Phosporus).
Trostlosigkeit.
Vorwürfe mit roten und heißen Wangen.
Man zittert, als ob man durch Schleim in der Kehle ersticken sollte (Staphisagria + Bryonia).
Trübe, schwermütige Stimmung.
Nach dem *Essen* und besonders abends *beklagt* man sich über ein Völlegefühl im Bauch und über Erschöpfung, als ob man zuviel gegessen hätte.
Große Besorgnis um seine Gesundheit. Diesbezüglich Unruhe und Nachforschungen.
Verzweiflung wegen der Heilung (Vivus).
Bei den Klagen sagt man immer „Mein Gott!" (Hydrozephalus = Wasserkopf, Enzephalitis = Gehirnentzündung).
Ebenso ist es in den Zeiten, in denen man den Kummer besonders stark empfindet.
Man fürchtet zu *sterben* und glaubt an den *bevorstehenden Tod.*
Die Zeit vergeht extrem langsam, besonders morgens im Bett. Man schaut ständig auf die Uhr und wundert sich, daß die Zeiger so langsam weitergehen. Man denkt an sein Testament.
Zu große Sensibilität bei allen Eindrücken.
Geräusche, Unterhaltung, grelles Licht und starke Gerüche (Causticum) sind unerträglich.
Alles wird zu stark **empfunden.**
Die geringste *Erschütterung* und die *Schritte* beim Gehen werden als *schmerzhaft* und *unerträglich* empfunden.
Schmerzen *werden* nicht ertragen ohne starkes *Wehklagen* und *Seufzen,* verbunden mit *Vorwürfen* und *Zänkereien.*

Man glaubt, daß der gerade jetzt empfundene Schmerz unerträglich sei, und möchte sich lieber das Leben nehmen.
Untröstliche Stimmung mit Weinen, *Seufzen* und Klagen mit **lauter Stimme.** Vorwürfe und Zänkereien.
Er kann über nichts die Oberhand gewinnen, nicht einmal über das geringste Leid.
Er weint, **wenn** man ihm widerspricht, auf **welche Art und Weise** dies auch geschehe.
Lautes Weinen und Schluchzen.
Jämmerliches Seufzen und Stöhnen ohne jeden Grund.
Er runzelt die Stirn und **verschränkt** die Arme.
Weinerliche Reizbarkeit.
Widerwillen *gegen* eine Unterhaltung.
Hartnäckigkeit und sture **Opposition** bei allem, **was** andere **wünschen.**
Er kann nicht den geringsten *Widerspruch* ertragen, auch nicht die vernünftigsten *Ermahnungen,* ohne *außer sich* zu geraten.
Streitsüchtige *Reizbarkeit,* er nimmt *alles* übel.
Große Neigung zu kritisieren und Vorwürfe zu machen.
Beleidigend aus *Eifersucht* mit unsittlichen Ausdrücken, Zänkereien, Vorwürfen.
Streitsüchtige Stimmung bis zu Handgreiflichkeiten.
Heftige Zornesausbrüche und Aufbrausen.
Er betrachtet alle Sprechenden mit bösem Blick, so als ob er sie ohrfeigen wollte.
Sanfter Charakter, übertriebene Zärtlichkeit, Sensibilität und Herzlichkeit.
Zu Tränen *gerührt* durch Musik.
Langeweile, die Zeit scheint so langsam zu vergehen, daß man es kaum aushalten kann.
Große *Trägheit, Abscheu* vor der Arbeit.
Große *Furcht* vor Geldausgaben mit *Angst* für die Zukunft.
Lebensüberdruß, Selbstmordabsichten wegen unglücklicher Langeweile.
Mangel an Geduld bei der Arbeit und schnelle Ermüdung.
Lust zum **Zerbrechen und Zerreißen.**
Ekel vor geistigen Arbeiten, manchmal mit **Blutandrang zum Kopf.**
Abscheu vor **Kopfarbeiten,** die ein starkes **Nachdenken** erfordern.
Er ist *kopflos,* aber *bereitwillig.*
Ständig unentschlossen.
Unbeholfene, schwerfällige Manier, **stößt** sich leicht und **wirft** Gegenstände **um** (Lachesis).

Hysterische Stimmung.
Unfähigkeit, nachzudenken.
Mühsames Suchen nach Worten, man verwendet unpassende Ausdrücke.
Man vergißt *die* Eigennamen.
Abends nach dem Zubettgehen kommen einem unermeßlich viele Gedanken.
Albernes Geschwätz.
Unvernünftige Handlungen.
Neigung, davonzulaufen.
Streift in der Stadt oder auf dem Felde umher.
Träumt mit lauter Stimme.
Gemütserkrankung als **Folge** einer **Demütigung.**
Gemütserkrankung als Folge von übermäßigen **Studien.**
Gemütserkrankung als Folge der Hämorrhoidensuppression.
Gemüts- und Geisteskrankheit der Trunksüchtigen.
Delirium mit Murren.
Stupor und Bewußtlosigkeit.
Nervliche **Erschöpfung** durch geistige Arbeiten.

Beispiel einer Pathogenese aus dem Jahre 1871 vor der Überprüfung der später gemachten Erfahrungen.
Stolz.
Trunksüchtig.
Trägheit.
Indolenz.
Nichtstun.
Reizbar.
Zänkisch.
Lustempfinden, andere zu ärgern.
Streitsüchtig.
Bösartig.
Heftig.
Aufbrausend.
Schroff.
Launisch.
Prahlerisch.
Frech.
Lügnerisch.
Feigheit.

List und Diebstahl.
Heuchelei.
Onanie.
Trotzkopf.
Unsauber.
Eifersucht.
Verschwenderisch.
Konzentriert.
Heimtückisch oder hinterhältig.
Zu lebhaft.
Zu hitzig.
Zu überspannt.
Immer in Eile.
Ungeschickt mit seinen Gliedmaßen.
Nicht sanft genug.
Nicht liebevoll genug.
Zu stark für Eindrücke empfänglich.
Zu optimistisch.
Zu große moralische Sensibilität.
Zu große physische Sensibilität.
Zu empfindlich gegen Arzneimittel.
Zu kokett (Frau).
Versteht keinen Scherz.
Vertieft und unaufmerksam, wenn man mit ihm spricht.
Ungeeignet für Handarbeiten (Mann).
Ungeeignet für bildende Künste, Bildhauerkunst, Zeichenkunst, Tanz.
Krankhafte Zustände als Folge von: Enttäuschter Freundschaft, enttäuschtem Ehrgeiz. Tod von Verwandten oder Freunden. Literarischem oder wissenschaftlichem Mißerfolg. Zwietracht mit den Hausangestellten.
Heftige Empörung, Zornesausbruch, **Eifersuchtsanfall.**
Tick, zu spucken oder zu trällern.
Tick, mit offenem Mund zu schlafen.
Während des Schlafes fließt Speichel aus dem Mund.
Zu langes Schlafbedürfnis. Obesität.
Untröstlicher Kummer.
Zu empfindlich.
Ermüdung durch **geistige** Arbeit.
Neigung, sich zu ärgern, über sich selbst und über andere.

Um sich den Tabakgenuß abzugewöhnen: Schnupftabak, Rauchtabak, Kautabak.
Zu große moralische Empfänglichkeit für Eindrücke.
Zu große physische Empfänglichkeit für Eindrücke.
Spleen, ständig Langeweile, ist nicht unterhaltsam, kann aber auch nicht zur Unterhaltung angeregt werden.
Kranker Körper, gesunder Geist.
Um sich das Kaffeetrinken abzugewöhnen.
Geschwätzig.
Fürchtet Erkältung des Kopfes + Beschwerden nach der Erkältung des Kopfes.
Indigestion (Verdauungsstörung), Widerwillen gegen süße Nahrungsmittel.
Um sich das Weintrinken abzugewöhnen.
Unzüchtigkeit nur in der Vorstellung.
Unwiderstehliche geschlechtliche Leidenschaft.
Eifersucht eines Mannes auf eine Frau.
Eifersucht einer Frau auf einen Mann.
Eifersucht einer Frau auf eine Frau.
Eifersucht eines Kindes auf ein Kind.
Zu rotes Gesicht.
Trieb zum Mord, zum Selbstmord, zu vergiften.
Nux vomica ist für folgende Personen indiziert:
Sensible, gutmütige, hitzige, eilige, eifrige, anhängliche.
Gedächtnisschwäche für Daten + Verse.
Leute, die glauben, vom bevorstehenden Tod bedroht zu sein.

Hahnemann, III, 185–8
Reine Arzneimittellehre

Hyperästhesie	1253,	1270-4		
Traurigkeit	1248,	1275-7		
Weinen	1258-9			
Seufzen, Jammern,				
Schluchzen	1084,	1252,	1254	
	1257,	1260,	1266	
Streitsüchtig	1252,	1263,	1266	
Zornesausbrüche	1259,	1262-4,	1267,	1269
Beleidigungen	1262,	1266,	1269	
Unannehmlichkeiten				
(sie kann nicht die				

geringsten U. ertragen)	1258		
Widerspruch (sie kann nicht den geringsten W. ertragen, auch nicht die vernünftigsten Ermahnungen)	1261		
Sturheit	1268		
Ungeduld	(*Roth* II,	449)	38-9
Eifersucht und obszöne Reden	1266		
Schüchternheit	1250		
Mißtrauen	1254–6,	1284-9	
Furchtsam	1250	1256	
Peinlich genau	1234-5,	1254,	1262
Unentschlossenheit	1255,	1286-7	
Todesfurcht	1245		
Schrecken	1061-5,	1250	
Verschlossenheit	1247,	1279-80	
Ängstlichkeit	1232,	1234-7	1239
	1241-1	1255-6	
Langeweile	1282		
Pessimist	1262,	1288-90	
Verzweiflung	1246,	1254	
Selbstmord	1234-40		
Unbeholfenheit	1292		
Widerwillen gegen jede Arbeit	1283-5,	1291	
Unfähigkeit für geistige Arbeit	1280,	1293-6	1299
Zerstreutheit und Aphasie	1297-8		
Sarkasmus	1252,	1265-6	
Rechthaberisch	1265,	1250,	1256
	1252,	1266	
Klare Unterscheidung zwischen Recht und Unrecht (Folgewirkung?)		1300	

Reine und klinische Indikationen

Ignatia ist für Personen mit zartem und empfindsamen Wesen indiziert (besonders für Frauen). Ihre Gefühle schwanken unaufhörlich und abwechselnd zwischen Weinen und Heiterkeit.

Nux vomica dagegen ist für Personen indiziert, die ihre Gefühle mit Heftigkeit zum Ausdruck bringen (besonders für Männer): starke Empfänglichkeit für Eindrücke, Traurigkeit, Weinen, Seufzen, Schluchzen, Tadel, Vorwürfe, Zänkereien, Beleidigungen, Zornesausbrüche bis zum Schlagen, Starrköpfigkeit (Ungeduld im Ertragen von Unannehmlichkeiten und Widersprüchen), Eifersuchtsanfälle mit obszönen Reden; Langeweile, *Pessimismus,* Verzweiflung bis zum Selbstmord.
Nux vomica ist seltener für empfindsame, zarte Personen indiziert, die leicht zu erschrecken, mißtrauisch, furchtsam, peinlich genau, unentschlossen, ängstlich und verschlossen sind.
Dieses Heilmittel ist indiziert bei Personen, die in allem unbeholfen sind (zufällig?), die eine Aversion gegen jede Arbeit haben und für geistige Arbeiten unfähig sind, die zerstreut, aphasisch, streitsüchtig, sarkastisch, rechthaberisch (?), furchtsam und peinlich genau sind.
Es ist auch indiziert bei Personen (besonders bei Männern) nach einem Kummer oder Herzeleid, nach einem Vermögensverlust oder dem Verlust eines Angehörigen, verbunden mit Spasmen und Konvulsionen.
Die Personen, bei denen die vorhergenannten Symptome erkennbar sind, trinken gewöhnlich Kaffee und Wein.
\+ 6 Beobachtungen von *Hermel*
\+ 6 Beobachtungen von *Dulac.*

Oleander

Traurigkeit und Mangel an Selbstvertrauen; alles ekelt einen an; Stumpfsinnigkeit.
Unzufriedenheit und Zornwütigkeit.
Ein Widerspruch ist unerträglich.
Heftiges Aufbrausen und Zornesausbrüche mit rasch folgendem Reuegefühl.
Stumpfsinnig, erschwertes Auffassungsvermögen beim Lesen. Bei der geringsten geistigen Anstrengung verschwimmen die Gedanken ineinander. Das Auffassungsvermögen *ist jedoch besser,* wenn man überhaupt *keine* Anstrengung *unternimmt* (intuitive Fähigkeit?).
Zerstreutheit, besonders wenn man wissenschaftliche Werke liest, bei denen neue, unbekannte Begriffe vorkommen.
Unfähigkeit zu meditieren. Unbesonnene sinnliche Begierden.

Opium

Traurigkeit.
Melancholie.
Üble Laune.
Klägliches **Weinen und Schluchzen.**
Hoffnungslosigkeit mit mürrischem Wesen und Unzufriedenheit.
Ängstlichkeit.
Furchtsamer Charakter und *erschrickt* leicht.
Unentschlossenheit.
Verschlossenheit.
Stillschweigende Konzentration in sich selbst.
Zornesausbruch **bis zum Weinen** wegen Schmerzen (Vivus, Staphisagria).
Wechselfolge von *unbekümmerter Fröhlichkeit* und *nagendem Kummer.*
Große Seelenruhe, innere Zufriedenheit, alles Böse und alle Schmerzen werden vergessen, stärkende Empfindung einer großen Glückseligkeit.
Große *physische* und *moralische* Erregbarkeit durch *Schmerzen.*
Die *Schmerzen* haben *charakteristische* Symptome: Stiche (stechende Schmerzen), *Brandmale, rote Hautflecken.*
Die Opiumesser versprechen oft, was sie auszuführen ablehnen.
Die Willenskraft schwindet.
Mangel an *Schamgefühl* und *Zartgefühl.*
Wutanfall im *Wahnsinn* mit *Distorsion* des Mundes.
Erotische Träume von *Verstorbenen,* die *zärtlich* geliebt werden.
Stumpfsinnigkeit und Ohnmacht.
Gefühllosigkeit, Stumpfsinnigkeit und Mangel an Selbstvertrauen.
Lebhafte Sensibilität bei der Berührung.
Stechender, reißender Schmerz mit *Hitze,* gleichzeitig extreme *Reizbarkeit.*
Irrtum *hinsichtlich bestimmter* Personen.
Das Reflektieren ist abgestumpft, manchmal ist es *lebhaft,* manchmal auch *sorgenvoll,* und manchmal herrscht absolute *Heiterkeit.*
Bewußtlosigkeit, vollständige **Anästhesie** mit **Erschlaffung** aller Muskeln.
Er erkennt die *Angehörigen* **nicht mehr** und kann auch nicht mehr die Namen der ganz bekannten *Gegenstände* nennen.
Stupidität mit **glanzlosen, verschwommenen** Augen, *Pupillen***erweiterung, Insensibilität** und **Bewegungslosigkeit.**
Respiration: *Kurz* und *ängstlich.*

Ständige *Stumpfsinnigkeit*, wie durch Schläfrigkeit oder Rausch.
Einbildungskraft und geistige Fähigkeiten sind gesteigert.
Großer Zustrom guter Gedanken.
Die Intelligenz erfährt eine spürbare Anregung. Man liest sechs Stunden lang ein Buch, ohne zu ermüden.
Einzelheiten von Geschehnissen aus der Vergangenheit fallen einem wieder ein. Aufbrausen gegen eine antipathische Person, die Kummer verursacht hat (siehe *Opium* nach *Hahnemann*).
Murren gegen die Vorsehung mit Neigung zu fluchen (Nux vomica).
Schreckliche Vision von Ratten und Skorpionen mit dem Wunsch, zu fliehen.
Irre redendes Geschwätz von Gespenstern und *Teufeln.*
Sie *ergreift,* manchmal furchtsam, manchmal wütend, die Hand der Assistenten.
Visionen von Katzen im Traum.
Schreckliche Träume vom Teufel.
Träume vom Bürgerkrieg.
Kaffee ist das Antidot.
Durch *Opium:* vollständige Seelenruhe, Kraft und Wohlbefinden.
Der Kranke **glaubt nicht** zu Hause zu sein (Nux vomica).
Funkelnde Augen, *erkennt* die Angehörigen nicht.
Aufgedunsenes Gesicht.
Geschwollene, bläuliche Lippen.
Geisteskrankheit der Trunksüchtigen.

Moral

Charakter zufrieden, heiter, erfreut, fröhlich lachend. Stille Gleichgültigkeit für irdische Dinge. Die Ekstase der Einbildungskraft ist die Ursache, daß man sich um keinen Preis an Irdisches klammert. Vollkommene himmlische Glückseligkeit, alles Böse ist vergessen.
Eignung für geschäftliche Angelegenheiten, Eifer zur Arbeit, Furchtlosigkeit, Mut, Unerschrockenheit in der Gefahr, Großherzigkeit.
Tollkühnheit, Zorn, Wut, Wildheit, Grausamkeit, durch Opium in starken Dosen.
Folgesymptome: Zunehmende Heiterkeit und gedankliche Glückseligkeit nehmen jetzt den Platz ein, wo vorher Unvernunft und Demenz herrschten.
Traurigkeit, Schweigsamkeit, Niedergeschlagenheit, Mutlosigkeit, Neigung, sich zu erschrecken und zu zittern. Angstgefühle, Willensschwäche, Unbeständigkeit, Feigheit.

Intellekt

Großer Zustrom von heiteren Gedanken. Der Geist ist wach und für ernsthafte Beschäftigung sehr befähigt. Kein Schlafbedürfnis. Erstaunliche Exaltation der Einbildungskraft und des Gedächtnisses, so daß er die ganze Nacht mit erhabenen Meditationen verbringt. Die Ekstasen kommen ganz in die Nähe der magnetischen Hellseherei.
Folgesymptome: Schwächung des Geistes und des Gedächtnisses, Stupor, Stupidität, Delirium, manchmal Demenz mit Wutanfällen, Idiotie, Halluzinationen.

Reine und klinische Indikationen

Opium kann diejenigen Kranken heilen, bei denen die Erstsymptome erkennbar sind. Heilung ist sogar bei den Kranken möglich, die im gegenwärtigen Zeitpunkt die Folgesymptome haben. Voraussetzung ist, daß die gleichen Kranken vorher die Erstsymptome hatten.
Man könnte ebenso von somatologischen Folgesymptomen sprechen, die fast die ganze Pathogenese von Opium bilden. So z. B. die psychische, moralische und geistige Entkräftung der Trunksüchtigen. Bei ihnen ist eine durch Alkoholika hervorgerufene inverse Übererregung vorangegangen.
+ 7 Beobachtungen von *Hermel.*
Nach *Hahnemann* verursachen die mittleren und schwachen Dosen folgende Wirkungen:
Erstwirkungen: Exaltation der Empfindlichkeit und Aktivität derjenigen Muskeln, die der Willenskraft unterworfen sind. Verminderung der Empfindlichkeit und der Aktivität der Muskeln, die nicht der Willenskraft unterworfen sind. Exaltation der Einbildungskraft und des Mutes. Opium verursacht eine Abstumpfung und Betäubung der Sinnesorgane, der allgemeinen Empfindung und des Selbstbewußtseins.
Nachwirkungen: Mangel an Erregbarkeit und Aktivität der Muskeln, die der Willenskraft unterworfen sind. Krankhafte Exaltation der Erregbarkeit der Muskeln, die nicht dem Willen unterworfen sind. Ideenlosigkeit, Abstumpfung der Einbildungskraft mit Verzagtheit und Hyperästhesie des allgemeinen Empfindens.
Bei sehr starken Dosen erzeugt Opium intensivere Erst- und Nachwirkungen. Sie überstürzen sich, vermischen sich miteinander und überschlagen sich.
Opium ist fast das einzige Heilmittel, das in seiner Erstwirkung keinen einzigen Schmerz hervorruft. So ist die Schmerzempfindlichkeit zu-

nächst völlig erloschen. Als Nachwirkung folgt jedoch eine viel größere Sensibilität in bezug auf den Schmerz und auf jedes andere Gefühl. Opium ist infolgedessen das einzige Medikament, das nicht dauerhaft heilen kann, um welchen Schmerz es sich auch handelt. Ausgenommen ist der Fall, in dem Opium mit den Erstwirkungen auf die Symptome der Krankheit homöopathisch paßt. Als Beispiele sind zu nennen: Die durch Blei verursachte hartnäckige Obstipation oder die Dysenterie, die durch Kotverhaltung in den oberen Därmen verursacht wird.
Der Geist ist wach und für ernsthafte Beschäftigung sehr befähigt. Kein Schlafbedürfnis. Erstaunliche Exaltation der Einbildungskraft und des Gedächtnisses, so daß er die ganze Nacht mit erhabenen Meditationen verbringt. Die Ekstasen kommen ganz in die Nähe der magnetischen Hellseherei.
Folgesymptome: Schwächung des Geistes und des Gedächtnisses, Stupor, Stupidität, Delirium, machmal Demenz mit Wutanfällen, Idiotie, Halluzinationen.

Phosphorus

(Gelber Phosphor)

Große Neigung zu moralischen Emotionen.
Konzentration. Großer Kummer.
Schlechte Laune in der **Abenddämmerung** an mehreren Abenden zur gleichen Stunde mit *Unruhe* und *Kleinmut.*
Die Welt erscheint unerträglich, *nur Weinen* erleichtert. Gleichgültigkeit und Apathie folgen.
Bangigkeit mit heißem Kopf, heißen und roten Händen, mit **Brust-** und **Herzbeklemmung,** mit *Besorgnis* über die Krankheit und die Zukunft.
Palpitation und *Zittern* am ganzen *Körper.*
Große innere *Unruhe*, besonders auch *bei Gewitter.*
Große Übererregung und Reizbarkeit.
Launisch Empfindlichkeit.
Hitzezustände, als ob man mit heißem Wasser übergossen wäre.
Jedes Wort eines anderen erscheint von außerordentlicher Wichtigkeit und macht verzagt.
Bei jeder Gelegenheit gerät er außer sich vor Zorn.
Zu große Beeindruckbarkeit aller Sinne, besonders des Geruchssinnes.
Große Trübseligkeit mit Trägheit und sehr schlechter Laune.

Heftiger Jähzorn wegen einer Bagatelle.
Heißes Gesicht und Palpitation.
Übelkeit und vollständige Appetitlosigkeit.
Hartnäckigkeit, Misanthropie.
Zärtlichkeit.
Alles erscheint heller und fröhlicher mit dem Gefühl einer angenehmen Wärme im ganzen Körper.
Schamlosigkeit. Sie entkleidet sich und will ganz nackt spazierengehen.
Große Gleichgültigkeit in allem, selbst den eigenen Kindern gegenüber.
Sie **glaubt,** eine große Dame von **hohem Rang zu sein** und sehr wichtige *Angelegenheiten* zu leiten.

Phosphori acidum = Acidum phosphoricum

(Phosphorsäure)

Innere Unruhe wegen der Zukunft macht *sorgenvoll* und *geizig.* Dies führt zu *Lebensüberdruß.*
Übermäßige Besorgnis um ein Kind und Furcht, daß es die Sehkraft verliert.
Zehn Tage *lang* hat er Lust, *jeden* Morgen *Vorwürfe* zu machen.
Man wird von Haß- und Rachegedanken gequält. Der Grund ist die Furcht vor Ausgaben.
Nachtragende Gehässigkeit, Haß.
Moralische Gemütsregung. Der Spaziergang an der frischen Luft beruhigt.
Tiefe depressive Melancholie, Besorgnis über sein Vaterland und seinen Gesundheitszustand.
Furcht, krank zu werden mit Besorgnis *wegen* der Zukunft.
Weinerliche Stimmung wie durch *Nostalgie.*
Bangigkeit, als ob die Brust zu eng sei, mit innerer Hitze.
Unruhe verhindert die *Arbeit,* mit *großer* **Furcht, krank zu werden.**
Ständige und *sorgenvolle Recherchen wegen seiner Krankheit.*
Übereiltes Sprechen, nichts kann schnell genug gehen.
Große *Gereiztheit,* so daß man sich nicht beherrschen kann.
Geistig bedrückt, körperlich kraftlos.
Ständige Unzufriedenheit, manchmal mit *Schweigsamkeit* und *Widerwillen* gegen die *Unterhaltung.*
Er spricht *wenig,* auf Fragen *antwortet* er *nur unwillig.*

Unzufriedenheit mit sich selbst und *Selbstvorwürfe.*
Der Kranke ist so *mürrisch* und *übelgelaunt,* daß alle ihn *fragen,* was er hat.
Launische und *starrköpfige* Stimmung.
Durch ein *kleines Ärgernis* gerät er außer sich *in Harnisch.*
Schweigsame Gleichgültigkeit mit der Neigung, mit den *Fingern* in der Nase zu bohren.
Vor Nachteinbruch tanzt er mehrere Tage lang ungestüm wie ein Verrückter.
Geistige träge und abgestumpft, ohne Einbildungskraft (Staphisagria, Calcarea carbonica, Nux vomica).
Unmöglichkeit, die Gedanken zu koordinieren und zu kombinieren.
Er kann **sich nicht** von einem **Gedanken befreien** (Staphisagria, Belladonna). Er kann auch keinen Gedankengang herstellen, der mit diesem Gedanken zusammenhängt.
Schwierigkeit, beim Sprechen die passenden Ausdrücke zu finden.
Beim Lesen kommen einem tausend andersartige Gedanken, die das Auffassungsvermögen schwierig machen. So vergißt man, was man gerade gelesen hat.
Unfähigkeit, geistige Arbeiten zu verrichten, manchmal mit sehr schlechter Laune und mit großer *geistig-körperlicher Trägheit.*
Am Abend erscheinen einem beim Sitzen viele Ziffern vor den Augen.

Platina

(Platinum metallicum, Platin)

Sie glaubt, *ganz verlassen* und *allein auf der Welt* zu sein.
Untröstliches Weinen, besonders wenn man mit ihr spricht.
Weinerliche Stimmung und heftiges Weinen.
Weinen, nachdem man Vorwürfe **bekommen hat.**
Das Verlangen zu weinen und die trübe Stimmung sind im Zimmer viel stärker. Erleichterung bringt die frische Luft.
Sehr affektierte Moral, besonders nachmittags und abends.
Große Emotion, bei der geringsten Gelegenheit mit Lust zu weinen.
Sehr sensibler Charakter. Man ist leicht gerührt (Nux vomica, Causticum, Zincum, Staphisagria).
Hysterische Schwindelanfälle.
Angstgefühl mit Zittern der Hände, besonders beim Spaziergang an der frischen Luft.

Angstzustände, als ob man ohnmächtig würde, mit Zittern, Brustbeklemmung und Herzklopfen.
Übertriebene Herzensangst mit Furcht und *Entsetzen* vor dem Tod, von dem man *glaubt*, daß er nahe bevorstehe.
Gefühl, als ob der Tod imminent sei, manchmal mit *Entsetzen* und Frösteln oder mit einem großen Verlangen zu weinen, unaufhörlich zu weinen.
Furcht und Zittern *der Hände* und der Füße und mit der *Vorstellung*, als ob alle Assistenten *kleine Teufel* seien.
Sie schreit *laut* um Hilfe.
Hysterische Stimmung mit großer Niedergeschlagenheit und Gereiztheit des Gefäßsystems.
Eine kleine Unannehmlichkeit verursacht für lange Zeit sehr schlechte Laune mit lakonischen Antworten. Man spricht nur, wenn man dazu gezwungen ist.
Unzufrieden mit der ganzen *Welt*. Er hat eine *weinerliche Stimmung* und fühlt sich *überall* eingeengt.
Große Reizbarkeit, Erregbarkeit und Aufbrausen selbst wegen der geringsten Kleinigkeit. Manchmal geht es so weit, daß er seine Freunde schlagen möchte.
Kalter Charakter, Interesselosigkeit in der *Gesellschaft* von Freunden und *in der freien Natur.*
Nach einer kurzen Abwesenheit scheint ihr bei der Rückkehr in ihre Familie *alles* fremd und *verändert zu sein.*
Außerordentlich große Furcht, erdrosselt oder *erhängt zu werden.*
Lust, sein Kind *zu ermorden.* Beim Anblick eines *spitzen Gegenstandes* entsteht der Wunsch, *zuzustechen* (Nux vomica, Vivus).
Geisteskrankheit als Folge von Zorn mit Entrüstung, ängstlichem Erschrecken, Mortifikation und Zwang.
Hochmut, *Stolz*, zu hohe Meinung von sich selbst mit *Verachtung* für alles andere, selbst für die heiligsten und geliebtesten Dinge.
Geringschätzung und Verachtung für die **ehrwürdigsten** Personen.
Gefühl, als *ob* alles um sie herum *sehr* klein sei. Alle Menschen scheinen unter ihr zu stehen, während sie *groß* und von *erhabener Gesinnung* erscheint.
Unbeständigkeit.
Gefühl eines großen Glücks. Man möchte alle *umarmen* und über die traurigsten Dinge lachen.
Große Heiterkeit mit Lust zu lachen, dann große Traurigkeit mit Weinerlichkeit.

Wenn die Stimmung fröhlich ist, leidet der Körper und *umgekehrt.*
Große Zerstreutheit und leichte Vergeßlichkeit. Sie nimmt nicht wahr, was man ihr sagt.
Geisteskrankheit als Folge von Zorn oder von **Widerwärtigkeiten. Stolz.**
Zu viel **Ehrgefühl.**
Konzentrierter Charakter.
Nicht liebevoll genug.
Autoritär.
Sehr *neidisch.*
Zu ehrgeizig.
Untauglich für die Landwirtschaft.
Dünkelhaft.
Zu große moralische Sicherheit im Auftreten.
Undankbarkeit.
Physische Unzüchtigkeit.

Plumbum

(Plumbum metallicum, Blei)

Marasmus (allgemeiner geistig-körperlicher Kräfteverfall) mit Stupor.
Benommenheit der Sinne und *soporöse Somnolenz* (Anacardium).
Langeweile, manchmal mit *Ekel* vor allem oder mit schweigsamer *Konzentration auf sich selbst.*
Trägheit *und* Abscheu vor der Arbeit, manchmal mit *Unfähigkeit* zu arbeiten.
Albernes Geschwätz.
Delirium. Sieht *wie ein* Verrückter aus.
Geschwächte Intelligenz, schwaches Gedächtnis.

Petroleum

(Steinöl)

Ängstliche Besorgnis um die Zukunft.
Große Neigung, sich zu erschrecken, mit *heftigem Auffahren* bei der geringsten Gelegenheit.

Unentschlossenheit im höchsten Grade.
Willenlosigkeit.
Ekel vor der Arbeit und Gleichgültigkeit, selbst angenehmen Dingen gegenüber. Daher unerträgliche Langeweile.
Große Reizbarkeit.
Alles macht einen unangenehmen Eindruck.
Die geringste Kleinigkeit beunruhigt. Nichts kann trösten oder erheitern.
Bösartigkeit *mit* wütenden Zornausbrücken.
Das Kind wird menschenscheu und ungehorsam.
Kraftlosigkeit beim Nachdenken.
Unentschlossen.
Skeptisch.
Kein Mut, für seine Meinung einzutreten.
Unfähig, in der Öffentlichkeit zu sprechen.
Nicht progressiv genug.
Verträgt keinen Wein.
Unbeständiger Charakter in Meinungsäußerungen.

Pulsatilla

(Küchenschelle)

Furchtsamer und *nachdenklicher* Charakter (Hepar sulfuris + Sulfur).
Übertriebene Furcht, im Leben gedemütigt zu werden.
Trübe Stimmung mit **Weinen, Traurigkeit** und der **Furcht zu sterben.**
Man zieht sich in eine Ecke zurück mit gefalteten Händen, ohne etwas zu sagen.
Große **Neigung,** zu weinen (Staphisagria) oder zu lachen.
Neigung, **sich zu grämen.**
Ängstliche Besorgnis um Geschäfte.
Ängstliche Besorgnis um **seine Gesundheit.**
Man verzweifelt an seinem Seelenheil mit anhaltenden **Gebeten.**
Bangigkeit, **als ob** man einen Schlaganfall **zu befürchten habe, besonders abends** mit Ohrensausen, Zucken in den Fingern. Man kann nirgends verweilen vor innerer Unruhe. Zittern der Hände. Sie sind **heiß** und haben **rote Flecke. Herzbeklemmung** wie in einer *warmen,* **dumpfen** und **stickigen** Luft.
Große Angstzustände mit Herzklopfen. In der Herzgegend muß man

die Kleider aufmachen. Manchmal führen die Angstzustände zu Selbstmordimpulsen mit *Übelkeitsgefühl* in der *Magengegend.* Ständige Furcht und Mutlosigkeit.
Nächtliche Beklemmung im *Zimmer,* als ob einem die Luft *fehle.* Man muß das *Fenster öffnen.*
Furcht vor Gespenstern, besonders nachts und abends in der Dunkelheit.
Mißtrauen und *Argwohn.*
Schüchternes Wesen und weinerliche Stimmung.
Sanftmut und Nachgiebigkeit.
Unruhe, als ob man seine Pflichten vernachlässige.
Unentschlossenheit, manchmal mit Abneigung gegen Geschäfte, Kurzatmigkeit und Verbitterung.
Mürrisches Wesen mit Weinerlichkeit und Bangigkeit.
Unzufriedenheit und mürrisches Wesen nach dem Spaziergang an der frischen Luft und Appetitlosigkeit.
Das übelgelaunte Kind *trotzt.*
Cholerische Reizbarkeit.
Schreie und Weinerlichkeit.
Sehr reizbar und *unzufrieden mit sich selbst.*
Große *Neigung,* sich bei der geringsten Kleinigkeit *beleidigt zu fühlen,* manchmal mit Widerwillen gegen die Unterhaltung. Die Griesgrämigkeit zeigt sich oft abends nach dem Sonnenuntergang.
Neigung, sich im Innern zu grämen und zu ärgern.
Schweigsame Stimmung, als ob sie im Hause und auf der Welt allein sei.
Beim Sprechen *stößt sie an* und antwortet nur *ärgerlich.*
Das Kind seufzt und stöhnt, wenn es getragen werden oder zu Stuhle gehen will.
Große Gleichgültigkeit und Freudlosigkeit. Nichts macht Vergnügen, nichts Kummer.
Verachtung von Äußerlichkeiten.
Alles **widerstrebt** ihm, nichts gefällt ihm.
Bald hat er Verlangen nach dem einen, bald nach dem anderen Gegenstand, ohne zu wissen, was er will.
Er bittet darum, daß man ihm **bald diese, bald jene Arbeit** gebe. Und wenn man sie ihm gibt, will er sie nicht mehr.
Habsucht, Geldgier.
Anspruchsvolles Wesen.
Er möchte alles für sich allein haben.
Große Eile.

Geisteskrankheit, Melancholie, Hysterie, besonders als Folge von **Ängstlichem Erschrecken, Demütigungen** und Ausbleiben der Menstruation. Ferner *Folgen nach Entbindungen.*
Benommenheit der Sinne, er weiß nicht, wo er ist.
Große *Schwierigkeit beim Sprechen,* die **passenden Ausdrücke** zu finden.
Schwachsinnigkeit, *fixe Ideen, Schwierigkeit,* sich von einmal gefaßten Gedanken **zu lösen.**
Nächtliche Geschwätzigkeit.
Delirium, machmal furibundum mit Ohnmacht.
Schreckliche Visionen mit Furcht und Verlangen, sich zu verstecken.
Neid.
Neid und Haß.
Egoismus.
In sich verschlossener Mensch.
Indolenz.
Nicht genügend Ehrgefühl.
Eifersucht.
List und Diebstahl.
Heuchelei.
Eitelkeit.
Reizbar.
Zuviel Scheu vor dem Urteil der Welt.
Launisch.
Zu starke physische Sensibilität.
Schüchtern.
Mangel an Schlagfertigkeit oder Improvisation.
Zu sensibel gegenüber Medikamenten.
Ergreift übertriebene Vorsichtsmaßnahmen bis zur Manie.
Literarische Untauglichkeit.
Ungeeignet für den Handel und das Finanzwesen.
Ungeeignet für Handarbeiten (Frauen).
Kein Gedächtnis für **Wörter.**
Ungeeignet für Reisen.
Zu kokette Frau.
Beschwerden nach eiem Eifersuchtsanfall.
Beim Schlafen fließt Speichel aus dem Mund.
Widerwillen gegen Eier, Suppen, fette und süße Speisen und Früchte.
Zu große *moralische* und physische Beeindruckbarkeit. Zaghaft.
Indigestion durch Eier, Konditorwaren, fette und süße Speisen und Wein.

Physische Unzüchtigkeit. *Zu skrupulöse Gewissenhaftigkeit.*
Eifersucht eines Mannes auf einen Mann.
Eifersucht eines Mannes auf eine Frau.
Eifersucht einer Frau auf einen Mann.
Zu blasses Gesicht.
Impuls, sich zu ertränken, *zum Diebstahl.*
Indiziert für Frauen.
Feiglinge (wagen weder anzugreifen noch sich zu verteidigen).
Kleinmut.
Heilmittel für Frauen.

Rhus Toxicodendron

(Giftsumach)

Unangenehme Gedanken gehen einem nur mit Mühe aus dem Kopf.
Furcht vor der Zukunft und Mangel an Vertrauen in seine eigenen Kräfte mit sorgenvoller Unruhe wegen seiner Kinder und *seiner Geschäftsangelegenheiten.*
Unzufriedenheit, Ungeduld und Gereiztheit bei der geringsten Gelegenheit; sie erträgt nicht, daß man viel mit ihr spricht.
Unvollständige Pathogenese.
Jahr – Geisteskrankheiten.
„Traurigkeit, Verlangen nach Ruhe und Alleinsein, großer Zustrom von traurigen Gedanken, Mißtrauen gegen sich selbst. Niedergeschlagenheit und mürrisches Wesen. Lebensüberdruß. Grundloses Weinen, unfreiwilliges Weinen mit Knurren im Bauch. Unruhe. Bangigkeit: mit Herzbeklemmung und Nierenschmerzen, Zittern der Knie, nachts eine trockene Kehle haben. Große Bangigkeit. Ängstlicher und furchtsamer Charakter, besonders nachts. Unzufriedenheit. Widerwillen gegen jede Beschäftigung. Gedankenlosigkeit: in seine Gedanken vertieft. Wenn er die Zahl II schreiben will, schreibt er die Zahl I und kann sich an die Zahl II nicht mehr erinnern. Gemüts- und Geisteskrankheit. Irrtümer der Sinnesorgane und der Imagination. Delirien, manchmal geschwätzig. Schwieriges Nachdenken, die Unterhaltung wird mühsam. Vergeßlichkeit selbst der allernächsten Vergangenheit."

Hahnemann
Reine Arzneimittellehre
Übersetzung von *Jourdan,* 1834, S. 467

Intellekt

- Das Denken und Sprechen fallen ihm schwer. Er kann seine Gedanken nicht konzentrieren.
- Eine Art von Stumpfsinn.
- Schwerfälligkeit im Denken.
- Gedächtnisschwäche oder Gedächtnisschwund; eine Art von Aphasie.
- Gedankenlosigkeit; er erweckt den Anschein, als ob er nachdenkt, doch er denkt an nichts.

Moral

- Mürrisches Wesen, Traurigkeit, Weinerlichkeit, ohne zu wissen warum.
- Innere Unruhe, Bangigkeit, Zittern, ängstliches Erschrecken im Schlaf, mit Dyspnö und abwechselnd schneller oder langsamer Puls.
- Lebensüberdruß, ohne Traurigkeit, mit Todessehnsucht.
- In der Abenddämmerung große Bangigkeit, die zum Selbstmord treibt.
- Verzweiflung.
- Geisteskrank, er glaubt zu sterben.
- Ein leichter Ärger verschlimmert das Befinden.
- Ungeduld und Ärger über die geringste Bagatelle.

Physiognomie

- Blasses, längliches Gesicht, spitze Nase, blaue Ringe um die Augen, schlaffe, verunstaltete Haut, die linke Körperseite ist geschrumpft, die rechte verlängert.
- Rote Hautflecken und Gesichtsschweiß.

Palladium

Gefühl der Verlassenheit
- sei es in einer Entbindungsanstalt oder in einer anderen Klinik. Von 18 Uhr bis 9 Uhr am nächsten Tag fühlt man sich alleine und im Stich gelassen,

– sei es im Alltagsleben. Der Mann ist zum Dienst gegangen. Zu Hause fühlt man sich isoliert und sitzengelassen.

Sepia

(Inhalt des Tintenfischbeutels)

Traurigkeit besonders am Abend, mit Kummer besonders während des *Spaziergangs an der frischen Luft.*
Traurigkeit mit großer Müdigkeit.
Düstere Gedanken wegen seiner Krankheit.
Große Unruhe wegen der Gesundheit mit Reizbarkeit.
Neigung, böse zu werden und *große Schwäche.*
Tausend traurige Gedanken wegen seines Zustands.
Befürchtungen, man fühlt sich unglücklich *und seufzt.* Man fürchtet sich sehr vor der Zukunft und hat Angst, seine Stellung zu verlieren und *gedemütigt* zu werden.
Übermäßige Reizbarkeit. Die Gegenwart einer gewissen *Person* beunruhigt.
Weint über seinen Gesundheitszustand.
Inbrünstiges Gebet, um ein bevorstehendes Übel zu *beschwören.*
Verlangen nach *Alleinsein.*
Große Reizbarkeit, *hervorgerufen durch die Krankheit.*
Die Nacht, die auf das Gebet folgt: *große Akkumulation von Blut* wie bei Fieber.
Furcht, *bald zu sterben.*
Wie an einem einzigen sehr traurigen Tag erscheinen ihm all seine Beschwerden zusammen gekommen zu sein.
Was ihn vollkommen entmutigt: Es genügt, daß er nur an seine vergangenen Beschwerden denkt. Beschleunigter *Puls* und *erschwerte Atmung.*
Kummervolle Stimmung.
Leicht betrübt als Folge von *verborgenem Ärger.*
Lebensüberdruß über alle Maßen mit dem Gefühl, daß man das Dasein nicht mehr ertragen könnte. **Man müßte umkommen, wenn man nicht Selbstmord begehen würde.**
Tagelange Heiterkeitslosigkeit mit Zuströmen trauriger Gedanken.
Ängstlichkeit und Unruhe. Man kann *nirgends bleiben.*
Man denkt daran, sich weit weg vergraben zu sollen, alles aufzugeben, seine nächsten Angehörigen, seine Geschäfte.

Man betrachtet seine *Mission als beendet.*
Man hat nicht mehr das geringste Interesse daran, sich ordentlich zu kleiden.
Vollkommene Hoffnungslosigkeit (*Graphites, Alumina, Sepia, Staphisagria* ohnegleichen).
Weinerliche Stimmung.
Manchmal mit Reizbarkeit. Ärger mit Lust, um alles zu weinen.
Anthropophobie, sucht das Alleinsein mit dem Wunsch, *mit geschlossenen Augen liegen zu bleiben.*
Er kann keinen Augenblick allein sein.
Ängstlichkeit besonders am Abend mit Gesichtsröte und flüchtigen Hitzeanwallungen.
Ängstlichkeit mit Zittern und *kaltem Stirnschweiß.*
Große Bangigkeit. Große *innere Unruhe.*
Mit Hast und Ungeduld bei der Arbeit.
Große Neigung, sich zu erschrecken. Leicht furchtsam.
Sehr gereizte Moral.
Sehr *sensible* Nerven *bei dem geringsten* Geräusch.
Streitsüchtige und mürrische Stimmung.
Er kritisiert alles und will niemals das, was andere wollen.
Er findet nichts nach seinem Geschmack und tadelt alles.
Leicht erzürnbar, manchmal mit mürrischem Wesen.
Die geringste Angelegenheit kann den heftigsten Zornausbruch verursachen mit *Zittern der Hände.*
Sehr empfindsam.
Sie wirft sich aufs Bett und bleibt den ganzen Tag über ohne Essen.
Der Zornausbruch erregt sie dermaßen, daß sie einen **Schlaganfall befürchtet.**
Geistige Trägheit und Niedergeschlagenheit.
Große *Gleichgültigkeit* in allem, sogar gegenüber den **nächsten Angehörigen.**
Mangel an *Interesse* und Apathie.
Widerwillen gegen Arbeit mit **Unaufmerksamkeit** und **Zerstreutheit.**
Widerwillen gegen seine geschäftlichen Angelegenheiten.
Grundlose, wechselnde Stimmung, bald gute Laune, bald unfreiwillige Traurigkeit, bald Lachen, bald Weinen.
Gedächtnisschwäche.
Wortverwechslungen beim Sprechen.
Gebraucht Ausdrücke, von denen *er selbst weiß, daß sie schlecht gewählt sind.*

Anfälle von Stumpfsinnigkeit mit Frösteln und *unterbrochener Atmung* (Nux vomica, dann Sepia).
Selbstmordabsichten als Folge von *Angst vor der Zukunft.*
Bewegungsdrang und Hast. Man ist gezwungen unaufhörlich Position und Ort zu wechseln. Dazu Flechten im Muskelsystem.
Lebhafte Unruhe wegen geschäftlicher Angelegenheiten, darauf Besorgnis wegen der Gesundheit.
Tiefer Lebensüberdruß und Gedanken an Selbstmord.
Hang zu kritisieren (Causticum, Bromum, Lycopodium, Sepia, neun Tage, danach Phosphor).
Träumer.
Pessimist.
Unbekümmert.
Phantast.
Unfreundlich.
Zu neugierig.
Mißtrauen.
Rechthaberisch.
Mürrisch.
Griesgrämig.
Beißender Spott.
Oppositionsgeist.
Widerspruchsgeist.
Treulosigkeit.
Zu sensibel gegen Arzneimittel.
Kranker Geist, gesunder Körper.
Fuchsrote Flecken während und nach der Schwangerschaft.
Unverträglichkeit von Milch.
Eifersucht einer Frau auf eine Frau.
Eifersucht eines Kindes auf ein Kind.
Horizontale Falten auf der Stirn.
Heilmittel für Frauen.
Erschlaffung des oberen Augenlids.

Silicea

(Kieselsäure)

Mangel an Heiterkeit.
Wunsch, nach Hause zu gehen.
Unruhe und Ungeduld. Er weiß nicht mehr, was er tun soll.
Ängstlichkeit und schlechte Laune bei dem geringsten Anlaß, auch durch *Nervenschwäche.* Oft stärkste Skrupel wegen einer Bagatelle, als ob er das **größte Verbrechen** begangen hätte.
Große Traurigkeit, Besorgnis für die Zukunft.
Ärger und Mutlosigkeit.
Lebensüberdruß.
Verlangen, sich herunterzustürzen.
Große Reizbarkeit.
Nachgiebigkeit. Widerwillen gegen Arbeit.
Er ist in Gedanken fast immer an zwei verschiedenen Orten.
Schwierigkeiten beim Nachdenken.
Geistige Anstrengungen sind mühsam. Zunehmende Unfähigkeit von Mittag bis 6 Uhr abends. Besserung nach dem Abendessen.
Erschöpfte Nerven durch Kopfarbeit.
Die geringste Unterhaltung ermüdet. Er ist gezwungen, sie zu beenden.
Egoismus.
Geiz.
Heuchelei.
Verschlossen oder duckmäuserisch.
Zu besorgt.
Ängstlich.
Eigensinnig.
Zu empfindlich.
Hast.
Immer in Eile.
Ungeduld.
Zu servil.
Zu kriecherisch.
Spricht das „R" fehlerhaft aus.
Zu minuziös.
Zu sensibel gegen Medikamente.
Ungeeignet für Gesang und für *Malerei.*
Ungeeignet für Handel und Finanzen.

Angstträume während des Schlafes?
Tick der Säuglinge, nicht an der Mutterbrust saugen zu wollen.
Widerwillen gegen Fleisch.
Indigestion durch Fleisch.
Geht mit gewölbtem Nacken.
Geht mit gewölbten Schultern.
Beim Gehen die Fußspitzen nach innen kehren.
Beim Gehen krumme Knie machen wie bei Greisen.
Beim Gehen berühren sich die Knie, die Füße sind zu sehr gespreizt.
Beim Gehen sind die Knie zu sehr gespreizt, die Füße kommen zu sehr zusammen.
Heilmittel für Greise und Kinder.
Feiglinge.

Spigelia

(Wurmfarn)

Unmöglich, sich zu freuen.
Angstvolle Unruhe für die Zukunft, manchmal mit Reizbarkeit und unerträglicher Gemütsverfassung.
Großes Verlangen nach Arbeit.
Gewissensnot, wenn man *sich* der Arbeit *nicht ganz hingibt.*
Übertriebene Besorgnis für die Angehörigen.
Verlangen nach Weinsirup.
In bezug auf die Angehörigen träumt man von in Verwesung übergegangenen Kadavern und *Reptilien.*
Verwünschungen und Gotteslästerungen durch Übelkeit und *Schwäche nach dem Essen.*
Furchtsamer, cholerischer Charakter.
Prädominanz für Wunschäußerungen.
Unfreundlichkeit.
Neigung, sich zu entrüsten.
Lebensüberdruß durch *Mangel an Einbildungskraft. Denn durch diesen Mangel entsteht Langeweile.*
Empfindlich.
Große *Reizbarkeit und Empfindlichkeit.*
Leicht erregbarer Zorn, wechselweise mit trüber Stimmung, Herzklopfen und ängstlicher Brustbeklemmung.
Mangel an Aufmerksamkeit.

Stannum

(Stannum metallicum, Zinn)

Anthropophobie (Causticum).
An nichts Gefallen finden.
Mutlosigkeit.
Große Frucht vor der Zukunft.
Trödelei und Gereiztheit mit heißem Gesicht.
Zerstreutheit, Ruhelosigkeit und Mangel an Ausdauer bei der Arbeit.
Er stellt sich ständig Dinge vor, die er **noch zu tun hätte.**
Gleichgültigkeit in Äußerlichkeiten.
Schlechtes körperliches Befinden.
Mit *Blässe* und *Ringe um die Augen.*
Unzufriedenheit.
Schweigsame Konzentration auf sich selbst.
Mit **großer Besorgnis für die Zukunft** (Causticum).
Schweigsame Verdrießlichkeit.
Schweigsame Stimmung.
Mit dem Gefühl eines großen Unbehagens im Körper.
Große Neigung, aufzubrausen und sich *in heftigen Zorn hineinzusteigern.*
Fröhlichkeit.
Schäkerei.
Leicht zu Furchtvorstellungen geneigt; wegen eines unbedeutenden Ereignisses befürchtet man *traurige Folgen.*
Sorgenvolle Stimmung.
Sein Geldverlust macht ihm *große Sorgen.*
Dies *hindert* ihn nachts zu *schlafen.*
Übertriebene Befürchtung in der Gegenwart Geld auszugeben aus Furcht, in der *Zukunft Geldsorgen zu bekommen.*
Unentschlossenheit.

Staphisagria

(Stephanskörner)

Ungeeignet für Meditation und für *ernsthafte geistige Arbeiten.*
Hauptheilmittel gegen Zukunftssorgen und *Befürchtungen wegen der Gesundheit.*
Mangel an zerebraler Erregung durch Blutarmut als Folge von *Verdauungsschwächen.*
Er bemitleidet sich selbst (besonders *Calcarea carbonica*).
Wechselhafte Stimmung.
Sorgenvoll am Morgen, *ruhig am Abend.*
Bald *mutlos.*
Bald *voller Hoffnung* (Vivus opium).
Man befürchtet unheilvolle Folgen bei **geringfügigen** möglichen **Beschwerden** (die Nase, die krank ist, wird nicht mehr zu retten sein, sie ist verloren).
Er macht sich qualvolle Sorgen wegen seiner Stellung mit Weinen und Kummer. **Nichts macht ihm mehr Vergnügen, (Sepia: Es gibt nichts Vergleichbares).**
Große Gleichgültigkeit mit hypochondrischer Stimmung und Todessehnsucht. *Phlegmatische Indifferenz* des Geistes, Niedergeschlagenheit. Abneigung gegen die Gesellschaft. *Kleinmut.*
Schmerzerfüllte Sorgen wegen der Krankheit und der *Lebensbedürfnisse.*
Durch *Sorgen, Gebrechen* und Lebensbedürfnisse ist das Leben unerträglich. Man fühlt sich *sehr unglücklich.*
Abneigung wegen Unterhaltungen und nachdenkliche Betrachtungen.
Die ansprechendsten und verlockendsten Dinge *machen überhaupt keinen Eindruck mehr.*
Widerwillen gegen *ernsthafte Arbeit.*
Ernsthafte, schweigsame Stimmung.
Er beschäftigt sich nur mit sich selbst und *spricht wenig.*
Große Bangigkeit mit Furcht (Calc.).
Sorgenvolle Furcht wegen der Zukunft.
Innere Ängstlichkeit, so daß man nirgends verweilen kann.
Ängstliche Gedanken wegen vergangener Geschehnisse und das Gefühl, als ob sie sich in der Gegenwart ereignet hätten. Bangigkeit. Sehtrübung. Lebensüberdruß.
Beim schnellen Gehen bekommt er Angst und fürchtet, daß ihn jemand verfolgt. **Er schaut sich ständig um.**

Unruhe. Man kann nirgends verweilen.
Neigung, sich über alles zu erzürnen, selbst über Dinge, die **ihn gar nicht betreffen.**
Große Reizbarkeit, so daß er nur Ärger erregen kann.
Bei jedem Gespräch wird sie böse.
Weint, **wenn man mit ihr spricht.**
Große Empfindlichkeit.
Sehr streitsüchtige Stimmung, manchmal mit *Heiterkeit (Lachesis).*
Die Stimmung ist zuerst sorgenvoll, dann ruhig.
Geistige Benommenheit verhindert jede Arbeit.
Wenn die Gedankenfolge durch einen anderen Gedanken unterbrochen wird, *sind die meisten Gedanken vergessen.*
Beim Nachdenken kommen ihm viele konfuse Gedanken, so daß er *aus dem ganzen Durcheinander nicht mehr herausfindet.*
Man erinnert sich nur mit Mühe, was man soeben gelesen oder gedacht hat.
Stolz.
Neid.
Zu besorgt.
Onanie.
Konzentriert.
Nicht liebevoll genug.
Zu sensibel.
Zu **beeindruckbar.**
Eifersüchtig.
Lügner.
Undankbar.
Zu empfindlich.
Tollkühnheit.
Unsauberkeit.
Gotteslästerer.
Die geistige Arbeit ermüdet.
Ungesellig.
Mangel an Gelassenheit.
Nostalgie.
Zu große moralische Sensibilität.
Mangel an Sicherheit im Auftreten.
Mürrisch.
Immer in Eile.
Zu stolz.

Neigung, sich über andere und auch über sich selbst zu ärgern.
Träumer.
Neigung, zu trödeln und herumzuschlendern.
Gedächtnisschwäche für Daten und Eigennamen.
Versteht keinen Scherz.
Mangel an Intuition.
Ungeeignet für Musik, hat ein schlechtes Gehör.
Ungeeignet für die Verwaltung.
Braucht zu langen Schlaf.
Zu große moralische Beeindruckbarkeit.
Zaghaft.
Angstträume während des Schlafs.
Unmöglichkeit, in der Stubenluft zu verweilen (Theater, Kirche).
Die Sehschärfe nimmt ab. Presbytie.
Unzüchtigkeit nur in der Einbildung.
Zu starke und *zu häufige* Geschlechtstriebe.
Widerwille gegen **Milch,** Suppen, Wasser.
Indigestion durch *Milch,* Suppen, Wasser.
Verlangen nach Zwiebeln.
Tick, zu trällern.
Der Speichel *läuft* während des Schlafes aus dem Mund.
Zu große physische Beeindruckbarkeit.
Fürchtet, sich den Kopf zu erkälten.
Beschwerden, nachdem er sich den Kopf erkältet hat.
Zu skrupulöse Gewissenhaftigkeit.
Falten von der Nase zum Mundwinkel.
Blaue Ringe um die Augen.
Impuls, sich zu erschießen.

Stramonium

(Stechapfel)

Melancholie mit dem Verlangen nach Gesellschaft und *hellem Sonnenschein,* weil die Dunkelheit und das Alleinsein den Zustand verschlimmern. Paßt für unwiderstehliche *physische und moralische* Impressionen.
Traurigkeit, besonders abends im Bett, mit dem Gedanken an den Tod und heftigem Weinen.
Verzweiflung.

Wunsch zu fliehen.
Er glaubt, daß er immer *allein* sei und *hat Furcht.*
Große Reizbarkeit bis zum Aufbrausen.
Wutanfälle mit der Entfaltung starker Kräfte, so daß man ihn kaum halten kann.
Er will die Assistenten manchmal mit rasendem Geschrei packen.
Er will *Selbstmord begehen.*
Hydrophobie rabies.
Extravagante Worte und sehr spaßige Reden. **Furcht, den Verstand zu verlieren.**
Er sieht nichts, erkennt die Angehörigen nicht, tastet mit den Händen um sich.
Er *trampelt mit den Füßen.*
Er hört während des soporösen Schlafes die sprechenden Personen, aber er erkennt sie nicht.
Trübung aller Sinnesorgane und Insensibilität für äußere Eindrücke.
Er glaubt, viele Menschen zu sehen und *streckt die Hände aus, um sie zu ergreifen.*
Plötzliches schreckhaftes Auffahren mit Furcht und ängstlichen Gesichtszügen, 1. Belladonna, 2. Hyoscyamus niger, 3. Stramonium, 4. Veratrum.
Er glaubt, daß er *immer allein und verlassen sei.*
Hat Angst vor Tieren. Er sieht sie neben sich aus der Erde herauskommen.
Geschwätziges Delirium (Lachesis ohne Gleichwertiges).
Schreie, bis man heiser wird oder die *Sprache verliert.*
Arroganz und Stolz mit **Angst und Furcht. Religiöser Wahnsinn** mit *frommen Gesten.*
Er kniet nieder.
Breitet die Arme aus, als ob er etwas suche.
Er *kniet* im Bett *nieder,* steht plötzlich aus dem Bett auf, schreit und macht bei der geringsten Berührung wütende Gesten.
Das Kind steht plötzlich aus dem Bett auf, schreit laut, daß es fallen wird, und klammert sich ganz verzweifelt an die Mutter.
Sie stammelt unverständliche Worte heraus und vergießt Tränen, als sei sie von *schrecklichen Schmerzen* gequält.
Wenn er lichte Augenblicke hat, bittet er, man möge ihn halten, weil *er zu fallen fürchtet.*
Benommenheit der Sinne mit einer Art innerer Unruhe.
Naivität.

Nicht diplomatisch genug.
Einfältigkeit.
Prahlhans.
Geschwätzig, ohne großsprecherisch zu sein.
Ungeeignet für künstlerische Berufe.
Spricht schlecht aus.
Verschluckt Wörter beim Sprechen.
Tick, immer auf etwas zu *kauen.*
Tick, sich am Kind oder am Bart zu ziehen.

Sulfur

(Schwefel)

Zahlreiche unangnehme und betrübende Gedanken kommen *abends im Bett* (vorher *Nux vomica, Staphisagria*). Auch während des *Spaziergangs* an der *frischen Luft.* Auch mit einer Art Mut von Unternehmungslust und Entschlossenheit.
Man fühlt sich sehr unglücklich und wünscht sich den Tod.
Hypochondrischer Kummer und Seufzer.
Unmöglichkeit, *laut zu sprechen.*
Tiefe Betrübnis *wegen seiner Krankheit.*
Schlechte Laune.
Sie *findet ihren Zustand sehr beschwerlich.*
Macht sich Sorgen *wegen der Zukunft.*
Trostlosigkeit und Gewissensbisse wegen *jeder Handlung.*
Große Neigung zu weinen.
Große Sensibilität und Weinen wegen der geringsten Unannehmlichkeit während des nächtlichen Hustens.
Ängstlichkeit mit Hitze im Kopf, *kalte Füße.*
Innere Unruhe, so daß man in jedem Augenblick *vergißt, was man machen will.*
Ängstliche Besorgnis **für die anderen** (besonders *Nux vomica, Staphisagria*).
Sie fürchtet, den Leuten schlechte Waren zu geben, an denen sie sterben könnten.
Furchtsamer Charakter und Neigung sich zu erschrecken.
Erschrecken mit plötzlichem Auffahren.
Hast und Hetze, *nirgends* Ruhe, *weder tags noch nachts.*
Großes Bedürfnis an Gemütsruhe.

Trödelei.
Unentschlossenheit.
Trödelnde Anregung.
Große Zerstreutheit. Sie verhindert, daß man die Aufmerksamkeit auf ihre Arbeit lenkt. Ungeschicktes Handeln ist die Folge.
Unbeweglich und träge, obwohl man *viel zu tun* hat.
Abends ekelt einen alles an: die Arbeit, das Vergnügen, die Unterhaltung, die Bewegung. Gefühl eines großen Unbehagens.
Nichts macht Vergnügen.
Körperliche und geistige Trägheit mit *Widerwillen* gegen jede Arbeit und *jede Bewegung.*
Übelgelauntheit, manchmal mit dem Verlangen zu weinen, besonders abends und morgens. Benommenheit im Kopf wie vor einem Schnupfen.
Mürrisches Wesen mit Widerwillen gegen eine Unterhaltung.
Große Neigung, böse zu werden.
Er *ärgert sich über alles.*
Nimmt jedes Wort übel.
Glaubt die Pflicht zu haben, sich zu **rechtfertigen** und **sich zu ereifern.**
Das Kind wird unausstehlich und kann schwer beruhigt werden.
Ständige Konzentration auf sich selbst.
Mürrisches Wesen, gibt niemandem eine Antwort.
Er kann niemand **um sich herum** leiden (Staphisagria, Nux vomica, Vivus).
Er kann die **Dinge, die er verlangt,** nicht schnell genug bekommen.
Empörung und Verbitterung, *als wenn man ihn beleidigt hätte.*
Zuströmen zahlreicher ängstlicher Gedanken.
Traurigkeit.
Weinerliche Stimmung während des Spaziergangs an der frischen Luft.
Traurige Gedanken, die **nachts im Bett** zu **Rachegedanken** werden (danach ist *Calcarea carbonica* zu nehmen). Oder aber mit dem Gefühl des Mutes *und der Entschlossenheit* (danach Sulfur, Calcarea carbonica).
Melodien fallen ihm ein.
Große *Neigung zu Spekulationen* und zu philosophischen und religiösen Träumereien.
Sie vernichtet ihre Kleidungsstücke und ihre Habe. Sie wirft sie fort. Sie sagt, daß sie davon in Hülle und Fülle habe. Hinzu kommt eine übermäßige Abmagerung.
Kann sich gar nicht an Dinge erinnern, die sich soeben ereignet haben.
Leichtfertig und meidet die Gesellschaft.

Er ist geradezu schwachsinnig und kann nicht zwei Gedanken kombinieren.
Wenn man ihn anredet, ist er *in Gedanken versunken, als ob er von einem Traum aufwacht.*
Er sieht aus wie ein Schwachsinniger und muß große Anstrengungen machen, um etwas zu verstehen und um *vernünftige Antworten zu geben.*
Zu skrupulöses Gewissen.
Übertriebene religiöse Skrupel.
Mangel an geschlechtlicher Sinnlichkeit bei der Frau.
Scharlatan (Charakter).
Greise, die sich an kurz zurückliegende Geschehnisse nicht mehr erinnern können.
Untüchtigkeit, richtig zu schreiben.
Sensible Menschen, gutmütig, hitzig, leicht reizbar, diensteifrig, anhänglich.
Gedächtnisschwäche für frühere Geschehnisse + kurz zurückliegende Geschehnisse + Vorstellungen + Gesichter (Physiognomie).
Untüchtigkeit, Verse auswendig zu lernen.
Nichtstun.
Indolent.
Trägheit.
Langsam.
Trödelei.
Keine Initiative.
Versunken und unaufmerksam, wenn man mit ihm spricht.
Leichtsinnig.
Trotzkopf.
Ängstlich.
Undankbar.
Verschwenderisch.
Reizbar.
Unfreundlich.
Störrisch.
Unterwürfig.
Übertrieben höflich.
Zu kleinlich.
Zu neugierig.
Zu *besorgt.*
Kein Pflichtgefühl, keine Gewissenhaftigkeit.
Egoistisch.

Geizig.
Trunksüchtig.
Gottlos.
Onanie.
List und Diebstahl.
Zu mystisch.
Heuchelei.
Neid.
Untüchtigkeit für Philosophie, Literatur, Industrie, Musik, Zeichenkunst, Spiele.
Kein guter Beobachter. Schlechtes Gedächtnis.
Ermüdet durch geistige Arbeit.
Spricht das R in der Kehle aus.
Schlaf bringt nicht ausreichende Erholung.
Zu sensibel gegen Arzneimittel.
Obesität. Magerkeit. Zu optimistisch.
Zu kokette Frau.
Beschwerden nach wissenschaftlichem Mißerfolg oder nach Zwietracht mit den Hausangestellten.
Um das Rauchen einzustellen.
Tick, zu *spucken* und zu pfeifen.
Tick, mit offenen Augen zu schlafen.
Tick, während des Schlafes Speichel aus dem Mund laufen zu lassen.
Tick, sich beim Schlafen nackt auszuziehen.
Kranker Geist, gesunder Körper.
Kurzsichtigkeit. Weitsichtigkeit.
Geht mit krummem Nacken.
Geht mit krummen Schultern.
Widerwillen gegen Erdbeeren, süße Nahrungsmittel, Kohlrabi.
Verdauungsbeschwerden durch Milch, süße Nahrungsmittel, Kartoffeln, Kohlrabi, Kohl, grüne Salate, gekochte und mit Mehl zubereitete Salate (Kartoffelsalat, Bohnensalat, Rübensalat).
Um sich das Kaffeetrinken abzugewöhnen und Widerwillen gegen Kaffee zu bekommen.
Um sich das Weintrinken und Alkoholika abzugewöhnen.
Dipsomanie.
Zu große physische Beeindruckbarkeit.
Beschwerden nach zu großer Hast. Kopfschweiß. Furcht, sich den Kopf zu erkälten. Beschwerden, nachdem man sich den Kopf erkältet hat.
Geht mit O-Beinen wie die Greise.

Veratrum

(Nieswurz)

Melancholie, manchmal mit der Neigung zu erbrechen und mit Schüttelfrost wie beim Bespritzen mit kaltem Wasser.
Stille Traurigkeit bis zum Weinen. Gabe: Veratrum album; danach: Staphisagria.
Empfindung im ganzen Menschen, als ob er allmählich *sterben* müßte.
Mutlosigkeit und Verzweiflung.
Anfälle von großer Angst wie bei einem unruhigen Gewissen als Folge eines Verbrechens.
Mißtrauen mit Empörung.
Eifersucht mit Entrüstung.
Ängstlichkeit, als wenn man sich vor einem Unglück fürchtet.
Ängstlichkeit mit Schwindelempfinden.
Neigung, sich zu erschrecken und Furcht. Bisweilen Besserung und Erleichterung durch Aufstoßen (aus dem Magen).
Unruhe des Geistes, manchmal mit **Herzbeklemmung und Bangigkeit.**
Große *Beweglichkeit* und *Aktivität* mit *Nachlassen* der Schmerzen und *Abschwächung* der Leidenschaften.
Große Arbeitslust.
Große Gleichgültigkeit mit einer Art Schwindelgefühl. Man ist gezwungen, sich die Stirn zu reiben.
Verschlossenheit. Die *Unterhaltung ist mühsam.* Er spricht *leise* und *kraftlos.*
Widersprüche machen *wütend. Lebensüberdruß.*
Man kann *keine Vorwürfe ertragen,* auch keine *Widersprüche.*
Er leidet nicht, daß man ihn anredet.
Große Gereiztheit bei dem geringsten Anlaß.
Er *sucht* Fehler bei anderen und *wirft* sie ihnen *vor* (auch Staphisagria).
Zu große *Beeindruckbarkeit.*
Geistig überspannte Kräfte.
Wenig Ehrfurcht (Gottlosigkeit?).
Exzentrische Überreizung.
Schäkernde Fröhlichkeit.
Lust zu lachen, zu singen, zu trällern.
Er beklagt sich über ein Gefühl von Stumpfsinnigkeit mit *Kopfschmerzen und Salivation.*
Er trampelt mit den Füßen.

Delirium machmal furibundum.
Leises Delirium mit *kaltem Körper*, geöffneten Augen, lächelndem Gesicht.
Geschwätz über *religiöse Angelegenheiten* und zu erfüllende Wünsche.
Gebete und Vorstellungen, in einem unbekannten Haus zu sein.
Religiöser Wahnsinn.
Liebeswahnsinn.
Sie **umarmt jeden,** der ihr begegnet.
Er lacht ständig, manchmal mit dunkelrotem Gesicht.
Er klatscht in die Hände und singt, mit *Husten* und hartnäckigem *Schleim* in den Bronchien.
Bläuliches Gesicht und große Furcht.
Fast völliger Verlust der Sinne.
Den Verstand verlieren.
Bewußtsein nur wie in einem Traum.
Unfähigkeit, geistige Arbeiten zu vollbringen (auch *Nux vomica*).
Wenn er nichts zu tun hat, ist er stumpfsinnig. Aber wenn er beschäftigt ist, ist der Kopf *frei* und die Gedanken sind klar.
Unfähigkeit zu meditieren.
Auf sich selbst konzentriert und schweigsam.

Zincum

(Zincum metallicum, Zink)

Todesgedanken, als wenn sie bald *sterben müßte.*
Furcht vor *Dieben.*
Aversion gegen Abwechslungen.
Leicht zu Zornausbrüchen gereizt. Große *Niedergeschlagenheit,* nachdem man sich erzürnt hatte.
Er möchte jemand haben, gegen den er seinem Zorn freien Lauf lassen könnte. Die Unterhaltung der anderen und jedes Geräusch ist unerträglich.
Sogar die Unterhaltung von geliebten Menschen ermüdet seine Nerven und macht ihn ungeduldig.
Die **Musik der Instrumente** *aus Kupfer* **ist unerträglich** (Heilung).
Gegen Mittag *Reizbarkeit* und Neigung, sich zu erzürnen oder sich zu erschrecken.
Am *Abend gute* Laune.
Gedankenlosigkeit, als ob der Geist erschlafft sei.
Große Gedächtnisschwäche und leichte Vergeßlichkeit.

Anhang

Warum Homöopathie?

Von *Gérard Bauer*

Weil die psychischen Heilungen, die Dr. *J.-P. Gallavardin* erzielte, durch Medikamente erfolgten, die nach einer Methode zubereitet worden sind, die die dynamischen Kräfte der Arzneien entwickelt.

„Bei der Zubereitung homöopathischer Arznei-Verdünnungen", schreibt *Hahnemann*, „begnügt man sich nicht, einen kleinen Teil Arznei zu einer sehr großen Menge unarzneilicher Flüssigkeit hinzuzutun oder sie höchstens leicht zu vermischen. Ganz im Gegenteil: durch das fortgesetzte Schütteln und Reiben entsteht nicht nur die innigste Mischung, sondern zugleich – was die Hauptsache ist – eine so große, bisher unbekannte, nie geahnte Veränderung in Aufschließung und Entwicklung der dynamischen Kräfte der so bearbeiteten Arznei-Substanz, daß es Erstaunen erregt.

Doch nicht nur eine gleiche Verteilung des Arznei-Tropfens in eine große Menge unarzneilicher Flüssigkeit bewirken die Arznei-Verdünnungen zum homöopathischen Gebrauch, sondern sie bewirken auch durch das dabei angewendete Reiben und Schütteln eine Veränderung in der Mischung; diese ist so unglaublich groß und so über alle Begriffe heilbringend, daß die dadurch entstehende Entwicklung der geistigen Kraft der Medikamente zu den größten Entdeckungen dieses Zeitalters gezählt zu werden verdient.

Welche physische Veränderung und Kraft-Entwicklung durch Reiben aus den Stoffen, die wir Materie nennen, hervorgebracht werden, ahnte man bisher nur aus einigen Ereignissen; aber welche erstaunliche Wirkungen die Stoffe in der Entwicklung und Erhöhung der dynamischen Kräfte hervorbringen könnten, davon hatte man nicht die geringste Ahnung.

Die Leute halten die Materie für tote Stoffe; aber diese können dazu gebracht werden, aus ihrem Innern erstaunliche Kräfte zu entwickeln.

Die breite Masse sieht, wie sich beim Feuerschlagen Funken bilden, durch die der Zunder anglimmt. Aber wieviel Menschen haben darüber nachgedacht, was da eigentlich vorgeht? Man möge die Feuerfunken auf ein Blatt weißes Papier fallen lassen, und man wird bald bemerken, daß auf dem Papier kleine Stahl-Kügelchen liegen, die sich durch den harten Schlag mit dem Stein im Zustand des Schmelzens und der Weißglut befinden.

Wie konnte das heftige Reiben des Stahls gegen einen Stein eine so starke Hitze erzeugen, daß diese metallische Substanz zu Kugeln geschmolzen wurde? Gehört nicht eine Hitze von 3000 Grad Fahrenheit dazu, um Stahl zu schmelzen? Woher ist diese ungeheure Hitze gekommen? Nicht aus der Luft! Denn dieselbe Erscheinung erfolgt ebenso gut im luftleeren Raum unter der Glocke einer Luftpumpe. Sie ist also aus den beiden Stoffen entstanden, die gegeneinander gerieben wurden.

Aber glaubt der Alltags-Mensch, der ein Stahl-Messer nimmt, um seinen Zunder anzuglimmen, daß dieser kalte Stahl in seinem Inneren einen unerschöpflichen Vorrat an Hitze verborgen hält, der durch bloßes Reiben erweckt wird? Nein, er glaubt es nicht und dennoch ist es wahr.

Das Reiben ist nämlich von so mächtiger Einwirkung, daß nicht nur die inneren physischen Kräfte, wie der Wärme-Stoff, der Geruch* usw. dadurch aus den Natur-Körpern erweckt und entwickelt werden; auch die dynamischen Arznei-Kräfte der natürlichen Stoffe werden durch Reiben hervorgerufen.

Es scheint, daß ich der erste bin, der diese Eigenschaft entdeckt hat. Es ist so, daß selbst Substanzen, bei denen man nie Arznei-Kräfte erkannt hatte, durch diese Bearbeitung eine Wirkung hervorrufen, die Erstaunen erregt.

So erweisen sich Gold, Silber, Platin und Holzkohle in ihrem gewöhnlichen Zustand für das menschliche Befinden als völlig kraftlos. Mehrere Grane Blatt-Gold, Blatt-Silber oder Kohle kann auch die empfindlichste Person einnehmen, ohne die geringste arzneiliche Wirkung davon zu spüren. Aber nach einer homöopathischen Arznei-Zubereitung durch ein einstündiges kräftiges Reiben eines Grans dieser Gold-Blättchen mit 100 Granen Milchzucker-Pulver entsteht ein Präparat, das schon viel Arzneikraft hat. Von diesem Präparat möge man wieder ein Gran mit 100 Granen Milchzucker reiben und dieses Verfahren in gleichem Maße mit immer neuen 100 Granen Milchzucker wiederholen bis dahin, daß das letzte Präparat in jedem Gran ein Quadrillionstel eines Granes Gold enthält. Das ergibt eine Arznei, in welcher die im Gold schlummernden Arzneikräfte auffallend entwikkelt sind. Es genügt, um einen Melancholiker damit zu heilen, der von

* Horn, Elfenbein, Knochen, der mit Steinöl durchtränkte Kalkstein, u. dergl. haben für sich keinen Geruch, aber gefeilt oder gerieben fangen sie nicht nur zu riechen an, sondern verbreiten sogar einen unerträglichen Gestank.

Abscheu zum Leben erfaßt und zum Selbstmord getrieben wurde. Dieser Elende wird schon nach einer Stunde von seinem bösen Geist befreit sein und den Frohsinn für das Leben wiederfinden.

Man sieht schon hieraus, daß die Zubereitung der Arznei-Stoffe durch Reiben in um so kleineren Gaben und Gewichten zur Erreichung des homöopathischen Heilzwecks fähig werden, je weiter die Entwicklung ihrer Kräfte dadurch gebracht und je vollkommener sie also dadurch zur Kraftäußerung fähig gemacht werden.

Arznei-Stoffe sind nicht tote Substanzen in gewöhnlichem Sinne. Ihr wahres Wesen ist vielmehr dynamisch: es ist eine reine Kraft, die durch den Prozeß des Reibens nach homöopathischer Art bis an die Grenzen der Unendlichkeit potenziert werden kann".

Auszug aus der Abhandlung Materia Medica von
Samuel Hahnemann, 1821.
Übersetzung von A.-J.-L. Jourdan, 1834

Hätte man Psychismus und Homöopathie überhaupt drucken lassen sollen?

„Ich bewahre Schweigen und halte das geheim, was Gott und die Natur mir offenbart haben", schrieb *Goethe* im Jahre 1782 in einem von *M. Curtius* zitierten Brief. Und indem er von dieser Geheimlehre spricht, die *Goethe* auf sein Leben, auf seine Forschungen und auf seine Poesie angewandt hat, fügt der Literarkritiker hinzu: „Er ist von der Betrachtung ausgegangen, daß man die Menschen auf eine dauerhafte Art an eine Idee binden will. Diese Idee muß man teilweise offenbaren, teilweise aber auch verhüllen. Und diese Tradition wird sehr wahrscheinlich im Laufe des 20. Jahrhunderts wieder lebendig werden. Denn vor der Menschheit, die Masse geworden ist, wird man die kostbarsten Güter des Wissens und der Weisheit in Sicherheit bringen müssen und sie in die Verschwiegenheit tauchen. Das ist das einzige Mittel, um sie weiterzugeben".

Dieses kurze Zitat (das ich unterstreiche) von einem Menschen von hoher Bildung über einen großen Mann kennzeichnet meines Erachtens etwas Bemerkenswertes, was man in unserer heutigen Zeit vielleicht zum ersten Mal ausdrückt. Es widersetzt sich unseren Traumbildern von einer besonders in unserem Jahrhundert gepflegten Ideologie, nach welcher das Wissen ausgebreitet und allen zugänglich gemacht werden muß. Diese Enthüllung des Wissens soll die Bedingung für eine hohe Zivilisation sein. Der Kritiker glaubt demgegenüber, daß die Verschwiegenheit eine Notwendigkeit für den Fortbestand des Wissens ist. Von diesem Gedanken aus ist es nicht mehr weit, den Schluß zu ziehen, daß das Geheimnis ein Faktor der Zivilisation und des Gleichgewichts ist.

Man möge darüber in der Tat nachdenken. Die Einführung der religiösen, wissenschaftlichen oder politischen Gesetze kennzeichneten vor allem eine Stärke und eine Kontinuität. Diese banden nur eine kleine Zahl von Menschen aneinander. Sie durften von den Geheimnissen nur zum Wohl der Sache selbst Gebrauch machen. Im voraus waren Macht und Vorteile begrenzt. Ob Alchimisten nun kostbare Rezepte entdeckt haben oder auch nicht, ob sie Erfinder waren oder auch keine – und bei einigen ist es urkundlich belegt –, fest steht, daß sie sich im voraus an die Verschwiegenheit gebunden fühlten. Wenn das nicht so wäre, hätte ihre Erfindung ihren Wert verloren. Diese Betrachtung hatte nicht nur eine materielle, sondern auch eine geistige Grundlage. Die Beziehungen von Lehrern zu Schülern in der Philosophie und in den Künsten ließen einen begrenzten Unterricht zu. Es war wichtig, daß es nur eine kleine Zahl von Schülern gab. Die Aufnahme des Schülers durch die Schule oder die Kongregation bildete bereits eine so bedeutende und strenge Auszeichnung wie die Doktrin selbst, die sie lehren sollte. Diese mündliche Tradition war indessen ebenso stark wie die schriftliche: sie hat wie ein Buch Jahrhunderte überdauern können.

Eine „gelenkte" Wissensvermittlung – so scheint uns – ist für das Gleichgewicht der Welt unerläßlich. Wir leiden doch heute besonders an der allgemeinen Verbreitung von geheimen Mitteln und an einem Mangel an der Leitung unserer Kenntnisse. Gehen wir nun von der geistigen Ebene auf die materielle und wirtschaftliche Ebene über. Jeder muß doch erkennen, daß die Eliten an jenem Tage ihre Waffen preisgegeben haben, an dem sie die großen Geheimnisse allen Menschen verständlich gemacht haben. Darüber hinaus haben sie die Massen gezwungen, die Geheimnisse kennenzulernen und auszubeuten. Diese Torheit der Enthüllungen (durch Ideologie oder durch Gewinnsucht) hat die Welt in die Unordnung gestoßen.

Gérard Bauer.

Ich habe den Schleier gelüftet und möchte den homöopathischen Ärzten und den Eingeweihten, deren bemerkenswerte Arbeiten gegenwärtig die homöopathische Literatur bereichern, einfach eine zusätzliche Hilfe geben.

Dr. E. G.